Digitalisierung im Pflege- und Gesundheitswesen

# Digitalisierung im Pflege- und Gesundheitswesen

Michael Klösch (Hrsg.)

**Michael Klösch**
(Hrsg.)

# Digitalisierung im Pflege- und Gesundheitswesen

## Grundlagen, Erfahrungen und Praxisbeispiele

Unter Mitarbeit von

Michael Aiglesberger
Jannis Augustin
Lisa Pichler
Georg Deix
Moritz Eder
Stephanie Hausherr
Alexander Hodeck
Tabea Klausner
Michael Klösch
Sabine Kopp
Sebastian Kraus
Michelle Merkinger
Viktoria Redl
Anette Skowronsky
Vanessa Skowronsky
Nele Stock
Annemarie Strobl
Tina-Carola Trotzke
Christine von Reibnitz
Carola Walter
Pia Wieteck

hogrefe

**Michael Klösch** (Hrsg.). BSc, MScN, M.A.,
Produktmanager, Pflegewissenschafter, Allgemeiner Gesundheits- und Krankenpfleger
E-Mail: buch_digitalisierung@gmx.at



**Bibliografische Information der Deutschen Nationalbibliothek**
Die Deutsche Nationalbibliothek verzeichnet diese Publikation in der Deutschen Nationalbibliografie; detaillierte bibliografische Daten sind im Internet über http://www.dnb.de abrufbar.



Anregungen und Zuschriften bitte an:
Hogrefe AG
Lektorat Pflege
z. Hd. Jürgen Georg
Länggass-Strasse 76
3012 Bern
Schweiz
Tel. +41 31 300 45 00
info@hogrefe.ch
www.hogrefe.ch

Lektorat: Jürgen Georg, Martina Kasper, Sandro Bomio, Johanna Hartner
Bearbeitung: Thomas Sonntag
Herstellung: Daniel Berger
Umschlagabbildung: © Cecilie Arcurs, GettyImages.com
Umschlag: Claude Borer, Riehen
Satz: Claudia Wild, Konstanz
Druck und buchbinderische Verarbeitung: Finidr s. r. o., Český Těšín
Printed in Czech Republic

1. Auflage 2024


(E-Book-ISBN_PDF 978-3-456-96182-8)
(E-Book-ISBN_EPUB 978-3-456-76182-4)
ISBN 978-3-456-86182-1
https://doi.org/10.1024/86182-000

# Inhaltsverzeichnis

# Widmung

*In Dankbarkeit meinen Großeltern und meinen Eltern gewidmet.*

*Michael Klösch*

# Danksagung

Mein aufrichtiger Dank gilt den Autoren und Autorinnen dieses Buches für die Aufbereitung der Beiträge und die damit verbundenen anregenden Diskussionen. Darüber hinaus möchte ich mich bei Frau Doris K. für ihren unermüdlichen Einsatz beim Korrekturlesen bedanken.

# Geleitwort

Bereits in den 1940er-Jahren hat Nikolai Kondratieff die Theorie der langen Wellen entwickelt. Der sechste Zyklus, den er ziemlich treffsicher für unsere Jetzt-Zeit prognostizierte, ist mit Gesundheit verknüpft. Was er kaum voraussehen konnte, war, dass zwar Gesundheit im Fokus steht, es allerdings einen massiven Mangel an Health-Care-Professionals gibt. Diese Schieflage kann unter Bewahrung der Theorie der langen Wellen nur durch Nutzung zeitgemäßer Techniken verknüpft und gelöst werden. Daher hat Michael Klösch – ein exzellenter Pflegewissenschaftler – mit seinen Mitautoren und -autorinnen es geschafft, eine aktuelle pflegewissenschaftliche Herausforderung mit den Methoden der Digitalisierung und eHealth zu verknüpfen.

Lassen Sie mich die Bedeutung der Digitalisierung anhand des Beispiels „Demenz" illustrieren: Dem demografischen Wandel geschuldet, steigt die Anzahl der Betroffenen kontinuierlich, wobei es zu weitaus mehr Neuerkrankungen als zu Sterbefällen unter den bereits Erkrankten kommt. Betrachtet man diese Entwicklung vor dem Hintergrund des angesprochenen Mangels an Healthcare-Professionals, ist es ein MUSS, neue Lösungen zu erarbeiten, die das Leid, Unter-, Über- und Fehlversorgung abmildern können. Hier spielen AAL-Systeme („ambient assisted living"), Smart-Home- und Smart-Care-Lösungen eine entscheidende Rolle: Viele Patienten und Patientinnen, insbesondere mit körperlichen Einschränkungen, könnten die Aktivitäten des täglichen Lebens selbstständig bewältigen, indem genau solche digitalen Systeme als natürliche Elemente in der ambulanten häuslichen Versorgung integriert werden.

AAL-Lösungen bergen nicht nur ein großes Potenzial zur Verbesserung der individuellen Lebensqualität, sondern vielmehr ein enormes Zukunftspotenzial. Hier sehen wir bereits sehr gute Erfahrungen in asiatischen Ländern, die m. E. insbesondere im DACH-Raum zügig Berücksichtigung finden sollten. Dies würde die Umsetzung beschleunigen, der zögerlichen Akzeptanz oder gar Ablehnung neuer Technik positiv entgegenwirken und auch umsetzbare Antworten auf Fragen des Datenschutzes generieren. Dies alles mit dem Ziel, eine zeitgemäße und würdevolle Versorgung gewährleisten zu können.

In zehn Kapiteln bearbeitet das Team um Michael Klösch ebensolche zeitgemäßen, relevanten und lösungsorientierten Möglichkeiten der Betreuung, Begleitung und Unterstützung und beachtet hier die Prävention, die Kuration, die Rehabilitation und die palliative Versorgung. Die Betrachtung der Lebensspanne und Begleitung von Menschen in ebendiesen Phasen von Erkrankung, Genesung, bis zum Ableben, ist die vornehme Aufgabe unseres Berufs. Ein „Weiter wie bisher" und ein Schrei nach immer mehr Pflegenden oder Ärzten und Ärztinnen ist der falsche Ansatz. Pflege neu wie auch Versorgung neu zu denken, muss der Maßstab der gesundheitlichen Versorgung der nahen Zukunft sein. Möge dieses Buch dazu beitragen, Verstehen, Verständnis und Umsetzung im versorgerischen Alltag zu gewährleisten.

Salzburg im Frühling 2023
*Jürgen Osterbrink*

# Vorwort

Sehr geehrte Leser und Leserinnen,

den Einstieg in das vorliegende Buch möchte ich gerne an eine persönliche Wahrnehmung knüpfen. Ich kann mich noch an mein erstes Mobiltelefon vor nunmehr über 20 Jahren erinnern: ein ca. 2,5 cm dickes Klapp-Telefon mit integrierter Kamera. Fotos mit diesem Mobiltelefon waren kaum verwertbar, das Guthaben für Textnachrichten und Gespräche wurde monatlich aufgeladen. Der Internetbutton galt als Tabu, Film- und Bildmaterial wurde via Bluetooth durch das Verbinden der jeweiligen Endgeräte gewährleistet und Netzanbieter des Gesprächspartners hatten entscheidend Einfluss auf die Endabrechnung. PCs, Laptops oder Druckgeräte kannte ich lediglich aus dem beruflichen Umfeld meines Vaters, im privaten Setting waren diese kaum vorzufinden.

Doch warum ausgerechnet dieses Beispiel? Stellen Sie die damaligen Rahmenbedingungen den heutigen Möglichkeiten gegenüber, so zeigt sich hier meiner Auffassung nach der digitale Entwicklungsfortschritt innerhalb der vergangenen Jahrzehnte am Beispiel von Informations- und Kommunikationstechnologien mit am deutlichsten. Auch das Pflege- und Gesundheitswesen konnte sich dieser Entwicklung nicht entziehen. Die zunehmende Reduktion papierbasierter Dokumentation, die Möglichkeit der zeit- und ortsungebundenen Kommunikation sowie neue Formen der digitalen Diagnose- und Entscheidungsfindung seien hier beispielhaft genannt.

Als eine der größten Berufsgruppen im Pflege- und Gesundheitswesen wirkt die professionelle Gesundheits- und Krankenpflege entscheidend an der Etablierung digitaler Lösungskonzepte in der Akut- und Langzeitversorgung von Patienten und Patientinnen mit. Damit geht ebenso der Anspruch an ein hohes Verantwortungsbewusstsein einher. Digitalisierung hat den Pflegeprozess nachhaltig geprägt. Abseits der identifizierten Vorteile sollte jedoch stets auf einen kritisch-reflektierenden Umgang mit der Materie geachtet werden. Dies impliziert Pflegende sowohl in ihrer Rolle als Endanwender*innen als auch Vermittler*innen gegenüber Patienten und Patientinnen. Unabhängig davon stellt der hohe Komplexitätsgrad Pflegende vor neue ethische, organisatorische und rechtliche Herausforderungen, in welchen sich oftmals der starke Kontrast zwischen der Effizienzsteigerung von Arbeitsprozessen einerseits und einer adäquaten zwischenmenschlichen Fürsorge andererseits widerspiegelt. An dieser Stelle sei hier folgendes Beispiel angeführt: Ein Roboter ist heutzutage bereits in der Lage, mit betagten Patienten und Patientinnen in Kontakt zu treten, um sich nach deren Anliegen zu erkundigen, und kann diese zumindest teilweise auch ausführen. Und dennoch wird der Dialog auf einer anderen Ebene geführt, wenn man die Qualität der Kommunikation mit jener einer realen Pflegekraft vergleicht. Die Auswirkungen auf das subjektiv wahrgenommene Wohlbefinden betroffener Personen sind in diesem Zusammenhang nicht zu unterschätzen.

Digitalisierung im Pflege- und Gesundheitswesen sollte daher stets als Unterstützung für in diesem Bereich tätige Personen bzw. zu versorgende Individuen gesehen und keinesfalls als

Ersatz für zwischenmenschliche Interaktion anerkannt werden. Für zukünftige Diskussionen sowie die differenzierte Generierung von Argumenten stellt ein gewisses Grundwissen eine essenzielle Voraussetzung dar. Das vorliegende Buch soll hierzu einen Beitrag leisten sowie einen Überblick über die unterschiedlichen Schwerpunkte und ihre Rahmenbedingungen im Kontext der Digitalisierung im Pflege- und Gesundheitswesen geben.

Ich freue mich über Ihr Interesse und wünsche Ihnen viel Freude beim Lesen!

Linz im Februar 2023
*Michael Klösch*

[Wir haben im Text binäre (m/w) und genderneutrale Formulierungen mit Gender*Stern gewählt. Von einer Vereinheitlichung haben wir abgesehen, entsprechend dem zurzeit noch offenen Diskurs um genderneutrale und barrierefreie Sprachregelungen. Anm. d. Lek. und Hrsg.].

# 1 Themenhintergrund und -relevanz

Michael Klösch

In diesem Kapitel werden Hintergrund und Relevanz der Digitalisierung im Pflege- und Gesundheitswesen näher erläutert. Megatrends und damit verbundene Herausforderungen werden aufgezeigt, Ansätze für eine Förderung der Akzeptanz des digitalen Wandels in diesem Sektor beschrieben.

## 1.1 Megatrends, Herausforderungen und digitale Lösungsansätze

Digitalisierung hat sich in den vergangenen Jahrzehnten erfolgreich im Pflege- und Gesundheitswesen etabliert und maßgeblich zu Strukturveränderungen der intra- sowie extramuralen pflegerischen Patientenversorgung beigetragen. Aufgrund der wachsenden Präsenz ist Digitalisierung im Allgemeinen als Megatrend zu bezeichnen, zumal die vier zentralen Kriterien, anhand derer Megatrends beschrieben werden – nämlich: Dauer, Ubiquität, Globalität und Komplexität –, als erfüllt angesehen werden können. Digitalisierung blickt auf eine jahrzehntelange Entwicklung zurück, welche ungebrochen anhält und global als essenzielle Strategie zur Lösung von Herausforderungen in diversen Lebens- sowie Arbeitsbereichen (Wohngemeinschaften, Wertewandel, Bildung, Gesundheit, Wirtschaft, Industrie, Medien, Politik etc.) ausgelegt wird. Länderspezifische Unterschiede, die den jeweiligen Entwicklungsstand (z. B. Europa versus Entwicklungsländer) betreffen, sind dabei sekundär. Vielmehr ist die Tatsache zu fokussieren, dass Digitalisierung als Megatrend auch in den kommenden Jahrzehnten weltweit eine zentrale Rolle spielen wird und finanzielle, personenbezogene, strategische sowie kulturelle Ressourcen dahingehend ausgerichtet werden. Die Komplexität von Digitalisierung bewirkt unweigerlich Wandlungsprozesse für Mensch, Tier und Umwelt. In Verbindung mit einem weiteren Megatrend, nämlich dem der Gesundheitsvorsorge, lässt sich eine breite Palette potenzieller Entwicklungs- und Handlungsfelder ableiten. Damit einhergehende Visionen in Form von Innovationsprojekten settingspezifisch auszurichten, um Veränderung zugunsten der Anwender*innen einzuleiten, das steht hierbei anhaltend im Fokus (Faber, 2018; Gamache et al., 2018; Heuer, 2015). Doch was rechtfertigt nun den zunehmenden Einsatz von Digitalisierung im Pflege- und Gesundheitswesen bzw. die Verschränkung beider Megatrends?

Um die Relevanz von Digitalisierung im Pflege- und Gesundheitswesen (**Abb. 1-1**) adäquat darlegen zu können, bedarf es der Berücksichtigung unterschiedlicher Perspektiven und daraus resultierender potenzieller Einsatzbereiche. Als Basis ist zunächst der demografische Wandel zu identifizieren, welcher weltweit ein wichtiger Einflussfaktor für staatliche Versorgungsstrategien ist. So steht eine zunehmend alternde (unterstützungs- und pflegebedürftige) Bevölkerungsgruppe einer geringer erwerbstätigen und teilweise kinderlosen Generation gegenüber (Hessel, 2019; Kolb & Weißbach, 2015). Berechnungsmodelle in Deutschland, Österreich und der Schweiz prognostizieren für die Jahre 2030 bis 2050 einen

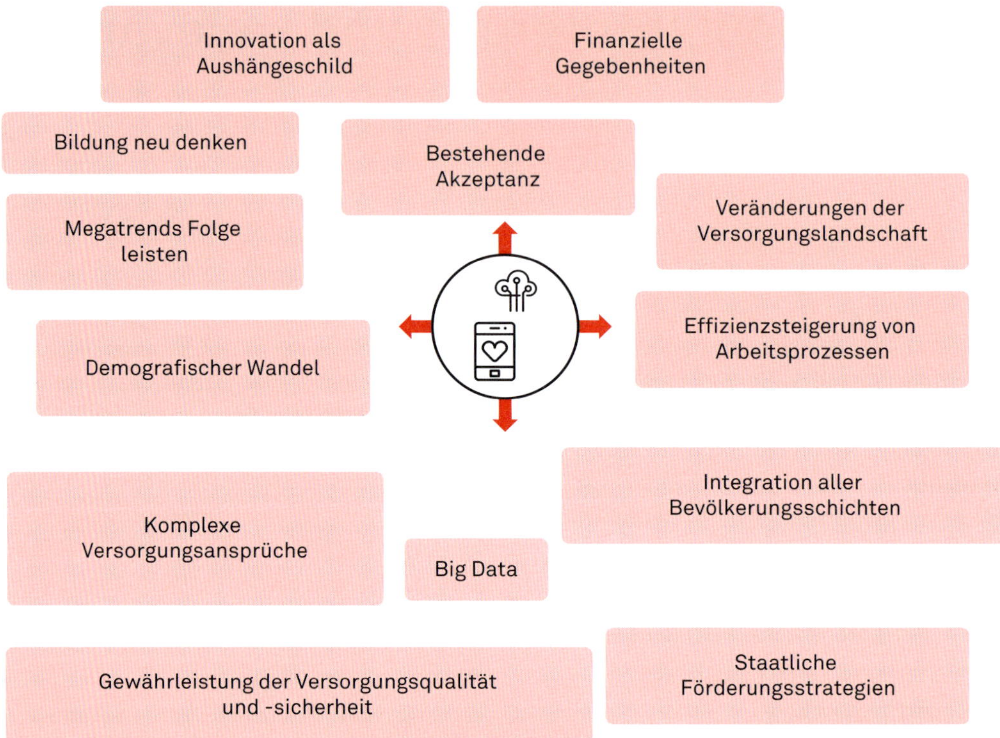


**Abbildung 1-1:** Relevanz von Digitalisierung im Gesundheitswesen (Quelle: Eigene Darstellung)

kontinuierlichen Anstieg der Zahl der über 65-jährigen Personen (Bundesamt für Statistik, 2020; Statistik Austria, 2022a; Statistisches Bundesamt, 2021). Aus dieser Entwicklung ergibt sich wiederum ein gesteigerter pflegerisch-medizinischer Versorgungsbedarf, wobei nachteilige Auswirkungen auf die Finanzierung von Gesundheitsdienstleistungen, personalbezogene Rahmenbedingungen sowie die Versorgungsqualität und -sicherheit abzuleiten sind. Darüber hinaus stellt laut World Health Organization der Anstieg nichtübertragbarer chronischer (degenerativer) Gebrechen wie Herz-Kreislauf-, Tumor- und Lungenerkrankungen sowie Diabetes mellitus eine zunehmende Herausforderung für das Pflege- und Gesundheitswesen dar. Der damit einhergehende Mehraufwand meint nicht nur multiprofessionelle komplexe Behandlungsprozesse, sondern ebenso den Anspruch an eine möglichst aktive Integration von Patienten und Patientinnen sowie ihrer Angehörigen in den Versorgungsprozess. Professionen aus dem Pflege- und Gesundheitswesen sehen sich somit auch zunehmend mit dem Ablassen von alten paternalistischen Ansätzen, welche oftmals über gemeinsame Entscheidungsfindungen hinwegsehen, konfrontiert. Die Tatsache, dass die vier zuvor angeführten Erkrankungen in den meisten Fällen auf einen ungesunden Lebensstil oder inadäquate Lebensumstände (z. B. Umweltverschmutzung, Feinstaubbelastung, mangelnde Sicherheit, Krisen, Ungleichheit) zurückzuführen sind, veranschaulicht die Notwendigkeit einer anhaltend partizipativen Versorgung umso mehr. Individuen sollten jedoch bereits vor der Manifestation nichtübertragbarer Krankheiten entsprechende Beratung erfahren, um die persönlichen Ressourcen im Hinblick auf die Bereiche der Gesundheitsförderung und Prävention zu stärken. Steigende Kosten in der Gesundheitsversorgung, eine geringere Verweildauer im Krankenhaus, die zunehmende Verlagerung von Versorgung in das private Umfeld Betroffener, damit einhergehende Koordinierungsmaßnahmen zwischen den einzelnen Stakeholdern oder Angehörigen, professionsspezifische Generationenwechsel und Pensionierungen, Big Data sowie politikbedingte Umstrukturierungen der Versorgungslandschaft (z.B. Anbindung von Primärversorgungszentren) stellen weitere neue Herausforderungen im Pflege- und Gesundheitswesen dar. In der Folge müssen zur Verfügung stehende personelle, finanzielle, materielle und soziale Ressourcen dahingehend ausgerichtet und Versorgungskonzepte neu gedacht werden, wobei Patienten und Patientinnen stets im Mittelpunkt stehen (Banbury et al., 2018; Fuchs & Weyh, 2013; Gromnica-Ihle & Faubel, 2015; Gualandi et al., 2019; Langabeer et al., 2017; Pastorino et al., 2019; Steinbach, 2018).

Der Einsatz von Digitalisierung im Pflege- und Gesundheitswesen stellt in diesem Zusammenhang eine essenzielle Strategie dar. Internationale Studien über unterschiedliche Settings verweisen auf ein breitgefächertes Anwendungspotenzial, welches sämtliche Ebenen im Versorgungsprozess tangiert. Gesundheits- oder krankheitsbezogene Daten können zeit- und ortsunabhängig abgerufen, verarbeitet oder versendet werden. Die Tragweite dieses Vorteils lässt sich am Beispiel der Implementierung elektronischer Patientenakten erkennen. Diagnosen, Befunde, Medikamentenlisten oder Therapiepläne müssen nicht mehr in papierbasierter Version gesichert und übermittelt werden. Administrative Tätigkeiten für Professionelle und Patienten und Patientinnen reduzieren sich dadurch nachweislich, was wiederum positive Auswirkungen auf die Effizienz von Arbeitsprozessen und vor allem die Versorgungsqualität und -sicherheit hat (z.B. Vermeidung von Doppelmedikation). Zudem birgt Digitalisierung die Chance, Patienten und Patientinnen über den Krankenhausaufenthalt hinweg zu betreuen und so einer Rehospitalisierung aktiv entgegenzuwirken. Dies inkludiert ebenso das Bereitstellen von digital aufbereiteten Edukationsmaterialien, pflegerisch-medizinische Televisiten, assistive Systeme oder Applikationen zur Dokumentation und Interpretation von Vitalparametern sowie subjektiv wahrgenommenen Befindlichkeiten. Somit kann die Fernüberwachung von Patienten und Patientinnen auf eine neue Systemebene angehoben werden und es besteht die Möglichkeit, bedarfsgerechte Versorgungslösungen zu offerieren (Chi & Demiris, 2015; Gillum, 2013; Hossain et al., 2021; Inglis et al., 2015; O'Connor et al., 2016).

Der Einsatz von Digitalisierung im Pflege- und Gesundheitswesen bietet zudem die Perspektive, sozial benachteiligte gesellschaftliche Gruppen aktiv in den Behandlungsprozess zu integrieren, Schnittstellen zur Gesundheitsförderung und Prävention zu vermitteln sowie individuelle Gesundheitsressourcen zu stärken bzw. diesen gegenüber ein aktives Bewusstsein zu schaffen. Anhand von aktuellen wissenschaftlichen Erkenntnissen, welche in laienverständliche Sprache überführt und mit Text-, Bild- sowie Videomaterialien veranschaulicht werden, zeigt sich das Potenzial der auf das Individuum zugeschnittenen Schulungsmaßnahmen. Die Integration von interaktiven Elementen kann dabei unterstützen, die Akzeptanz und das individuelle Wissens-Outcome von Usern und Userinnen zu erhöhen. Für Länder, die einen hohen Anteil an privat zu finanzierenden Dienstleistungen oder ungleiche Ressourcenverteilung im Pflege- und Gesundheitswesen vorweisen, scheint Digitalisierung somit einen bedeutenden Mehrwert für zu versorgende Patienten und Patientinnen darzustellen (Cahn et al., 2018; Dunn & Hazzard, 2019; Hjelm, 2005; Parker et al., 2018).

Digitalisierung im Pflege- und Gesundheitswesen ermöglicht es, Tätigkeiten, welche bislang von realen Personen durchgeführt werden mussten, zugunsten der Anwender*innen umzustrukturieren. Beispielsweise unterstützt künstliche Intelligenz im klinischen Alltag die

Terminkoordination oder dabei, aus bestehenden Befunden die zu interessierenden Informationen (z.B. Name, Geschlecht, Alter, Diagnosen, Symptome, Therapien) automatisiert zu extrahieren und in spezifische Vorlagen einzupflegen. Die eingesparte Arbeitszeit kann stattdessen in fachspezifische Anliegen der Patienten und Patientinnen, Visitengespräche oder in die Angehörigenbetreuung investiert werden. Darüber hinaus ermöglicht die zunehmende Integration von Digitalisierung im Pflege- und Gesundheitswesen, auf aktuelle gesundheits- und krankheitsrelevante Trends oder Ereignisse zu reagieren. Letzteres wurde gerade durch die Covid-19-Pandemie bestätigt. Digitale Applikationen gewährleisteten die Aufrechterhaltung essenzieller Arbeitsbereiche. Dies bezieht sich nicht nur auf die pflegerisch-medizinische Versorgung am Patientenbett, sondern auch auf das Personalmanagement, die interne und externe Unternehmenskommunikation, die Organisation und adäquate Verteilung systemerhaltender Güter sowie die Test- und Impfstoffverteilung. Gleichermaßen wurden die häusliche Versorgung, Sterbebegleitung und Begräbniskultur, Therapiesitzungen und das Pflegen sozialer Kontakte unter Einsatz der Digitalisierung aufrechterhalten (Bernocchi et al., 2022; Curtis et al., 2018; Dipaola et al., 2021; Hincapié et al., 2020; Oesterhoff et al., 2021).

Aus krankenhauspolitischer Sicht lässt sich der verstärkte Einsatz von digitalen Technologien neben den bereits angeführten Überlegungen mit marketingspezifischen Beweggründen rechtfertigen. Klassische werbebezogene Anhaltspunkte bilden die Versorgungsqualität und -sicherheit, ein auf die Patienten und Patientinnen abgestimmter Personalschlüssel, Kooperationen mit anderen Unternehmen oder Ordensanbindungen. Auch kann durch diverse Innovationen die Aufmerksamkeit potenzieller Patienten und Patientinnen auf das Krankenhaus gelenkt werden. So ist gerade der Digitalisierung im Pflege- und Gesundheitswesen ein hoher Stellenwert beizumessen, da alleine durch das mediale Interesse eine Verknüpfung zu modernem Denken hergestellt wird. Krankenhäuser, die nun die digitale Aufbereitung interner Arbeitsprozesse fördern, könnten dies für Marketingzwecke bewusst heranziehen, um so von der Öffentlichkeit als modern und innovativ wahrgenommen zu werden. Als konkretes Anwendungsbeispiel sei eine Zertifizierung nach dem Electronic Medical Records Adoption Model angeführt. Das Modell weist acht Stufen zur Bestimmung des Digitalisierungsgrades von Krankenhäusern vor, wobei die oberste Stufe ein vollkommen digitales und daraus resultierend papierloses Krankenhaus beschreibt. Der damit einhergehende Mehrwert für zu versorgende Patienten und Patientinnen hinsichtlich der pflegerisch-medizinischen Qualität und Sicherheit kann wiederum öffentlich wirksam in den Vordergrund gestellt werden (Bardach et al., 2013; Deutsche Krankenhausgesellschaft, 2021; Falk, 2017; HIMSS Analytics, 2017).

## 1.2 Förderungen, Umdenken und Akzeptanz

Bemühungen rund um staatliche Förderungsstrategien in Deutschland, Österreich und der Schweiz veranschaulichen ebenso die hohe Relevanz von Digitalisierung im Pflege- und Gesundheitswesen. Durch Novellierungen gesetzlicher Rahmenbedingungen sollen Krankenkassen, Kliniken, Kuranstalten sowie Pflegeeinrichtungen in die Pflicht genommen werden, Dienstleistungen in einem verstärkten Maße digital anzubieten. Schnittstellen in das private Setting integrieren ebenso Patienten und Patientinnen als zentrale Zielgruppe. Adaptionen der Gesetzestexte führen zu einem gesteigerten Handlungsspielraum für die Implementierung geeigneter Systeme sowie die daraus resultierende digitale Verarbeitung gesundheitsbezogener Daten, wobei dies stets unter Berücksichtigung geltender Datenschutzrichtlinien zu erfolgen hat. Darüber hinaus meinen staatliche Förderungsstrategien die

Organisation von Innovation-Hubs oder Future-Labs und das Bereitstellen der dafür notwendigen Arbeitsmaterialien. Dadurch soll ermöglicht werden, unterschiedliche Stakeholdergruppen aus dem Pflege- und Gesundheitswesen miteinander zu vernetzen und einen kontinuierlichen Austausch über Ideen, Handlungsstrategien oder Vorstellungen herbeizuführen, um digitale Innovationsprojekte voranzutreiben. Die dafür notwendigen finanziellen Mittel werden zum Teil über die jeweiligen Ausschreibungen, Förderungsfonds oder Aufstockungen von Budgets für das Pflege- und Gesundheitswesen bereitgestellt. Auch geht es um den Ausbau digitaler Infrastruktur im Allgemeinen, da diese eine essenzielle Voraussetzung für die erfolgreiche Umsetzung von Projekten darstellt. Neben der Finanzierung technisch-diagnostischer Hilfsmittel wie Labor-, Röntgen- oder MRT-Geräten beziehen sich Förderungen von Einrichtungen im Pflege- und Gesundheitswesen auf die Aufstockung von Computern, Laptops, Tablets, Smartphones sowie W-Lan-Zugängen. Gerade für Regionen abseits der Ballungszentren ergibt sich dadurch die Chance einer nahtlosen Integration in das jeweilige staatliche Pflege- und Gesundheitswesen. In der Folge wird eine adäquate Gesundheitsversorgung der dort lebenden Patienten und Patientinnen gewährleistet, wobei durch Telemedizin- und Telecare-Anwendungen Ortswechsel teilweise überflüssig werden. Staaten wie Australien und die USA konnten hier durch kontinuierliche Förderungen bereits wichtige Erfolge erzielen. In Österreich, Deutschland und der Schweiz besteht nach wie vor Aufholbedarf (Bundesministerium für Gesundheit, 2023a; Bundesministerium für Soziales, Gesundheit, Pflege und Konsumentenschutz, 2023; E-Health Suisse, 2022a, 2022b, 2022c; Krüger-Brand, 2010).

Auch in den Ausbildungseinrichtungen und -krankenhäusern lässt die zunehmende Digitalisierung im Pflege- und Gesundheitswesen einen Umbruch erkennen: Akkreditierungen neuer Studiengänge werden gefördert, bestehende Curricula unter dem Aspekt der Digitalisierung überarbeitet und Studierenden sowie Absolventen und Absolventinnen weiterführende Bildungsinitiativen (z. B. Big Data) angeboten. Ein wesentliches Ziel stellt hierbei die Förderung von sogenannten Digitalisierungsbeauftragten dar, die in einem multiprofessionellen Team Verantwortung für die Implementierung neuer Lösungen tragen und ein wichtiges Bindeglied zum jeweiligen Qualitäts- sowie Innovationsmanagement darstellen. Die professionelle Gesundheits- und Krankenpflege leistet wertvolle Unterstützungsarbeit durch die Vernetzung von Pflegewissenschaft und -praxis, indem digitale Projektvorhaben von der Bedarfserhebung über die Entwicklung bis hin zur Implementierung begleitet werden. Durch das vorhandene settingspezifische Fachwissen kann der Handlungsbedarf gezielt identifiziert und auf User*innen zugeschnittene Lösungen erarbeitet werden. Im Kontext der Usability (Benutzerfreundlichkeit) und Akzeptanz gegenüber einzelnen Systemen zeigt sich der Verantwortungsgrad professionell Pflegender. Immerhin stellen Individuen mit einem chronischen Schmerzgeschehen andere Ansprüche an digitale Systeme als beispielsweise Personen mit der Stoffwechselerkrankung Diabetes mellitus Typ 2. Der Leistungsumfang eines Systems muss sich demnach an den individuellen Bedürfnissen der Betroffenen orientieren (Mackavey & Cron, 2019; Topaz & Pruinelli, 2017).

Der Digitalisierungstrend im Pflege- und Gesundheitswesen hat jedoch nicht nur im Bildungswesen zu einem Umdenken geführt. So orientiert sich die Industrie gleichermaßen an den neuen Rahmenbedingungen. Die Entwicklung und Implementierung digitaler Systeme wurde längst als gewinnbringender Markt identifiziert. Erfahrungswerte aus anderen Disziplinen können unter den Aspekten von Gesundheit oder Krankheit kritisch reflektiert und in Form geeigneter Applikationen in das Pflege- und Gesundheitswesen überführt werden. Trotz der unterschiedlichen Zielgruppen lassen sich auf den zweiten Blick Produktparallelen zum Finanz-, Automobil-, Flug- und Gaming-

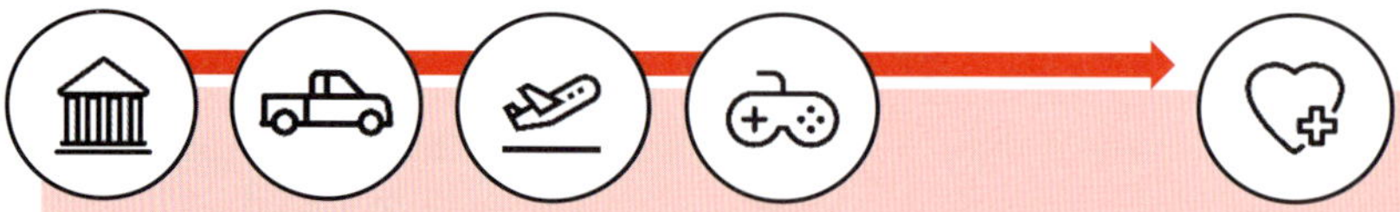

- Neue Formen der Datensicherheit und -verschlüsselung.
- Nachhaltige Datenverarbeitung unter Einsatz künstlicher Intelligenz.
- Entwicklung assistiver Systeme zur Mobilitätsförderung aller Altersgruppen.
- Digitale Checklisten zur Qualitätssicherung pflegerisch-medizinischer Abläufe.
- Entwicklung interaktiver Systeme zur Vermeidung von sozialer Isolation.
- Entwicklung interaktiver Systeme zur Erweiterung des Wissenshorizontes.

**Abbildung 1-2:** Verknüpfungen zum Finanz-, Automobil- und Flugsektor (Quelle: Eigene Darstellung)

sektor herstellen (**Abb. 1-2**). In Zusammenarbeit mit Fachgruppen und Fachleuten aus Informatik, Projekt- und Produktmanagement werden gemeinsame Nenner identifiziert und Lösungen neu gedacht. Inputs aus anderen Disziplinen sind als zentraler Mehrwert auszulegen, zumal diesen oftmals ein anderes Verständnis von Gesundheit und Krankheit zugrunde liegt (Bartoon et al., 2018).

In den vergangenen Jahren wurde die Bereitschaft von Patienten und Patientinnen gegenüber der Nutzung von digitalen Applikationen im Pflege- und Gesundheitswesen bereits mehrfach beleuchtet, wobei sich durchaus eine bestehende Akzeptanz feststellen lässt. So wurden E-Health-Anwendungen vonseiten der Patienten und Patientinnen bewusst herangezogen, um die Gesundheitskompetenz und das damit eng verwobene Gesundheits- und Krankheitsmanagement nachhaltig positiv zu beeinflussen. Dazu gehören beispielsweise das Einholen spezifischer Informationen zu Therapieformen, Ernährung, Sport oder Freizeit sowie das systematische Dokumentieren von Vitalparametern im Lebensalltag (Eze et al., 2020; Klösch et al., 2021; Matthias et al., 2020). Eine vom Österreichischen Rundfunk (ORF) durchgeführte Umfrage veranschaulicht, inwieweit Digitalisierung im alltäglichen Leben von Individuen bereits Einzug gefunden hat (**Abb. 1-3**). Obwohl in dieser Umfrage Verknüpfungen zum Pflege- und Gesundheitswesen nicht thematisiert wurden, könnten sich Befürworter*innen und Initiatoren und Initiatorinnen einer zunehmend digital gestützten Patientenversorgung aufgrund der gewonnenen Erkenntnisse dennoch in ihren Bestrebungen bestätigt fühlen, den digitalen Wandel im Pflege- und Gesundheitswesen zu forcieren. Dabei sollten generationenspezifische Unterschiede in den digitalen Kompetenzen fokussiert werden. Kinder und Jugendliche wachsen heutzutage in einem intensiveren Digitalisierungsumfeld auf als vorangegangene Generationen. Folglich können vonseiten der Entwickler*innen höhere Anforderungen an die Gestaltung von Benutzeroberflächen sowie den Funktionsumfang gestellt werden. Ähnlich verhält es sich mit der Integration neuer Medien (z. B. Instagram® oder Facebook®) im Gesundheits- und Krankheitsmanagement, welche beispielsweise als Plattformen für die Vermittlung gesundheits- oder krankheitsspezifischer Informationen zu verstehen sind.

Aus Gründen der Vollständigkeit muss an dieser Stelle noch angeführt werden, dass die Akzeptanz auf Patientenseite gegenüber dem Heranziehen digitaler Systeme im Pflege- und Gesundheitswesen nachweislich durch die Faktoren Alter, Geschlecht, Bildungsstand sowie sozioökonomische Bedingungen beeinflusst wird (Scott Kruse et al., 2018). Ein stark schwan-

**Akzeptanz von Österreicher*innen gegenüber der Digitalisierung**

- 77 % der Österreicher*innen sind im Urlaub über das Smartphone erreichbar.
- Jede/r dritte Österreicher*in überprüft das Smartphone vor dem Aufstehen.
- 50 % der Internetuser*innen sind in sozialen Medien vertreten.
- Ein Drittel der Österreicher*innen wagt es nicht, das Smartphone über mehrere Tage abzudrehen, aus Angst essentielle Informationen zu versäumen.
- 16 % der österreichischen Jugendlichen würden lieber ein Jahr auf Sex als auf Internetzugang verzichten.
- Österreicher*innen...
  - sind durchschnittlich 3,4 Stunden pro Tag am Smartphone aktiv.
  - installieren durchschnittlich 27,5 Apps pro Smartphone.
  - berühren durchschnittlich 2.617-mal pro Tag den Bildschirm.
  - investieren durchschnittlich 72 Minuten pro Tag in soziale Medien.

**Abbildung 1-3:** Akzeptanz von Österreichern und Österreicherinnen gegenüber der Digitalisierung (Quelle: ORF, 2019, o. S.)

kender Gesundheitszustand kann bei Personen ebenso nachteilig Einfluss ausüben, wenn beispielsweise die Komplexität einer Anwendung den subjektiv erlebten Nutzen übersteigt und demnach neben der Erkrankung einen weiteren Stressor darstellt (Ebner-Priemer & Bohus, 2008). Studien weisen zudem darauf hin, dass weibliche Personen über 65 Jahre mit einem niedrigen Bildungsniveau und niedrigem finanziellen Einkommen tendenziell geringere Akzeptanzwerte aufgrund mangelnder Technikkenntnisse vorweisen. In der Folge ist von einer Pauschalisierung abzusehen, da z. B. die Länge der Schulungsphase, schriftlich zur Verfügung gestellte Erläuterungen, die Dauer des telefonischen oder E-Mail-basierten Supports, die persönliche Motivation, das jeweilige Setting oder Krankheitsbild sowie die Art der digitalen Anwendung an sich Einfluss auf die angeführten Faktoren nehmen. Umso wichtiger scheint ein differenzierter und (selbst-)kritischer Umgang mit der Digitalisierung im Pflege- und Gesundheitswesen (Arcury et al., 2020; Link & Baumann, 2020; Mitsutake et al., 2016; Paige et al., 2017). Eine nähere themenspezifische Auseinandersetzung im Kontext ethischer Herausforderungen folgt in Kapitel 8.

# 2 Hintergrund und Zielsetzung des Buches

Michael Klösch

In dem vorliegenden Buch stehen aktuelle wissenschaftliche Erkenntnisse sowie Digitalisierungsprojekte und -beispiele aus dem internationalen Pflege- und Gesundheitswesen im Mittelpunkt. Diese sollen im Kontext der professionellen Gesundheits- und Krankenpflege systematisch aufbereitet und so auf unterschiedlichen Ebenen für die Leser*innen greifbar gemacht werden. Kapitelspezifische Grundlage bildet jeweils ein allgemeiner theoretischer Input, welcher zu konkreten Erfahrungswerten und Beispielen hinführt. Daraus resultierende Erkenntnisse können als forschungsbasierte Erfahrungsberichte, Diskussionsinputs oder Entwicklungsimpulse ausgelegt werden, wobei pflegerisch-medizinischen Aspekten ein hoher Stellenwert beigemessen wurde. Letzteres impliziert, professionelle Pflege und Digitalisierung im Pflege- und Gesundheitswesen nicht losgelöst voneinander zu betrachten sowie Verknüpfungen zu Patienten und Patientinnen oder anderen Stakeholdergruppen in Versorgungsprozessen herzustellen. In der Folge fließen Exkurse in die Medizin, Diätologie, Physiologie und Psychologie ebenso mit ein.

Die dargelegten Hintergründe spiegeln sich auch im Aufbau des Buches wider. Neben der Themenrelevanz geht es dabei um den Versuch, Digitalisierung im Pflege- und Gesundheitswesen zu klassifizieren: Welche Einteilung erscheint im Kontext professioneller Pflege sinnvoll? Welche Begriffe sollten Pflegenden geläufig sein? Welche Unterschiede ergeben sich in den jeweiligen Arbeitsbereichen? Wie hängen diese miteinander zusammen? Darauf aufbauend finden sich exemplarisch internationale Erfahrungswerte, Projekte, Konzepte und Beispiele aus unterschiedlichen pflegerisch-medizinischen Settings wieder: Welchen Beitrag kann die professionelle Gesundheits- und Krankenpflege leisten? Inwieweit ergeben sich für Pflegende Gestaltungs- und Handlungsspielräume? Welche Anknüpfungspunkte zeigen sich im Pflegeprozess? Um eine intensivere Auseinandersetzung mit dem zu interessierenden Gegenstandsbereich gewährleisten zu können, wird zusätzlich auf den Change-Prozess und Strategien zur Implementierung neuer digitaler Technologien, die Steigerung der Technikakzeptanz bei Pflegenden, ethische Implikationen sowie Genderaspekte eingegangen: Welche Strategien zur Steigerung der Technikakzeptanz lassen sich studienbasiert identifizieren? Welche ethischen Rahmenbedingungen gilt es zu beachten? Welche Genderaspekte gilt es zu berücksichtigen?

Das vorliegende Buch zielt somit darauf ab, dem Megatrend Digitalisierung im Pflege- und Gesundheitswesen auf eine differenzierte Art und Weise zu begegnen. Die Inhalte richten sich sowohl an pflegerisch-medizinisches Fachpersonal (akademisierte und diplomierte Pflegekräfte, Pflegefachassistenz oder Pflegeassistenz, Mediziner*innen, Diätologen/Diätologinnen etc.) als auch an Auszubildende (z.B. Bachelor-, Master- oder PhD-Studierende). Der Schwerpunkt bei den angeführten Themen liegt jedoch immer wieder bei der professionellen Gesundheits- und Krankenpflege. In diesem Zusammenhang ergaben sich seitens der Autoren und Autorinnen die nachfolgend angeführten Ziele:

- Die Leser*innen erhalten einen Einblick in die Relevanz der Digitalisierung im Kontext von professioneller Pflege.
- Ihnen werden mögliche Klassifikationen der unterschiedlichen Teilbereiche der Digitalisierung im Pflege- und Gesundheitswesen dargelegt.
- Sie erhalten einen Überblick über die möglichen Einsatzgebiete von Digitalisierung im Pflege- und Gesundheitswesen sowie damit einhergehende internationale Erfahrungswerte.
- Leser*innen, insbesondere Auszubildende, erhalten Inputs für potenzielle Forschungs- und Entwicklungsbedarfe.
- Ihnen werden Strategien zur Steigerung der Technikakzeptanz von Pflegenden präsentiert.
- Ihnen werden ethische Implikationen digitaler Aspekte im Pflege- und Gesundheitswesen veranschaulicht.
- Sie erhalten Einblick in den Bereich Change-Management anhand eines pflegespezifischen Beispiels.
- Sie erhalten Informationen hinsichtlich von Genderaspekten im Kontext digitaler Systeme im Pflege- und Gesundheitswesen.

Hinsichtlich der methodischen Vorgehensweise ist festzuhalten, dass die dargelegten Erkenntnisse auf Recherchen in Fachdatenbanken, Bibliotheken und dem Internet im Allgemeinen beruhen. Kapitelübergreifende Diskussionsrunden zwischen den Autoren und Autorinnen trugen zur Konsensfindung bei. Bei Fragen oder Anregungen zu den dargelegten Inhalten kontaktieren Sie bitte den Herausgeber des Buches.

# 3 Klassifikation von Digitalisierung

Michael Klösch

In diesem Kapitel werden zunächst einige bestehende Klassifikationen zur Digitalisierung im Pflege- und Gesundheitswesen vorgestellt und dann zentrale Kritikpunkte daran erläutert. Basierend auf diesen Ausführungen erfolgt abschließend ein neuer Klassifikationsversuch vonseiten des Autors.

## 3.1 Ausgewählte Klassifikationsansätze

In den vergangenen Jahren wurde die Digitalisierung im Pflege- und Gesundheitswesen aus verschiedenen Perspektiven beleuchtet. Gerade hinsichtlich der Klassifizierung entwickelten sich dabei je nach Kontext (z.B. Definition, Leistungsumfang, Schnittstellen, Zielgruppen, Gesundheit, Krankheit, technische Grundstruktur) unterschiedliche Ansätze für eine Einteilung. Eine allgemeingültige Vereinheitlichung fällt demnach schwer, zumal sich verändernde Rahmenbedingungen im Pflege- und Gesundheitswesen sowie in der Digitalisierung an sich nachteilig darauf einwirken. Dennoch bestehen Klassifikationsansätze, auf welche in dem vorliegenden Kapitel literaturbasiert näher eingegangen wird. Diese sollen die Basis für einen weiteren Klassifikationsversuch im Pflege- und Gesundheitswesen darstellen.

Die World Health Organization veröffentlichte im Jahr 2018 eine Klassifizierung digital gestützter Gesundheitsinterventionen (engl. Classification of Digital Health Interventions), wobei sich die Strukturierung an den jeweiligen Anwendungsbereichen im Pflege- und Gesundheitswesen orientiert. Die unterschiedlichen digitalen Lösungen wurden wiederum vier zentralen Interventionsgruppen zugeordnet. Hierzu zählen Interventionen für Klienten/Klientinnen bzw. Patienten/Patientinnen (1), Interventionen für Gesundheitsdienstleister (2), Interventionen für Gesundheitssystem- oder Ressourcenmanager*innen (3) sowie Interventionen zur Datenverarbeitung (4). Diese vier Hauptgruppen werden in vier bis zehn Subbereiche gegliedert, welche eine konkretere Auseinandersetzung mit dem betrachteten Gegenstand ermöglichen und sich auf digital gestützte Interventionen beziehen (z.B. Telekonsultation oder Datenverwaltung). Die zentrale Zielsetzung der Klassifizierung bezieht sich neben einer Auflistung von bestehenden Anwendungsbereichen resp. Zielgruppen vorrangig auf das Zur-Verfügung-Stellen standardisierter Fachausdrücke. Letzteres begründet die World Health Organization mit der steigenden Forschungsrelevanz im digitalen Sektor, der Durchführung von Bestandsaufnahmen und Analysen, der Entwicklung von Leitfäden oder Handlungsrichtlinien sowie dem Verfassen von Anforderungsprofilen hinsichtlich der bedarfsgerechten Implementierung digitaler Systeme im Pflege- und Gesundheitswesen. Einheitliche Begriffsbestimmungen können darüber hinaus eine Bereicherung für länderübergreifende Diskussionen darstellen, etwa bei Ist-Analysen, der Erfassung von Entwicklungsbedarfen und bei Evaluierungen in digitalen Kontexten. Auch geht es darum, den Dialog zwischen Fachleuten aus der Informatik und Fachkräften aus dem Pflege- und Gesundheitswesen durch das Heranziehen einheitlicher Wordings

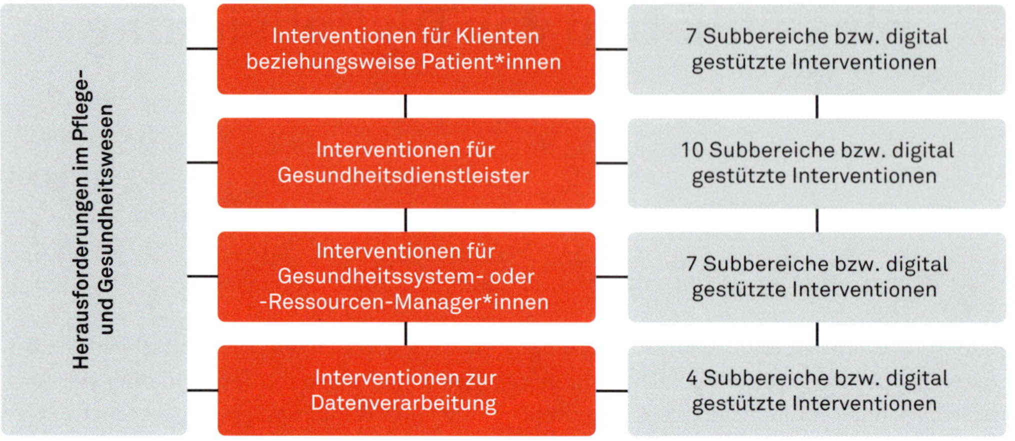


**Abbildung 3-1:** Zusammenfassende Darstellung der WHO-Klassifikation (Quelle: WHO, 2018, o.S.)

zu unterstützen. Der modular strukturierte Aufbau des dargelegten Klassifikationssystems ermöglicht eine Vernetzung mit anderen Einteilungen im Kontext Pflege- und Gesundheitswesen, wie z.B. den Health System Challenges oder den 25 Systemkategorien der World Health Organization. Dadurch können potenzielle digitale Lösungsansätze gängigen Herausforderungen im Pflege- und Gesundheitswesen gegenübergestellt und Lösungsstrategien erarbeitet werden (**Abb. 3-1**) (WHO, 2018).

Eine weitere Klassifikation von Digitalisierung im Pflege- und Gesundheitswesen wurde von der US Food and Drug Administration durchgeführt, wobei sich die Einteilung, gemäß den Kernkompetenzen, auf die in Medizinprodukten herangezogenen Technologien bezieht. Zu diesen zählen Software als Medizinprodukt (1), künstliche Intelligenz und maschinelles Lernen als Medizinprodukt (2), Cybersicherheit (3), gerätebezogene Softwarefunktionen einschließlich mobiler Anwendungen (4), Gesundheits-IT (5), Datensysteme von Medizinprodukten (6), Interoperabilität von Medizinprodukten (7), Telemedizin (8) und drahtlose medizinische Geräte (9). Jeder Technologie weist die US Food and Drug Administration konkrete Definitionen und gesetzliche, strukturelle sowie anwendungsbezogene Rahmenbedingungen zu, um in Form eines finalen Produktes im Pflege- und Gesundheitswesen bestehen zu können. In der Folge fungiert die Klassifikation auch als eine Art Arbeitstool, welches potenzielle Entwickler*innen bereits im Entstehungsprozess durch die Vermittlung zentraler Informationen unterstützen soll. Zugleich erfüllt die US Food and Drug Administration den Anspruch, Innovationsförderung zur Qualitätssicherung sowie die Kontrolle hinsichtlich der Sicherheit und der Wirksamkeit von Medizinprodukten in den Mittelpunkt des Interesses zu stellen (US Food and Drug Administration, 2018a, 2018b).

Das National Institute for Health and Care Excellence (NICE) in England entwarf Evidenzstandards für die Implementierung digitaler Gesundheitstechnologien im Pflege- und Gesundheitswesen. Hierbei werden Kriterien zur einheitlichen Bewertung von Funktionen digitaler Lösungsansätze fokussiert, um eine adäquate Nutzen-Risiko-Analyse für User*innen durchführen zu können. Aus den dargelegten Evidenzstandards resultiert wiederum eine Klassifikation von Digitalisierung, welche sich in drei Ebenen gliedert (**Tab. 3-1**). Für die Zuordnung von digitalen Technologien (DGT) der höchsten Stufe (Ebene 3b) ist die Erfüllung sämtlicher Kriterien der vorangehenden Ebenen erforderlich (NICE, 2019a, 2019b).

**Tabelle 3-1:** Zusammenfassende Darstellung der NICE-Klassifikation (Quellen: NICE, 2019a, o.S.; NICE, 2019b, o.S.)

| Ebene | Beschreibung | Funktion(en) | Beispiele |
|---|---|---|---|
| Ebene 1 | DGT mit potenziellen Systemvorteilen, jedoch ohne direkten Nutzen für Patienten/Patientinnen. | Systemservices | • elektronische Patientenakte<br>• elektronische Verschreibungssysteme (Medikamente) |
| Ebene 2 | DGT, die Patienten/Patientinnen dabei unterstützen, Krankheiten oder den Stellenwert eines gesunden Lebensstils zu verstehen. Das Messen von Patienten-Outcomes ist unwahrscheinlich. | Bereitstellen von Information und Kommunikation, einfaches Monitoring | • Fitnessarmbänder<br>• elektronische Tagebücher<br>• Applikationen für Videokonsultationen zwischen Patient*in und Professionellen |
| Ebene 3a | DGT zur Vorbeugung und Behandlung von Krankheiten. Ein messbarer Anwendungsnutzen für Patienten/Patientinnen ist möglich (aber nicht garantiert). | Selbstmanagement | • DGT zur Nikotinentwöhnung, Gewichtsreduktion oder Förderung der Schlafhygiene<br>• DGT zum Erfassen und Versenden von gesundheitsbezogenen Daten |
| Ebene 3b | DGT, die für Diagnostik und Therapie herangezogen werden und einen Einfluss auf das Gesundheits- und Krankheitsmanagement (Monitoring, Berechnungen etc.) nehmen. Digital Health Technologies dieser Ebene weisen einen messbaren Nutzen für Patienten/Patientinnen vor und können den Qualitätsansprüchen eines Medizinproduktes entsprechen. | Diagnostik, Therapie, aktives Monitoring, Berechnungen | • DGT zur Behandlung von Erkrankungen oder als Support-Tool für pflegerisch-medizinisches Fachpersonal<br>• DGT, die mit Implantaten oder Sensoren im Körper verbunden sind, um Daten/Parameter zu generieren und auszuwerten<br>• DGT zur Fernüberwachung<br>• DGT als Frühwarnsysteme im Bereich der Pflege |

Weitere Klassifikationsansätze knüpfen Digitalisierung u.a. an gesetzliche Rahmenbedingungen oder Zweckbestimmungen, wobei vonseiten der Autoren und Autorinnen von einer näheren Auseinandersetzung abgesehen wurde. Begründet wird dies mit der Tatsache, dass Klassifikationen von Digitalisierung im engeren Sinne nicht im Mittelpunkt des Interesses standen. Dennoch sei festgehalten, dass auch diese Bereiche legitime Ansätze darstellen, um Digitalisierung im Pflege- und Gesundheitswesen zu klassifizieren. In der Folge ist ebenso der jeweilige Kontext zu berücksichtigen, welcher die Basis für unterschiedliche Abstraktionsniveaus bildet. Hierbei lassen sich jedoch setting- bzw. berufsgruppenspezifische Schwerpunkte identifizieren. Beispielsweise weist die Klassifikation von Digitalisierung anhand von Gesetzestextanalysen einen juristischen Schwerpunkt auf, welcher vorrangig für in diesem Fach sachkundige Individuen von Interesse ist. Einteilungen unter Berücksichtigung potenzieller Zweckbestimmungen könnten vergleichsweise einen größeren Personenkreis ansprechen, da hier weniger Fachspezifika vorgewiesen werden (Herrmann et al., 2018; Krüger-Brand, 2019).

## 3.2 Kritik an bestehenden Klassifikationssystemen

Kritik an der Klassifizierung der World Health Organization bezieht sich mitunter auf die Tatsache, dass neueste Technologien, wie künstliche Intelligenz und daraus resultierende Anwendungen, nur unzureichend Aufmerksamkeit erfahren und die Einteilung somit an Aktualität einbüßt. Zudem verfolgt die Aufbereitung von Klassifikationssystemen im Allgemeinen einen bestimmten Zweck, welcher gegebenenfalls auf andere Bereiche nicht übertragbar ist und somit die Reichweite limitiert (Güttner, 2014). Ähnlich verhält es sich bei der NICE-Klassifikation, die vor allem das britische Pflege- und Gesundheitswesen fokussiert. In der Folge könnte eine Übertragung auf andere Länder zu Abweichungen führen. Darüber hinaus bezieht sich die Einteilung auf digitale Technologien, welche durch das Pflege- und Gesundheitswesen in Auftrag gegeben werden. Der Anwendungsbereich für Privatpersonen, die beispielsweise digitale Technologien eigenständig über App-Stores erwerben, fällt daher geringer aus. Zudem beeinflusst auch hier der digitale Wandel die Aktualität (NICE, 2019a, 2019b). Demgegenüber stehen Bestrebungen der World Health Organization und von NICE, durch internationale Aufrufe im Pflege- und Gesundheitswesen Feedback von Fachkräften zu generieren. Dieses wird systematisch aufbereitet, hinsichtlich möglicher Anknüpfungspunkte reflektiert und bei Bedarf in die bestehende Klassifikation eingearbeitet (NICE, 2019a, 2019b; WHO, 2018). Bei der Klassifikation der US Food and Drug Administration ist limitierend anzumerken, dass den neun möglichen Technologien im Kontext Medizinprodukt keine konkreten Anwendungsfälle zugeordnet werden und folglich eine ganzheitliche Betrachtung schwerfällt (US Food and Drug Administration, 2018a, 2018b).

Aufgrund der dargelegten Limitationen stellt sich die Frage, inwieweit die Entwicklung einer einheitlichen, international gültigen Klassifizierung von Digitalisierung im Pflege- und Gesundheitswesen überhaupt möglich ist. Immerhin stellen Zielgruppen (Versorgungseinrichtung versus Privatperson), die bestehende Infrastruktur, Anwendungsbereiche, gesetzliche Rahmenbedingungen oder Entwicklungsförderungen in diesem Zusammenhang wichtige länderspezifische Einflussfaktoren dar. Die Sinnhaftigkeit, Digitalisierung im Pflege- und Gesundheitswesen zu klassifizieren, sollte dadurch jedoch nicht angezweifelt werden. Wie aus bereits international gültigen Einteilungen anderer Bereiche (z.B. ICD-10®, NANDA®, NIC®, NOC®, POP®, epa®, LEP®) hervorgeht, fördern Klassifizierungen die Verankerung eines einheitlichen Wordings, die Vergleichbarkeit von Forschungsergebnissen sowie den Austausch hinsichtlich bestehender Erfahrungswerte oder Entwicklungsstrategien. Dass sich die Bestrebungen, Digitalisierung im Pflege- und Gesundheitswesen zu klassifizieren, erst in den vergangenen Jahren zunehmend etabliert haben, ist u.a. auf die vergleichsweise junge Entwicklungsgeschichte zurückzuführen. So findet beispielsweise das Internet erst seit 1969 Anwendung, wobei hier zu Beginn die Vernetzung einzelner Server unterschiedlicher Universitäten fokussiert wurde. Limitationen sollten somit als Chance verstanden werden, durch eine kritisch reflektierte Herangehensweise ein differenzierteres Bild gegenüber möglichen Einteilungen zu erhalten sowie, basierend auf neuen Entwicklungs- und Forschungserkenntnissen, die Klassifizierung der Digitalisierung im Pflege- und Gesundheitswesen voranzutreiben. Dies impliziert ebenso die oben angeführten Überlegungen zu setting- bzw. berufsgruppenspezifischen Unterschieden. Flexibles Handeln kann in diesem Zusammenhang somit als probates Mittel der Wahl angesehen werden, indem Klassifikationsansätze nicht nur multiprofessionell, sondern auch länderübergreifend gedacht werden. Gegebenenfalls kann es von Vorteil sein, in einem ersten Schritt länderspezifische Klassifikationen anzudenken, welche auf internationaler Ebene gemeinsame Nenner vorweisen. Letzteres meint z.B. Problemstellungen, Zielgruppen, Anwendungsbereiche oder heranzuziehende technische Lösungen. In der Folge kann der internationale Austausch zwischen Stakeholdern vorangetrieben und so die Definition notwendiger Rahmenbedingungen für eine Digitalisierung im Pflege- und Gesundheitswesen gewährleistet werden (Bühler et al., 2019).

## 3.3 Klassifikationsversuch

Basierend auf den bisherigen Überlegungen folgt nun ein eigener Klassifikationsversuch vonseiten des Autors (**Tab. 3-2**). Diese Klassifikation stützt sich auf die zentralen internationalen wissenschaftsbasierten Herausforderungen im Pflege- und Gesundheitswesen (s. Kap. 1), wobei hierfür ebenso die HSC-Klassifikation der World Health Organization (WHO, 2018) herangezogen werden kann. Die dargelegten Herausforderungen werden dem Megatrend Digitalisierung gegenübergestellt. Digitalisierung versteht sich in diesem Zusammenhang als essenzieller Lösungsansatz. Dieser wird jedoch auf die jeweiligen Handlungsfelder reduziert. Darunter fallen die nachfolgend aufgeführten Anwendungsbereiche:

- Telecare
- Telemedizin
- Elektronische Gesundheitsakte
- Gesundheitsportale
- Patientenzentrierte Applikationen im Kontext Selbstversorgung
- Mobile Health
- Online-Apotheken
- Systeme im Kontext Organisations- und Wissensmanagement
- Internetmedizin
- Künstliche Intelligenz und maschinelles Lernen
- E-Learning.

An dieser Stelle sei hervorgehoben, dass die dargelegten Anwendungsbereiche aus dem Blickwinkel der Informations- und Kommunikationstechnologien betrachtet werden. Im Kontext des Pflege- und Gesundheitswesens kann somit auch von E-Health-Systemen gesprochen werden. Allen Teilbereichen gemeinsam ist das vordergründige Ziel, durch die Implementierung von E-Health-Systemen Dienstleistungen im Pflege- und Gesundheitswesen effizienter zu gestalten. Darunter fallen vor allem die Bereiche der Information, Kommunikation, Interaktion, Transaktion und Integration (**Tab. 3-3**).

Der Übersicht halber werden den Anwendungsbereichen Hintergründe hinsichtlich Beschreibung und Funktion, Zielgruppe sowie Beispiel zugeordnet. Wie bereits ausgeführt wurde, gilt es, die stetig wechselnden Rahmenbedingungen im Pflege- und Gesundheitswesen sowie den flexiblen Einsatz von E-Health-Systemen zu berücksichtigen. So können auf dem Markt Systeme identifiziert werden, die

**Zentrale Herausforderungen im Pflege- und Gesundheitswesen.** Demografischer Wandel, Anstieg nichtübertragbarer chronischer (degenerativer) Erkrankungen, Anspruch partizipativer Entscheidungsfindungen, multiprofessionelle komplexe Behandlungsprozesse, Patient*innen-Personal-Schlüssel, Qualitätssicherung, Finanzierung von Gesundheitsdienstleistungen, Fokussierung der Gesundheitsförderung und Prävention, geringere Verweildauer im Krankenhaus, Versorgungsverlagerung in das häusliche Setting, Umstrukturierungen der Versorgungslandschaft, Big Data, Integration neuer Behandlungsmethoden und Technologien.
Anmerkung: Als Grundlage kann ebenso die HSC-Klassifizierung der World Health Organization (2018) herangezogen werden. Zentrale Herausforderungen beziehen sich hier auf die acht Bereiche Information, Verfügbarkeit, Qualität, Akzeptanz, Nutzer*innenanwendung, Effizienz, Kosten sowie Verantwortung.

**Tabelle 3-2:** Klassifikationsversuch zur Digitalisierung im Pflege- und Gesundheitswesen (Quelle: Eigene Darstellung)

| Anwendungsbereich | Beschreibung/Funktion | Zielgruppen | Beispiele |
|---|---|---|---|
| Telecare | Erfassung von gesundheits- und umgebungsbezogenen Daten für die (pflegerische) Versorgung von Individuen im Alter oder mit körperlichen/geistigen Beeinträchtigungen. Im Mittelpunkt steht das häusliche Setting. | Patient*innen, Pflegende, Ärzt*innen, medizinische Assistenzberufe (tlw. indirekt) | Sturzsensoren, Notrufhilfen, Monitoring, GPS-Empfänger, Bewegungsmelder und Freisprechanlagen |
| Telemedizin | Heranziehen von Informations- und Kommunikationstechnologien für die ortsunabhängige medizinische Diagnostik und Therapie. | Patient*innen, Ärzt*innen, Pflegende, medizinische Assistenzberufe (tlw. indirekt) | Telemonitoring, -therapie, -konsultation, -ausbildung, -konzil und -konferenz |
| Elektronische Gesundheitsakte | Verwaltung von gesundheits- und krankheitsbezogenen Daten, welche zeit- und ortsunabhängig abgerufen werden können. | Patient*innen, Pflegende, (Zahn-) Ärzt*innen, Krankenanstalten, stationäre und mobile Pflegeeinrichtungen, Apotheken | Portal für Patient*innen, e-Befund, e-Medikation, Grüner Pass (im Kontext Covid-19) |
| Gesundheitsportale | Öffentlich zugängliche Websites mit gesundheits- oder krankheitsspezifischen Informationen für die Bevölkerung. | Gesamtbevölkerung | DeutschesGesundheitsPortal®, Öffentliche Gesundheitsportal Österreich®, NetDoktor®, myHEALTH® |
| Patient*innenzentrierte Applikationen im Kontext Selbstversorgung | Digitale Anwendungen, welche ein eigen- und selbstständiges Leben im privaten Umfeld ermöglichen sowie der Gesundheitsförderung und Krankheitsprävention dienlich sind. | Patient*innen, Professionen im Gesundheitswesen (tlw. indirekt) | AAL, Fitnessarmbänder, Tracking-Systeme, Mobile Health-Anwendungen |

**Tabelle 3-2:** Fortsetzung

| Anwendungsbereich | Beschreibung/Funktion | Zielgruppen | Beispiele |
|---|---|---|---|
| Online-Apotheken | Online-Plattform für die Ersteigerung von Arzneimitteln, welche einen Versand nach sich zieht. Die Beratung erfolgt bei Bedarf telefonisch, per Video oder im Live-Chat. Oftmals steht hinter der Online-Plattform eine „reale“ Apotheke. | Apotheken, Pharmafirmen, Lieferunternehmen, Patient*innen, Gesundheitsdienstanbieter | DocMorris®, Apotal®, Shop Apotheke® |
| Systeme im Kontext Organisations- und Wissensmanagement | Anwendungen im intra- oder extramuralen Setting, welche das Organisations- und Wissensmanagement von Gesundheitsdienstanbietern strukturiert, vernetzt und sichert. | Krankenhäuser, Langzeitpflegeeinrichtungen, Reha- und Primärversorgungszentren, private Gesundheitsdienstanbieter, Patient*innen (indirekt) | Big Data, CDS, Verwaltungssoftware, elektronische Fieberkurve |
| Mobile Health (mHealth) | Einsatz mobiler Endgeräte im Kontext gesundheits- oder krankheitsspezifischer Kommunikation für die Bereiche der Gesundheitsförderung, Prävention, Diagnostik und Therapie. | Patient*innen, Professionen im Gesundheitswesen (tlw. indirekt) | Gesundheits- oder krankheitsspezifische Kommunikation mittels Smartphone, Laptop, Tablet, Netbook oder anderen mobilen Endgeräten. |
| Internetmedizin | Einsatz des Internets und damit kompatible Anwendungen für die Prävention, Diagnostik und Therapie von Krankheiten. Die Gesundheitsförderung wird in diesem Zusammenhang ebenso berücksichtigt. | Patient*innen, Professionen im Gesundheitswesen (tlw. indirekt) | Internetbasierte Beratungsleistungen, Apps im Kontext unterschiedlicher Erkrankungen bzw. Themenfelder (z.B. Diabetes, Schwangerschaft, Wundmanagement), Informationssysteme (Zusammenfassende Darstellung von Fachwissen) |
| Künstliche Intelligenz und maschinelles Lernen | Maschinelles Lernen stellt einen Teilbereich der KI dar. KI meint die Automatisierung intelligenten Verhaltens. Maschinen nähern sich dadurch menschenähnlichen Verhaltensweisen, welche einer bestimmten Logik folgen. | Patient*innen, Professionen im Gesundheitswesen, Gesundheitsdienstanbieter | Sprachbefehle, Verkehrssteuerung, Informationsfilter, digitale Bilderkennung |
| E-Learning | Eigenständiges und selbstbestimmtes Lernen unter Einsatz von elektronischen oder digitalen Medien. Die Verinnerlichung von Inhalten kann zeit- und ortsunabhängig erfolgen. | Patient*innen, (Auszubildende) Professionen im Gesundheitswesen | Moodle®, Go1®, Absorb Online LMS®, Blackboard®, Docebo LMS® |

**Tabelle 3-3:** Strukturelemente im Kontext E-Health-Systeme (Quelle: Eigene Darstellung)

| Strukturelement | Beschreibung |
|---|---|
| Information | Bereitstellen von gesundheits- oder krankheitsspezifischen Informationen |
| Kommunikation | Austausch von gesundheits- oder krankheitsspezifischen Informationen |
| Interaktion | Kommunikation zwischen Patienten und Patientinnen und Gesundheitsfachpersonal |
| Transaktion | Datenaustausch zwischen Patienten und Patientinnen und Gesundheitsfachpersonal |
| Integration | Langfristige Sicherung relevanter Daten für die Gesundheitsversorgung |

Kernelemente aus unterschiedlichen Anwendungsbereichen vorweisen. Das bezieht sich beispielsweise auf interaktive Patientenplattformen, die Überschneidungen zwischen den Bereichen Telecare, Telemedizin und E-Learning aufweisen. In der Folge kann es durchaus sein, dass ebenso Abweichungen im Zusammenhang mit den jeweiligen Zielgruppen bestehen. Um einen reflektierten Umgang zu ermöglichen, sei folglich auch auf Definitionen und Einteilungen anderer Organisationen sowie Autoren und Autorinnen verwiesen, welche in Verbindung mit den hier dargelegten Informationen zur Generierung eines besseren Grundverständnisses dienlich sein sollen. So können die dargelegten Anwendungsbereiche beispielsweise um Klassifikationsbausteine der World Health Organization (WHO, 2018) oder des National Institute for Health and Care Excellence (NICE, 2019a, 2019b) erweitert werden. Die Übergänge sind jedoch oftmals fließend und werden vom jeweiligen Betrachtungswinkel sowie dem Anwendungsbereich beeinflusst.

# 4 Digitalisierung versus E-Health

Michael Klösch

In diesem Kapitel werden die beiden Begriffe „Digitalisierung“ und „E-Health“ gegenübergestellt und im Interesse einer differenzierteren Betrachtungsweise konkretisiert.

## 4.1 Der Begriff „Digitalisierung“

Bei der Auseinandersetzung mit der Digitalisierung im Pflege- und Gesundheitswesen anhand der bestehenden Fachliteratur fällt auf, dass die Begriffe „Digitalisierung“ und „E-Health“ nicht immer klar unterschieden werden. Im Kontext einer differenzierten Betrachtungsweise kann die Konkretisierung jedoch dabei unterstützen, den interessierenden Gegenstandsbereich vollumfänglich zu erfassen und Outcomes entsprechend zu spezifizieren. Für den Begriff „Digitalisierung“ im Allgemeinen existiert keine einheitliche Definition. Der Terminus kann somit als Sammelbegriff verstanden werden, welcher unterschiedliche Digitalisierungsphänomene zusammenfasst, wobei der Kontext entsprechend mit unterschiedlichen Komponenten (z. B. Setting, Zielgruppe, Problemfeld, geografische Lage etc.) zu adaptieren ist. Im engeren Sinne ist unter Digitalisierung jedoch das Überführen von analogen Daten in digitale Formate zu verstehen, um die jeweiligen Inhalte im Anschluss daran adäquat verarbeiten zu können. Dies impliziert vorrangig die beiden Bereiche Information und Kommunikation. Eng mit der angeführten Erläuterung scheinen der digitale Wandel in der Gesellschaft, die digitale Transformation der Wirtschaft sowie die Digital Disruption verwoben zu sein (Kubek et al., 2020; Lender, 2019).

Auch wenn die angeführten Teilbereiche oftmals unter dem Begriff der Digitalisierung zusammengefasst werden, so lassen sich bei näherer Betrachtung dennoch Unterschiede und damit einhergehende Verknüpfungen identifizieren. Wie sich aus der Formulierung „digitaler Wandel“ bereits ableiten lässt, werden in diesem Feld die Auswirkungen von Digitalisierung auf diverse Lebensbereiche von Menschen, wie z. B. Kultur, Bildung, Unterhaltung, Gesundheit oder Religion, fokussiert. Als klassische Anwendungsbereiche können das Internet, künstliche Intelligenz, Big Data sowie die virtuelle Realität genannt werden. Der digitale Wandel bestimmt demnach zunehmend gängige Prozesse und nimmt somit einen zentralen Einfluss auf das berufliche und private Leben von Individuen. Das ist auch der Fall, wenn lediglich eine indirekte Nutzung (z. B. die Inanspruchnahme von selbstfahrenden Transportmitteln) erfolgt. Als Ausgangspunkt für den digitalen Wandel wird oftmals der technikbasierte Umbruch zwischen dem 20. und 21. Jahrhundert angeführt (Lochmahr et al., 2019).

Der Begriff der digitalen Transformation erscheint vor allem im Kontext Wirtschaft und meint den zielgerichteten Einsatz von digitalen sowie technischen Ressourcen, um die Wertschöpfungsprozesse effizienter zu gestalten. Hierbei ist zwischen den drei Ebenen Prozess, Produkt und Geschäftsmodell zu differenzieren (**Tab. 4-1**). Diese werden als Handlungsspielräume betrachtet und unterscheiden sich vor allem durch ihre Reichweite, Veränderung herbeizu-

**Tabelle 4-1:** Ebenen der digitalen Transformation (Quelle: Sassenrath, 2018, o.S.)

| Ebene | Beschreibung | Beispiele |
|---|---|---|
| **Prozess** | Bestehende Prozesslandschaft wird durch Softwarelösungen strukturiert, automatisiert und effizienter gestaltet | ERP- oder SAP-Systeme |
| **Produkt** | Steigender Nutzen von Produkten seitens der Anwender*innen durch Digitalisierung | PC-Software, Apps, E-Books, Portale, Stellenbörsen etc. |
| **Geschäftsmodell** | Digitalisierung von Verkaufswegen; Generierung neuer Einnahmequellen durch Digitalisierung (vom Produkt zu Serviceleistungen) | Online-Werbung, Airbnb, div. Vermittlungsdienste, App-Stores |

führen. Die Digitalisierung von Prozessen zielt darauf ab, gängige Geschäftsabläufe in einem Unternehmen durch Softwareanwendungen zu automatisieren. Die Digitalisierung von Produkten erweitert wiederum den Nutzen für Endanwender*innen, wohingegen die Digitalisierung von Geschäftsmodellen Verkaufswege und die Erschließung neuer Einnahmequellen aus unternehmerischer Perspektive fokussiert (Appelfeller & Feldmann, 2018; Pfannstiel et al., 2016). Die Bereitschaft zur Technologienutzung, Wertschöpfung im Allgemeinen sowie strukturelle und finanzielle Rahmenbedingungen nehmen auf den Erfolg von digitaler Transformation entscheidend Einfluss. Ist-Analysen, eine differenzierte Betrachtungsweise der bestehenden Stärken und Schwächen des Unternehmens, die Berücksichtigung sowie der nachhaltige Nutzen von Ressourcen, Aufgeschlossenheit gegenüber neuen Strategien und deren schrittweisen Implementierung können demnach als essenzielle Herangehensweisen angesehen werden, um ein Unternehmen entsprechend umzustrukturieren und digitale Transformation zu fördern (Pfannstiel et al., 2016).

Digital Disruption meint das Ersetzen von bestehenden Produkten oder Dienstleistungen durch digitale Lösungsstrategien. In der Folge kommt es zu Umstrukturierungen, welche sowohl für Unternehmen als auch für (potenzielle) Kunden und Kundinnen Vorteile mit sich bringen sollen. Hier lassen sich Verknüpfungen zum digitalen Wandel und zur digitalen Transformation erkennen. Beispiele beziehen sich u.a. auf das zunehmende Ablösen von DVDs oder CDs durch diverse Streaming-Dienste, die Verlagerung vom Reisebüro hin zum Online-Buchen, Smartphones als Festnetzersatz oder die Übernahme einzelner Aufgabenbereiche durch Roboter (z.B. Botendienste) (Wilen-Daugenti, 2018).

Allen Teilbereichen gemeinsam ist die Tatsache, dass Digitalisierung für Anwender*innen und deren Umfeld Veränderungsprozesse herbeiführt. Somit spiegelt sich Digitalisierung in sämtlichen Lebensbereichen unterschiedlicher Ebenen (z.B. Rundfunk, Verkehrsmittel, soziale und körperliche Bedürfnisse etc.) wider. Als weitere Anwendungsfälle sind die personalisierte Werbung, künstliche Intelligenz in der Automobilindustrie, 3-D-Drucker, Smart Homes oder Kryptowährungen anzuführen. Der hohe Stellenwert von Digitalisierung im alltäglichen Leben von Individuen zeigte sich zuletzt vor allem während der Covid-19-Pandemie: orts- und zeitungebundene Kommunikation (Fernunterricht, Videokonferenzen etc.), das bargeldlose Bezahlen von Dienstleistungen (Online-Banking), der breitgefächerte Austausch und das Teilen von Informationen (soziale Medien, Online-Portale, Hotlines etc.) sowie die Fokussierung auf den Online-Handel (Click and Collect, Online-Plattformen und Online-Journale, virtuelle Lokalbesuche etc.) rückten seitens der Politik und Wissenschaft vermehrt in den Mittelpunkt des Interesses. Der zunehmende Einsatz von digitalen Entscheidungshilfen, Monitoring, telebasierter Aufklärung, von Online-Fort- und Weiterbildungen, Videokonferenzen für Abstimmungen sowie Team-Building-Maßnahmen oder die Möglichkeit, sich telefonisch krankzumelden, wurden als probate Mittel der Wahl angesehen. Die damit einhergehende Reduktion bürokratischer Aufwände könnte auch nachhaltig positive Auswirkungen auf die bestehende Prozesslandschaft nehmen und zudem das Angebot an digital gestützten Alternativen fördern (Bellmann et al., 2021; Dürrschmidt & Kupferschmidt, 2020). Beispielhaft sei hier u. a. auch auf die Inanspruchnahme von digitalen Trauerfeiern und Bestattungen eines österreichischen Bestattungsunternehmens unter Covid-19-Bedingungen verwiesen. Durch die damals bestehenden gesetzlichen Rahmenbedingungen sowie die damit einhergehenden Restriktionen für Trauerfeiern und Bestattungen (maximal fünf Personen, Fernbleiben von Risikogruppen, Ausfallen der Kommunion, Einhalten von Abständen etc.) wurden Begräbnisse zum einen verschlüsselt über digitale Technologien übertragen (mit Zugangscode) und zum anderen auf externen Datenträgern für den Versand gesichert. Dadurch wurde gewährleistet, dass die Trauergemeinde zeit- und ortsunabhängig an der Beisetzung teilnehmen konnte (Klösch et al., 2020).

## 4.2 Der Begriff „E-Health"

E-Health, auch Electronic Health genannt, versteht sich als Sammelbegriff und meint sämtliche digitalen Technologien, welche Dienstleistungen im Pflege- und Gesundheitswesen effizienter gestalten sollen. Dies impliziert die Bereiche der Gesundheitsförderung und Prävention, Sozialhilfe, Diagnostik, Therapie, das Entlassungsmanagement, die Überwachung von Vitalparametern (im häuslichen Setting) sowie verwaltungsspezifische Abläufe. Grundlage hierfür stellen Informations- und Kommunikationstechnologien dar. Hervorzuheben ist, dass der Begriff E-Health erst im Zuge des Übergangs vom 20. in das 21. Jahrhundert anhand der oben angeführten Bereiche definiert wurde. Zuvor bezog sich der Terminus ausschließlich auf die Bemühungen, standardisierte Versorgungsprozesse durch den Einsatz digitaler Ressourcen zu unterstützen. Andere Neuerungen, wie z. B. der Telemedizin-Bereich, fanden zunächst keinen Einzug. Dem technischen Fortschritt geschuldet kam es jedoch zunehmend zu Verknüpfungen zwischen bereits bekannten und neuen Anwendungsgebieten. Entsprechend können dem Begriff E-Health auch die Bereiche Telecare, Telemedizin, elektronische Gesundheitsakte, Gesundheitsportale, patientenzentrierte Applikationen, Online-Apotheken, Systeme im Kontext von Organisations- und Wissensmanagement, Internetmedizin, künstliche Intelligenz und maschinelles Lernen sowie E-Learning zugeordnet werden. Verknüpfungen zwischen den angeführten Teilgebieten lassen sich u. a. anhand intra- und extramuraler Pflegeprozesse abbilden. Der Aufnahmeprozess in Versorgungseinrichtungen, damit einhergehende Diagnoseprozedere, Interventionen und Evaluierungen werden heutzutage durch E-Health-Anwendungen unterstützt. Bestehende Schnittstellen zwischen den einzelnen Komponenten des Pflegeprozesses verdeutlichen wiederum die Komplexität, zumal die Bedürfnisse anderer Professionen ebenso berücksichtigt werden müssen. Eine klare Abgrenzung fällt teilweise schwer und sollte bei Bedarf, ähnlich wie bei dem Begriff Digitalisierung, durch einzelne Komponenten bewusst konkretisiert werden (Andelfinger & Hänisch, 2016; Duhr et al., 2021; Shaw et al., 2017; Steinhäuser, 2021; Ting et al., 2020).

Die Zielsetzungen der Integration von E-Health-Anwendungen im Pflege- und Gesundheitswesen können aus der Perspektive von Patienten und Patientinnen wie auch der Leistungserbringer*innen oder Kostenträger betrachtet werden. Für Patienten und Patientinnen stellt der E-Health-Bereich beispielsweise eine zentrale Informationsquelle dar, um sich über bestehende Gesundheitstrends, Erkrankungen oder Risiken Wissen anzueignen. Darüber hinaus bieten E-Health-Anwendungen das Potenzial eines orts- und zeitunabhängigen Austausches mit pflegerisch-medizinischem Fachpersonal. Der daraus resultierende Mehrwert kann nachweislich positive Auswirkungen auf die subjektiv wahrgenommene Lebensqualität nehmen. Die Möglichkeit der Verlaufsdokumentation von Vitalparametern sowie die entscheidungsunterstützende Analyse oder das Verfassen von Tagebüchern fördern wiederum die partizipative Entscheidungsfindung, die Gesundheitskompetenz sowie die Autonomie der Patienten und Patientinnen. Auch können Zeit-, Aufwands- und Kostenersparnis als Zielsetzungen angesehen werden, wenn Untersuchungen vor Ort oder das Vervielfältigen bzw. Übermitteln von personenbezogenen Unterlagen durch entsprechende Applikationen obsolet erscheinen. Das Vermeiden von Doppelmedikation oder inkompatiblen Arzneimittelverabreichungen durch dafür vorgesehene Alarmsysteme fördert zudem die Behandlungsqualität und -sicherheit. Für die Leistungserbringer im Pflege- und Gesundheitswesen besteht die wesentliche Zielsetzung von E-Health-Systemen darin, Entscheidungs- und Therapieprozesse sowie den hausinternen oder externen Austausch zu unterstützen. Die Möglichkeit des wissenschaftlichen Austausches, die Analyse von systematisch erfassten Daten sowie deren anonymisierte Auswertung gehen auch aus dieser Perspektive mit einer Zeit-, Aufwands- und Kostenersparnis einher. Die Bindung von Kunden und Kundinnen, die Erschließung neuer Geschäftszweige, eine Steigerung der Compliance und des Imagegewinns sprechen ebenso für die Integration von E-Health-Anwendungen. Kostenträger zielen durch die Integration u.a. auf eine gesteigerte Transparenz von Dienstleistungen, die effiziente Nutzung von gesundheits- und krankheitsbezogenen Daten, Kosteneinsparungen, Imagegewinne sowie die Aufrechterhaltung der Wettbewerbsfähigkeit ab (Fadahunsi et al., 2019; Haase et al., 2020; Koivunen & Saranto, 2018; Rouleau et al., 2017).

## 4.3 E-Health-Strategien in der DACH-Region

Unter Berücksichtigung der im ersten Kapitel dargelegten Herausforderungen im Pflege- und Gesundheitswesen sowie der in diesem Kapitel angeführten Hintergrundinformationen ist die Politik in der DACH-Region bemüht, E-Health-Strategien in Zusammenarbeit mit Experten und Expertinnen systematisch aufzubereiten und entsprechend umzusetzen. Die adäquate Gesundheits- und Krankheitsversorgung von Individuen steht hierbei im Mittelpunkt. Zudem werden die Erweiterung von Gesundheitsförderung und Prävention, die Integration von neuen Versorgungskonzepten, der Austausch von Daten sowie die Aufhebung von Sektorengrenzen fokussiert. Demgegenüber steht jedoch der Anspruch, Kosteneinsparungen vorzunehmen, ohne dass diese mit einem Image- oder Behandlungsverlust einhergehen. Die jeweiligen Strategien zur Förderung von E-Health-Anwendungen im Pflege- und Gesundheitswesen werden über die offiziellen Websites der Ministerien bzw. Organisationsorgane publiziert (Bundesministerium für Gesundheit, 2023a, 2023b; Bundesministerium für Soziales, Gesundheit, Pflege und Konsumentenschutz, 2023; E-Health Network, 2023).

Österreich fokussiert u.a. die Etablierung der telefonischen Gesundheitsberatung, die elektronische Gesundheitsakte (ELGA®) sowie den elektronischen Impfpass, welcher vor allem im Kontext der Covid-19-Pandemie an Bedeutung gewann. Darüber hinaus werden der hohe Stellenwert von international gültigen Nomenklaturen und Standardisierungen (SNOMED CT®, IHE®, HL7®), der zentrale Nutzen von E-Health-Anwendungen im Allgemeinen sowie notwendige Rahmenbedingungen (Datenschutz und -sicherheit) für einen effizienten und ethisch-moralisch, aber auch rechtlich korrekten Umgang betont. Zudem beziehen sich Bemühungen auf die Bereitstellung von Infrastruktur, die vermehrte Integration von Monitoring im häuslichen Setting, Anwendungen zur klinischen Entscheidungsfindung oder die Reduktion von Zugangsbarrieren im Zusammenhang mit Gesundheitsinformationsnetzwerken (Bundesministerium für Soziales, Gesundheit, Pflege und Konsumentenschutz, 2023). Parallelen lassen sich in Deutschland identifizieren. Die Gründung bzw. Teilnahme an diversen Diskussionsplattformen (z. B. DiGA, Gesellschaft für Telematik, Health Innovation Hub) soll die Etablierung von E-Health-Anwendungen fördern (Bundesministerium für Gesundheit, 2023a). In der Schweiz verantwortet E-Health Suisse® als Kompetenz- und Koordinationsstelle von Bund und Kantonen seit 2017 die Integration von E-Health-Anwendungen im Gesundheitswesen, wobei für die Gesundheitsversorgung nach wie vor der jeweilige Kanton zuständig ist. Die Tätigkeitsfelder von E-Health Suisse® lassen sich in die Bereiche Zertifizierung (z. B. Konzeption, Zur-Verfügung-Stellen von Testumgebungen etc.), Information (z. B. Beratung und Begleitung von Patienten und Patientinnen sowie Kantonen) und Koordination (z. B. grenzüberschreitende Projekte) unterteilen. Darüber hinaus war das Koordinationsorgan ebenso an der Erarbeitung der sogenannten „Strategie E-Health Schweiz 2.0“ beteiligt. Auch hier ergeben sich im Vergleich mit Österreich und Deutschland Parallelen. Als Beispiele können die Einführung des elektronischen Patientendossiers sowie die digitale Vernetzung aller Stakeholder im schweizerischen Pflege- und Gesundheitswesen angeführt werden (E-Health Suisse, 2021a, 2021b, 2021c).

Unabhängig davon sei auf das Netzwerk für elektronische Gesundheitsdienste, im Englischen E-Health Network genannt, verwiesen. Dem Netzwerk wohnen sämtliche EU-Mitgliedsstaaten bei, um zweimal pro Jahr grenzüberschreitende E-Health-Strategien vorzustellen. Konkrete Zielsetzungen beziehen sich auf die E-Health-basierte Optimierung von gesundheits- oder krankheitsbezogenen Dienstleistungen im Pflege- und Gesundheitswesen, die Steigerung von Qualität, Sicherheit und Vertrauen sowie die Beseitigung von Barrieren in der pflegerischen und medizinischen Versorgung. Daraus resultierende Programmpunkte orientieren sich an einer Umsetzungszeitspanne von drei bis vier Jahren, werden demnach laufend adaptiert und nehmen u. a. auf die Bereiche Datenschutz, Interoperabilität, Standardisierung, Wissensaustausch, Integration in den Versorgungsprozess sowie Sicherung von Versorgungsqualität und -sicherheit Bezug. Die Verwirklichung durch die Mitgliedsstaaten erfolgt auf freiwilliger Basis. Pro Durchlaufperiode werden dem Netzwerk stetig wechselnde Gremien vorgelagert, welche eine organisatorische Funktion übernehmen (E-Health Network, 2023).

## 4.4 Gegenüberstellung von Digitalisierung und E-Health

Sowohl Digitalisierung als auch E-Health sind als Sammelbegriffe zu verstehen, die bestimmte Digitalisierungsphänomene beschreiben. Die einzelnen Teilbereiche lassen sich nicht immer trennscharf voneinander abgrenzen, was einerseits dem technischen Fortschritt geschuldet ist, andererseits aber auch zur Folge haben kann, dass von einer detaillierteren Analyse und Darstellung einzelner zu behandelnder Gegenstandsbereiche abgesehen wird. Eine bewusst angestrebte Vereinfachung des Sachverhaltes kann eine Konkretisierung somit überflüssig erscheinen lassen. Digitalisierung an sich muss jedoch keine Anknüpfungspunkte zum Pflege- und Gesundheitswesen vorweisen, während der E-Health-Bereich die Komponenten Gesundheit, Krankheit und Therapie mit entsprechenden Schnittstellen zu anderen gesundheits- oder krankheitsspezifischen Schwerpunkten fokussiert. Wird eine losgelöste Betrachtung zwischen den beiden Bereichen Digitalisierung und E-Health angestrebt, so kann Ersterer als Fundament für diverse digitale Anwendungen im Pflege- und Gesundheitswesen angesehen werden. Das Überführen von analogen in digitale Formate sowie der Einsatz von Informations- und Kommunikationstechnologien stehen demnach im Mittelpunkt des Interesses. Ob es sich hierbei nun um einen Blutdruckwert oder beispielsweise einen beliebigen Messwert aus der Automobilindustrie handelt, hat zunächst keine Bedeutung.

In Verbindung mit dem jeweiligen Kontext können somit auch Klassifizierungen von Digitalisierung bzw. E-Health-Systemen im Pflege- und Gesundheitswesen dabei unterstützen, Begriffsbestimmungen zu konkretisieren. Demnach sollten im Zuge von Veröffentlichungen in einem ersten Schritt die zentralen Eckpunkte wie z. B. Zielgruppe, Funktionalität der Anwendung, Rahmenbedingungen für den alltäglichen Gebrauch oder das Kosten-Nutzen-Verhältnis eruiert werden. Basierend auf den gewonnenen Erkenntnissen folgt in einem nächsten Schritt die Zuordnung zu einem bestimmten Teilbereich. Hierbei ist auf die Funktionalität zu achten, da gegebenenfalls Schnittstellen zu anderen Teilbereichen bestehen (z. B. Verbindungen zwischen Telecare, Gesundheitsportalen und Online-Apotheken). Abschließend sei auf ein selbstkritisches Beispiel betreffend des im British Journal of Nursing veröffentlichten Artikels zum Thema E-Health-Anwendungen im Kontext der chronischen Stoffwechselerkrankung Diabetes mellitus Typ 2 von Klösch und Von Reibnitz (2020) verwiesen. In diesem Beitrag wurde das Wording „E-Health-Systeme“ herangezogen und Gleichnamiges auch als zentraler Suchbegriff identifiziert. Erfolgt jedoch eine retrospektive Betrachtung der dargelegten Erkenntnisse (unter Berücksichtigung von Ein- und Ausschlusskriterien sowie den daraus resultierenden Studienergebnissen) so ist anzumerken, dass ein Großteil der Anwendungen, welche in dem Artikel beschrieben wurden, den E-Health-Bereichen Telemedizin und patientenzentrierte Systeme zugeordnet werden kann. Daraus lässt sich ableiten, dass nach der durchgeführten Literaturrecherche mit dem zentralen Fokus auf dem Terminus „E-Health-Systeme“ eine nähere Auseinandersetzung mit der Struktur der jeweilig beschriebenen Anwendung hätte erfolgen müssen. In der Folge hätten relevante Treffer heruntergebrochen und konkreter dargestellt werden können. Zugleich zeigt sich jedoch, dass bei Primärquellen vereinzelt ebenso fehlende Differenzierungen erfolgten. Der daraus resultierende Kreislauf könnte wiederum nachteilige Auswirkungen auf die Differenzierung zwischen den einzelnen Teilbereichen sowie den Begriffen Digitalisierung und E-Health-Systeme im Allgemeinen nehmen (Duhr et al., 2021; Fadahunsi et al., 2019; Koivunen & Saranto, 2018; Shaw et al., 2017; Steinhäuser, 2021; Ting et al., 2020).

# 5 Telematik, E-Health, Tele-Health und Telecare

Christine von Reibnitz

In diesem Kapitel erfolgt eine nähere Auseinandersetzung mit den Begriffen „Telematik“, „E-Health“, „Tele-Health“ und „Telecare“.

## 5.1 Hintergrund

Unter dem Begriff Telematik wird die Vernetzung unterschiedlicher IT-Systeme und die daraus resultierende Möglichkeit, Informationen aus unterschiedlichen Quellen miteinander zu verknüpfen, verstanden. Die dazu benötigte Telematikinfrastruktur vernetzt die Akteure des Pflege- und Gesundheitswesens im Bereich der gesetzlichen Krankenversicherung (Gematik, 2020). E-Health ist der umfassendste Begriff. Er wird von der World Health Organization ganz allgemein definiert als der Gebrauch von Informations- und Kommunikationstechnologien in Bezug auf die Gesundheit – „the use of information and communications technology in support of health and health-related fields“ (WHO, 2019c, S. 1). Tele-Health hingegen gewährleistet die Gesundheitsversorgung unter Einsatz von Informationstechnologien und der Berücksichtigung von „Distanz“, das heißt, Patient und Gesundheitsfachkraft befinden sich zum Zeitpunkt der Konsultation nicht am selben Ort. Die WHO beschreibt Tele-Health als

> [...] delivery of health care services, where patients and providers are separated by distance. Telehealth uses Information and Communication Technologies (ICT) for the exchange of information for the diagnosis and treatment of diseases and injuries, research and evaluation, and for the continuing education of health professionals [...]. Telehealth can contribute to achieving universal health coverage (UHC) in countries by improving access to quality and cost-effective health services for patients regardless of their setting. It is particularly valuable for those who live in remote areas, for vulnerable groups and ageing populations (WHO, 2022a, S. 1).

Die Telemedizin umfasst ein breites Spektrum an Informationstechnologien und -diensten zur Erbringung der Patientenversorgung und zur Verbesserung des Gesundheitsversorgungssystems im Allgemeinen. Es ist eine Teilmenge von E-Health, die die Bereitstellung von Gesundheitsinformationen für Angehörige der Gesundheitsberufe und Verbraucher*innen, die Aus- und Weiterbildung von Gesundheitspersonal und die Verwaltung des Pflege- und Gesundheitswesens über das Internet sowie Informations- und Kommunikationstechnologien umfasst. Unter Bezugnahme auf Gesundheitsinformationsdienste, Gesundheitserziehung und Gesundheitsdienste im weiteren Sinne umfasst der Begriff Telemedizin alles. **Abbildung 5-1** zeigt die Einordnung der Begriffe Telematik, E-Health, Tele-Health, Telemedizin und Telepflege. Diese Begriffe werden teilweise synonym und für unterschiedliche Bereiche verwendet. Vorrangig geht es jedoch um die Durchführung konkreter pflegerisch-medizinischer Dienstleistungen unter Einsatz von Informations- und Kommunikationstechnologien zur Überwindung räumlicher Entfernungen (**Tab. 5-1**).

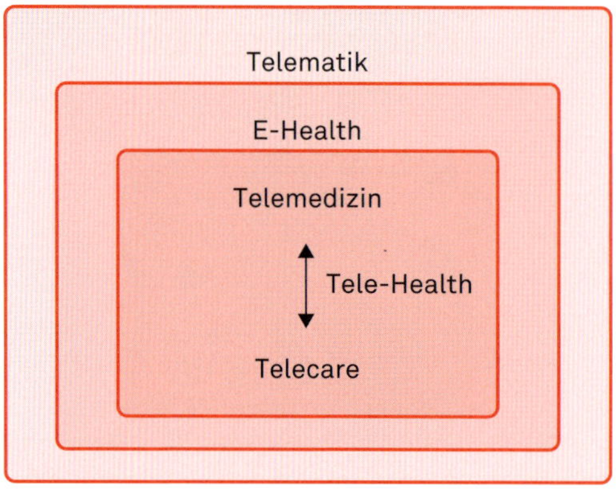


**Abbildung 5-1:** Begriffszuordnung (Quelle: Eigene Darstellung)

Die in **Abbildung 5-1** genannten Begriffe lassen sich nicht immer klar voneinander abgrenzen. Die zahlreichen internationalen Definitionen betonen, dass die Telemedizin eine offene und sich ständig weiterentwickelnde Wissenschaft ist, die neue Fortschritte in der Technologie einbezieht und auf sich verändernde Gesundheitsbedürfnisse sowie Kontexte der Gesellschaft reagiert und sich entsprechend anpasst. Es gibt Leistungen, die einmal als Telemedizin bezeichnet und einmal dem übergeordneten Bereich Tele-Health zugeordnet werden. Dies gilt z. B. für

- die Remote-Überwachung von Patienten und Patientinnen,
- die Online-Therapie oder -Rehabilitation und
- medizinische Warnsysteme.

Unter Telemedizin können im weiteren Sinn alle medizinischen Maßnahmen (insbesondere Diagnostik und Therapie) verstanden werden, bei denen sich die Akteure und Akteurinnen nicht in einem unmittelbaren Kontakt miteinander befinden. Die Überwindung der räumlichen Distanz erfolgt über technische Hilfsmittel (z. B. Smartphone, Fax, Telefon, weitere Informations- und Kommunikationstechnologien). Im Folgenden wird der Begriff Telemedizin in seiner engeren Definition verwendet. Telemedizin ist danach ein Anwendungsbereich von E-Health mit konkreten medizinischen Versorgungskonzepten bzw. Dienstleistungen mit einem direkten Patientenbezug. Die Telemedizin umfasst alle Einsatz- und Anwendungsarten moderner Informations- und Kommunikationstechnologien im medizinischen Umfeld (Fischer et al., 2016). Telemedizin fokussiert sich vor allem auf die digitale Bereitstellung ärztlicher Dienste für Patienten und Patientinnen und umfasst

- Echtzeit-Sprechstunden per Chat, Telefon oder Videokonferenz;
- asynchrone (auch store and forward) Evaluierungen;
- die Weiterleitung von medizinischem Bildmaterial an Spezialisten;
- die Rezeptausstellung ohne persönliches Erscheinen.

Telemedizinische Anwendungen gewinnen auch bei Konsultationen zunehmend an Bedeutung. Telekonsultationen erleichtern beispielsweise den Zugang zur medizinischen Versorgung, woraus sich Potenziale zur Steigerung der Patientenzufriedenheit, der Qualität der medizinischen Versorgung sowie für Kosteneinsparungen auf der Ebene der Leistungserbringer im Pflege- und Gesundheitswesen ergeben (Li et al., 2021).

**Tabelle 5-1:** Übersicht über Teleapplikationen und Gesprächspartner*innen (Quelle: Eigene Darstellung)

| Zwischen 2 Leistungserbringern | Zwischen Leistungserbringer und Patient*in |
|---|---|
| • Telekonsultation | • Telediagnostik |
| • Telekonferenz | • Teletherapie |
| • Telechirurgie | • Telemonitoring |
| • Teleausbildung | • Telepflege (Telecare) |

## 5.2 Arten von Telemedizin

Es gibt verschiedene Arten von Telemedizin, die im Folgenden aufgeführt sind:

- Remote Patient Monitoring oder RPM
- Synchrone Telemedizin
- Store-and-Forward-Telemedizin
- Mobile Gesundheit.

Remote Patient Monitoring oder RPM ermöglicht es Anbietern und Anbieterinnen, die Gesundheitsdaten von Patienten und Patientinnen aus der Ferne aufzuzeichnen und zu überwachen. Es ist eine Art Telemedizin, die technologische Mittel verwendet, um Vitalzeichen zu erhalten, die für die Überwachung des Zustands von Patienten und Patientinnen erforderlich sind. Die Technologie zur Fernüberwachung teilt die medizinischen Patientendaten regelmäßig mit dem Pflegeteam, das für die Patienten und Patientinnen verantwortlich ist. Diese Technologie überträgt die Informationen automatisch, was zu einer aktiven laufenden Pflegeüberwachung in einem eher passiven Datenerfassungsprozess führt. Wenn Probleme bei den Patienten und Patientinnen auftreten, können Mitglieder des Pflegeteams sofort reagieren.

Die synchrone Interaktion ist die bekannteste Form der Telemedizin. Sie umfasst jede Videoanruf- oder Live-Chat-Software, die es einem Gesundheitsdienstleister ermöglicht, mit Patienten und Patientinnen in Echtzeit oder live zu kommunizieren. Die Konsultation wird über Entfernungen mithilfe von bidirektionaler, interaktiver Software durchgeführt, die in Desktop-Computern, Laptops, Tablets oder anderen mobilen Endgeräten wie Smartphones untergebracht ist.

Store-and-Forward-Telemedizin umfasst eine spezialisierte Technologie, die es ermöglicht, die Daten von Patienten und Patientinnen zu sammeln, auf einer sicheren cloudbasierten Plattform zu speichern und später von einem anderen behandelnden pflegerisch-medizinischen Fachpersonal – oft an einem anderen Ort – abzurufen. Medizinische Daten, darunter Bilder, Testergebnisse, Biosignale, Laborberichte und umfangreiche Dokumente, können über große Entfernungen erfasst und übertragen (gespeichert und weitergeleitet) werden. Entsprechende Freigaben werden unterzeichnet, von Experten und Expertinnen überprüft und spezifische Protokolle entwickelt. Zu den gesammelten Daten können per Video aufgezeichnete Aufnahmegespräche, medizinische Bilder von Röntgen- oder Ultraschalluntersuchungen, die Krankengeschichte oder andere messbare Gesundheitsparameter gehören.

Mobile Gesundheit nimmt auf intelligente Geräte Bezug. Letztere wurden für zahlreiche spezialisierte Aspekte der Gesundheitsversorgung entwickelt, die von der kontinuierlichen Datenerfassung über das Verhalten oder den Zustand einer Person profitieren. Dies ist ebenso wichtig für das Verständnis von Telemedizin. Smartphones, Tablets, intelligente Wearables wie die iWatch können eine Vielzahl von Faktoren wie Pulsfrequenz, Herzfrequenz und einige auch Blutzuckerspiegel oder die Qualität der ausgeatmeten Luft überwachen. Mit entsprechenden Anwendungen sollen gesündere Lebens- und Verhaltensweisen gefördert werden, indem beispielsweise Daten über Herzfrequenzvariabilitätswerte, Schlafzyklen und Gewichtsveränderungen oder zur Bewegungs- und Ernährungsverfolgung bereitgestellt werden.

## 5.3 Telecare-Anwendungen

Auch der Begriff Telecare oder Telepflege wird vielfach mit einem unterschiedlichen Verständnis genutzt. Zu unterscheiden ist der Begriff von der Telemedizin, die aufgrund der gesetzlichen Verankerung im SGB V im deutschen leistungsrechtlichen Kontext eine arztzentrierte Leistung ist, wodurch sich auch im internationalen Kontext das Verständnis unterscheidet. Unter Telepflege kann verstanden werden, dass beruflich Pflegende unter Verwendung von Informations- und Kommunikationstechnologien Informationen im Rahmen des Pflegeprozesses austauschen, und zwar mit

- pflegebedürftigen Menschen und deren Angehörigen,
- anderen beruflich Pflegenden und
- weiteren professionellen Akteuren (z. B. ärztliches Personal, Fachleute aus Ergo-, Logo- oder Physiotherapie, Apotheker*innen etc.).

Mit dem Digitale-Versorgung-Gesetz (DVG) vom 09.12.2019 wurden konkretere Regelungen zur Einbindung der Pflegeeinrichtungen in die Telematik-Infrastruktur (TI) getroffen. Pflegeeinrichtungen haben seit dem 01.07.2020 die Möglichkeit, sich freiwillig an die TI anzuschließen – einschließlich der dafür erforderlichen Finanzierung für Einrichtung und laufenden Betrieb (§ 106b SGB XI). Telepflege spielt bis dato in Deutschland kaum eine Rolle. Im Vergleich dazu ist in einigen Ländern mit großen ländlichen Regionen, wie etwa in den USA, Australien oder Kanada, der Einsatz von Telepflege in Form von telefonischer Betreuung durch Tele-Nurses längst gängige Praxis (Merda et al., 2017). Durch die Pandemiesituation ist die Entwicklung der Telepflege auch im deutschen Sprachraum vorangetrieben worden; teilweise wird sie als „Innovationstreiber“ angesehen, der den Bedarf an digitalen Lösungen in der Pflege deutlich macht. Allerdings steht dieser Entwicklung immer noch die mangelhafte Infrastruktur (fehlende technische Endgeräte in Pflegeeinrichtungen, regional schlechte Netzverfügbarkeit) gegenüber.

## 5.4 Potenziale telepflegerischer Anwendungen

Das Ziel telepflegerischer Anwendungen ist die Sicherstellung einer ortsnahen Versorgungsqualität („move the information, not the patient“). Im Mittelpunkt stehen die vollständige Patientendatenverfügbarkeit sowie eine bessere Dienstleistungsqualität und effizientere Dienstleistungserstellung. Die Telepflege hat somit das Potenzial, den Zugang zur pflegerischen Versorgung sowie die Sicherheit, die Kontinuität und die Qualität zu verbessern, die Arbeitszufriedenheit professionell Pflegender zu beeinflussen sowie die Gesundheitskompetenz und Zufriedenheit der zu pflegenden Individuen und Angehörigen zu erhöhen. Folgende Kategorien telepflegerischer Anwendungsfelder lassen ein hohes Potenzial vermuten:

- Datenaustausch mittels elektronischer Datenerfassung und Dokumentation in der Pflege
- technische Assistenzsysteme
- Wundmanagement
- Robotik
- Beratung, Aufklärung und Anleitung.

Geeignete Indikationen für die Nutzung von Telecareanwendungen sind chronische Erkrankungen mit häufigen Kontakten in die Versorgung und langen Heilungsverläufen sowie Indikationen mit hohen Kosten. Für die Versorgung von Menschen im ländlichen Raum stellen Telecareanwendungen eine Option dar. In Deutschland gab es in der Vergangenheit einzelne, dem Bereich der Telecare nahekommende Projekte und Ansätze, wie z. B. die Modellprojekte AGnES (Arztentlastende, Gemeindenahe, E-Health-gestützte, Systemische Intervention), VERAH (Versorgungsassistentin bzw. Versorgungsassistent in der Hausarztpraxis) oder MOPRA (Mobiler Praxisassistent bzw. -assistentin). Deren Ziel ist jedoch primär die Unterstützung der Hausärzteschaft bei der Sicherstellung der medizinischen Versorgung durch Weiterbildung von medizinischen Fachangestellten plus Technikunterstützung. Im Bereich der Langzeitpflege sind ähnliche Ansätze bisher nicht etabliert.

Digitale Pflegeanwendungen sind Apps oder Programme, die auf dem Smartphone, Tablet oder PC genutzt werden können. Es handelt sich um besonders qualitätsgesicherte und zugelassene Angebote. Sie sollen dazu dienen, pflegebedürftige Personen in ihrer Selbstständigkeit zu unterstützen, ihre Fähigkeiten zu fördern oder auch die Pflege und Betreuung durch

Angehörige zu erleichtern. Dies können beispielsweise Angebote zur Freizeitgestaltung, zum Gedächtnistraining oder zur Sturzprophylaxe sein oder auch Produkte, die für die Kommunikation mit Angehörigen oder dem Pflegedienst eingesetzt werden. Die Anforderungen sind in § 40a SGB XI definiert. Voraussetzung hierfür ist, dass eine digitale Pflegeanwendung (DiPA) ein Prüfverfahren beim Bundesinstitut für Arzneimittel und Medizinprodukte erfolgreich durchlaufen hat und in einem neu zu schaffenden Verzeichnis erstattungsfähiger DiPA (DiPA-Verzeichnis) gelistet ist. Details zu diesem Verfahren wird eine ergänzende Rechtsverordnung zur Erstattungsfähigkeit digitaler Pflegeanwendungen des Bundesministeriums für Gesundheit regeln. Diese Verordnung wird durch einen Leitfaden des Bundesinstituts für Arzneimittel und Medizinprodukte ergänzt und konkretisiert.

## 5.5 Umsetzung telemedizinischer Anwendungen in Deutschland

Telemedizin ermöglicht neue Formen einer zeit- und ortsungebundenen Versorgung von Patienten und Patientinnen, womit eine Versorgung möglich wird, die durch eine hohe Patientenzentrierung sowie digitale Umsetzung in einem wettbewerblichen Umfeld gekennzeichnet ist. Das Gesetz für eine bessere Versorgung durch Digitalisierung und Innovation (Digitale-Versorgung-Gesetz) ist in Deutschland im Dezember 2019 in Kraft getreten und soll die Versorgung von Patienten und Patientinnen mit Medizinprodukten gewährleisten, „deren Hauptfunktion wesentlich auf digitalen Technologien beruht" (§ 33a SGB V „Digitale Gesundheitsanwendungen"). Die Einzelheiten der Umsetzung regelt die Digitale-Gesundheitsanwendungen-Verordnung (DiGAV). Bei der Umsetzung gilt es Regelungen des Patientendaten-Schutz-Gesetzes (PDSG) zu berücksichtigen; des Weiteren wird mit dem Gesetz zur digitalen Modernisierung von Versorgung und Pflege vom 3. Juni 2021 an das DVG und PDSG angeknüpft. Bei der Telemedizin handelt es sich um eine Medizin, die sich der elektronischen Kommunikation, der Informationstechnologie oder anderer Anwendungen bedient, wobei sich die Akteure an unterschiedlichen Orten befinden. Diese können das behandelnde medizinische Personal auf der einen und die Patientenschaft auf der anderen Seite sein. Eine andere Konstellation könnte eine telemedizinische Fallkonferenz zwischen verschiedenen behandelnden Ärzten und Ärztinnen und den Patienten und Patientinnen sein. Aber auch Leistungserbringer für Hilfsmittel, wie z. B. Homecare-Unternehmen, lassen sich telemedizinisch einbinden. Folgende telemedizinische Bereiche lassen sich nennen:

- Telediagnostik: Diagnose für Patienten und Patientinnen von einem Arzt, der zum Zeitpunkt der Befundung bzw. Diagnose nicht am Patientenort sein kann
- (Online-)Videosprechstunde: Gespräch zwischen Arztpersonen und Patienten und Patientinnen über einen zertifizierten Video-Dienstanbieter mit verschlüsselter Ende-zu-Ende-Kommunikation
- Tele-Coaching: therapieunterstützende Maßnahmen zwischen medizinischen Leistungserbringern/-erbringerinnen (z. B. Psychotherapeut*in) und Patienten und Patientinnen mithilfe von Informations- und Kommunikationstechnologien (IKT)
- Telekonsultation/Telekonsil: Ein oder mehrere medizinische Experten/Expertinnen werden gleichzeitig in dem Diagnose- bzw. Therapievorgang mittels Einsatz von Informations- und Kommunikationstechnik verknüpft.
- Teletherapie: Erbringung therapeutischer Maßnahmen und medizinischer Dienstleistungen aus der Ferne durch IKT
- Telemonitoring: Überwachung von Patienten und Patientinnen bzw. von Vitalfunktionen durch Arzt- oder Pflegepersonal über eine räumliche Distanz hinweg. Bei der Patienten-

versorgung unterscheidet man 1. die Überwachung physiologischer Parameter, welche zunächst an eine Basisstation und von dort aus an ein telemedizinisches Servicezentrum weitergeleitet werden und auf die das Arzt- oder Pflegepersonal wiederum Zugriff hat, und 2. die Kommunikation zwischen Leistungserbringern/-erbringerinnen und Patienten und Patientinnen, welche als Teil einer interaktiven Betreuung im Sinne eines Disease- oder Case-Managements fungiert.

- Gesundheitstelematik: der Einsatz von IKT im Pflege- und Gesundheitswesen, um die räumliche oder zeitliche Distanz zwischen verschiedenen Teilnehmenden zu überbrücken
- Telecare: Unterstützung von älteren oder anderweitig hilfsbedürftigen Menschen, um ihnen ein unabhängiges Leben zu Hause zu ermöglichen bzw. zu verlängern. Dabei werden lokale Netzwerke im Haus genutzt, um Geräte und Dienste zu verbinden, welche die Pflege unterstützen und via Internet eine Verbindung zu externen Gesundheits- und Sozialdiensten herstellen (Turner, 2015).
- Telerehabilitation: Anwendung telemedizinischer Lösungen für die Erbringung rehabilitativer medizinischer Leistungen über räumliche Distanzen
- Telemetrie: Übertragung von Messwerten eines an einem Messort befindlichen Sensors zu einer Empfangsstelle, die sich an einem anderen Ort befindet und an der diese gesammelt und aufgezeichnet oder auch sofort ausgewertet werden
- Teleexpertise/Telekonferenz: Ein oder mehrere Teilnehmende werden mittels IKT zusammengeschaltet. Dabei findet zusätzlich der Austausch von Audio- und Videodaten sowie weiterer relevanter (pflegerisch-medizinischer) Daten statt.

Darüber hinaus gibt es noch sogenannte Digitale Gesundheitsanwendungen (DiGAs). Eine solche Anwendung von ärztlichen oder psychotherapeutischen Leistungserbringern/-erbringerinnen ist als erstattungsfähige Leistung bei Vorhandensein der entsprechenden Indikation verschreibungsfähig. DiGAs werden zur Unterstützung bei der Diagnose von Krankheiten eingesetzt und können im therapeutischen Bereich bzw. im Krankheitsmanagement integriert werden. DiGAs lassen sich ohne einen begleitenden Patient-Arzt-Kontakt einsetzen und sind eine ärztlich verordnete Anwendung („Medizinprodukt niedriger Risikoklasse"), welche bei entsprechend vorliegender Indikation auch direkt durch die gesetzlichen Krankenkassen den Versicherten zur Verfügung gestellt werden kann. Eine optimale Integration in ein ganzheitliches, gesamtheitliches Behandlungskonzept mit allen Akteuren ist in den meisten Fällen noch nicht umgesetzt (Deloitte, 2021).

# 6 Internationale Erfahrungswerte zur Digitalisierung

Michael Klösch

Auf den vorangegangenen theoretischen Input Bezug nehmend, folgt in diesem Kapitel exemplarisch eine nähere Auseinandersetzung mit einzelnen Teilbereichen der Digitalisierung im Pflege- und Gesundheitswesen. Hierfür werden in den folgenden 16 Abschnitten internationale wissenschaftliche Erfahrungswerte, Projekte und Beispiele fokussiert, wobei die Themen bewusst voneinander abweichen. Dadurch soll die Spannweite möglicher Anwendungen veranschaulicht werden. Es werden internationale Erfahrungswerte, Projekte und Beispiele aus den nachfolgend angeführten Bereichen präsentiert:

- E-Learning und Pflege in Österreich (Kap. 6.1)
- elektronische Rufanlagen (Kap. 6.2)
- Gesundheitsportale (Kap. 6.3)
- Exergaming im Kontext Morbus Parkinson (Kap. 6.4)
- Demenz und Digitalisierung (Kap. 6.5)
- Avatare im Pflege- und Gesundheitswesen (Kap. 6.6)
- elektronische Gesundheits- und Patientenakte (Kap. 6.7)
- Digitalisierung in der Apotheke (Kap. 6.8)
- künstliche Intelligenz und Datenschutz (Kap. 6.9)
- Palliative Care und Digitalisierung (Kap. 6.10)
- Diabetes mellitus und Apps (Kap. 6.11)
- Pflegeklassifikationssysteme und Digitalisierung (Kap. 6.12)
- pflegende Angehörige und Digitalisierung (Kap. 6.13)
- Digitalisierung in der Wundversorgung (Kap. 6.14)
- Digitalisierung und betriebliche Gesundheitsförderung (Kap. 6.15)
- AAL-Systeme und Robotik zur Rehabilitationsförderung (Kap. 6.16).

Die unterschiedlichen Aufbereitungen verdeutlichen den Stellenwert der Digitalisierung im Pflege- und Gesundheitswesen. Gleichermaßen lässt sich aus den dargelegten Erkenntnissen die Arbeitsvielfalt der professionellen Gesundheits- und Krankenpflege und die damit einhergehende hohe Verantwortung ableiten. Selbst wenn Teilbereiche der Digitalisierung auf den ersten Blick keine direkte Verbindung zur Berufsgruppe der Pflege vorweisen, so nehmen diese durchaus Einfluss auf das alltägliche Tun und bestimmen in gewisser Weise das Zusammenspiel zwischen Patient*in und Gesundheitsdienstleistern. Pflegerische Aspekte stehen in diesem Zusammenhang im Mittelpunkt des Interesses.

## 6.1 E-Learning und Pflege in Österreich

Michael Aiglesberger

In diesem Abschnitt wird der Bereich E-Learning vorgestellt, wobei Verknüpfungen zur professionellen Gesundheits- und Krankenpflege in Österreich hergestellt werden.

### 6.1.1 Hintergrund

Die Grundausbildungen in den österreichischen Gesundheits- und Krankenpflegeberufen (gehobener Dienst für Gesundheits- und Krankenpflege, Pflegefachassistenz, Pflegeassistenz) haben die Aufgabe, die Absolventen und Absolventinnen mit entsprechenden Kompetenzen für das Berufsleben auszustatten (Lima et al., 2014). Theorie und Praxis unterstützen die Auszubildenden beispielsweise beim Erwerb der Fachkompetenz. Gerade im Setting der Theorie wurden durch die Coronapandemie schlagartig die traditionellen Präsenzlehrveranstaltungen durch E-Learning-Verfahren ersetzt. Trotz eines veränderten Lehr-Lern-Prozesses mussten Kompetenzen von den Auszubildenden durch eine veränderte Rolle der Pädagogen und Pädagoginnen erworben werden (Koch et al., 2019). Eine bedingt vorhandene Medienkompetenz im Umgang mit virtueller Lehre, Distance Learning, Blended Learning oder Mobile Learning verursachte teilweise eine Überforderung der agierenden Personen und brachte zum Ausdruck, welche Voraussetzungen für E-Learning gegeben sein müssen (Ortmann-Welp, 2020). Zeigen sich die didaktischen, methodischen und technischen Voraussetzungen, so führen Untersuchungen an, dass E-Learning durchaus ein Erfolgsmodell sein kann und dieses Lernsetting bei den Auszubildenden eine Alternative zur klassischen Präsenzlehrveranstaltung darstellt (Pilotto, 2020). Hingegen verhindern sowohl der Mangel an digitaler Infrastruktur als auch das Unvermögen zur Vermittlung digitaler Kompetenzen sowie eine negative Einstellung gegenüber digitaler Bildung den Erwerb der geforderten Kompetenzen im Zuge einer Grundausbildung in den österreichischen Gesundheits- und Krankenpflegeberufen (Beblavý et al., 2019).

### 6.1.2 Pflegerische Kompetenzen durch E-Learning

Laut dem österreichischen Gesundheits- und Krankenpflegegesetz umfassen beispielsweise die Kompetenzbereiche für den gehobenen Dienst für die Gesundheits- und Krankenpflege die pflegerischen Kernkompetenzen, die Kompetenz bei Notfällen, die Kompetenzen bei medizinischer Diagnostik und Therapie sowie Kompetenzen im multiprofessionellen Versorgungsteam. Beim Kompetenzbegriff steht die Anwendbarkeit von Kenntnissen und Wissen im Vordergrund. Auszubildende sollen befähigt werden, komplexe Pflegesituationen (z. B. Anwendung komplementärer Pflegemethoden) und Herausforderungen im Pflegealltag (z. B. Patient*in kollabiert auf der Toilette) professionell zu lösen (I care – Pflege, 2015). Diese im internationalen Kontext beschriebene Practice Readiness kann als berufliche Handlungskompetenz verstanden werden (Halbmayr-Kubicsek, 2019). Zu ihr zählen:

- die Fachkompetenz (z. B. das Wissen über Medizin, Pflege, Recht etc.)
- die Selbstkompetenz (z. B. Selbstständigkeit, Kritikfähigkeit, Zuverlässigkeit, organisiert zu sein etc.)
- die Sozialkompetenz (dadurch können z. B. soziale Beziehungen gelebt und gestaltet werden).

Diese drei Kompetenzdimensionen beinhalten jeweils wiederum die Methodenkompetenz (z. B. planmäßiges und zielgerichtetes Arbeiten), die kommunikative Kompetenz (z. B. kommunikative Situationen verstehen und daraus

Handlungen ableiten) und die Lernkompetenz (z. B. Informationen verstehen und auswerten). Befinden sich die Absolventen und Absolventinnen von Gesundheits- und Krankenpflegeausbildungen im beruflichen Alltag, sind die aufgezeigten Kompetenzen oftmals nicht scharf zu trennen; sie greifen ineinander und überschneiden sich. Erwähnenswert ist der Umstand, dass eine pflegerische Berufsausübung die Fähigkeiten in allen Kompetenzbereichen erfordert (I care – Pflege, 2015). Damit Auszubildende die Practice Readiness erwerben können, zeigt sich als zentrale Voraussetzung für das Lernen ein persönliches Interesse, die Betroffenheit sowie die Begeisterung für ein Thema. Lernprozesse werden dabei von Pädagogen und Pädagoginnen unterstützt und gefördert. Auf dieser Handlungsebene muss gerade auch im Zusammenhang mit E-Learning immer wieder die Frage gestellt werden, was Lernprozesse ausmachen, wie das Lernen gelingen kann und wie möglichst alle Auszubildenden einen positiven Zugang zum Lernen erhalten (Schrittesser et al., 2019).

Zu den hier angeführten Handlungskompetenzen (Fach-, Selbst-, Sozialkompetenz mit den jeweiligen Kompetenzdimensionen der Methoden-, kommunikativen und der Lernkompetenz) muss ergänzt werden, dass einfache, unkomplizierte Pflegehandlungen eigentlich nur eine fachspezifische Fähigkeit erfordern (hier wäre die Lernform das deklarative bzw. prozedurale Lernen, also das Lernen von Fakten und Prinzipien). Je komplexer jedoch die Pflegesituation wird (auf dem Weg zur Practice Readiness), desto mehr braucht es unterschiedliche Kompetenzen, um sie zu bewältigen (hier wäre dann die Lernform z. B. das reflektierende Lernen, das heißt, eigene Handlungen werden beurteilt und in Frage gestellt) (Olbrich, 2010). Diese Kompetenzhierarchien benötigen verschiedene Methoden von Unterrichtsprinzipien (z. B. dialogisches Lernen, entdeckendes Lernen etc.), unterschiedliche Unterrichtsmethoden (z. B. Projektunterricht, programmierter Unterricht etc.), unterschiedliche Unterrichtstechniken (z. B. Diskussion, Lernen durch Lehren etc.), unterschiedliche Sozialformen (z. B. Einzelarbeit, Plenum etc.) und unterschiedliche Medien (z. B. Arbeitsblatt, Audio, Flipchart etc.) (Meyer, 2020). Dadurch ist zu erkennen, dass bei der Wissensvermittlung im weiteren Sinn die passende Methode gewählt werden muss, um den Lernprozess zielorientiert zu unterstützen. Der Einsatz von E-Learning bedarf hier grundsätzlich einer Präzisierung im Setting der Kompetenzhierarchien. Traditionelle und langjährig erfolgreich erprobte und umgesetzte Lehr- und Lernmethoden können nicht einfach vom Tisch gewischt und durch E-Learning überrollt werden. E-Learning bedarf einer neuen Lernkultur mit Rahmenbedingungen, Voraussetzungen und der Motivation der handelnden Akteure.

### 6.1.3 E-Learning – ein Begriff mit Tiefgang

Der aktuell inflationäre Gebrauch des Begriffs E-Learning bedarf an dieser Stelle einer Konkretisierung. Erst mit dem Versuch einer Definition können darunterliegende Ebenen inhaltlich korrekt beschrieben werden. Der Begriff E-Learning entspringt der englischen Sprache und setzt sich wörtlich aus den Begriffen „electronic" und „learning" zusammen. Im Entferntesten wird von Laien darunter verstanden, dass sich Personen mithilfe von elektronischen Geräten (z. B. durch den bloßen Einsatz von Tablet oder Computer) Wissen aneignen. Diese sehr ungenaue Definition entspricht nicht dem eigentlichen Verständnis von E-Learning (Fröbel, 2021). Der Definitionsansatz nach Kerres (2013) beschreibt E-Learning als eine Art „Oberbegriff" für alle möglichen Varianten der Nutzung von elektronischen oder digitalen Medien zu Lehr- und Lernzwecken. Die digitalen Medien sind nach Kerres (2013) auf digitalen Datenträgern oder über das Internet verfügbar. Kommunikationsmedien (z. B. Audio-, Videokonferenz), Präsentationsmedien (z. B. Grafik, Tabelle) oder Interaktionsmedien (z. B. interaktives Video, Formular) können in diesem Kontext als digitale Medien angesehen werden. Im Vergleich zur vorhin beschriebenen Definition zeigt Kerres (2013) den Einsatz bzw. den Zusammenhang von Software und Hardware auf. Publikationen wie jene von Baz (2018) bezeichnen E-Learning als Medium oder Tool. Demnach handelt es sich hierbei um ein computergestütztes Bildungstool oder auch Bildungssystem, welches zeit- und ortsunabhängiges Lernen ermöglicht. Führt man die hier genannten Definitionen zusammen, so kann der „Oberbegriff" E-Learning als eine Form des computerunterstützten und vernetzten Lernens verstanden werden, bei dem zeit- und ortsunabhängig Informationen zur Erlangung von Wissen abgerufen werden (Fröbel, 2021).

### 6.1.4 Formen von E-Learning

**Virtuelle Lehre**

Bei der virtuellen Lehre (oder Online-Lehre) werden keine signifikanten Anteile von einer Präsenzlehre durchgeführt. Angewendet werden bei der virtuellen Lehre webunterstützte Lehrbuchkurse, asynchrone Videoformate sowie audiobasierte Kurse und Podcasts (Paulus, 2012). Die Vorteile liegen in der simultanen Schulung zahlreicher Personen, der Zeit- und Ortsunabhängigkeit, dem individuellen Lerntempo und der Wiederholbarkeit des Kurses. Die Nachteile zeigen sich in einem geringen sozialen Kontakt, dem teilweise enormen Zeitaufwand der Medienerstellung und den hohen Anschaffungskosten von Hard- und Software (Fröbel, 2021).

**Blended Learning**

Blended Learning beschreibt im Allgemeinen ein hybrides, integriertes und vermischtes Lernen, welches unterschiedliche Kombinationen des Online- und Präsenzlernens in sich beherbergt. Dabei werden Synergieeffekte von E-Learning und Präsenzunterricht genutzt. Die Vorteile liegen im Erfüllen des Bedürfnisses nach zwischenmenschlicher Kommunikation (im Präsenzteil), in der verbesserten Zugänglichkeit von Themen sowie im Verbessern von Lernergebnissen. Demgegenüber stehen die Nachteile: die Zeit- und Ortsunabhängigkeit ist nur in Teilen vorhanden, von Auszubildenden wird ein hohes Maß an Selbstständigkeit vorausgesetzt und die Integration von Online- und Präsenzlehre erfordert mehr Planungszeit und digitale Kompetenzen als der Präsenzunterricht (Handke & Schäfer, 2012).

**Mobile Learning**

Beim Lernen an mobilen Endgeräten wird E-Learning als M-Learning deklariert. M-Learning bezieht sich auf Lernprozesse mit mobilen Endgeräten (Smartphones, Tablets, Convertibles), die mit speziellen Applikationen (Apps) ausgestattet sind. Die Vorteile sind mobiles Lernen unterwegs, die effektive Nutzung von Leerzeiten, die Förderung der Kreativität und die Nutzung bereits vorhandener mobiler Endgeräte. Die Nachteile zeigen sich in dem Fehlen eines signifikanten Einflusses auf die Lernergebnisse, der Unterbrechung durch Umwelteinflüsse (Potenzial für Ablenkung) und den zum Teil kleinen Größen der Endgeräte (De Witt & Gloerfeld, 2018).

**Game-based Learning**

Der Einsatz von digitalen Spielen in einem Bildungskontext zur Förderung und Unterstützung von Lernprozessen kann als Game-based Learning verstanden werden. Bei diesen Spielen sind die Lernergebnisse fest definiert; die Spiele sollen primär die Motivation beim Lernen anheben. Bei dieser Form findet meist impliziertes Lernen statt. Diese beiden angeführten Vorteile können durch die Anregung zum Weiterlernen (durch die Möglichkeit des Scheiterns) und die vielseitige Wahlmöglichkeit zum selbstgesteuerten Lernen ergänzt werden. Als Nachteile zeigen sich Demotivation und Frustration als Folge häufigen Scheiterns, eine Bewegungsarmut sowie Probleme beim Transfer von erlerntem Wissen in die Realität (Le et al., 2013).

### 6.1.5 Voraussetzungen für E-Learning

Koch et al. (2019) führen in ihrer Untersuchung an, dass E-Learning im Vergleich zur Präsenzlehre den Lehrenden andere bzw. erweiterte didaktische, pädagogische, administrative und technische Kompetenzen abverlangt. De facto benötigt es für E-Learning infrastrukturelle Voraussetzungen, die mit persönlichen Handlungskompetenzen (Halbmayr-Kubicsek, 2019) verknüpft sind. Dies unterstreichen auch Tengler et al. (2020), die folgende Rahmenbedingungen für E-Learning definiert haben:

- Vorkenntnisse: Es ist von Vorteil, wenn Auszubildende und Lehrende entsprechende Vorkenntnisse im Umgang mit Informations- und Kommunikationstechnologien haben.
- Technische Umsetzung: Eine stabile Internetverbindung, leistungsfähige Rechner, zusätzliche Hardware (z. B. Kameras, Mikrofone) und zusätzliche Software sind die Basis, damit mit überlegten – nicht zu komplexen – Technologien gearbeitet werden kann (wenige Tools werden aufgrund der zahlreichen Angebote letztendlich verwendet).
- Zeitressourcen: Wie viel Zeit die Lernenden für eine Aktivität benötigen werden und was bis wann erledigt sein sollte, bedarf einer speziellen Planung.
- Kommunikation: Das richtige Kommunikationstool mit definierten Regeln im virtuellen Umgang muss eingesetzt werden, damit alle Beteiligten im Zuge der zumeist asynchronen Kommunikation folgen und alle Informationen erhalten können.
- Didaktische Organisation: Essenziell ist die Planung, welches Lernmaterial in welchem Umfang und wie strukturiert für die Lernenden zur Verfügung gestellt wird.

Bildungseinrichtungen benötigen für adäquates E-Learning infrastrukturelle Voraussetzungen wie ein Content-Management-System (ein System zur Verwaltung, Erstellung, Bearbeitung, Strukturierung und Darstellung von Inhalten wie Textdokumente, Grafiken oder andere Dateien) und Learning-Management-Systeme (führen den Lernprozess, da Inhalte, Textdokumente, Videos, Grafiken oder Lernspiele für Auszubildende angemessen visualisiert, präsentiert und evaluiert werden müssen). Elegant sind in diesem Zusammenhang Lern- und Materialplattformen, da diese CMS und LMS vereinen. Am Beispiel der Lern- und Materialplattform Moodle wird ersichtlich, dass es neben einer Dateiverwaltung und einem integrierten Texteditor die Möglichkeit zur Erstellung von Foren, Wikis und Glossaren für ein kollaboratives Arbeiten von Auszubildenden gibt (Fröbel, 2021).

Ergänzend zu den oben angeführten didaktischen und pädagogischen Kompetenzen muss erwähnt werden, dass frisch ausgebildete Pädagogen und Pädagoginnen wenig umfangreiches Wissen im Bereich E-Learning aus der Universität oder Hochschule transferieren können. Es existieren in Studienzweigen nach wie vor wenig bis gar keine Pflichtmodule im Setting E-Learning (Fröbel, 2021). Auch für fertig ausgebildete Pädagogen und Pädagoginnen müssen noch zahlreiche Weiterbildungsmöglichkeiten bereitgestellt werden. Die Vielzahl an Möglichkeiten mit E-Learning muss im Rahmen der Weiterbildung für das neue Rollenverständnis von Lehrenden aufgezeigt werden (Ortmann-Welp, 2020).

### 6.1.6 Digitalisierung an Pflegeschulen

Siebert (2020) konstatiert, dass E-Learning wie auch digital gestütztes Simulationslernen eher ungern an Pflegeschulen eingesetzt wird. Die Gründe liegen im medialen Habitus der Lehrenden, die digitale Kommunikation (im Hinblick auf die Erreichung von Lehr- und Lernzielen) eher ablehnen. Darum würde es, wie auch schon von Koch et al. (2019) angeführt, vermehrt pädagogische Konzepte benötigen, die auf die Steigerung von medialen und digitalen Kompetenzen abzielen (Siebert, 2020). Die Bereitstellung von digitalen Medien oder Endgeräten wie Laptops und Tablets sowie das Anbieten von Methodenkursen scheinen allein ungeeignet. Vielmehr ist eine Veränderung des digitalen Habitus nötig. Dadurch könnte neuen Medien offener und vorurteilsfreier begegnet werden, da festgehalten werden muss, dass trotz E-Learning die Steuerung des Unterrichtsablaufs immer bei der lehrenden Person liegt. Wenn Lehrpersonen sicher im Umgang mit digitalen Medien sind und ihre Rolle als lernbegleitende Person (innerhalb des Lernprozesses) kennen, dann zeigt sich eine Lernkultur, die selbstgesteuertes und digitalbasiertes Lernen unterstützt (Siebert, 2020).

Der effektive Einsatz von E-Learning hängt nicht nur von der Art der Lernziele, sondern auch von der Komplexität des Lerngegenstandes ab. Koch et al. (2019) führen an, dass sich E-Learning auch zum Erwerb von Fachkompetenz (z. B. das Wissen über Medizin, Pflege, Recht etc.) oder Methodenkompetenz (z. B. planmäßiges und zielgerichtetes Arbeiten) eignet. Ebenso kann E-Learning die Lernkooperation sowie die Vereinbarkeit von Ausbildung und Familienleben bei den Auszubildenden fördern. Die Untersuchung von Koch et al. (2019) zeigt aber auch auf, dass sich E-Learning weder zur beruflichen Sozialisierung noch zum Erwerb von Sozialkompetenz, personenbezogener Kompetenzen, fachpraktischer Fertigkeiten oder zur Entwicklung von Erfahrungswissen eignet. Wie bereits erwähnt, ist die direkte Interaktion zwischen Lehrenden und Auszubildenden für die Lernprozessbegleitung bzw. für das Erreichen der Lernziele elementar. Zu berücksichtigen ist außerdem der Umstand, dass sich in Pflegeschulen teilweise eine Heterogenität der Auszubildenden im Hinblick auf die Vorbildung, das Alter und die Sozialisierung zeigt. E-Learning setzt viel an Selbstverantwortung und Engagement aufseiten der Auszubildenden voraus. Dies muss beim Einsatz von E-Learning stets bedacht werden (Pilotto, 2020). Nach der Auffassung von Fröbel (2021) wird sich E-Learning in naher Zukunft als Form des Unterrichts nicht durchsetzen. Der klassische Präsenzunterricht wird auch weiterhin die überwiegende Unterrichtsform an Pflegeschulen darstellen. Dennoch wird die Implementierung von Lern- und Materialplattformen sowie digitaler Medien im Unterricht in den nächsten Jahren weiter ansteigen.

### 6.1.7 E-Learning am Beispiel einer Ausbildungsstätte

Mit Beginn der Pandemie in Österreich Anfang 2020 wurde binnen kürzester Zeit der Präsenzunterricht in den Online-Unterricht verlegt. Durch die zivilgesellschaftliche Verantwortung erfolgte Mitte März 2020 – bezugnehmend auf die Pressekonferenz des damaligen Bundeskanzlers Sebastian Kurz und der Minister Rudolf Anschober (Gesundheit) und Karl Nehammer (Inneres) am 10.03.2020 – die Einstellung der Präsenzlehrveranstaltungen an den Gesundheits- und Krankenpflegeschulen. In der Praxis bedeutete dies, dass einen Tag später alle Gebäude für den Studien- und Lehrbetrieb geschlossen blieben.

So wurden beispielsweise an der Gesundheits- und Krankenpflegeschule am Ordensklinikum Linz, Barmherzige Schwestern – Vinzentinum Linz, die Maßnahmen zur Aufrechterhaltung des Studien- und Lehrbetriebs anfänglich ausschließlich via E-Mail kommuniziert. Dieses asynchrone Kommunikationsmedium war zu diesem Zeitpunkt das Mittel der Wahl, da komplexe Inhalte an die Jahrgänge transportiert werden mussten. Da der Präsenzunterricht ausgesetzt wurde und eine zeitliche Verschiebung nicht möglich war, wurde der Unterricht in einem Selbststudium abgehalten. Die Auszubildenden erhielten für die jeweilige Lehrveranstaltung eine Aufgabenstellung, die zu Hause im Homeoffice zu erledigen war.

Zur Unterstützung der Lernenden wurden Skripten und Unterlagen oder auch Hinweise für Arbeitsaufträge ausschließlich auf der Lern- und Materialplattform Moodle zur Verfügung gestellt. Andererseits wurden Vortragende angehalten, Aufgabenstellungen in Form von schriftlichen Arbeiten unter Berücksichtigung ihrer Skripten und Unterlagen zu erstellen. Auszubildende mussten diese bearbeiten und in weiterer Folge auf Moodle hochladen. Dadurch konnte sowohl eine Teilnahmebestätigung als auch eine Benotung der Lehrveranstaltung erfolgen. Beispielsweise wurden die Auszubildenden im Selbststudium „Stomapflege" mit zehn Fragen aus den Lernunterlagen konfrontiert (z. B. Was ist am Stoma und dessen Ausscheidung postoperativ zu beachten?). Nach der definierten zeitlichen Abgabe von zwei Wochen erfolgte im Anschluss ein individuelles Feedback zur jeweiligen Ausarbeitung (Fröbel, 2021).

Eine andere Option war zu diesem Zeitpunkt nicht möglich, da beispielsweise ein Interaktionsmedium (wie z. B. Microsoft Teams) noch nicht implementiert war. Noch während der ersten Welle der Pandemie (März bis Mai 2020) wurden jedoch grundlegende infrastrukturelle Maßnahmen am Vinzentinum Linz geschaffen, um Auszubildenden das Erlernen von beruflicher Handlungskompetenz via E-Learning zu ermöglichen. Konkret wurden für die Auszubildenden folgende Content- bzw. Learning-Management-Systeme implementiert:

- Microsoft Account mit Office 365 (Word, PowerPoint, Excel, Microsoft Teams etc.)
- Webmail bzw. Outlook.
- Mit dem zusätzlichen Programm easySoft Publish der Firma easySoft (= Schulverwaltungssystem) konnten die Auszubildenden über einen Link die Stundenplaneinsicht vornehmen. Ergänzend waren mit der easySoft Publish-App Education jederzeit wichtige Informationen auch auf dem Smartphone der Auszubildenden verfügbar. Neben dem persönlichen Terminkalender, dem Stunden- und Einsatzplan (Praktikum) und dem übersichtlichen Dashboard konnten auch Push-Benachrichtigungen über Neuigkeiten an Auszubildende (durch Vortragende) gesendet werden.
- Die Lernplattform Moodle wurde ausgeweitet. Mit einem Link konnten die Auszubildenden ihre Unterrichtsmaterialien einsehen. Darüber hinaus wurden Tests via Moodle, Online-Tutorien oder auch Lernspiele erstellt. Ähnlich wie bei der App von easySoft wurde auch hier die Möglichkeit eines App-Zusatzangebotes geschaffen. Die Moodle-App konnte einfach im App-Store oder über Google Play erworben werden.

Vor dem Start des Wintersemesters 2020/2021 fanden sich auch am Vinzentinum Linz die nach Tengler et al. (2020) beschriebenen Vorkenntnisse der Auszubildenden im Umgang mit Informations- und Kommunikationstechnologien. Ebenso war nach einem halben Jahr der Pandemie die technische Umsetzung (Hardware und Software) für die Implementierung von E-Learning gegeben.

Die wirkliche Herausforderung zeigte sich jedoch bei der Lernprozessgestaltung der Pflegepädagogen und -pädagoginnen. Neben der speziellen Planung der Zeitressourcen und der didaktischen Organisation (das heißt: Welches Lernmaterial muss in welchem Umfang und in welcher Struktur für die Lernenden zur Verfügung gestellt werden?) musste auch überlegt werden, was für ein Kommunikationstool zum Einsatz kommen könnte, damit Auszubildende im Zuge der zumeist asynchronen Kommunikation folgen und alle Informationen erhalten können.

Nach wenigen Wochen war wie in der zuvor beschriebenen Literatur von Koch et al. (2019) erkennbar, dass sich E-Learning zum Erwerb von Fachkompetenz (z. B. das Wissen über Medizin) oder Methodenkompetenz (z. B. planmäßiges und zielgerichtetes Arbeiten) eignete. Wie bei der Untersuchung von Koch et al. (2019) zeigte sich aber auch, dass sich E-Learning weder zur beruflichen Sozialisierung noch zum Erwerb von Sozialkompetenzen und fachpraktischen Fertigkeiten eignete.

Konkret bedeutete dies, dass für die Practice Readiness bestimmte Kompetenzdimensionen (Selbst- und Sozialkompetenz) nicht in dem erforderlichen Umfang erlernt werden konnten, da im Setting von E-Learning Auszubildende Defizite in der kommunikativen Kompetenz (z. B. kommunikative Situationen verstehen und daraus Handlungen ableiten) sowie in der Lernkompetenz (z. B. Informationen verstehen und auswerten) hatten. Mit zunehmendem Verlauf der Pandemie und dem daraus resultierenden E-Learning wurden auch das persönliche Interesse, die Betroffenheit sowie die Begeisterung für ein Thema bei den Auszubildenden merklich geringer. Diese angeführten Aspekte sind jedoch als zentrale Voraussetzung für die Practice Readiness zu verstehen (Schrittesser et al., 2019).

Ergänzend ist auf den Umstand hinzuweisen, dass digital gestützter Unterricht auch für Lehrende eine Herausforderung darstellt, da die intrinsische Motivation als wichtiger Aspekt für die Umsetzung zu sehen ist. Erst durch einen entsprechenden positiven Habitus gegenüber E-Learning sowie durch die Steigerung der medialen und digitalen Kompetenzen kann sich eine Lernkultur zeigen, die selbstgesteuertes und digitalbasiertes Lehren, im Rahmen der möglichen Kompetenzvermittlung, unterstützt. Dahingehend werden in Zukunft am Vinzentinum Linz Weiterbildungsmöglichkeiten bereitgestellt, damit künftig Unterrichte im Bereich E-Learning technisch wie auch didaktisch noch besser umgesetzt werden können. Nach gut zwei Jahren der Pandemie und der unglaublich schnellen Implementierung von E-Learning kann aber gesagt werden, dass für die Practice Readiness der Auszubildenden an Gesundheits- und Krankenpflegeschulen der klassische Präsenzunterricht eine nicht wegzudenkende oder gar mit E-Learning kompensierbare Unterrichtsform bleiben wird.

## 6.2 Elektronische Rufanlagen

Michael Klösch

In diesem Kapitel erfolgt eine nähere Auseinandersetzung mit elektronischen Rufanlagen, die in Abschnitt 6.2.2 um einen Exkurs über Medizinprodukte ergänzt wird.

### 6.2.1 Hintergrund

Elektronische Rufanlagen stellen ein essenzielles Instrument für die Aufrechterhaltung der Kommunikation dar, unabhängig davon, ob diese im Krankenhaus, in Langzeiteinrichtungen oder Justizvollzugsanstalten zum Einsatz kommen. Über eine Vorrichtung am Patientenbett oder in Nassräumen erhalten zu versorgende Individuen die Möglichkeit, unterschiedliche Bedürfnisse an das pflegerisch-medizinische Fachpersonal zu kommunizieren. Auch das Verknüpfen mit anderen Systemen wie z. B. dem digitalen Krankenbett oder hausinternen elektronischen Dokumentationssystemen ist möglich. Elektronische Rufanlagen verstehen sich jedoch immer als eigenständiges System. Ausnahmen beziehen sich auf die Integration von Steuermodulen für Licht, Rundfunk oder Abrechnungen. Dadurch soll der Leistungsumfang für die zu versorgenden Personen gebündelt werden. Die Grundlage für die Implementierung im Pflege- und Gesundheitswesen stellt die DIN VDE 0834 dar. Hierbei handelt es sich um eine Norm, in welcher die zentralen Rahmenbedingungen für eine nachhaltige und vor allem sichere Inbetriebnahme elektronischer Rufanlagen aufgeführt werden. Dem Aspekt der Sicherheit muss in diesem Zusammenhang insofern besondere Aufmerksamkeit geschenkt werden, da beispielsweise immobile Patienten und Patientinnen im Falle eines Ausfalls der Rufanlage dem Pflegepersonal ihre Bedürfnisse nur noch in einer eingeschränkten Form kommunizieren können. Daraus schlussfolgernd ist ein anhaltender Betrieb über die Dauer des jeweiligen Patientenaufenthalts stets zu gewährleisten. Dies inkludiert ebenso Notfallszenarien wie z. B. Stromausfälle. Obwohl in der DIN VDE 0834 keine Angaben zur technischen Umsetzung festgehalten werden, finden sich dennoch konkrete Eckpunkte, welche die vorzuweisende Lösung betreffen, am Beispiel „klinisches Setting“. Jedes Patientenbett muss über eine entsprechende Vorrichtung für die elektronische Rufanlage verfügen. Die Installation hat in einer Form zu erfolgen, dass Patienten und Patientinnen die elektronische Rufanlage ohne Herausforderungen betätigen können. Auch bezüglich der Ruftaste gibt es konkrete Vorgaben. So muss es sich um eine rote Taste handeln, welche mit einem Rufsymbol ausgestattet ist und in der Dunkelheit leuchtet. Neben einer Vorrichtung am Bett bedarf es ebenso eines Kontrollpanels, mit welchem der durch die Patienten und Patientinnen ausgelöste Rufalarm eingestellt, die Anwesenheit des Pflegepersonals im betroffenen Raum signalisiert sowie weitere professionelle Unterstützung in Notfällen angefordert werden kann. Die Signale müssen sowohl akustisch als auch visuell anhand eines grünen (anwesend) und roten (nicht anwesend, betroffenes Zimmer) Lichts sowie mit einem Monitor veranschaulicht werden. Eine Unterbindung der Signale aus der Ferne ist nicht gestattet, es sei denn, das implementierte System weist eine Gegensprechanlage vor, die vor dem Abdrehen des Signals zum Einsatz kommt. Zudem ist hervorzuheben, dass die Zeitspanne zwischen dem Auslösen des Alarms vonseiten der Patienten und Patientinnen und dem Eintreffen des Pflegepersonals in dem Zimmer lediglich fünf Sekunden betragen darf. Aufgrund des Umfangs der Norm wird an dieser Stelle von der Beschreibung weiterer Details abgesehen. Angemerkt werden soll jedoch noch, dass für die erfolgreiche Implementierung elektronischer Rufanlagen nicht nur die DIN VDE 0834 zum Tragen kommt. Weitere relevante Normen beziehen sich u. a. auf die DIN EN ISO 11197 (Medizinische Versorgungseinheiten), DIN VDE 0100-710 (Errichten von Niederspannungsanlagen, Anforderung für medizinisch genutzte Bereiche) sowie die DIN EN 62368 (Einrichtungen für Audio/Video-, Informations- und Kommunikationstechnik). Haftungsfragen im Kontext elektronischer Rufanlagen beschränken sich somit nicht ausschließlich auf eine konkrete Norm und verdeutlichen zugleich die hohen Ansprüche, welche es für Gesundheitsdienstleister zu berücksichtigen gilt. Vorgesehene Szenarien im täglichen Gebrauch wirken trotz des Komplexitätsgrades vergleichsweise unscheinbar (**Abb. 6-1**) (Ali & Li, 2020; Campbell et al., 2021; Nelson & Staffileno, 2017; Tzeng et al., 2012; Zentralverband Elektrotechnik- und Elektronikindustrie, 2015, 2017).

Im Kontext elektronischer Rufanlagen rückt immer wieder die Frage nach der Medizinprodukterelevanz in den Mittelpunkt des Interesses. Hervorzuheben ist, dass die Basisausführung elektronischer Rufanlagen gemäß der DIN VDE 0834 (siehe oben) nicht als Medizinprodukt zu werten ist. Begründet wird dies mit der Tatsache, dass elektronische Rufanlagen ausschließlich für das Anfordern von professioneller Unterstützung sowie das konkrete Lokalisieren von zu versorgenden Individuen herangezogen werden. Unabhängig davon wurde von der entsprechenden Norm im Jahre 2016 eine Neuauflage publiziert, welche das Zusammenspiel zwischen elektronischen Rufanlagen und Medizinprodukten sowie damit einhergehende rechtliche und verantwortungsbezogene Kernaspekte verstärkt berücksichtigt. In den vergangenen Jahren kam es zunehmend zur Verknüpfung beider Bereiche, wobei teilweise keine Abstimmung erfolgte und nachteilige Auswirkungen auf den Gesundheitszustand von Patienten und Patientinnen beobachtet wurden. Ursächlich hierfür waren missinterpretierte Alarmmeldungen vonseiten der Fachkräfte sowie fehlerhafte Implementierungen im Allgemeinen. Als Beispiel kann die funk-

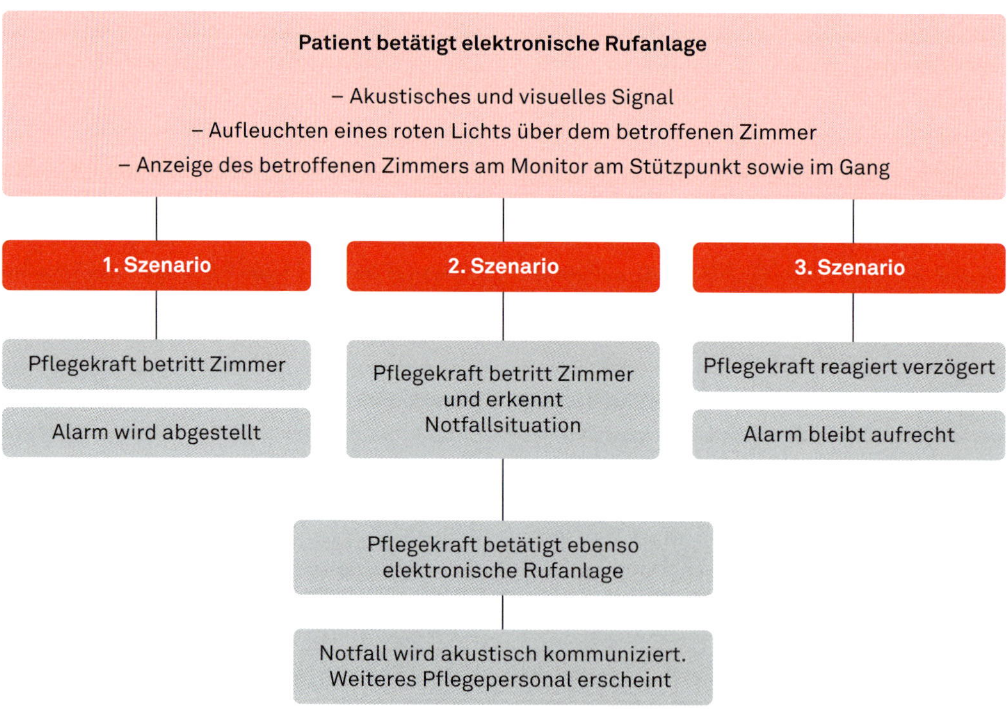


**Abbildung 6-1:** Betätigung elektronischer Rufanlagen (Quelle: Eigene Darstellung)

basierte Verknüpfung zwischen einem Beatmungsgerät und einer elektronischen Rufanlage angeführt werden: Das Atemaussetzen wurde vom Gerät korrekt erfasst, jedoch wurde der Alarm nicht an die Rufanlage übermittelt. In der Folge blieben die Verständigung und daraus resultierende lebensnotwendige Interventionen durch das pflegerisch-medizinische Fachpersonal aus und die Person verstarb (Kohl, 2017).

Es folgt ein kurzer Exkurs über Medizinprodukte und darauf bezogene rechtliche Rahmenbedingungen.

### 6.2.2 Medizinprodukte – ein Exkurs

Medizinprodukte charakterisieren sich durch die medizinische Zweckbestimmung beim Menschen und wirken vordergründig auf physikalischem Wege. Daher gilt es diese auch von Arzneimitteln abzugrenzen, zumal Letztere eine pharmakologische, immunologische oder metabolische Wirkung vorweisen. Nach der EU-Medizinprodukte-Verordnung von 2017, die seit Ende Mai 2021 anzuwenden ist und die das bis dahin geltende deutsche Medizinproduktegesetz abgelöst hat, wird der Begriff „Medizinprodukt" wie folgt bestimmt:

**Begriffserklärung**

„Medizinprodukt" bezeichnet ein Instrument, einen Apparat, ein Gerät, eine Software, ein Implantat, ein Reagenz, ein Material oder einen anderen Gegenstand, das dem Hersteller zufolge für Menschen bestimmt ist und allein oder in Kombination einen oder mehrere der folgenden spezifischen medizinischen Zwecke erfüllen soll:
Diagnose, Verhütung, Überwachung, Vorhersage, Prognose, Behandlung oder Linderung von Krankheiten,
Diagnose, Überwachung, Behandlung, Linderung von oder Kompensierung von Verletzungen oder Behinderungen,
Untersuchung, Ersatz oder Veränderung der Anatomie oder eines physiologischen oder pathologischen Vorgangs oder Zustands,
Gewinnung von Informationen durch die In-vitro-Untersuchung von aus dem menschlichen Körper – auch aus Organ-, Blut- und Gewebespenden – stammenden Proben und dessen bestimmungsgemäße Hauptwirkung im oder am menschlichen Körper weder durch pharmakologische oder immunologische Mittel noch metabolisch erreicht wird, dessen Wirkungsweise aber durch solche Mittel unterstützt werden kann (Art. 2 Absatz 1 EU-Verordnung 2017/745 vom 5. April 2017, S. L 117/15).

Unter diese Begriffsbestimmung fallen auch Produkte zur Empfängnisverhütung oder -förderung und spezielle Produkte für die Reinigung, Desinfektion oder Sterilisation. Die aus der Europäischen Medizinprodukte-Verordnung (engl. Medical Device Regulation) resultierenden Anwendungsmöglichkeiten sind breitgefächert und finden sich in Infusionen, Sehhilfen, Kondomen, diversen pflegerisch-medizinischen Instrumenten bzw. Gerätschaften, Verbandsstoffen oder Kathetern wieder. Ein Medizinprodukt lässt sich anhand des CE-Kennzeichens erkennen. Dieses muss am Produkt, an der dazugehörigen Verpackung sowie in der Gebrauchsanweisung bzw. Beilage angeführt werden. Des Weiteren wird die Kennnummer der benannten Stelle gelistet. Dadurch wird den Anwendern und Anwenderinnen signalisiert, dass das Produkt den EU-Anforderungen entspricht, wobei eine CE-Kennzeichnung nicht immer mit einem Medizinprodukt gleichzusetzen ist. In der Folge lohnt es sich ebenso, die gesetzlichen Vorgaben zu fokussieren und anhand der dort aufgeführten Definitionen zu eruieren, ob eine Medizinprodukterelevanz tatsächlich gegeben ist (Bundesministerium für Gesundheit, 2022c; Handorn, 2021; Hastenteufel & Renaud, 2019).

Medizinprodukte lassen sich in drei Kategorien einteilen: In-vitro-Diagnostika (1), aktiv implantierte Medizinprodukte (2) sowie sonstige Medizinprodukte (3). Kategorie 1 wird durch die EU-Verordnung für In-vitro-Diagnostika geregelt, während die gesetzliche Grundlage für die Kategorien 2 und 3 die Europäische Medizinprodukte-Verordnung bildet. Den einzelnen Kategorien werden wiederum unterschiedliche Klassen zugeordnet, anhand welcher eine spezifischere Auseinandersetzung und somit auch Zuteilung erfolgen soll. Ergänzt wird dies durch die Angabe von Risiken sowie Anwendungsbeispielen. Hervorzuheben ist jedoch, dass trotz der gesetzlichen Regelungen Medizinprodukte keine strikte Zuordnung zu Klassen erfahren, zumal stets der vorgesehene Anwendungsbereich vonseiten des Herstellers eruiert werden muss und es hierbei zu Abweichungen kommen kann (Bundesministerium für Gesundheit, 2022c; Reinhardt, 2016).

Im Zusammenhang mit der EU-Verordnung für In-vitro-Diagnostika (IVDR) lassen sich vier Klassen identifizieren (**Tab. 6-1**), welche auf die Risiken hinweisen. Die damit einhergehenden Zuordnungen ermöglichen eine Überwachungsquote der jeweiligen Medizinprodukte von bis zu 80 %.

Produkte der Klasse A beziehen sich auf Laborbedarf. Diese liefern keine Ergebnisse und stellen ein geringes individuelles sowie öffentliches Risiko dar. Als Beispiele sind Sequenzierer, Urin-Becher, Nährmedien oder Pufferlösungen anzuführen. Klasse B, auch Fall-Back-Klasse genannt, meint Medizinprodukte, welche bei einem falschen Ergebnis keine lebensbedrohlichen Folgen nach sich ziehen; insofern ist hier von einem moderaten individuellen bzw. geringen öffentlichen Risiko auszugehen. Im Gegensatz dazu geht von Medizinprodukten der Klasse C bei inkorrekten Ergebnissen Lebensgefahr aus. Daher bezieht sich diese Klasse auf ein hohes individuelles bzw. moderates öffentliches Risiko. Dies impliziert beispielsweise die Tumorprävention (PAP-Abstrich), Blutgruppenbestimmungen oder Gentests. Medizinprodukte der Klasse D gehen mit einem hohen individuellen bzw. hohen öffentlichen Risiko einher und fokussieren lebensbedrohliche Infektionen. Falsche Ergebnisse können somit im schlimmsten Fall zum Tod eines Individuums führen. Dies bezieht sich z. B. auf das Tracking von hochansteckenden Infektionskrankheiten (SARS-V) oder das Ermitteln von Erregern im Blut (Becker et al., 2017; Drongelen et al., 2018; Handorn, 2021; Hastenteufel & Renaud, 2019; Vogt, 2012).

Implantate sowie sonstige Medizinprodukte lassen sich in die vier Klassen I, IIa, IIb und III einteilen (**Tab. 6-2**). Auch diese nehmen auf die Risikoausprägung Bezug, wobei ebenso der Grad des Körperkontaktes berücksichtigt wird. Klasse I beschreibt Medizinprodukte mit geringem Risiko. In der Anwendung entsteht kein oder ein unbedenklicher Körperkontakt (z. B. Verbandsmaterial, Patientenbetten, Instrumente, Krücken). Rund 70 % aller Medizinprodukte sind dieser Klasse zuzuordnen. Medizinprodukte der Risikoklasse IIa gehen mit einem mittleren Risiko sowie einer zeitlich begrenzten Anwendung am Körper einher (z. B. Spritzen, Hörgeräte, Kontaktlinsen, Zahnfüllungen). Klasse IIb als Steigerungsstufe geht von einem hohen Risiko aus. Hierbei handelt es sich

**Tabelle 6-1:** Risikoklassen (Quelle: Drongelen et al., 2018, S. 13)

| Klasse | Risiko |
|---|---|
| A | Geringes individuelles bzw. öffentliches Risiko |
| B | Moderates individuelles bzw. geringes öffentliches Risiko |
| C | Hohes individuelles bzw. moderates öffentliches Risiko |
| D | Hohes individuelles bzw. hohes öffentliches Risiko |

**Tabelle 6-2:** Medizinprodukte-Risikoklassen (Quellen: Johner Institut, 2022a, o. S.; Johner Institut, 2022b, o. S.)

| Klasse | Risiko/Körperkontakt |
|---|---|
| I | Geringes Risiko. Kein oder unbedenklicher Körperkontakt. |
| IIa | Mittleres Risiko. Zeitlich begrenzte Anwendung am Körper. |
| IIb | Hohes Risiko. Langzeitanwendung am Körper. |
| III | Sehr hohes Risiko. Anwendung am Herz-Kreislauf- oder Nervensystem. |

um Medizinprodukte, welche über einen längeren Zeitraum Anwendung am menschlichen Körper erfahren (z. B. Insulin- oder Infusionspumpen, Blutbeutel, Anästhesiegeräte). Medizinprodukte, die in direktem Kontakt mit dem Herz-Kreislauf- oder Nervensystem stehen, gehen mit einem sehr hohen Risiko einher und werden somit der Klasse III zugeordnet. Darunter fallen Herzschrittmacher sowie Implantate sämtlicher Art. Die Zuordnung und Kontrolle von Medizinprodukten erfolgt über die benannten Stellen. Hierbei handelt es sich um staatlich autorisierte Stellen, welche vonseiten der Hersteller, je nach Zuständigkeit, frei gewählt werden können (Bundesministerium für Gesundheit, 2022c; Johner Institut, 2022a, 2022b; Reinhardt, 2016).

In diesem Zusammenhang gilt für Hersteller und Betreiber von Medizinprodukten gleichermaßen, mögliche Gesundheitsrisiken für Patienten und Patientinnen abzuwenden. Dies beginnt bereits bei der Entwicklung sowie Implementierung durch entsprechende Risikoanalysen und die Entwicklung von geeigneten Präventionsmaßnahmen. Die daraus resultierenden Erkenntnisse müssen präzise dokumentiert und bei Zwischenfällen ohne Einschränkungen den Behörden übermittelt werden. Durch die Weitergabe von produktspezifischen Informationen durch die Hersteller und Anwender*innen sollen zum einen für Patienten und Patientinnen nachteilige Auswirkungen auf die Gesundheit möglichst rasch aufgeklärt und zum anderen geeignete Gegenmaßnahmen eingeleitet werden. Die Dokumentation nimmt in diesem Bereich somit eine wichtige Rolle ein. Diese Verpflichtung bezieht sich für Hersteller, Betreiber und Einrichtungen im Pflege- und Gesundheitswesen ebenso auf das Zur-Verfügung-Stellen von Bewertungen, Gebrauchsanweisungen oder Begleitinformationen hinsichtlich möglichen Zubehörs oder des übergreifenden Gebrauchs mehrerer unterschiedlicher Medizinprodukte. Darüber hinaus müssen bestehende Zertifizierungen, Konformitätsbewertungsverfahren oder Stellungnahmen über den Reifegrad, die Anwendbarkeit und Bewertung eines Produktes veröffentlicht werden. Die hierfür notwendigen Dokumente müssen in strukturierter Form aufbereitet, mit Use Cases hinterlegt und durch entsprechende Stabsstellen (z. B. Risikomanagement, Fachkraft Pflege, Entwicklungsleitung, General Manager etc.) freigegeben werden (Aronson et al., 2020; Byrne, 2019; Drongelen et al., 2018).

Die Rahmenbedingungen für die Entwicklung sowie Inbetriebnahme von Medizinprodukten und damit einhergehende Verpflichtungen werden in der EU-Medizinprodukte-Verordnung geregelt. Mit dem Inkrafttreten des Gesetzes wurde eine einheitliche Lösung innerhalb der EU angestrebt, zumal sich Regelwerke bis heute über unterschiedliche Verordnungen (z. B. Lebensmittel-, Arznei- oder Medizingeräteverordnung) verteilen und zum Teil keine klaren Abgrenzungen aufweisen. Anhand der Überarbeitung wurde der Begriff „Medizinprodukt" erstmalig einheitlich definiert und gemäß dem technischen Fortschritt angepasst. Darüber hinaus erfolgte eine klare Abgrenzung zu anderen Produkten im Kontext der Gesundheits- und Krankenversorgung (z. B. Lebensmittel, Arzneimittel, Kosmetik etc.). Die EU-Medizinprodukte-Verordnung fokussiert jedoch nicht nur die Rahmenbedingungen hinsichtlich der Entwicklung sowie Inbetriebnahme (in Kapitel II), sondern auch das Risikomanagement, den Gebrauch und das Betreiben sowie die Qualitätssicherung (Art. 10 der EU-Verordnung 2017/745). So erhalten Medizinprodukte nun eine individuelle Identifizierungsnummer; potenzielle Medizinprodukte durchlaufen einen engmaschigen Validierungsprozess und Implantat-Informationen klären die Patienten und Patientinnen über das verwendete Produkt auf. Dadurch soll die Marktüberwachung, Transparenz und Rückverfolgbarkeit innerhalb des Bereiches gefördert werden. Eine weitere Strategie hierzu stellt die 2010 in Betrieb genommene Europäische Datenbank für Medizinprodukte dar. Hersteller sind damit verpflichtet, sämtliche relevanten Informationen zu einem in Betrieb genommenen Medizinprodukt innerhalb der EU offenzulegen. Dies inkludiert ebenso Angaben über in den Entwicklungs- und Vertriebsprozess involvierte Firmen, bestehende Produkte und Informationen zur Vigilanz. Der hohe Stellenwert der EUDAMED lässt sich am Beispiel des PIP-Skandals veranschaulichen. Zwischen 2011 und 2012 wurde aufgedeckt, dass eine französische Firma Brustimplantate mit Industriesilikon herstellte und Patienten und Patientinnen implantierte. Beschädigungen der Implantate können somit mit lebensbedrohlichen Auswirkungen einhergehen, da diese Art von Silikon für Bauarbeiten und nicht zur Anwendung im menschlichen Körper bestimmt ist (Aronson et al., 2020; Becker et al., 2017; Byrne, 2019; European Commission, 2010; Vogt, 2012). Die EUDAMED verwaltet sechs Module im Kontext von Medizinprodukten (**Tab. 6-3**).

**Software als Medizinprodukt**

Im Zusammenhang mit der Digitalisierung im Pflege- und Gesundheitswesen rücken ebenso Softwarelösungen als Medizinprodukte in den Blickpunkt. Hierbei gilt es zu beachten, dass nicht jede im Pflege- und Gesundheitswesen herangezogene Software als Medizinprodukt zu werten ist. Ausschlaggebend ist die oben angeführte Definition mit den darin festgehaltenen Rahmenbedingungen. Demnach kann eine Software dann als Medizinprodukt bezeichnet werden, wenn Daten im Zusammenhang mit diagnostischen oder therapeutischen Prozessen verarbeitet werden. Hierbei ist aber zu beachten, dass nicht nur eine, sondern mehrere Definitionen, wann eine Software als Medizinprodukt angesehen werden kann, parallel bestehen:

**Tabelle 6-3:** EUDAMED-Module (Quelle: Europe IT Consulting, 2022, o.S.)

| Modul | Beschreibung | Zugang |
|---|---|---|
| Actor Registration | Registrierung und Identifizierung von Herstellern | Öffentlich |
| Unique Device Identification | Abbildung produktspezifischer Informationen | Öffentlich |
| Certificate | Zertifikat, um als Medizinprodukt zu gelten | Öffentlich |
| Clinical Investigation | Klinische Bewertung des Medizinproduktes | Teilweise öffentlich |
| Vigilance | Dokumentation nachteiliger Zwischenfälle | Teilweise öffentlich |
| Market Surveillance | Ergebnissammlung der Marktüberwachung | Teilweise öffentlich |

**Definition 1**

„Software, die für einen oder mehrere medizinische Zwecke bestimmt ist und diese Zwecke erfüllt, ohne Teil eines Hardware-Medizinprodukts zu sein" (Europe IT Consulting, 2021, o.S.).

**Definition 2**

Software für Medizinprodukte ist Software, die dazu bestimmt ist, allein oder in Kombination für einen Zweck verwendet zu werden, der in der Definition eines „Medizinprodukts" in der Verordnung über Medizinprodukte oder in der Verordnung über In-vitro-Diagnostika festgelegt ist. [...] Unabhängig davon, ob die Software unabhängig ist oder die Nutzung eines Geräts steuert oder beeinflusst (Medical Device Coordination Group, 2019).

**Definition 3**

„‚Medizinproduktesoftware' ist Software, deren Gebrauch für einen Zweck bestimmt ist, der (alleine oder in Kombination) unter die Definition eines ‚Medizinproduktes' fällt" (Wirtschaftskammer Österreich, 2020, S. 6).

Darüber hinaus muss unterschieden werden, ob es sich um ein eigenständiges Medizinprodukt (Standalone-Software) oder um einen Teilbereich eines Medizingerätes (Embedded Software) handelt. Außerdem wird Software, die ein Medizinprodukt steuert, ebenso als solches verstanden. Im Vergleich zu anderen Medizinprodukten wird bei dem Zulassungsprozess von Softwareprodukten stets von Klassifizierung gesprochen. Klassifizierung meint somit die Einstufung von Produkten im Kontext von In-vitro-Diagnostika, aktiv implantierten Medizinprodukten oder sonstigen Medizinprodukten (Green, 2020; Hastenteufel & Renaud, 2019; Johner Institut, 2021, 2022a, 2022b; Johner et al., 2021; Pashkov et al., 2016; Wirtschaftskammer Österreich, 2020).

Unabhängig von den hier angeführten Definitionen kann festgehalten werden, dass die jeweilige Zweckbestimmung des Herstellers darüber entscheidet, ob eine Softwarelösung als Medizinprodukt eingestuft wird. Die eigentliche Funktion ist demnach „nebensächlich". Die Zweckbestimmung bezieht sich in diesem Fall auf den zukünftigen Anwendungsbereich der Software und somit auf jene Daten, welche in einem bestimmten Kontext verarbeitet werden sollen. Die angeführten Überlegungen lassen sich anhand eines Fallbeispiels des Johner Instituts (2022a, 2022b) zusammenfassend verdeutlichen. Sofern der Hersteller kommuniziert, dass die Software ausschließlich der Dokumentation von gesundheits- oder krankheitsspezifischen Daten dient, handelt es sich um kein Medizinprodukt. Teilt der Hersteller aber mit, dass seine Softwarelösung zur Erfassung von Vitalparametern dient, um Berechnungen durchzuführen und pflegerisch-medizinische Interventionen entsprechend anzupassen, so handelt es sich um ein Medizinprodukt. Die Zweckbestimmung sollte sich durch die pflegerisch-medizinischen Indikationen, Zielgruppen, Nutzerprofile, Funktionsweisen sowie den Anwendungsbereich charakterisieren lassen. Daraus lässt sich ebenso der gesteigerte Dokumentationsaufwand ableiten, der für ein konformes Qualifizierungsverfahren und folglich auch für die Inbetriebnahme einer Software als Medizinprodukt notwendig ist. Da die korrekte Zweckbestimmung und damit zusammenhängende Fragestellungen für Hersteller eine Herausforderung darstellen können, gibt es eine Vielzahl an Entscheidungshilfen (z.B. FDA, MDCG, COCIR Contribution etc.) vonseiten der Behörden oder Organisationen. Diese werden textuell bzw. grafisch aufbereitet und sollen beim Herbeiführen einer strukturierten Entscheidung unterstützen (Green, 2020; Hastenteufel & Renaud, 2019; Johner Institut, 2021, 2022a, 2022b; Johner et al., 2021; Pashkov et al., 2016; Wirtschaftskammer Österreich, 2020).

### 6.2.3 Erfahrungen von Pflegenden

In den vergangenen Jahren wurden zum Einsatz von elektronischen Rufanlagen im Pflege- und Gesundheitswesen immer wieder Studien durchgeführt, wobei die Anzahl an Veröffentlichungen im Vergleich zu anderen Themenbereichen gering ausfällt. Internationale Studien fokussierten in diesem Zusammenhang bereits den Zusammenhang zwischen elektronischen Rufanlagen und der Sturzprävalenz (Tzeng et al., 2012), der Pflegequalität (Kalisch et al., 2012) sowie der subjektiven Schmerz- oder Kommunikationswahrnehmung von Patienten und Patientinnen (Montie et al., 2017). Auch wurden Bedürfnisse, die eine Betätigung von Rufanlagen nach sich ziehen, erforscht. Hierzu zählten der Häufigkeit nach geordnet die Schmerzmittelgabe, pflegerische Unterstützung bei den Aktivitäten des alltäglichen Lebens und das Abstellen von Infusionspumpen (Tzeng & Larson, 2011). Studien weisen zudem darauf hin, dass lange Antwortzeiten Pflegender nach Rufhilfebetätigung zu einer Abnahme der Patientenzufriedenheit führen und sich nachteilig auf die Entscheidung, ein Krankenhaus weiterzuempfehlen, auswirken (Nelson & Staffileno, 2017). In der Folge beeinflussen pflegerische Kommunikations- und Prozessabläufe bezüglich elektronischer Rufanlagen ebenso die Bereiche Öffentlichkeitsarbeit, Kundenakquisition und Krankenhausfinanzierung (Lasiter, 2014). Internationale Forschungsergebnisse lassen sich jedoch aufgrund diverser Einflussfaktoren nicht immer generalisieren. Als zentrale Limitation wären hier Abweichungen hinsichtlich des Aufbaus und Funktionsumfangs elektronischer Rufanlagen zu nennen. Auch beeinflusst die jeweilige Integration in bestehende Arbeitsabläufe die Aussagekraft. In diesem Zusammenhang wirken ebenso die Faktoren Setting, Stationsgröße, Patientenklientel, Personalschlüssel, Arbeitsstruktur (z. B. Anzahl der Pflegegruppen) und personenbezogene Charakteristika (z. B. Alter, Berufserfahrung, Bildungsstand, Geschlecht) auf die bestehenden Rahmenbedingungen während der Nutzung elektronischer Rufanlagen ein (Ali & Li, 2020; Campbell et al., 2021; Galinato et al., 2015; Galinato et al., 2016; Ketelsen et al., 2014; Meade et al., 2006; Tzeng & Larson, 2011).

Die Grundeinstellung des Pflegepersonals gegenüber elektronischen Rufanlagen ist unterschiedlich. Diese wird vor allem durch die Gebrauchstauglichkeit und die Benutzerfreundlichkeit beeinflusst. Somit findet eine Bewertung sowohl auf der fachlichen als auch auf der Ebene der Praktikabilität statt. Dabei wird der Kommunikation zwischen den Patienten/Patientinnen und den Pflegenden sowie Fachkräften ein hoher Stellenwert beigemessen. Elektronische Rufanlagen, welche es ermöglichen, ortsunabhängig zu kommunizieren, Anliegen der Patienten und Patientinnen zu priorisieren und die eine automatisierte berufsgruppenspezifische Verteilung (z. B. Pflegeassistenz versus akademisierte Pflegekraft) vornehmen, wurden für den praktischen Alltag als am geeignetsten definiert. In den dargelegten Merkmalen sehen Pflegekräfte die Chance, bereits vor dem Betreten des Patientenzimmers den Unterstützungsbedarf zu erkennen und sich dadurch besser auf die Situation einzustellen. Zudem können Anliegen innerhalb des Teams strukturierter verteilt und so zur Verfügung stehende Ressourcen effizienter eingesetzt werden. Das Vorhandensein einer adäquaten elektronischen Rufanlagenlösung wird vonseiten der Pflegekräfte als essenzieller Einflussfaktor auf die Pflegequalität und -sicherheit wahrgenommen, wobei die oben angeführten Charakteristika vor allem neuartigen Lösungen zugeordnet werden müssen (Ali & Li, 2020; Campbell et al., 2021; Galinato et al., 2015; Galinato et al., 2016; Ketelsen et al., 2014; Meade et al., 2006; Tzeng, 2010, 2011; Tzeng & Larson, 2011).

Erweiterungen von elektronischen Rufanlagen gingen für Pflegekräfte jedoch ebenso mit Limitationen einher. Abhängig von der jeweiligen technischen Lösung wurde als zentraler Kritikpunkt der oftmals hohe Komplexitätsgrad genannt, welcher vor allem nicht technikaffine

Personen vor Herausforderungen stellen kann. Dieser Punkt betrifft Fachkräfte wie Patienten und Patientinnen gleichermaßen und nimmt auf Aspekte Bezug wie z.B. Bildschirmgröße, Haptik (Touchscreen versus Bedienungsknopf), Benutzeroberfläche (z.B. Anzahl der Bedienungsfelder, Schriftgröße, Design etc.), Ladezeiten oder Feedback. Auch die generalisierte Umsetzung von Systemen wurde vor dem Hintergrund unterschiedlicher Settings mit den dort zu versorgenden Patienten und Patientinnen kritisch betrachtet, zumal physische und kognitive Beeinträchtigungen die Fähigkeit, elektronische Rufanlagen zu bedienen, nachteilig beeinflussen können. Unabhängig davon äußerten Pflegende gegenüber elektronischen Rufanlagen mit einem gesteigerten Funktionsumfang die Sorge, dass Patienten und Patientinnen zukünftig vermehrt nichtpflegerisch-medizinische Anliegen kommunizieren könnten und somit die Hotelkomponente in den Vordergrund rücken würde. Diese Überlegung bezieht sich vor allem auf die Granularität möglicher Anfragen und den potenziell gesteigerten Arbeitsaufwand. Das lässt sich mit den beispielhaften Anliegen „Fernseher verrücken", „Bett in zehn Minuten aufbereiten" oder „weitere Zeitung bestellen" veranschaulichen. Neben den nichtpflegerisch-medizinischen Anliegen wurde ebenso die damit einhergehende Fülle an Rufanlagenbetätigungen durch die Patienten und Patientinnen als herausfordernd beschrieben, wobei dies laut Pflegenden wiederum nachteilige Auswirkungen auf die Antwortbereitschaft sowie -zeit nimmt. Ursächlich hierfür war, dass bei weniger dringlichen Anliegen in Kombination mit dem gesteigerten Arbeitsumfang Rufsignale abgedreht und die Unterstützung aufgeschoben wurde. Daraus resultierte eine längere Wartezeit bzw. das Ausbleiben der Pflegetätigkeit. Die angeführte Problematik ist vor allem in Akutsettings zu beobachten, zumal hier eine gesteigerte Patientenfluktuation besteht und die Anzahl an Behandlungen pro Patiententag oftmals höher ausfällt (Ali & Li, 2020; Campbell et al., 2021; Galinato et al., 2015; Galinato et al., 2016; Ketelsen et al., 2014; Meade et al., 2006; Tzeng & Larson, 2011).

Je nach Ausprägung der elektronischen Rufanlage wurden ebenso datenschutzrechtliche Aspekte seitens der Fachkräfte kritisch betrachtet. Dies bezog sich vor allem auf technische Lösungen, welche es ermöglichen, patientenspezifische Daten über einen Bildschirm zu erfassen und entsprechend zu verarbeiten. In der Folge müsste beispielsweise der Zugriff auf das betroffene Individuum sowie das pflegerisch-medizinische Fachpersonal limitiert werden. Dies spielt insofern eine wichtige Rolle, als Patienten und Patientinnen gegebenenfalls für Untersuchungen oder Therapien das Zimmer verlassen und somit ein uneingeschränkter Zugang zu sensiblen Daten für Dritte im gleichen Raum besteht. Auch die fehlende Multilingualität mancher Systeme wurde durch Pflegekräfte kritisch betrachtet. Diesem Bereich kann insofern ein hoher Stellenwert beigemessen werden, als bestehende Sprachbarrieren im Kontext elektronischer Rufanlagen vonseiten der Pflege als frustrierend wahrgenommen werden. Ursächlich hierfür ist die Tatsache, dass es oftmals herausfordernd ist, Patienten und Patientinnen mit fehlenden Sprachkenntnissen zum einen den Gebrauch der technischen Lösung und zum anderen die Bedeutsamkeit der elektronischen Rufanlage zu vermitteln. Pflegende nehmen dies als zusätzlichen Stressfaktor wahr, da beim Ausbleiben der Betätigung der elektronischen Rufanlage seitens der Patienten und Patientinnen nicht davon ausgegangen werden darf, dass kein Unterstützungsbedarf besteht. Das beeinflusst vor allem die Bereiche Schmerzmanagement, Sturzprävention sowie die Unterstützung der Aktivitäten des alltäglichen Lebens. Dies hat unweigerlich nachteilige Auswirkungen auf die Pflegequalität und -sicherheit (Ali & Li, 2020; Campbell et al., 2021; Galinato et al., 2015; Galinato et al., 2016; Ketelsen et al., 2014; Meade et al., 2006; Tzeng & Larson, 2011).

Bei reduzierteren elektronischen Rufanlagen wurde bemängelt, dass sich bei mehrfacher gleichzeitiger Betätigung der elektronischen Rufanlage durch Patienten und Patientinnen akustische sowie visuelle Signale überschneiden. In der Folge wurde das zweite betroffene Zimmer erst nach Abstellen des Alarmsignals im ersten Zimmer angezeigt. Teilweise gab es laut Pflegenden auch Systeme, bei welchen der aktuellste Alarm vorherige Meldungen überschrieb. Dies führte zu Informationsverlusten und der Gefahr, Anliegen von auf Unterstützung angewiesenen Individuen zu übersehen. Dies ist vor allem bei Systemen mit fehlender Verlaufsanzeige zutreffend. Pflegende wussten somit nicht, ob Alarmsignale durch Kollegen/Kolleginnen abgestellt und den Patienten und Patientinnen geholfen wurde oder eine Überschreibung vonseiten des Systems erfolgte. Unabhängig davon wurde die fehlende Möglichkeit, Alarmsignale zu differenzieren, als kritisch angesehen. Dies bezog sich vorrangig auf den Wunsch, mindestens zwischen den Räumlichkeiten unterscheiden zu können, zumal aus der Sicht von Pflegenden kommunizierte Anliegen aus Nassräumen dringendere Bedürfnisse widerspiegeln als solche, die aus dem Zimmer (z.B. Bett) angefragt werden. Auch die notwendigen strukturellen Arbeitsabläufe, um die elektronische Rufanlage heranziehen zu können, wurden teilweise negativ ausgelegt. Das bezog sich vorrangig auf Stationen, welche die Rückmeldung elektronischer Rufanlagen an Pflegende ausschließlich über den Stützpunkt kommunizierten. Da Pflegetätigkeiten im engeren Sinne jedoch im Zimmer der Patienten und Patientinnen stattfinden, bestand das Risiko, Alarmsignale nicht zu hören. Als auditiver Kritikpunkt wurde vermerkt, dass die über Lautsprecher verbreiteten Alarmsignale oftmals Überschneidungen mit anderen pflegerisch-medizinischen elektronischen Geräten haben und somit der Geräuschpegel im praktischen Alltag ansteigt. Die Verwendung eines Pagers könnte in diesem Zusammenhang den Lärm reduzieren, jedoch gaben Pflegende an, dass der kommunizierte Informationsumfang hierbei eingeschränkt ist und eine mobile Version oftmals nicht mit den durchzuführenden Pflegetätigkeiten am Patientenbett kompatibel ist. Infolgedessen wird der Pager stummgeschaltet oder stößt auf unzureichende Akzeptanz. Im Allgemeinen wurde noch bemängelt, dass zwischen den einzelnen Alarmmeldungen von Systemen kaum Zeit bleibt, um die Dringlichkeit möglicher Anliegen vonseiten der Patientenschaft adäquat zu bewerten. Dies kann jedoch nur indirekt mit dem Aufbau elektronischer Rufanlagen in Verbindung gebracht werden (Ali & Li, 2020; Campbell et al., 2021; Galinato et al., 2015; Galinato et al., 2016; Ketelsen et al., 2014; Meade et al., 2006; Tzeng & Larson, 2011).

### 6.2.4 Empfehlungen

Bezugnehmend auf die angeführten Erfahrungswerte lassen sich vier zentrale Empfehlungen im Zusammenhang mit der Implementierung von elektronischen Rufanlagen ableiten:

1. **Bedarfsorientierung und Praktikabilität:** Vor der Implementierung einer elektronischen Rufanlage gilt es, die Ansprüche der künftigen Nutzer*innen zu erheben und mit dem Funktionsumfang der Produkte der Anbieter abzugleichen. Gegebenenfalls wird eine vergleichsweise rudimentäre Umsetzung einer umfassenden Lösung mit Schnittstellen zu anderen digitalen Technologien vorgezogen, da sich diese in den bestehenden Arbeitsprozess leichter integrieren lässt. Analysen zur Ist-Situation in Kombination mit Einzelgesprächen und Gruppendiskussionen können dabei unterstützen, ein besseres Verständnis von den Vorstellungen der Anwender*innen zu bekommen und das Optimierungspotenzial zu identifizieren. Zudem sollte näher beleuchtet werden, ob der Funktionsumfang der Rufanlage und damit einhergehende notwendige Nutzerinteraktionen mit den Arbeitsprozessschritten im klinischen Setting übereinstimmen. Nachfolgend hierzu exemplarisch einige Reflexionsfragen:

- Wo und in welcher Form erhalten Pflegende Benachrichtigungen hinsichtlich des notwendigen Unterstützungsbedarfs?
- Erhalten Pflegende die Möglichkeit, Anfragen zu priorisieren oder diese stumm zu schalten?
- Welche patientenspezifischen Informationen werden Pflegenden in welcher Form kommuniziert?
- Inwieweit erhalten Pflegende die Möglichkeit, anhand der Lösung untereinander zu kommunizieren?
- Eignet sich die neue Lösung für das Patientenklientel oder benötigt es settingspezifische Adaptionen?
- Müssen bestehende Arbeitsprozesse (z. B. Uhrzeiten der Pflegevisiten) aufgrund von verändertem Rufverhalten entsprechend adaptiert werden?
- Besteht ein Risiko, dass durch erweiterte Funktionen die Hotelkomponente in den Vordergrund rückt?

2. **Schulungsmaßnahmen und Support:** Pflegende sollten bereits vor der Inbetriebnahme mit dem (neuen) Konzept der elektronischen Rufanlage vertraut gemacht werden. Eine Kombination aus schriftlich und mündlich kommunizierten Informationen kann hierbei als probates Mittel der Wahl angesehen werden, wobei stets auf ein dem Zielpublikum angepasstes Niveau zu achten ist. Schulungen sollten in regelmäßigen Abständen auch nach erfolgter Implementierung angeboten werden. Neben dem eigentlichen Ziel, Pflegende hinsichtlich des Umgangs mit elektronischen Rufanlagen zu sensibilisieren, kann sich ein weiterer Schwerpunkt auf die Anleitung von Patienten und Patientinnen beziehen. Kurze Video- oder Audioaufnahmen, in Kombination mit Manuals, können hierbei unterstützend wirken.
3. **Reflexionsbereitschaft:** Um eine anhaltende Weiterentwicklung und somit Adaption an sich laufend ändernde Rahmenbedingungen im Pflege- und Gesundheitswesen zu ermöglichen, können in regelmäßigen Abständen stattfindende Feedbackschleifen angedacht werden. Hierbei ist dem intensiven Austausch zwischen dem Nutzerkreis und dem Betreiber ein hoher Stellenwert beizumessen. Die Perspektiven von Patienten und Patientinnen könnten ebenso in strukturierter Form erfasst und weitergereicht werden, zumal sich über Bett-Monitore die Chance bietet, anonymisierte Umfragen durchzuführen. Daraus resultierende Erkenntnisse könnten die Aufbereitung der in Betrieb genommenen elektronischen Rufanlage nachhaltig prägen.
4. **Multilinguale Umsetzung:** Im Kontext kulturspezifischer Pflege würde die multilinguale Ausrichtung elektronischer Rufanlagen die Möglichkeit bieten, Sprachbarrieren im Zuge der Kommunikation von Anliegen zu reduzieren. Dies hätte wiederum positive Auswirkungen auf die Pflegequalität und -sicherheit. Es ist jedoch hervorzuheben, dass der Aspekt der multilingualen Ausrichtung wesentlich von der Aufbereitung der jeweiligen elektronischen Rufanlage beeinflusst wird (Ali & Li, 2020; Campbell et al., 2021; Galinato et al., 2015; Galinato et al., 2016; Ketelsen et al., 2014; Meade et al., 2006; Tzeng & Larson, 2011).

## 6.3 Gesundheitsportale

Michael Klösch

Dieses Kapitel befasst sich mit Gesundheitsportalen und Kriterien zur Bewertung der von ihnen bereitgestellten Informationen. Nach einem Überblick über Gesundheitsportale in der DACH-Region wird abschließend auf die digitale Gesundheitskompetenz im Zusammenhang mit Gesundheitsportalen eingegangen.

### 6.3.1 Gesundheitsportale und Informationsbewertung

Unter Gesundheitsportalen können Websites verstanden werden, welche Informationen zu den Bereichen Gesundheit sowie Krankheit bereitstellen und damit einhergehende Fragestellungen laienverständlich beantworten. Gesundheitsportale verstehen sich als essenzielle Informationsquelle, um Entscheidungen im Kontext von Gesundheit oder Krankheit positiv zu beeinflussen. Dies hat insbesondere für Laien einen hohen Stellenwert, zumal diesen in einem bestimmten Ausmaß die Verantwortung bezüglich der Entscheidungsfindung aufgrund mangelnden Fachwissens nicht übertragen werden kann. Die Möglichkeit, Gesundheitsportale ebenso mit anderen Systemen zu verknüpfen, birgt die Chance, diese zu personalisieren. In der Folge können nach erfolgreichem Anmelden ebenso personenbezogene Daten zur Gesundheit bzw. Krankheit von Individuen abgerufen werden. Auch geht es darum, die Transparenz innerhalb des Pflege- und Gesundheitswesens aktiv zu fördern und Laien mögliche Strategien im Zusammenhang mit der Gesundheitsförderung und Prävention aufzuzeigen. Gleiches gilt für gesundheitspolitische Neuerungen auf nationaler Ebene (z.B. Covid-19-Pandemie). Somit kann ein Gesundheitsportal als Plattform verstanden werden, um gesundheits- oder krankheitsspezifische Anliegen im Interesse der Allgemeinbevölkerung offenzulegen und dadurch das Vertrauen zu stärken. Darüber hinaus können Gesundheitsportale als wichtige Anlaufstelle angesehen werden, wenn es um den Informationsgewinn innerhalb einer subjektiv wahrgenommenen Ausnahmesituation (z.B. Tumordiagnose) geht. Die Möglichkeit, mit Laien, pflegerisch-medizinischem Fachpersonal, Organisationen oder diversen Einrichtungen direkt in Kontakt treten zu können, bietet wiederum die Chance, den Austausch zwischen Stakeholdern im Pflege- und Gesundheitswesen sowie Patienten und Patientinnen proaktiv zu fördern. Dies beeinflusst in der Folge den Bekanntheitsgrad eines Gesundheitsportals positiv. Neue Erkenntnisse im Kontext Gesundheit oder Krankheit können dadurch in kürzerer Zeit an eine breite Masse der Bevölkerung kommuniziert werden. Die Tatsache, dass mobile Endgeräte weit verbreitet sind, verstärkt die Effektivität der Informationsvermittlung, zumal Gesundheitsportale ebenso über Smartphones oder Tablets aufgerufen werden können. Unabhängig davon können Gesundheitsportale aber auch pflegerisch-medizinisches Fachpersonal zur Zielgruppe haben. Die Schwerpunkte liegen hierbei oftmals in den Bereichen Arzneimittelsicherheit, Marketing, Textaufbereitung oder technische Infrastruktur (E-Health Suisse, 2012; Wangler & Jansky, 2021).

Bei Gesundheitsportalen muss zwischen den einzelnen Anbietern unterschieden werden. So weisen die Websites von staatlichen Behörden im Vergleich zu Betreibern aus der Wirtschaft beispielsweise keine Werbeeinschaltungen oder Produktplatzierungen auf. Oftmals ist dies für Laien im ersten Moment nicht oder nur unzureichend erkennbar. Daraus resultiert wiederum das Risiko, dass auf Gesundheitsportalen gesundheits- und krankheitsspezifische Informationen nur selektiv oder in einer unzureichenden Qualität dargelegt werden. In der Folge liegt es in der Verantwortung der einzelnen User*innen, die Qualität der zur Verfügung gestellten Informationen eigenständig zu beurteilen. Bei Falschinforma-

**Tabelle 6-4:** Bewertungskriterien für Gesundheitsinformationen (Quelle: Deutsches Netzwerk Gesundheitskompetenz, 2021, o.S.)

| Angabe | Beschreibung/Hintergrund |
|---|---|
| Zuständigkeit | Urheber der veröffentlichten Informationen (inkl. Datum und Uhrzeit) |
| Hintergrund | Zweck und Zielsetzungen, welche mit der Veröffentlichung einhergehen |
| Argumentation | Heranziehen wissenschaftlich basierter Informationen (Quellenbelege) |
| Aktualität | Informationen zu Versionen, Aktualisierungszyklen und Gültigkeitsbereichen |
| Interessenskonflikte | Hinweise hinsichtlich Finanzierung, Sponsoring und Werbeinteresse |
| Qualität | Offenlegung herangezogener Qualitätsmerkmale und -prüfungen |

tionen, die im Internet im Umlauf sind, besteht die Gefahr, sich vermeintlich korrektes Wissen zu einem bestimmten Sachverhalt anzueignen und den Lebensstil danach auszurichten, zum Nachteil der eigenen Gesundheit. Als Beispiele können hier u.a. wirkungslose Alternativbehandlungen bei Tumorerkrankungen oder bewusst herbeigeführte Fehlinformationen rund um die Covid-19-Pandemie angeführt werden. Der (digitalen) Gesundheitskompetenz sowie deren kontinuierlicher Stärkung kann somit ein hoher Stellenwert beigemessen werden. Individuen sollen befähigt werden, eigenständig recherchierte Informationen hinsichtlich ihrer Qualität zu beurteilen und diese durch kritisch-reflektierte Herangehensweisen zu verarbeiten sowie bei Bedarf auch entsprechend umzusetzen. Der im Jahr 2011 durchgeführte European Health Literacy Survey, in welchem die Gesundheitskompetenz in neun europäischen Ländern erhoben wurde, bildete den Ausgangspunkt dafür, den Bereich der Gesundheitskompetenz in Europa verstärkt zu fokussieren. Individuen aus Österreich schnitten bei der Studie vergleichsweise schlecht ab. Über die Hälfte der befragten Personen bewertete die eigene Gesundheitskompetenz als problematisch oder inadäquat. Demgegenüber nahmen lediglich etwas über 40% der Befragten aus Österreich ihre Gesundheitskompetenz als ausreichend oder gar exzellent wahr. Die aus dem European Health Literacy Survey generierten Ergebnisse führten in Österreich zur Erarbeitung der Österreichischen Plattform Gesundheitskompetenz (ÖPGK) sowie der Formulierung des Gesundheitsziels 3. Dieses Ziel meint, die Gesundheitskompetenz der in Österreich lebenden Bevölkerung nachhaltig zu fördern (Gesundheit Österreich, 2016; Jarvis et al., 2020; Pelikan et al., 2012; Schug & Prümel-Philippsen, 2010).

Um Laien bei der Bewertung von seriösen gesundheits- oder krankheitsrelevanten Informationen zu unterstützen, existiert eine Vielzahl an Leitfäden. Als Beispiel kann u.a. das Deutsche Netzwerk Gesundheitskompetenz e.V. angeführt werden, welches neben seriösen Gesundheitsportalen ebenso zentrale Aspekte zur Beurteilung qualitativ hochwertiger Gesundheitsinformationen veröffentlicht. Diese definieren sich vorrangig über entsprechende Angaben auf der jeweiligen Website (**Tab. 6-4**).

Die Verbraucherzentrale Nordrhein-Westfalen hat für Patienten und Patientinnen ebenfalls eine Checkliste mit entsprechenden Begründungen zur Qualitätsbewertung von Gesundheitsportalen auf der Website „Krankenkassen. Deutschland" veröffentlicht (Krankenkassen. Deutschland, 2022). Dort wird auf die Bereiche Anbieter, Zielsetzungen, Quellen, Qualitätsbeurteilung, zeitliche Rahmenbedingungen, fachliche Expertise, Werbung und Datenschutz Bezug genommen. Hierbei lassen sich Parallelen zum Deutschen Netzwerk Gesundheitskompetenz (2021) identifizieren. So sollte für die Leser*innen klar erkennbar sein, wer den Beitrag verfasst hat. Ebenso verhält es sich mit dem Datum der Veröffentlichung sowie regelmäßig durchgeführter Aktualisierungen. Anzumerken ist jedoch, dass auch seriöse Gesundheitsportale nicht immer angeben, wer für den Inhalt einer Gesundheitsinformation fachlich verantwortlich ist und stattdessen auf den Betreiber der Seiten verweisen. Überlegt werden sollte daher, ob das Fehlen von Autorenangaben allein schon ausschlaggebend für eine negative Beurteilung sein sollte. Daneben zeugen auch Angaben zur Qualifikation von der Seriosität einer Informationsquelle. Dadurch erhalten Leser*innen einen Einblick in den beruflichen Hintergrund der Autorenschaft, die Redaktion sowie den (wissenschaftlichen) Beirat. Dies kann insofern hilfreich sein, als angeführte gesundheits- oder krankheitsspezifische Informationen oftmals als Experteneinschätzungen oder wissenschaftlich basiert angelobt werden. Je spezifischer die Angaben hier sind, desto leichter fällt die Bewertung bezüglich der bestehenden fachlichen Kompetenz.

Neben der Autorenschaft sollten auch die zentralen Ziele des Informationsanbieters auf der Website in einer verständlichen Form kommuniziert werden. Dazu gehört z.B., ob kommerzielle Interessen im Mittelpunkt stehen. Als weiterer Qualitätsindikator von Gesundheitsportalen kann das Anführen von Quellenbelegen genannt werden. Diese sollten sowohl im Fließtext (ausformuliert oder mit Fußnoten) als auch am Ende eines Beitrages angeführt werden. Teilweise kann sich auch ein Vermerk im Beitrag vorfinden, welcher auf eine konkrete Kontaktadresse verweist, um die herangezogenen Quellen bei Bedarf anzufordern. Das bloße Anführen von Quellen steigert die Qualität des Beitrages jedoch nicht. Leser*innen sollten daher stets überprüfen, welche Art von Quellen herangezogen werden. Zu berücksichtigen wären beispielsweise Datum (Aktualität), Journal (Fachzeitschrift, Peer-Review-Journal) oder Titel (Themenbezug). Im Zusammenhang mit den Quellenangaben sollten Leser*innen zudem die Qualität der dargelegten Inhalte systematisch bewerten. Hierbei können allgemein gehaltene Reflexionsfragen wie die folgenden eine Hilfestellung bieten:

- Wurden Titel (Fragestellungen) und Inhalte aufeinander abgestimmt?
- Ist der Aufbau des Beitrags nachvollziehbar?
- Wurde eine für Laien verständliche Sprache verwendet?
- Lassen sich aus den dargelegten Inhalten Interessenskonflikte ableiten?
- Werden konkrete Produkte (z.B. Hilfsmittel oder Therapien) oder Einrichtungen beworben?
- Wird weiterführende Literatur empfohlen?

Hervorzuheben ist, dass sich die Beurteilung von gesundheits- oder krankheitsspezifischen Informationen für Laien als herausfordernd erweisen kann. Im Allgemeinen gilt daher, je spezifischer Hintergründe zu den Informationen abgebildet werden, desto seriöser kann das Gesundheitsportal gewertet werden. Das schließt neben den bereits angeführten Informationen beispielsweise auch kritische Reflexionen mit ein:

- Werden mögliche Risiken, Nebenwirkungen oder Alternativen angeführt?
- Wird auf den aktuellen Stand der Forschung sowie den daraus resultierenden weiteren Forschungsbedarf verwiesen?
- Müssen Werbeeinschaltungen (Pop-ups) regelmäßig entfernt werden, um den Beitrag vollständig lesen zu können?

Ein weiterer Bereich, der bei der Nutzung von Gesundheitsportalen kritisch reflektiert werden sollte, fokussiert Stellungnahmen vonseiten des jeweiligen Anbieters hinsichtlich der pflegerisch-medizinischen Versorgung. Es zeugt von Seriosität, wenn die dargelegten Informationen nicht losgelöst voneinander betrachtet werden. So sollte beispielsweise bei Therapieempfehlungen stets darauf verwiesen werden, dass eine persönliche Abklärung mit dem pflegerisch-medizinischen Fachpersonal unumgänglich ist. Darüber hinaus sollte Werbung entsprechend gekennzeichnet sein. Gleiches gilt für beitragsspezifische Produktplatzierungen von Firmen. Sollen über das Gesundheitsportal sensible Informationen (z. B. Name, Geburtsdatum, Versicherungsnummer, Bankdaten etc.) hochgeladen werden, so sollten datenschutzrechtliche Vorkehrungen verständlich kommuniziert werden. Benutzer*innen der Website müssen im Vorhinein über die Nutzungsbestimmungen aufgeklärt werden und diesen explizit zustimmen können. Auch gilt es, benutzerbezogene Daten entsprechend vor Missbrauch zu schützen und jederzeit ihre Löschung in Auftrag geben zu können (Krankenkassen.Deutschland, 2022).

Unabhängig von den angeführten strukturierten Qualitätsmerkmalen können User*innen die Seriosität von Gesundheitsportalen ebenso anhand allgemeiner Aspekte bewerten. Dies beginnt bereits bei den Kontaktdaten. Das alleinige Anführen der Postadresse ist nicht ausreichend; es sollte zumindest eine Telefonnummer oder E-Mail-Adresse kommuniziert werden. Bei der Telefonnummer ist darauf zu achten, dass die Kontaktaufnahme kostenlos ist. Ist dies nicht der Fall, so sollte angegeben werden, welche Kosten den Anrufenden entstehen. Kostenpflichtige Websites können auf einen kommerziellen Hintergrund hinweisen, genauso wie das Anpreisen von spezifischen Produkten (wie z. B. von der Pharmaindustrie). Kritisch zu betrachten sind vor allem Gesundheitsportale, welche Heil- und Hilfsmittel von anderen Herstellern oder die Schulmedizin schlechtreden. Veröffentlichte Berichte sollten einer genauen Prüfung unterzogen werden, da diese im schlimmsten Fall den individuellen Gesundheitszustand nachteilig beeinflussen können. Im Allgemeinen ist einer kritischen Betrachtung der Schulmedizin nichts entgegenzusetzen, zumal dies für den internationalen wissenschaftlichen Diskurs förderlich sein kann. Evidenzlose und kommerziell motivierte Aussagen haben hiermit jedoch wenig zu tun. Ein fiktives Beispiel kann anhand der Aromatherapie bei Tumorpatienten dargelegt werden. Die Aromatherapie kann das subjektiv wahrgenommene Wohlbefinden von betroffenen Individuen nachweislich positiv beeinflussen und stellt somit einen essenziellen Bestandteil einer ganzheitlichen Therapie dar. Würde nun auf einem Gesundheitsportal zum einen ein bestimmtes Öl angepriesen und zum anderen darauf verwiesen werden, dass dieses das Tumorwachstum einschränkt sowie Chemotherapien überflüssig erscheinen lässt, so stellen diese Informationen für Laien ein gesundheitliches Risiko dar. Auch übertrieben positive Formulierungen (z. B. garantiert, unangefochten, extrem effizient, hundertprozentig etc.) sowie gefälschte Erfahrungsberichte von Patienten und Patientinnen oder pflegerisch-medizinischem Fachpersonal (inkl. Foto- und Kontaktmaterial) sind kritisch zu hinterfragen. Hierfür existieren in den meisten Fällen keine wissenschaftlichen Belege; Kompetenzen werden bewusst verschleiert oder Angaben zur Redaktion und dem (wissenschaftlichen) Beirat allgemein gehalten. All diese Faktoren können auf Scheinexpertise hindeuten. Nutzer*innen sollten daher stets auf den kommunizierten Stellenwert der angeführten Therapie- oder Produktempfehlungen achten und darauf, inwieweit diese der Schulmedizin gegenübergestellt werden. Steht die Werbung von Produkten, im Vergleich zu gesundheits- oder krankheitsspezifischen Informationen, tendenziell im Vordergrund, so sollte das Gesundheitsportal ebenso kritisch reflektiert werden.

Patienten und Patientinnen sollte vonseiten der professionellen Gesundheits- und Krankenpflege somit klar kommuniziert werden, Inhalte von Gesundheitsportalen kritisch zu hinterfragen, wobei die dadurch zugänglichen Informationen auch als eine Art Basis für den Dialog mit pflegerisch-medizinischem Fachpersonal verstanden, jedoch keineswegs als Ersatz für pflegerisch-medizinische Interventionen gewertet werden können. Pflegerisch-medizinisches Fachpersonal kann bei der Qualitätsbewertung von Gesundheitsportalen behilflich sein oder dort veröffentlichte Informationen verifizieren bzw. falsifizieren. Auch Patienten und Patientinnen können den Informationsgewinn steigern, indem unterschiedliche Quellen miteinander verglichen werden. Datumsangaben können ebenso Hinweise auf die Aktualität der veröffentlichten Informationen liefern und zusammen mit der Textschreibweise (z. B. neuartige Informationen) reflektiert werden. Die Reihenfolge der angeführten Suchergebnisse sagt nichts über die Qualität der dargelegten Inhalte aus. Daher kann es hilfreich sein, unterschiedliche Gesundheitsportale den jeweiligen Themenschwerpunkt betref-

**Tabelle 6-5:** Qualitätskriterien seriöser Gesundheitsinformationen (Quelle: Österreichische Plattform Gesundheitskompetenz, 2020, o. S.)

| | | |
|---|---|---|
| **Grundlagen** | Bedürfnisorientierung | Die dargelegten Inhalte orientieren sich stets an den jeweiligen Bedürfnissen der Zielgruppe. |
| | Quellenbezug | Dargelegte Inhalte weisen ausreichend Quellenbezug vor. |
| | Evidenz | Die dargelegten Informationen sind evidenzbasiert. Studienerkenntnisse, Limitationen sowie weiterer Forschungsbedarf werden offengelegt. |
| **Inhaltliche Darstellung** | Ergebnisdarstellung | Informationen werden nachvollziehbar und strukturiert dargelegt. |
| | Differenzierung | Informationen werden differenziert dargelegt und somit auch Chancen, Risiken, Herausforderungen oder Alternativen präsentiert. |
| | Zahlen und Fakten | Dargelegte Inhalte werden mit Zahlen und Fakten hinterlegt. |
| | Alter und Geschlecht | Informationen sind auf Alter und Geschlecht abgestimmt. |
| | Zielgruppenorientierung | Dargelegte Inhalte orientieren sich an der jeweiligen Zielgruppe. |
| | Sachliche Darstellung | Informationen werden neutral dargelegt. |
| | Empfehlungen | Empfehlungen werden entsprechend markiert. |
| | Entscheidungshilfe(n) | Dargelegte Informationen unterstützen die jeweilige Zielgruppe in der gesundheits- oder krankheitsspezifischen Entscheidungsfindung. |
| **Glaubwürdigkeit** | Transparenz | Quelle(n) und Verfasser*innen sind nachvollziehbar. |
| | Interessenskonflikt(e) | Potenzielle Interessenskonflikte werden im Zusammenhang mit betroffenen Inhalten veröffentlicht. |
| | Format und Inhalt(e) | Format und Inhalte sind aufeinander abgestimmt. |
| | Aktualität der Inhalte | Inhalte werden in regelmäßigen Abständen aktualisiert und entsprechend mit einem Datum versehen. |

fend abzugleichen. Weitere Anhaltspunkte für die Seriosität bilden die Bereiche „Impressum" oder „Wer wir sind". Oftmals werden dort allgemeine Informationen zum Hintergrund des Gesundheitsportals sowie die zentralen Zielsetzungen angeführt. Des Weiteren gilt es, sensible Daten nicht unreflektiert über ein vermeintlich seriöses Gesundheitsportal bekannt zu geben (Institut für Qualität und Wirtschaftlichkeit im Gesundheitswesen, 2018). Auch die veröffentlichten Gesundheitsinformationen auf Gesundheitsportalen im engeren Sinne können einer Qualitätskontrolle vonseiten der Patienten und Patientinnen oder des pflegerisch-medizinischen Gesundheitspersonals unterzogen werden. Die Österreichische Plattform Gesundheitskompetenz (2020) hat hierfür 15 Kriterien aus drei Bereichen definiert (**Tab. 6-5**).

Auch ein durch den Betreiber des Gesundheitsportals veröffentlichtes Statement bezüglich der Darstellung von Informationen in einfacher Sprache kann als Qualitätsmerkmal gewertet werden, vorausgesetzt, dass ein Link zu den entsprechenden Beiträgen angegeben wird.

### 6.3.2 Gesundheitsportale in der DACH-Region

Innerhalb der DACH-Region existiert eine Vielzahl von Gesundheitsportalen, welche teilweise auch kommerzielle Ziele verfolgen. Für seriöse sowie unentgeltlich zur Verfügung gestellte Gesundheits- und Krankheitsinformationen können als wichtige Quellen die nationalen Gesundheitsportale in der Verantwortung der jeweiligen Bundesministerien angeführt werden: „gesundheit.gv.at" (Öffentliches Gesundheitsportal Österreich des Bundesministeriums für Soziales, Gesundheit, Pflege und Konsumentenschutz) und in Deutschland „gesund.bund.de" als Service des Bundesministeriums für Gesundheit. Die Schweiz verfügt mit dem Jahr 2023 über kein öffentliches Gesundheitsportal auf überkantonaler Ebene. Nachfolgend werden daher die Gesundheitsportale in Österreich und Deutschland als Beispiele fokussiert. Das öffentliche Gesundheitsportal Österreich ist in fünf Bereiche gegliedert, welche unterschiedliche Schwerpunkte beleuchten (**Tab. 6-6**).

Den einzelnen Schwerpunkten sind Unterkapitel zugeordnet, welche sich auf Themenkomplexe verteilen. Letzteren werden wiederum einzelne Beiträge zugeordnet. Diese vierstufige Darstellung soll Anwender*innen ausreichend Übersicht gewährleisten (**Tab. 6-7**).

Darüber hinaus werden auf der Einstiegsseite des Portals Leitartikel zu aktuellen Themen, z. B. psychische Belastungen, HIV und AIDS, Schutzimpfung gegen Covid-19, veröffentlicht. Ein weiterer Fokus liegt auf den unterschiedlichen Lebenslagen von Individuen. Diese werden durch entsprechende Überschriften und Klappentexte für die Nutzer*innen greifbar gemacht und sollen dabei unterstützen, gewünschte Inhalte gezielt anzusteuern. So inkludiert beispielsweise die Lebenslage „ich möchte gesund bleiben" die Bereiche Ernährung, Bewegung, Schlaf, seelisches Wohlbefinden, Work-Life-Balance und Vorsorgeuntersuchungen. Weiterführende Texte sollen Nutzer*innen des Gesundheitsportals die angeführten Bereiche näherbringen. Zudem weisen die einzelnen Lebenslagen Verlinkungen zu Broschüren und Formularen, Hotlines, Notrufnummern, Quizzen sowie Rechentools auf. Die Rechentools ermöglichen es, Einschätzungen zu bestimmten Risiken, Krankheiten oder Typen vorzunehmen, wobei diese von externen Anbietern unentgeltlich zur Verfügung gestellt werden. So kann beispielsweise ermittelt werden, welche Art von Elterntyp die jeweiligen Individuen als Mütter bzw. Väter sind. Am Ende der anonymen Befragung erfolgt eine Zusammenfassung sowie Interpretation der Ergebnisse. Andere Tools beziehen sich auf die Berechnung des Body-Mass-Index, Kalorienbedarfs oder Suchtrisikos gegenüber toxischen Verhaltensweisen. Hervorzuheben ist jedoch, dass keine pflegerisch-medizinische Diagnose oder

**Tabelle 6-6:** Übersicht über die Inhalte des öffentlichen Gesundheitsportals Österreich (Quelle: Bundesministerium für Soziales, Gesundheit, Pflege und Konsumentenschutz, 2022c, o. S.)

| Bereich | Inhalte |
|---|---|
| Gesundheit/Lebensstil | • Bewegung, Burnout, Eltern-Kind-Gesundheit, Ernährung<br>• Gendergesundheit, Gesundheit im Kontext Alter<br>• Gesundes Lebensumfeld, Umwelt, Gesundheitsvorsorge<br>• Gesundheit im Kontext Kinder und Jugendliche<br>• Partnerschaft/Sexualität/Verhütung, Stress und Erholung<br>• Psychische und seelische Gesundheit, Suizidprävention |
| Krankheit | • Sucht(-verhalten), Allergien, Vergiftung, Verletzungen<br>• Krebserkrankungen, Behinderung, Kinderkrankheiten<br>• Seltene Erkrankungen, Notfälle und Erste Hilfe<br>• Erkrankungen im Kontext Auge, Leber, Psyche, Blut, Nerven, … |
| Diagnose/Labor | • Befunde<br>• Untersuchungen/Diagnostik<br>• Laborwerte und damit einhergehende Erläuterungen |
| Gesundheitsleistungen | • Anästhesie, Transfusion, Transplantation, Institutionen<br>• ELGA, Gesundheitsberufe, Rehabilitation und Kur, … |
| Services | • Beratung und (Selbst-)Hilfe, Informationsmaterialien<br>• Grüner Pass, Services im Kontext Covid-19, Videos, … |

**Tabelle 6-7:** Beispiel der vierstufigen Darstellung (Quelle: Bundesministerium für Soziales, Gesundheit, Pflege und Konsumentenschutz, 2022c, o. S.)

| Stufe | | Beispiele |
|---|---|---|
| 1 | Bereich | Krankheit |
| 2 | Unterkapitel | Allergien, Leber, Mund und Zähne, Bewegungsapparat, … |
| 3 | Themenkomplex | Blut: Anämie, Gerinnungsstörung, Sichelzellkrankheit, … |
| 4 | Beitrag | Eisenmangelanämie, Anämie bei chronischen Erkrankungen, … |

Therapie aus den Ergebnissen abgeleitet wird, jedoch teilweise Empfehlungen ausgesprochen werden, pflegerisch-medizinisches Fachpersonal bzw. Hilfsorganisationen aufzusuchen. Des Weiteren erhalten Nutzer*innen des Gesundheitsportals direkten Zugriff auf die in Österreich implementierten Anwendungen Grüner Pass und ELGA (elektronische Gesundheitsakte) sowie ein Verzeichnis von offiziellen Gesundheitsdienstleistern und -dienstleisterinnen. Es werden teilweise jedoch nur jene individuellen gesundheits- oder krankheitsbezogenen Daten der Nutzer*innen nach erfolgreicher Anmeldung angezeigt, welche vorab vonseiten der betroffenen Person hierfür entsprechend definiert worden sind (Bundesministerium für Soziales, Gesundheit, Pflege und Konsumentenschutz, 2022c).

Hinsichtlich der in Kapitel 6.3.1 angeführten Qualitätsmerkmale scheint das öffentliche Gesundheitsportal Österreich diese im Allgemeinen zu erfüllen. Neben Impressum und Kontaktdaten (Telefonnummer, E-Mail-Adresse und Anschrift) werden ebenso ein Quellenverzeichnis sowie Anmerkungen zur Barrierefreiheit und zum Aufbau der Website angeführt.

Zudem finden Nutzer*innen Informationen zur Redaktion, zur Expertise für die jeweiligen Themenbereiche und über Kooperationspartner*innen. Unabhängig davon verweist das Gesundheitsportal explizit auf Qualitätskriterien, welche als interner Maßstab für die Erarbeitung sowie Veröffentlichung von gesundheits- oder krankheitsspezifischen Inhalten herangezogen werden. In diesem Zusammenhang wird beispielsweise auf das Freigabe- und Aktualisierungsdatum verwiesen, welches die Grundlage für die Wartungszyklen darstellt. Die Historie der angepassten Beiträge wird zudem anhaltend gesichert. Für die Erarbeitung der einzelnen Beiträge wird des Weiteren auf evidenzbasierte Literatur zurückgegriffen, wobei die Erstellung einem Methodenhandbuch zugrunde liegt, welches sich wiederum an den Qualitätskriterien „Gute Gesundheitsinformation Österreich" orientiert. Das Methodenhandbuch fokussiert 13 Schritte: Zu Beginn erfolgt die Identifizierung potenzieller Themen zusammen mit dem Bundesministerium für Soziales, Gesundheit, Pflege und Konsumentenschutz (1). Gleiches gilt für die Bedürfnisse der Nutzer*innen, wofür bei Bedarf Umfragen durchgeführt werden (2). Daraus resultierende Erkenntnisse fließen in die Erarbeitung der abzubildenden Fragestellungen mit ein (3). Es folgen die Quellenrecherche sowie Beitragsstrukturierung (4). Der Austausch mit ausgewiesenen Experten und Expertinnen bzw. Einrichtungen oder Organisationen (5) und die finale Auswahl evidenzbasierter Quellen (6) stellen die nächsten Schritte im Methodenhandbuch dar. Letzteres geht ebenso mit der Prozessdokumentation (7) und der inhaltlichen Erarbeitung mittels Text-, Video- oder Fotomaterialien (8) einher. Rohfassungen werden einer inhaltlichen sowie methodischen Begutachtung durch die Redaktion unterzogen (9). Dieser folgt die externe Begutachtung durch Experten/Expertinnen und Kooperationspartner*innen (10). Sofern die dargelegten Inhalte auf Akzeptanz stoßen, werden diese in einem Content-Management-System (CMS) hinterlegt (11). Nach einer erneuten Begutachtung durch das Lektorat (12) erfolgt in einem letzten Schritt die abschließende Prüfung und Freigabe seitens der Chefredaktion (13) (Bundesministerium für Soziales, Gesundheit, Pflege und Konsumentenschutz, 2022c).

Auch das Gesundheitsportal „gesund.bund.de" aus Deutschland verweist explizit auf zugrunde liegende Qualitätskriterien. Hierbei nimmt die Tatsache, dass sämtliche veröffentlichten Informationen auf evidenzbasierte Medizin zurückzuführen sind, einen großen Stellenwert ein. Die dargelegten Inhalte stehen in keinem Zusammenhang mit politischen oder kommerziellen Zielsetzungen. Dadurch sollen Interessenskonflikte vermieden und die Interessen der Nutzer*innen des Gesundheitsportals bestmöglich gewahrt werden. Letzteres impliziert ebenso das Heranziehen von laienverständlichen und neutralen Formulierungen sowie Tabellen bzw. Abbildungen. Zudem werden offizielle Partner*innen und Kontaktdaten (Telefonnummer, E-Mail-Adresse und Anschrift) auf der Website veröffentlicht. Im Allgemeinen lassen sich Parallelen im Aufbau sowie der inhaltlichen Darstellung zum österreichischen Portal feststellen. Das deutsche Gesundheitsportal weist ebenfalls fünf Bereiche auf, denen wiederum unterschiedliche Schwerpunkte zugeordnet werden (**Tab. 6-8**).

Der weitere Aufbau von gesund.bund.de ähnelt dem des öffentlichen Gesundheitsportals Österreich. Den jeweiligen Bereichen und darunter angeführten Schwerpunkten sind Unterkapitel zugeordnet, welche Themenkomplexe beinhalten und sich aus einzelnen Beiträgen zusammensetzen. Auch die abgebildeten Beiträge weisen gemeinsame Nenner auf, wobei auf dem deutschen Gesundheitsportal der Fokus verstärkt auf die Digitalisierung gerückt wird.

Unabhängig von dem nationalen Portal stellt das Deutsche Netzwerk Gesundheitskompetenz Kurzportraits zu weiteren öffentlich zugänglichen Gesundheitsportalen zur Verfügung. Die Kurzportraits beinhalten neben einer Zusammenfassung und Verlinkung mit der jeweiligen

**Tabelle 6-8:** Übersicht über die Inhalte des Gesundheitsportals „gesund.bund.de" (Quelle: Bundesministerium für Gesundheit, 2022d, o.S.)

| Bereich | Inhalte |
|---|---|
| Krankheiten | • Augen, Allergien, Immunsystem, Psyche, Kopf und Nerven, Krebs, ...<br>• Zusätzlich: Krankheiten A–Z |
| Gesund leben | • Ernährung und Bewegung, Gesund im Alter, Vorsorge, ...<br>• Klimawandel, Schwangerschaft, Gesundheit am Arbeitsplatz, ... |
| Pflege | • Pflegeversicherung und -leistungen, pflegende Angehörige |
| Gesundheit Digital | • Digitalisierung, elektronische Gesundheitsakte, Telemedizin, ...<br>• Elektronische Patientenakte, E-Rezept, ... |
| Services | • Arzt- und Krankenhaussuche, ICD- und OPS-Code-Suche, ... |

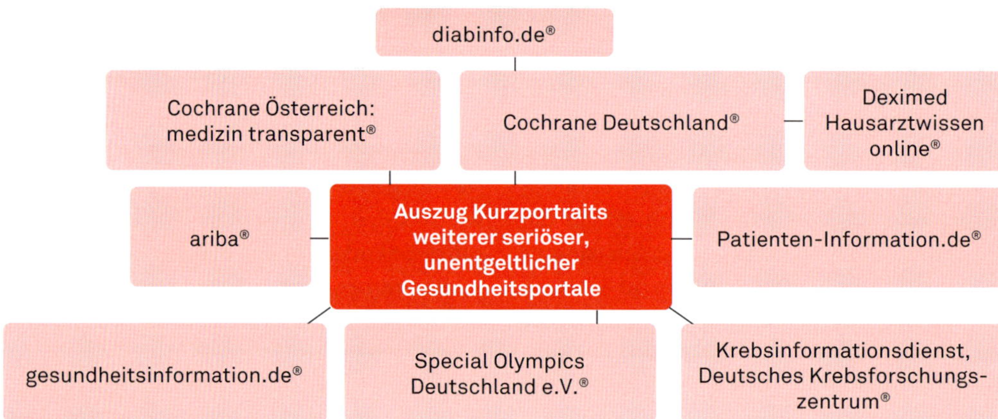


**Abbildung 6-2:** Auszug Kurzportraits Gesundheitsportale (Quelle: Deutsches Netzwerk Gesundheitskompetenz, 2022, o.S.)

Website ebenso ein Statement zur Qualität der abgebildeten Informationen (**Abb. 6-2**). Die Schwerpunkte der Gesundheitsportale sind breitgefächert und reichen von ärztlichen Leitlinien über die chronische Stoffwechselerkrankung Diabetes mellitus Typ 2 bis zur psychischen Gesundheit (Deutsches Netzwerk Gesundheitskompetenz, 2022).

### 6.3.3 Digitale Gesundheitskompetenz

Im Zusammenhang mit der Nutzung von Gesundheitsportalen und der Digitalisierung steht die digitale Gesundheitskompetenz (engl. E-Health Literacy) im Mittelpunkt des Interesses. Die digitale Gesundheitskompetenz scheint einen entscheidenden Einfluss auf die Fähigkeit zur Beurteilung von gesundheits- oder krankheitsspezifischen Informationen zu nehmen.

Der Begriff „Gesundheitskompetenz" bezieht sich allgemein auf die Fähigkeit von Individuen, gesundheits- oder krankheitsspezifische Informationen eigenständig (motiviert) zu suchen, zu verstehen sowie zu bewerten. Daraus resultierende Erkenntnisse sollen Individuen dazu befähigen, Maßnahmen zum Wohle der Gesundheit in das alltägliche Leben zu integrieren und dadurch die Lebensqualität zu steigern. Dies impliziert ebenso die Bereiche der Gesundheitsförderung und Prävention. Die Fähigkeit, gesundheits- oder krankheitsspezifische Informationen zu recherchieren, zu bewerten sowie umzusetzen, kann in die drei Subkategorien Krankheitsbewältigung (1), Prävention (2) und Gesundheitsförderung (3) unterteilt werden. Daraus lassen sich wiederum zwölf Fähigkeiten von Individuen ableiten, welche untereinander Verknüpfungen aufweisen und das Ausmaß der Gesundheitskompetenz positiv bzw. negativ beeinflussen (**Tab. 6-9**). Die angeführten Überlegungen bilden eine wichtige Grundlage für die digitale Gesundheitskompetenz (Geukes et al., 2022; Kolpatzik et al., 2018; Thilo et al., 2012).

Die digitale Gesundheitskompetenz weist Parallelen zur allgemeinen Gesundheitskompetenz auf, wobei die beiden Bereiche dennoch voneinander getrennt werden sollten. Demnach bezieht sich die digitale Gesundheitskompetenz auf die Fähigkeit, digitale Technologien im Pflege- und Gesundheitswesen bedienen zu können, um Informationen selbstständig zu recherchieren, zu verstehen und zu bewerten. Die Nutzer*innen sind sich dabei der Chancen und Risiken von digitalen Technologien zur Erkenntnisgewinnung bewusst und achten entsprechend auf einen verantwortungsvollen Umgang. Einfluss auf die digitale Gesundheitskompetenz

**Tabelle 6-9:** Individuelle Fähigkeiten im Kontext Gesundheitskompetenz (Quellen: Pelikan et al., 2012, o.S.; Sørensen et al., 2012, S. 80)

| Gesundheitskompetenz | Recherchieren von Informationen | Verstehen von Informationen | Beurteilen von Informationen | Umsetzen von Informationen |
|---|---|---|---|---|
| Krankheitsbewältigung | 1) Fähigkeit von Individuen, medizinische Informationen zu recherchieren | 2) Fähigkeit von Individuen, medizinische Informationen zu verstehen | 3) Fähigkeit von Individuen, medizinische Informationen zu beurteilen und kritisch-reflektiert zu hinterfragen | 4) Fähigkeit von Individuen, medizinische Informationen umzusetzen |
| Prävention | 5) Fähigkeit von Individuen, Informationen über Risikofaktoren zu recherchieren | 6) Fähigkeit von Individuen, Informationen über Risikofaktoren zu verstehen | 7) Fähigkeit von Individuen, Informationen über Risikofaktoren zu beurteilen und kritisch-reflektiert zu hinterfragen | 8) Fähigkeit von Individuen, Informationen über Risikofaktoren hinsichtlich deren Relevanz zu überprüfen |
| Gesundheitsförderung | 9) Fähigkeit von Individuen, Informationen über Gesundheitsbelange zu recherchieren | 10) Fähigkeit von Individuen, Informationen über Gesundheitsbelange zu verstehen | 11) Fähigkeit von Individuen, Informationen über Gesundheitsbelange zu beurteilen und kritisch-reflektiert zu hinterfragen | 12) Fähigkeit von Individuen, sich eine persönliche Meinung hinsichtlich gesundheits- oder krankheitsrelevanter Themen zu bilden |

nehmen neben dem bestehenden Gesundheitszustand sowie dem regelmäßigen Gebrauch von digitalen Technologien auch die Faktoren Alter, Geschlecht, ethnische Zugehörigkeit und Bildungsstand. Im Zusammenhang mit der Covid-19-Pandemie ergaben sich weitere Einflussfaktoren, welche vorrangig negativ auf die (digitale) Gesundheitskompetenz einwirkten. Neben einer Covid-19-Erkrankung an sich wurden Quarantänebestimmungen, soziale Distanzierung, Isolationsmaßnahmen sowie die Pandemie- und Krisenstimmung in der Öffentlichkeit als Einflussfaktoren definiert. In der Folge kann digitale Gesundheitskompetenz nicht als abgekapselte personenbezogene Kernkompetenz betrachtet werden. Vielmehr stellt diese eine Art Mittelpunkt dar, welcher sich aus den Kombinationen anderer individueller Kompetenzbereiche sowie Lebensbedingungen ergibt (Bailey et al., 2019; Brørs et al., 2020; Kim & Xie, 2017; Mackert et al., 2016; Monkman et al., 2017; Parandeh Afshar et al., 2022; Tennant et al., 2015). Konzeptionell aufbereitet und grafisch dargestellt wurde diese Überlegung anhand des sogenannten Lilienmodells von Norman und Skinner (2006) (**Abb. 6-3**). Die bestehende digitale Gesundheitskompetenz bildet hierbei das Zentrum, welches sich aus sechs Teilkompetenzen zusammensetzt (**Tab. 6-10**).

Hervorzuheben ist, dass keine international einheitlich gültige Definition hinsichtlich digitaler Gesundheitskompetenz besteht. Demnach weichen Begriffsbestimmungen voneinander ab und inkludieren je nach Quelle beispielsweise auch Arbeitgeber*innen, Datenschutz, Recherchekompetenz, den institutionellen Kontext, die Art der jeweiligen Gesundheitsfrage bzw. -technologie oder andere Kompetenzbereiche der betroffenen Individuen (**Abb. 6-4**). Angeführte Bereiche stellen der Auslegung entsprechend Einflussfaktoren, Fähigkeiten oder Ressourcen dar. Die Art der Gesundheitsfrage und -technologie kann als Ausgangslage verstanden werden. Der Komplexitätsgrad wirkt in diesem Zusammenhang auf die Fähigkeit ein, Informationen und digitale Anwendungen zum Vorteil der eigenen Gesundheit anzuwenden. Individuelle Kompetenzbereiche beziehen sich auf die kulturelle, kontextuelle, kommunikative, soziale, propositionale sowie prozedurale Kompetenz von Personen. Daraus resultiert die Fähigkeit, sich innerhalb der Gesellschaft zu verständigen, sich im Pflege- und Gesundheitswesen zurechtzufinden oder Gesetze, Normen und Regeln zu befol-

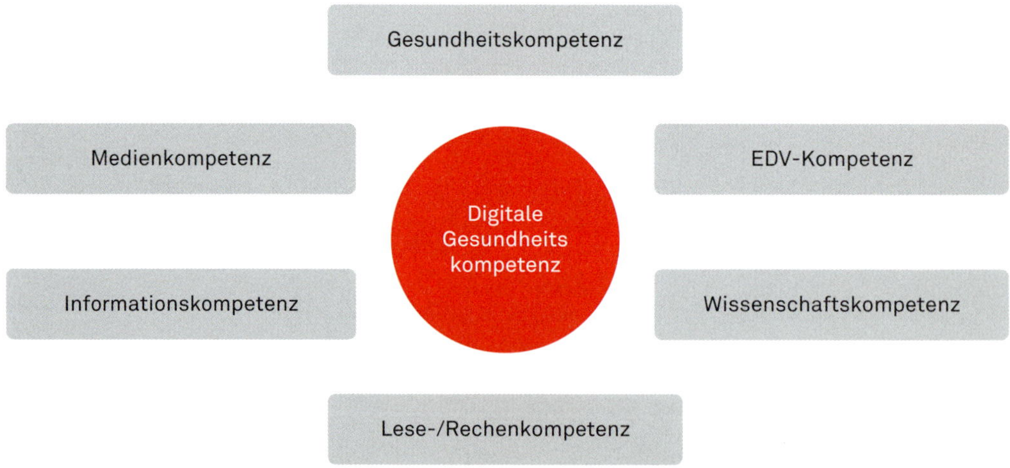


**Abbildung 6-3:** Lilienmodell nach Norman und Skinner (Quelle: Eigene Darstellung in Anlehnung an Norman & Skinner, 2006, o.S.)

**Tabelle 6-10:** Teilbereiche der digitalen Gesundheitskompetenz (Quelle: Norman & Skinner, 2006, o.S.)

| Teilbereich | Beschreibung |
|---|---|
| EDV-Kompetenz | Grundkenntnisse im Umgang mit Hard- und Software |
| Medienkompetenz | Fähigkeit, Medien zum Erkenntnisgewinn heranzuziehen, dargelegte Inhalte kritisch zu reflektieren und adäquat umzusetzen |
| Wissenschaftskompetenz | Fähigkeit, wissenschaftlich erarbeitete Inhalte zu recherchieren, zu bewerten und in die Praxis zu überführen |
| Informationskompetenz | Fähigkeit, Informationen unterschiedlichster Quellen zu recherchieren, zu bewerten, zusammenzuführen und umzusetzen |
| Gesundheitskompetenz | Fähigkeit, digitale Technologien im Pflege- und Gesundheitswesen bedienen zu können, um Informationen eigenständig (motiviert) zu suchen, zu verstehen und zu bewerten |
| Lese- und Rechenkompetenz | Lesen, Schreiben und Wiedergeben von kohärenten Publikationen sowie die Interpretation von grafischen Darstellungen. Damit geht ebenso die Überführung in die Praxis einher. |

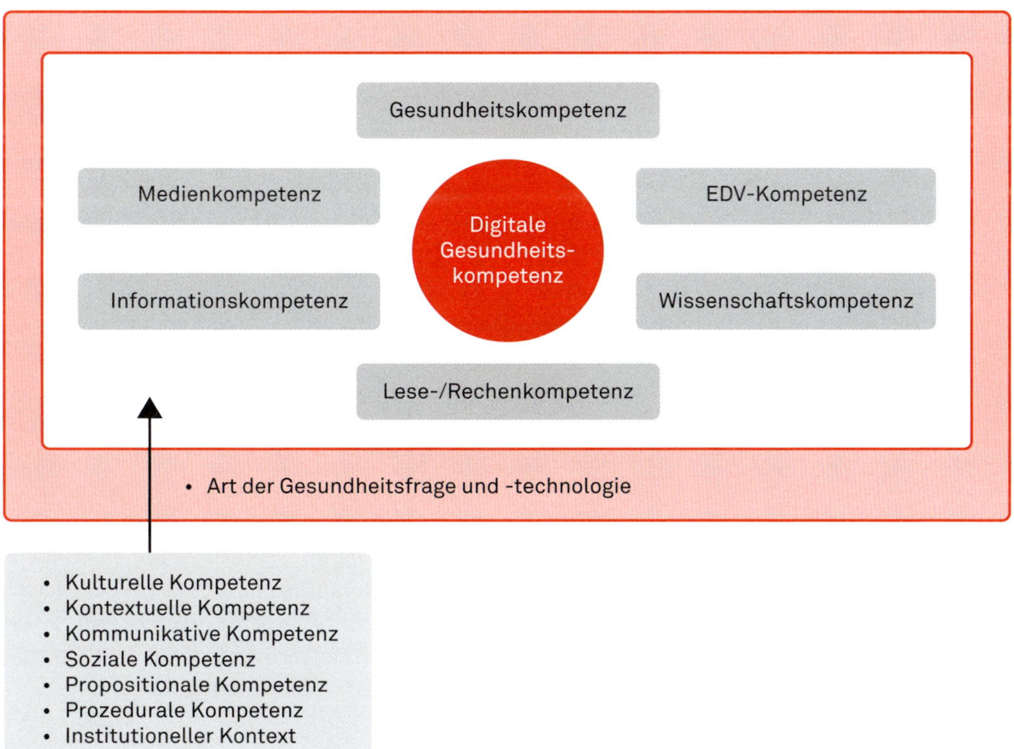


**Abbildung 6-4:** Erweiterung des Lilienmodells von Norman und Skinner (Quelle: Eigene Darstellung in Anlehnung an Norman & Skinner, 2006, o.S.)

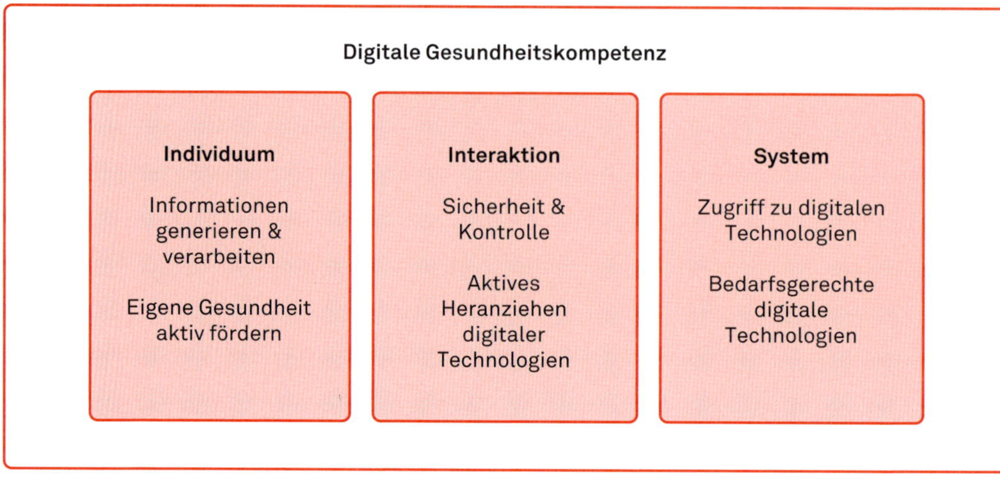


**Abbildung 6-5:** Modell zur digitalen Gesundheitskompetenz nach Norgaard et al. (Quelle: Norgaard et al., 2015, S. 522–538)

gen. Auch geht es darum, sich mit der eigenen Persönlichkeit zu identifizieren, die Fähigkeit, sich in Mitmenschen hineinzuversetzen und Wertvorstellungen im Kontext der eigenen Gesundheit zu definieren. Das soziale, kulturelle sowie berufliche Umfeld nehmen darauf wiederum entscheidend Einfluss (Kolpatzik et al., 2020; Norgaard et al., 2015; Tennant et al., 2015).

Ein weiteres Modell zur Veranschaulichung der digitalen Gesundheitskompetenz ist auf Norgaard et al. (2015) zurückzuführen. Dieses weist hinsichtlich der Kompetenzen Parallelen zum Lilienmodell von Norman und Skinner (2006) auf und berücksichtigt die drei Bereiche Individuum (1), Interaktion (2) und System (3). Den drei Bereichen werden Fähigkeiten von Individuen sowie Rahmenbedingungen zugeordnet, welche einen entscheidenden Einfluss auf die Ausprägung der jeweiligen digitalen Gesundheitskompetenz nehmen (**Abb. 6-5**).

Zur Einschätzung der Gesundheitskompetenz existiert eine Vielzahl unterschiedlicher Assessmentinstrumente. Bittlingmayer et al. (2020) verweisen in einer Untersuchung jedoch auf die Tatsache, dass im Kontext der Digitalisierung lediglich eine reduzierte Anzahl an Assessments in der internationalen Literatur fokussiert wird (**Tab. 6-11**). Eines der ersten Erhebungsinstrumente im Zusammenhang mit der digitalen Gesundheitskompetenz ist die E-Health Literacy Scale gewesen. Sie wurde parallel zum Lilienmodell von Norman und Skinner (2006) entwickelt und setzt sich aus acht Items zusammen. Anhand der Items sollen die Bereiche Wissen und Komfort sowie die subjektiv wahrgenommene Fähigkeit von Individuen, digitale Technologien zum Auffinden, Bewerten und Anwenden gesundheits- oder krankheitsspezifischer Informationen anzuwenden, abgebildet werden. Weitere Assessmentinstrumente stellen der E-Health Literacy Questionnaire, das Digital Health Literacy Instrument und die Patient Readiness to Engage in Health Internet Technology dar (Koopman et al., 2014; Lee et al., 2021; Norman & Skinner, 2006; Van der Vaart & Drossaert, 2017).

**Tabelle 6-11:** Assessmentinstrumente zur Erhebung digitaler Gesundheitskompetenz (Quellen: Bittlingmayer et al., 2020, S. 181; Koopman et al., 2014, S. 18; Lee et al., 2021, o. S.; Norman & Skinner, 2006, o. S.; Van der Vaart & Drossaert, 2017, o. S.)

| Assessment | Beschreibung |
|---|---|
| eHEALS<br>(eHealth Literacy Scale) | • Assessment bestehend aus acht Items und fünf Antwortmöglichkeiten<br>• Antwortmöglichkeiten: „stimme vollkommen zu“ bis „stimme überhaupt nicht zu“<br>• Selbsteinschätzung durch befragte Individuen<br>• Fokus liegt auf der digitalen Recherche, Bewertung und Anwendung von gesundheits- oder krankheitsspezifischen Informationen |
| eHLQ<br>(eHealth Literacy Questionnaire) | • Assessment bestehend aus sieben Dimensionen, 35 Items und fünf Antwortmöglichkeiten<br>• Antwortmöglichkeiten: „stimme vollkommen zu“ bis „stimme überhaupt nicht zu“<br>• Antwortmöglichkeiten II: „sehr leicht“ bis „nicht möglich“<br>• Selbsteinschätzung durch befragte Individuen<br>• Fokus liegt auf der digitalen Recherche, Bewertung und Anwendung von gesundheits- oder krankheitsspezifischen Informationen, Mediennavigation, Gebrauch digitaler Technologien |
| DHLI<br>(Digital Health Literacy Instrument) | • Assessment bestehend aus 21 Items und vier Antwortmöglichkeiten<br>• Antwortmöglichkeiten: „sehr leicht“ bis „sehr schwierig“<br>• Antwortmöglichkeiten II: „niemals“ bis „häufig“<br>• Selbsteinschätzung durch befragte Individuen<br>• Fokus liegt auf Umgang mit digitalen Technologien im Allgemeinen, der digitalen Recherche, Bewertung und Anwendung von gesundheits- oder krankheitsspezifischen Informationen, Datenschutz und -sicherheit sowie Ausdrucksweise im Kontext digitaler Medien |
| PRE-HIT<br>(Patient Readiness to Engage in Health Internet Technology) | • Assessment bestehend aus acht Dimensionen, 28 Items und vier Antwortmöglichkeiten<br>• Antwortmöglichkeiten: „stimme vollkommen zu“ bis „stimme überhaupt nicht zu“<br>• Selbsteinschätzung durch befragte Individuen (mit chronischen Erkrankungen)<br>• Fokus liegt auf dem Bedarf an Gesundheitsinformationen, Erfahrungen mit digitalen Technologien, Sorgen und Ängsten im Kontext Digitalisierung, bevorzugter Art der Interaktion, Beziehung zu Ärzten/Ärztinnen, Mobilfunkkenntnissen, Datenschutz und -sicherheit, „keine Nachrichten sind gute Nachrichten“ |

## 6.4 Exergaming im Kontext Morbus Parkinson

Michelle Merkinger

Exergaming verbindet körperliche Anstrengung oder Bewegung (Exercise) mit kognitiven Aufgaben im Rahmen von virtuellen Spielszenarien (Gaming). Diese Form der Aktivität eignet sich sehr gut für Menschen mit Morbus Parkinson, um physische, psychische und kognitive Ressourcen zu fördern.

### 6.4.1 Hintergrund

Morbus Parkinson zählt zu den neurodegenerativen Erkrankungen, welche durch den Untergang dopaminproduzierender Zellen im Mittelhirn hervorgerufen werden und mit Störungen der Bewegungskoordination einhergehen. Das Krankheitsbild manifestiert sich meist zwischen dem 55. und 60. Lebensjahr, wobei Männer häufiger betroffen sind als Frauen. Die Ätiologie von Morbus Parkinson ist bis heute nicht gänzlich geklärt. Neben einer genetischen Disposition können Durchblutungsstörungen im Gehirn, Schlaganfälle oder Schädel-Hirn-Traumen die Entstehung der Erkrankung begünstigen. Zu Beginn der Erkrankung treten unspezifische Symptome wie z. B. Leistungsminderung, monotone Sprache, Geruchs- und Geschmacksveränderungen, Schulter-Arm-Schmerzen oder Depressionen auf. Körperliche Symptome beziehen sich auf Bradykinese (verlangsamte Bewegung), Rigor (Steifigkeit) und einen anhaltenden Ruhetremor (Zittern in Ruhe). Zusätzlich können vegetative Symptome wie vermehrte Talgproduktion im Gesicht, gesteigerter Speichelfluss sowie Blasen- und Darmstörungen auftreten. Kognitive Symptome implizieren vorrangig Gedächtnisstörungen. Die charakteristische Körperhaltung eines Menschen mit Morbus Parkinson ist gekennzeichnet durch eine gebeugte Haltung, welche durch einen schlurfenden Gang, ein maskenhaftes Gesicht und das Fehlen der Mitbewegung der Arme beim Gehen begleitet wird. Die motorischen Symptome gehen im Verlauf der Erkrankung mit Einschränkungen bei der Selbstständigkeit einher, was sich wiederum nachteilig auf die subjektiv wahrgenommene Lebensqualität sowie die Teilhabe am sozialen Leben auswirkt. Hinzu kommen ein gesteigertes Belastungsempfinden aufgrund veränderter Rollenverteilungen in der Familie und Partnerschaft sowie finanzielle Sorgen (Uslar & Schlegl, 2018).

Um physische, psychische und kognitive Ressourcen von Menschen mit Morbus Parkinson nachhaltig zu fördern, sind Ausdauer- und Kraftübungen von essenzieller Bedeutung. Regelmäßige Bewegung wirkt sich nachweislich positiv auf die Gangsicherheit, Körperhaltung, Selbstständigkeit, Motorik und die Gedächtnisleistung aus. Hervorzuheben ist, dass die Mobilisierung einem konsequenten Trainingsplan folgt. In diesem Zusammenhang rückten in den vergangenen Jahren zunehmend Exergames in den Mittelpunkt des Interesses (Breitlauch, 2013). Neben dem neurologischen Setting kommen Exergames ebenso in der Behandlung von Schulter-, Knie- oder Rückenbeschwerden sowie im Bereich der Sturzprävention zum Einsatz (Brachman et al., 2021).

### 6.4.2 Exergaming und Pflege

Der Begriff „Exergaming“ wird als Kombination von Bewegung und Videospiel definiert. „Exer“ kommt von „Exercise“ und kann mit „körperliche Aktivität, Übung“ übersetzt werden. „Gaming“ bezieht sich auf das Spielen von Computer- oder Videospielen (auf einem digitalen Gerät wie z. B. Computer, Spielekonsole, mobile Endgeräte). Der Begriff Exergame wird in der Literatur auch mit „Interactive Video Game“, „Active Video Game“, „Activity-promoting Video Game“ oder „Exertainment“ gleichgesetzt. Exergaming versteht sich somit als eine experimentelle Aktivität, welche beim

Konsum von Videospielen körperliche Anstrengung oder Bewegung erfordert, über sitzende Tätigkeiten hinausgeht und auch Kraft-, Gleichgewichts- sowie Flexibilitätsaktivitäten beinhaltet (Oh & Yang, 2010).

Exergames gehören im Allgemeinen zu den sogenannten „Serious Games". Dieser Überbegriff beschreibt digitale Spiele mit einem konkret formulierten Bildungsziel, wobei der pädagogische Inhalt über dem Unterhaltungsfaktor steht. Der zentrale Vorteil von Serious Games besteht in der Möglichkeit, gesundheits- oder krankheitsspezifische Informationen, welche im alltäglichen Leben von Individuen gegebenenfalls eine unzureichende Aufmerksamkeit erfahren, mithilfe von digitalen Spielen bewusst zu kommunizieren und so die Aufmerksamkeit gezielt dahingehend auszurichten. Darüber hinaus können im Zuge der Anwendung Einflussfaktoren im Kontext Therapieumsetzung (z. B. Motivation, Herausforderung, subjektive Wahrnehmungen oder Meinungen) systematisch erfasst werden. Ein daraus resultierendes Feedback kann mit therapeutischen Hinweisen ergänzt und Spiele dahingehend ausgerichtet werden. Somit verstehen sich Exergames auch als Strategie, das Gesundheits- und Krankheitsmanagement von Patienten und Patientinnen nachhaltig zu fördern und diese aktiv in den Behandlungsprozess zu integrieren. Dem Anspruch der partizipativen Teilhabe vonseiten der Patienten und Patientinnen soll dadurch nachgekommen werden. Zudem fördert der spielerische Ansatz nachweislich die Motivation, das Engagement der User*innen sowie das subjektiv wahrgenommene Wohlbefinden. Unabhängig davon werden soziale Interaktionen und das aktive Lernen aus Fehlern gefördert (Tolks et al., 2020).

Exergames können des Weiteren im häuslichen Setting ohne zusätzlichen Mehraufwand installiert und von den Patienten und Patientinnen in den individuellen Tagesablauf eingebunden werden. Grundlage bilden ein stabiler Stromanschluss sowie Hard- (Konsole) und Software (Spiel). Zu absolvierende Spieleinheiten sind jedoch auf die jeweiligen Technikkenntnisse und die körperlichen sowie geistigen Ressourcen der Patienten und Patientinnen abzustimmen. Anwender*innen benötigen zu Beginn eine Einschulung und konkrete Ansprech- bzw. Begleitpersonen, in der Regel aus den Bereichen Betreuung, Physio- oder Ergotherapie, zur Unterstützung während der Trainingseinheiten. Dadurch wird gewährleistet, dass die Übungen korrekt durchgeführt werden und keine nachteiligen Auswirkungen auf den Gesundheitszustand haben (Cikajlo & Potisk, 2019; Ferraz et al., 2018; Palacios-Navarro et al., 2015; Santos et al., 2019).

Auch für die professionelle Gesundheits- und Krankenpflege ergibt sich durch die neue Therapieform eine bestimmte Relevanz. In diesem Kontext sei beispielhaft auf die österreichischen gesetzlichen Rahmenbedingungen (Gesundheits- und Krankenpflegegesetz – GuKG) verwiesen, welche in § 14 Absatz 2 Ziffer 3 GuKG u. a. die „Unterstützung und Förderung der Aktivitäten des täglichen Lebens" als pflegerische Kernkompetenzen definieren. Einen hohen Stellenwert nimmt hierbei die Aufrechterhaltung der Mobilität ein (§ 14 Absatz 2 Ziffer 3 GuKG). Bei der chronisch-degenerativen Erkrankung Morbus Parkinson wird die Mobilität als ein zentraler Einflussfaktor für den Therapieerfolg angesehen. Exergames zur Mobilitätssteigerung werden in diesem Zusammenhang als neuartige und zugleich effiziente Strategie betrachtet (Freyermuth et al., 2013). Für die Umsetzung in die Praxis ist wiederum die Patientenedukation von großer Bedeutung. Auch diese stellt ein zentrales Aufgabengebiet der professionellen Gesundheits- und Krankenpflege dar und umfasst psychologische und pädagogische Maßnahmen zur Stärkung der Kompetenzen von Patienten und Patientinnen bei der Aufrechterhaltung der Gesundheit und der Krankheitsbewältigung. Die Patientenedukation erfolgt im Rahmen der beiden pflegerischen Kernkompetenzen „Beratung zur Gesundheits- und Krankenpflege sowie die Organisation und Durchführung von Schulungen" und „Förderung der Gesundheitskompetenz, Gesundheitsförderung und Prävention“ (§ 14 Absatz 2 Ziffer 6 und 7 GuKG). Die Methoden der Patientenedukation können in Information, Schulung und Beratung aufgeteilt werden. Ein wichtiges Instrument hierfür ist die Mikroschulung. Eine Mikroschulung ist eine Lerneinheit, in der Patienten und Patientinnen kleinere Mengen an Informationen zu einem bestimmten Thema sowie pflegerische Tätigkeiten vermittelt werden. Dies erfolgt im Rahmen einer Schulung, in der die Pflegeperson auf die Patienten und Patientinnen abgestimmte inhaltliche Informationen weitergibt und Tätigkeiten vorführt sowie zur Tätigkeit anleitet. Die Patienten und Patientinnen führen im Anschluss die Tätigkeit selbst durch und können noch offene Fragen klären. Eine Evaluation zur Überprüfung des Erfolgs der Mikroschulung wird ebenfalls anhand des Feedbacks von den Patienten und Patientinnen oder durch Wissenstests ermittelt. Als langfristiges Ziel wird definiert, dass Patienten und Patientinnen nicht dauerhaft therapeutisch begleitet werden müssen.

Die hier angeführten Überlegungen zur strukturierten Patientenedukation können auf Exergames übertragen werden. Durch die kurz gehaltenen und eigenständig durchzuführenden Trainingseinheiten erhalten Patienten und Patientinnen und Pflegende die Möglichkeit, den Ist-Zustand in regelmäßigen Abständen zu reflektieren, damit einhergehende Unklarheiten abzuklären und Trainingseinheiten entsprechend zu adaptieren (Cikajlo & Potisk, 2019; Ferraz et al., 2018; Palacios-Navarro et al., 2015; Schewior-Popp et al., 2017; § 14 Absatz 2 Ziffer 6 GuKG). Pflegekräfte benötigen hierfür jedoch ausreichend Hintergrundwissen, um potenzielle Anwender*innen entsprechend aufzuklären und nachhaltig im häuslichen Setting zu unterstützen (z. B. Schulung, Umgang mit Messwerten, technische Voraussetzungen etc.). Themenspezifische Grundkenntnisse bilden das Fundament für eine nachhaltige Integration von Exergames, zumal der Anspruch besteht, Relationen zwischen Kosten, Nutzen und Aufwand treffend einzuschätzen und den jeweiligen Ressourcen der Patienten und Patientinnen sowie deren digitalem Umfeld gegenüberzustellen. Auch sollten Technikverständnis und -akzeptanz der potenziellen Anwender*innen vorab einer näheren Analyse unterzogen werden. Die aktive Einbindung von Exergames im Bereich der professionellen Gesundheits- und Krankenpflege lässt sich zudem vor dem Hintergrund des interprofessionellen Behandlungsansatzes legitimieren. Die Verknüpfung von Pflege, Physiotherapie und Medizin kann entscheidend zum Behandlungserfolg beitragen. Pflegende übernehmen in diesem Zusammenhang nicht nur eine edukative Funktion, sondern sind auch für die wissenschaftliche Aufbereitung oder das Monitoring verantwortlich. Letzteres bezieht sich auf die Tatsache, dass beispielsweise parallel zu den Trainingseinheiten Vitalparameter erhoben und diese im Verlauf angezeigt werden. Dementsprechend verhält es sich mit der regelmäßigen Statuserhebung zur Einschätzung der Mobilitäts- und Balancefähigkeit (z. B. Timed Up and Go Test, Motilitätstest nach Tinetti, Hierarchical Assessment of Balance and Mobility) (Cikajlo & Potisk, 2019; Ferraz et al., 2018; Palacios-Navarro et al., 2015; Santos et al., 2019).

### 6.4.3 Internationale Erfahrungswerte

Die internationale Literatur (Cikajlo & Potisk, 2019; Cikajlo et al., 2018; Ferraz et al., 2018; Nuic et al., 2018; Palacios-Navarro et al., 2015; Santos et al., 2019; Van der Kolk et al., 2019) verweist auf ein breitgefächertes Forschungsinteresse hinsichtlich der Auswirkungen von Exergames auf den Gesundheitszustand von Menschen mit Morbus Parkinson, wobei die Spielinhalte voneinander abweichen. Letzteres hängt vor allem von der fokussierten Körperregion ab. Aus den Trainingseinheiten resultierende Auswirkungen auf den Gesundheitszustand werden anhand von unterschiedlichen Messinstrumenten eruiert (Cikajlo et al., 2018;

Ferraz et al., 2018; Santos et al., 2019). Unabhängig davon kann festgehalten werden, dass eine 3-D-Abbildung des jeweiligen Avatars bzw. virtuellen Spieleumfelds im Vergleich zu einer 2-D-Darstellung mit einer gesteigerten Wahrnehmung an Freude, Interesse sowie Motivation vonseiten der Anwender*innen einhergeht, wodurch wiederum raschere und effizientere funktionelle Leistungssteigerungen erzielt werden können (Cikajlo & Potisk, 2019).

In Bezug auf die Beweglichkeit der oberen Extremitäten von Menschen mit Morbus Parkinson zeigen die Studien von Cikajlo et al. (2018) sowie Cikajlo und Potisk (2019), dass diese mithilfe von Exergames nachhaltig verbessert werden kann. In der Studie von Cikajlo et al. (2018) wurde das Spiel „Fruit Picking®" entwickelt, in welchem Äpfel virtuell gesammelt und in einen Korb gelegt werden müssen. 28 Teilnehmer*innen führten das Exergame über zwei bis drei Wochen lang täglich am Morgen nach der Medikamenteneinnahme durch. Zur funktionellen Beurteilung wurden die Unified Parkinson's Disease Rating Scale (UPDRS III), der Box and Block Test (BBT), der Nine-Hole Peg Test (9HPT), der Parkinson's Disease Questionnaire (PDQ-39) und die Daily functional tasks evalutation (Jebsen's subtests) angewandt. Bei den Jebsen's subtests handelt es sich um eine Reihe funktionaler Aufgaben, wobei signifikante Verbesserungen in den Bereichen „Brief verfassen" (p = 0,0027) und „Leichte Gegenstände bewegen" (p = 0,0060) erzielt werden konnten. Die Teilnehmer*innen verbesserten sich in der Kategorie „Brief verfassen" von 15,52 s auf 13,4 s und in der Kategorie „Leichte Gegenstände bewegen" von 1,19 s auf 0,99 s. Im BTT, UPDRS III und im 9HPT konnten ebenso Verbesserungen dokumentiert werden. Im 9HPT sank der Mittelwert von 28,01 auf 26,48 Punkte, im BBT stieg die Anzahl der versetzten Würfel von 10,68 auf 11,26 (p = 0,0016), und im UPDRS III sank der Mittelwert von 29,54 auf 27,29 Punkte (p = 0,0009).

Bei Cikajlo und Potisk (2019) mussten die Teilnehmer*innen mehrfarbige Würfel virtuell mit einer Hand einzeln in eine Kiste legen. Das Spiel wurde in einer 2-D- und 3-D-Darstellung entwickelt. Insgesamt führten 20 Teilnehmer*innen das Exergame über drei Wochen lang durch. Bei den Ergebnissen wurden zeitliche und räumliche Parameter der Hand durch die Manipulationszeit der virtuellen Objekte mit „time from first touch to end" (TfFTtE), „average time of manipulation" (AToM), „total number of trials" (TNoT) und „number of inserted cubes" (IB) gemessen. Der Tremor wurde mit „average tremor indicator" (ATI) erhoben und die Motivation mithilfe des Intrinsic Motivation Inventory (IMI). Des Weiteren wurden klinische Tests mit UPDRS und BBT durchgeführt. Beim UPDRS wurde lediglich die motorische Funktion der oberen Extremitäten gemessen und beim BBT die einseitige grobe manuelle Geschicklichkeit. Die Ergebnisse zeigten, dass eine 3-D-Darstellung im Vergleich zur 2-D-Darstellung mit einer Steigerung der Freude, des Interesses und der Motivation einherging, wodurch schnellere und effizientere funktionelle Leistungen erzielt werden konnten. TfFTtE zeigte, dass die 3-D-Gruppe im Durchschnitt 84,6 s benötigte, um alle zehn Würfel in die Kiste zu legen. Dies ist eine Verbesserung im Vergleich zur ersten Session, in der 101,87 s benötigt wurden. Die AToM wurde in der 3-D-Gruppe von 2,40 s auf 2,49 s gesteigert. Ebenso erhöhte sich die IB von 5,80 auf 9,22 Würfel. Die Messung der TNoT zeigte eine Veränderung von 12,36 zu 13,42 Versuchen in der 3-D-Gruppe. Beim ATI konnte eine Verbesserung des Tremors von 24,42 auf 23,72 Punkte beobachtet werden (eine geringere Punkteanzahl geht in diesem Fall mit einer Reduktion des Tremors einher). Dasselbe gilt für die Messung des durchschnittlichen Tremors in der Sekunde. Dieser konnte von 0,94 auf 0,74 s gesenkt werden. Der IMI in der 3-D-Gruppe zeigte eine Steigerung in den Kategorien „interest/enjoyment" und „pressure/tension" (Cikajlo & Potisk, 2019).

Ferraz et al. (2018) verglichen die Effekte von funktionalem Training, Radfahren und

Exergames auf die Gehfähigkeit von älteren Menschen mit Morbus Parkinson. Als Exergame wurde das Spiel „The Kinect Adventures®" auf der Xbox 360® gespielt. Die Intervention wurde über acht Wochen lang dreimal wöchentlich für 50 Minuten durchgeführt. Um das primäre Ergebnis, die Gehfähigkeit, zu messen, wurde ein 6 Minute Walking Test (6MWT) durchgeführt. Die 72 Teilnehmer*innen wurden in drei Gruppen aufgeteilt. In der Gruppe 1 wurde ein funktionales Training durchgeführt, die Gruppe 2 absolvierte ein Radtraining und die Gruppe 3 trainierte mit Exergames. Die Gehfähigkeit konnte im 6MWT in allen Gruppen verbessert werden: In der Gruppe 1 verbesserte sich der Wert von 354,9 m auf 391,7 m, in der Gruppe 2 von 405,2 m auf 440,2 m und in der Gruppe 3 von 365,4 m auf 401,2 m (Ferraz et al., 2018).

Palacios-Navarro et al. (2015) kreierten in ihrer Pilotstudie auf der Videokonsole Microsoft Kinect™ ein Exergame für Menschen mit Morbus Parkinson. In dem Spiel sollten die Versuchspersonen aus dem Stehen einen von zwei Maulwürfen erreichen, die durch Zufall im Raum erschienen, einmal rechts und einmal links von den Probanden und Probandinnen. Diese mussten dann wieder zum Ausgangspunkt zurückkehren, um den nächsten Maulwurf zu erreichen. Diese Übung zielte somit auf seitliche Beinbewegungen ab. Das Programm wurde für fünf Wochen durchgeführt, mit vier Sessions pro Woche und insgesamt zehn Stunden Training. Zur Messung der Ergebnisse wurden der 10 Meter Walk Test (10MWT), Fitt's law und die Completion Time (CT) herangezogen. Die Ergebnisse zeigten im 10MWT bei allen sieben Testpersonen eine Verbesserung nach dem fünfwöchigen Training. Des Weiteren zeigten die Ergebnisse eine signifikante Abnahme der CT ($p = 0{,}002$) von der ersten bis zur letzten Session (Palacios-Navarro et al., 2015).

In der Studie von Van der Kolk et al. (2019) wurde ein Exergame-Training mit einem Stretching-Training verglichen. Das Exergame-Training beinhaltete Radfahren auf einem stationären Heimtrainer, der mit einer Virtual-Reality-Software sowie Real-Life-Videos verbunden war. Das Stretching-Training bezog sich auf Übungen zur Dehnung, Flexibilität und Entspannung. Zur Erhebung der Daten wurden der 6 Minute Walking Test (6MWT) und der Timed Up and Go Test (TUG) herangezogen. Dabei konnten in beiden Tests Verbesserungen in beiden Kategorien festgestellt werden. Im 6MWT zeigte sich eine Steigerung in der Exergame-Gruppe von 499,4 m auf 510,3 m und in der Stretching-Gruppe von 486,4 m auf 492,8 m. Auch im TUG wurde bei beiden Gruppen eine Verbesserung der Zeit um jeweils 0,1 s nachgewiesen (Van der Kolk et al., 2019).

Santos et al. (2019) untersuchten in einer Studie die Auswirkungen von Training mit der Nintendo-Wii-Spielkonsole, konventionellem Training sowie einer Kombination beider Trainings auf die Mobilität und Lebensqualität bei Menschen mit Morbus Parkinson. Das Training mit der Nintendo Wii® bestand aus vier Spielen der Plattformen Nintendo Wii Sport® und Nintendo Wii Fit®: Boxing, Soccer Heading, Golf und Running, die für 50 Minuten pro Tag gespielt wurden. Die Auswirkungen auf Gehfähigkeit, funktionelle Mobilität und Lebensqualität wurden anhand von drei Testverfahren untersucht. Die Auswertung ergab: In allen drei Trainingsgruppen konnte die Gehfähigkeit gesteigert werden. Die Werte des Dynamic Gait Index (DGI) zeigten beim Nintendo-Wii-Training eine Steigerung von 15,7 auf 19 Punkte, durch konventionelles Training wurde eine Verbesserung von 15,6 auf 17,6 Punkte erzielt und durch eine Kombination der beiden Trainings eine Steigerung von 15,8 auf 19,5 Punkte erreicht. Der Timed Up and Go Test (TUG) zeigte eine Verbesserung bei den Testpersonen von 11,5 s auf 8,5 s durch das Nintendo-Wii-Training, von 10,7 s auf 8,2 s durch konventionelles Training und von 13,9 s auf 10,6 s durch eine Kombination beider Trainings. Mit dem Parkinson's Disease Questionnaire (PDQ-39) konnte eine Verbesserung der Lebensqualität in allen drei

Gruppen festgestellt werden. Eine nähere Analyse zeigte auf, dass die Kombination beider Trainingsansätze die stärkste Effektgröße in sämtlichen funktionalen Parametern aufwies (Santos et al., 2019).

Nuic et al. (2018) entwickelten im Zusammenhang mit den Auswirkungen von Exergames auf die Beweglichkeit von Menschen mit Morbus Parkinson ein Videospiel, in welchem die Teilnehmer*innen sechs Wochen lang in 18 Sessions Münzen einsammeln und Hindernissen ausweichen mussten. Die Bewegungen der Patienten und Patientinnen wurden auf einen Avatar am Bildschirm mithilfe eines Bewegungssensors übertragen. Aus den Ergebnissen ließ sich ableiten, dass die Spieldauer ($p < 0{,}0001$), der Schwierigkeitsgrad ($p < 0{,}0001$) und die Spielleistung ($p < 0{,}01$) mit der Zeit signifikant verbessert wurden. Auch die Gang- (FOGQ, $p = 0{,}005$) und Gleichgewichtsstörungen (GABS-B, $p = 0{,}02$; axial scores, $p = 0{,}009$) konnten im Vergleich zur Ausgangslage bis zur 18. Session reduziert werden. Zudem gewannen die Testpersonen nachweislich das Vertrauen in die subjektiv wahrgenommene Balancefähigkeit zurück (ABC scale, $p = 0{,}03$). Sturzereignisse konnten nach der 18. Session ebenso reduziert werden. Positive Auswirkungen auf motorische Beeinträchtigungen (UPDRS part III, $p = 0{,}34$) sowie die Lebensqualität (SIPDQ-39, $p = 0{,}13$) konnten nicht nachgewiesen werden. Jedoch führte die Intervention zu einer Verbesserung der Aktivitäten des täglichen Lebens (UPDRS part II, $p = 0{,}03$) (Nuic et al., 2018).

## 6.5 Demenz und Digitalisierung

Annemarie Strobl

In diesem Kapitel wird die Digitalisierung im Kontext der chronisch-degenerativen Erkrankung Demenz näher beleuchtet.

### 6.5.1 Leben mit Demenz

Der Begriff Demenz bezeichnet eine Reihe von Erkrankungen des Gehirns, die – fortschreitend und chronisch – bei den Betroffenen zu einer Verschlechterung der kognitiven Funktionen, zu Verhaltensänderungen und Mobilitätseinschränkungen führen (Jessen, 2018). Bei älteren Menschen leistet die Erkrankung den größten Beitrag zur Pflegebedürftigkeit. Pflege und Betreuung werden überwiegend von Angehörigen erbracht. Bei Fortschreiten der Erkrankung wird zunehmend die Unterstützung von professionell Pflegenden beansprucht (Prince et al., 2013b; Von Kutzleben et al., 2017). Die häufigste Demenzform ist die Alzheimer-Krankheit, gefolgt von der vaskulären Demenz, die durch Durchblutungsstörungen im Gehirn verursacht wird. Ein geringer Prozentsatz aller Demenzen wird durch behandelbare Erkrankungen ausgelöst, z. B. Stoffwechselerkrankungen und Alkoholismus. Zur Einschätzung des Schweregrads der Demenz (leicht, mittelschwer, schwer) wird neben der klinischen Symptomatik auch der erreichte Wert des Mini-Mental-Status-Tests herangezogen (Bundesministerium für Soziales, Gesundheit, Pflege und Konsumentenschutz, 2022a). Die meisten Demenzformen sind derzeit nicht heilbar. Das Auftreten demenzieller Symptome kann aber unter Umständen durch präventive Maßnahmen verzögert werden, wie ausreichende Bewegung, gute soziale Kontakte, Verzicht auf Tabak- und Alkoholkonsum (Bienko et al., 2019; Livingston et al., 2020; WHO, 2019a).

Derzeit leben weltweit schätzungsweise über 50 Millionen Menschen mit Demenz. Die Zahl der Betroffenen wird bis 2030 auf 82 Millionen und bis 2050 auf 152 Millionen ansteigen, wobei die größte Zunahme in Ländern mit einem niedrigen und mittleren Einkommen zu verzeichnen sein wird (Alzheimer's Disease International, 2017). Allein in Österreich weisen etwa 100 000 Menschen eine demenzielle Erkrankung vor. Bis 2050 wird ihre Zahl auf etwa 230 000 angestiegen sein (Österreichische Alzheimer Gesellschaft, 2022). Dies gibt eine Vorahnung auf noch kommende Auswirkungen und Herausforderungen der Erkrankung für direkt Betroffene, deren Angehörige, die Gesellschaft und die Gesundheits- und Pflegesysteme wie z. B. angemessene Diagnostik, Beratung, Behandlung, Unterstützung und Pflege, Unterstützung der Angehörigen (Prince et al., 2013a; Weinhardt et al., 2022). Auch wenn Stimmung und Verhalten tiefgreifend beeinträchtigt sein können, sind Menschen mit Demenz Experten und Expertinnen für ihr eigenes Leben und nicht bloß unter dem Aspekt der Summe ihrer erworbenen Beeinträchtigungen zu sehen. Ihr Wissen beruht auf persönlicher Erfahrung und entspricht oft nicht dem Wissen von Fachleuten oder leitet sich nicht von akademischer Theorie ab (Cotterell, 2008). Menschen mit Demenz wollen als gleichwertige Menschen gesehen werden, die sich bemühen, trotz ihrer Erkrankung ein möglichst gutes und sinnvolles Leben mit individuellen Stärken und Schwächen zu führen.

### 6.5.2 Digitalisierung mit Vor- und Nachteilen

Politisch Entscheidende, Entwickelnde und Forschende sehen in der Digitalisierung ein großes Potenzial zur Verbesserung der Lebensqualität von Menschen mit Demenz (Tsertsidis et al., 2021). Dies begründet sich in der von Zeit und Ort unabhängigen Verfügbarkeit von digitalen Technologien; außerdem können Fachkräfte entlastet und Betroffene sowie Angehörige im Alltag besser unterstützt werden. Zu den digitalen Technologien zählen unterstützende Technologien, Technologien für umgebungsunterstütztes Leben, Telemedizin und Überwachungssysteme, Roboter und andere Informations- und Kommunikationstechnologien (Tsertsidis et al., 2019). In den letzten Jahrzehnten wurden zahlreiche digitale Anwendungen für die Bereiche Erinnern (z. B. Prompting-Geräte), soziale Kontakte (z. B. Erinnerungshilfen, Bildwahl, Kommunikation), Sicherheit (z. B. Tracking-Geräte) und tägliche Aktivitäten (z. B. Musikplayer) zur Unterstützung von Menschen mit Demenz sowie von Angehörigen und professionell Pflegenden entwickelt (Rodgers, 2018; Span et al., 2013). Probleme bei der Implementierung von digitalen Technologien, beispielsweise wegen schwieriger Bedienung, zu vieler Funktionen, der Unklarheit über kognitive Voraussetzungen oder wegen mangelnder Attraktivität, können darauf zurückgeführt werden, dass Menschen mit Demenz nicht angemessen oder ausreichend in den Entwicklungsprozess einbezogen werden. Diese „Pseudopartizipation" dient lediglich dem Abschöpfen des Erfahrungswissens der Betroffenen, oder sie werden nur als Nutzende der geplanten Intervention gesehen (Span et al., 2013; Weidekamp-Maicher, 2021). Darüber hinaus haben sich Produkte und Dienstleistungen, die für Menschen mit Demenz entwickelt wurden, bisher zu sehr auf ihre Beeinträchtigungen und den Verlust ihrer Fähigkeiten konzentriert. Dies verdeutlicht sich in den digitalen Lösungen, bei denen Menschen mit Demenz eher Gegenstand technischer Überwachung als aktive Anwender*innen sind (Schmidhuber et al., 2016).

Beobachtungen der bisherigen Einbindung von Menschen mit Demenz in Forschung, Entwicklung, Verbreitung und Anwendung digitaler Technologien bestätigen, dass nach wie vor eine starke Exklusion dieser Personengruppe stattfindet (Bödecker, 2015; Øksnebjerg et al., 2020). Forschende, Entwickelnde und auch Gesundheitspersonal legen aufgrund zunehmender kognitiver Beeinträchtigung und des Stigmas der Gebrechlichkeit und Verletzlichkeit den Fokus nach wie vor auf Angehörige oder professionell Pflegende, die stellvertretend für Menschen mit Demenz antworten (Wilson et al., 2015). Bestehende Interessenskonflikte oder Machtgefälle zwischen Pflegeeinrichtungen, Menschen mit Demenz und Angehörigen werden dabei nicht thematisiert und individuelle Ressourcen, Werte und Lebensprioritäten ignoriert (Niemeijer et al., 2010). Diese professionelle Einstellung könnte dazu geführt haben, dass Forschende und Entwickelnde annehmen, dass Menschen mit Demenz nicht in der Lage sind, zur Entwicklung von digitalen Lösungen beizutragen (Wilson et al., 2015). Dies führt zu weiterem Kontrollverlust, wenn Technologien eingesetzt werden, die für Menschen mit Demenz ungeeignet sind oder die ihnen aufgezwungen werden, ohne ihre Zustimmung einzuholen (Landau & Werner, 2012).

### 6.5.3 Partizipation in Forschung und Entwicklung

Zwar hat die Beteiligung von Nutzern und Nutzerinnen an der technischen Entwicklung sowohl national als auch international eine lange Tradition. Die Einbeziehung von Menschen mit Demenz als Mit-Forschende in der Entwicklung von digitalen Technologien ist aber noch ein relativ neuer und unterentwickelter Bereich der Praxis. Eine partnerschaftliche Zusammenarbeit zwischen Forschenden, Entwickelnden und Menschen mit Demenz als sogenannte Co-Forschende, Co-Entwickelnde oder Co-Designende wird erst langsam sichtbar (Span et al., 2013). Begriffe wie Partizipation, Beteiligung, Teilhabe und Empowerment sind keinesfalls neu, sondern mittlerweile im Kontext politischer (Mit-)Entscheidung und in Forschung und Entwicklung unübersehbar (Weidekamp-Maicher, 2021). Partizipation als Co-Forschende und -Entwickelnde schließt eine Vielzahl von Personen ein, die keine Ausbildung in Forschung oder Entwicklung haben. Dabei werden Personen, die letztendlich die Empfänger*innen von Forschungsergebnissen, Produkten oder Dienstleistungen sind, als „Experten und Expertinnen ihrer Erfahrungen" eingebunden und spielen eine große Rolle bei der Wissensentwicklung, Ideenfindung und Konzeptentwicklung (Sanders & Stappers, 2008). Es ist ein kollaborativer Ansatz, der ein gemeinsames Verständnis auf der Grundlage von Reflexion und Dialog fördert, bei dem alle Beteiligten gleichberechtigt auf ein gemeinsames Ziel hinarbeiten (Roser et al., 2013). Dafür müssen alle am Prozess beteiligten Personen davon überzeugt sein, dass Menschen mit Demenz Wissen und Kompetenzen einbringen können, die ebenso wertvoll sind wie ihre eigenen (Leorin et al., 2019). Ein kooperatives Bemühen um ein Leben mit Demenz betont die Bedeutung des Beziehungskontextes, der kooperative Kommunikation, kooperatives Handeln und kooperative Pflege ermöglicht (Tsertsidis et al., 2019). Die Stärkung der Partizipation von Menschen mit Demenz in Forschungs- und Entwicklungsprojekten ist mehr und mehr zentraler Bestandteil nationaler und internationaler Demenzstrategien, die die Beteiligung von Menschen mit Demenz wie auch ihrer Angehörigen an allen Entwicklungsprozessen für neue Dienstleistungen, Produkte oder Aktivitäten fordern (Alzheimer Europe, 2011; Bundesministerium für Familie, Senioren, Frauen und Jugend & Bundesministerium für Gesundheit, 2020; Bundesministerium für Soziales, Gesundheit, Pflege und Konsumentenschutz, 2019; Prince et al., 2013b).

Für Menschen mit Demenz soll eine kognitive Beeinträchtigung kein Ausschlussgrund sein, denn ihre partizipatorische Einbindung führt zu einer Steigerung der Qualität der digitalen Anwendung in Bezug auf ihre Nutzbarkeit und Wirksamkeit (Suijkerbuijk et al., 2019). Forschungen der letzten Jahre zeigen, dass Menschen mit Demenz ihre Präferenzen auch in einem fortgeschrittenen Stadium der Demenz konsequent äußern und sinnvoll beteiligt werden können (Alzheimer Europe, 2011; Rodgers, 2018). Menschen mit Demenz wird damit ermöglicht, Autonomie und eine gewisse Unabhängigkeit wiederzuerlangen sowie die Stigmatisierung, die mit Demenz einhergeht, zu verringern (Span et al., 2013). Entwickelnde profitieren ebenso davon, wenn sie diese Betroffenen als Co-Entwickelnde einsetzen, da sie innovativere Konzepte und Ideen entwickeln (Mitchell et al., 2015). Es ist jedoch zu berücksichtigen, dass nicht jeder bereit ist, sich als Mitgestalter einzubringen, kreativ zu sein und sich entsprechend zu verhalten (Leorin et al., 2019).

### 6.5.4 Umdenken und Herausforderungen

Der anvisierte Wandel, Menschen mit Demenz deutlich stärker in die Entwicklung digitaler Lösungen einzubeziehen, spiegelt die Notwendigkeit wider, die Qualität der Beteiligung einschließlich ihrer relevanten Bedingungen zu verbessern (Weidekamp-Maicher, 2021). Spezifische Bereiche, in die Menschen mit Demenz einbezogen werden können, sind die Identifizierung von Ideen für Forschung, die Festlegung von Prioritäten für Studien, die Unterstützung bei Forschungsfragen, die Mitwirkung an ethischen Debatten und Implikationen der Forschung, das Design von Studien, die Datenerhebung und -auswertung, die Verbreitung der Ergebnisse und die Entwicklung von forschungsbezogener Politik (Gove et al., 2017). Dies verlangt eine Auseinandersetzung mit Methodik und Ethik, wie Menschen in verschiedenen Stadien der Demenz in die komplexe Entwicklung von unterstützenden digitalen Anwendungen einbezogen werden sollen, da nicht über sie, sondern mit ihnen geredet wird. Sie sind nicht Objekt oder Informant der Forschung und Entwicklung, sondern Forschungs- und Entwicklungspartner*innen. Dies stellt die bestehende Wissenshierarchie „Experte versus Laie" infrage und verlangt nach Überlegungen, welche Art von Schulung und Unterstützung notwendig ist, um Menschen mit Demenz als Co-Entwickelnde und -Forschende zu befähigen, ihre Rolle zu erfüllen, da die meisten Betroffenen weder Erfahrungen noch Wissen über Design, die Methoden der Datenerhebung und -analyse usw. vorweisen können (Gove et al., 2017; Wilson et al., 2015).

Rodgers (2018) formuliert dafür folgende Leitprinzipien:

- klären, wie und zu welchem Zeitpunkt Menschen mit Demenz in die Forschung einbezogen werden können,
- einbeziehen in die Festlegung von Forschungsprioritäten, d.h. abstimmen, wie positive Ergebnisse des Forschungsprojekts für Menschen mit Demenz aussehen können,
- garantieren, dass jede Person, die an dem Forschungsprojekt teilnimmt, körperlich und emotional sicher ist,
- verwenden einer Sprache, die Menschen mit Demenz unterstützt (keine Beleidigungen oder Abwertungen);
- sich der Demenz bewusst sein, d.h. empathisch, mitfühlend, fachkundig, nicht bevormundend, tolerant, verständnisvoll und respektvoll sein,
- und schließlich das Berücksichtigen von Demenzzeit, z.B. wann die beste Zeit für diese Person für ein Treffen ist.

Nach Bödecker (2015) sind drei Punkte von Relevanz:

1. Rolle der Gatekeeper, z.B. Angehörige, Pflegekräfte in Forschung einbeziehen, aber auf Autonomie des Menschen mit Demenz bei Entwicklungsteilnahme und im Forschungsverlauf achten,
2. Informed Consent, Assent und Dissent, das heißt, die Einwilligungsfähigkeit und Nichteinwilligungsfähigkeit definieren und für Menschen mit Demenz als kontinuierlichen Prozess organisieren,
3. Forschungsmethoden bei Demenz, das heißt, Menschen mit Demenz als Co-Forschende z.B. bei der Entwicklung von Forschungsfragen, Forschungsdesigns oder der Messung und Festlegung von Outcome-Parametern einbinden.

Wang et al. (2019) führen eine literaturgestützte Liste an Instrumenten und Empfehlungen für die Partizipation von Menschen mit Demenz an. Diese beinhaltet

- den Ort, z.B. ruhige Umgebung, kurze Anreise,
- die forschende oder entwickelnde Person, z.B. Flexibilität, Empathie,
- die Rekrutierung, z.B. direkte Kontaktaufnahme, Kontakt zu Angehörigen,
- die Rahmenbedingungen, z.B. Gruppengröße, Pausen,
- die Methoden der Partizipation, z.B. Begleitung bei täglichen Aktivitäten, Workshops, Interviews,
- und spezifische Instrumente und Empfehlungen je nach Stadium der Demenz.

Die Anwendung und Weiterentwicklung von Instrumenten und Empfehlungen für die Partizipation von Menschen in unterschiedlichen Demenzstadien in Forschung und Entwicklung ist in der Praxis bereits zu beobachten. Immer mehr Organisationen binden Menschen mit Demenz in die Entwicklung digitaler Lösungen ein, nicht als Objekt der Forschung und Entwicklung, sondern als Forschungs- und Entwicklungspartner*innen, um ein breites Angebot neuer Dienstleistungen und Produkte entwickeln zu können (Leorin et al., 2019).

### 6.5.5 Best-Practice-Beispiele

Die Connected Health Summer School ist ein jährliches multidisziplinäres Trainingsprogramm, das in Zusammenarbeit mit dem EU-Projekt REMIND organisiert wird und sich an Nachwuchsforschende richtet, die an der Entwicklung neuer E-Health- und Mobile-Health-Dienste (M-Health) und -Apps interessiert sind. Für die Programmausgabe 2018 wurden zwei Mitglieder der irischen Demenz-Arbeitsgruppe eingeladen, Hauptvorträge zu halten und an partizipativen Workshops teilzunehmen, um die Entwicklung digitaler Technologieanwendungen, die auf ihren spezifischen realen Bedürfnissen, Werten und Erwartungen basieren, zu erleichtern. Die Teilnahme der beiden an Demenz erkrankten Personen in der Rolle als Teilnehmer und Experte sollte den jungen Forschenden vermitteln, dass ein wirklich personalisierter Ansatz für E-Health- und M-Health-Lösungen nur aus einer hochgradig reflektierten und intensiven Würdigung der subjektiven Berichte dieser Menschen über ihre Lebenserfahrung entstehen kann. Zwei Ziele wurden dabei verfolgt: (1) die Unterstützung von Forschenden aus verschiedenen Bereichen (Technik, Informatik, Psychologie, Pflege und Demenzpflege) bei der Entwicklung eines tieferen Verständnisses dafür, wie Menschen mit Demenz erwarten, durch E-Health- und M-Health-Technologien unterstützt oder befähigt zu werden, (2) der Tendenz entgegenzuwirken, sich auf die Beeinträchtigungen zu konzentrieren, die für Demenz charakteristisch sind, anstatt die Menschen, die mit dieser Erkrankung leben, stets als ganze Personen im Blick zu haben, die danach streben, ein möglichst erfülltes Leben zu führen. Die verschiedenen Gruppen von Forschenden entwickelten M-Health-Lösungen für drei Arten von Herausforderungen: (1) eine intelligente, konfigurierbare Erinnerungshilfe für Menschen mit Demenz zur Bewältigung des Alltags, (2) M-Health für Pflegekräfte und (3) M-Health für soziale Interaktion (Leorin et al., 2019).

Die ReACT-Studie untersuchte, wie eine maßgeschneiderte App, die ReACT-App, entwickelt und eingesetzt werden kann, um die Bedürfnisse von Menschen mit Demenz in Bezug auf das Selbstmanagement zu erfüllen. Menschen mit Demenz, Angehörige und professionell Pflegende wurden in vier App-Design-Prozessschritte eingebunden. Im ersten Schritt wurde eine Pilotstudie durchgeführt, um die potenziellen Vorteile und Herausforderungen der Verwendung bestehender Standard-Apps zur Unterstützung des Selbstmanagements beim Leben mit Demenz im Frühstadium zu untersuchen. Im zweiten Schritt lieferten Fokusgruppeninterviews ein vertieftes Verständnis für die Perspektiven und Bedürfnisse potenzieller Endnutzer*innen der App. Der dritte Schritt war ein Produkt-Benchmarking-Prozess, der der weiteren Qualifizierung des Designprozesses diente. Schließlich wurden die Ergebnisse aus diesen ersten drei Schritten in den vierten Schritt aufgenommen, in dem die ReACT-App durch einen iterativen Codesign-Prozess entworfen wurde (Øksnebjerg et al., 2018).

Im Rahmen des europäischen Rosetta-Projekts wurden drei separate, zuvor entwickelte Informations- und Kommunikationstechnologiesysteme verbessert und integriert, um ein modulares System zu schaffen, das in der Gemeinschaft lebende Menschen mit leichten kognitiven Beeinträchtigungen und Demenz in verschiedenen Stadien unterstützt. Das System soll sie bei ihren täglichen Aufgaben unterstützen, Muster/Abweichungen im täglichen Verhalten überwachen und Notfallsituationen automatisch erkennen. Die Studie wurde in den Niederlanden und in Deutschland durchgeführt, wo das vollständige Rosetta-System in der Praxis erprobt wurde. Ziel war es, die Bedürfnisse und Wünsche der Endnutzer*innen in Bezug auf die Entwicklung und Gestaltung des neuen integrierten Rosetta-Systems zu ermitteln. Dafür wurde ein qualitatives, partizipatives Forschungsdesign mit verschiedenen Arten von Workshops, semistrukturierten Interviews, Fragebögen und Expertentreffen während des gesamten Entwicklungsprozesses angewandt. Teilnehmende waren Menschen mit Demenz, Angehörige, professionell Pflegende, Demenzexperten und Freiwillige. Sie wurden in der Anfangsphase der Entwicklung, in der Entwurfsphase und in der Phase der Feinabstimmung einbezogen. Die Studie wurde von den zuständigen Ethikkommissionen in den Niederlanden und Deutschland genehmigt. In Deutschland wurde diese Studie jedoch auf Personen mit leichter kognitiver Beeinträchtigung beschränkt. Alle Personen mit leichter kognitiver Beeinträchtigung oder Demenz und Angehörige, die teilnahmen, gaben ihren Informed Consent (Meiland et al., 2014).

Das Projekt AD-Autonomy zielte darauf ab, Kompetenzen (Einstellungen, Fähigkeiten, Wissen) von Menschen mit Demenz im Anfangsstadium, von Angehörigen und professionell Pflegenden zu erhöhen, um die Lebensqualität von Menschen mit Demenz durch Autonomie und ein innovatives Trainingsprogramm zu verbessern. Dadurch sollte der Umgang mit den Auswirkungen der Krankheit verbessert werden, indem bestehende Informations- und Kommunikationstechnologiewerkzeuge und -anwendungen genutzt werden und ihre Anwendbarkeit auf reale Kontexte und Aktivitäten übertragen wird. Dafür wurden Co-Creation-Sitzungen mit Menschen mit Demenz, Angehörigen und professionell Pflegenden durchgeführt. Die erste Sitzung dauerte 120 Minuten und wurde auf Audio und Video aufgezeichnet, nachdem alle Teilnehmenden ihre Zustimmung gegeben hatten. Der Moderator der Gruppe führte eine kurze Präsentation über den Umfang und die Ziele des Projekts durch, anschließend wurde über die Definition von Autonomie und ihre grundlegenden Dimensionen diskutiert. Des Weiteren wurde sich über zu unterstützende Hilfsmittel und Verfahren, die in die täglichen Routinen eingebettet werden sollten, ausgetauscht und schließlich Hilfsmittel, Informations- und Kommunikationstechnologiewerkzeuge, Anwendungen sowie Hindernisse oder Erleichterungen für deren Akzeptanz thematisiert. Eine zweite Co-Creation-Sitzung soll mehr Details darüber liefern, wie diese bestehenden Technologien in den realen Lebenskontext eingebettet werden und die Kompetenzen von Menschen mit Demenz und ihrer Betreuenden verbessern können (Billis et al., 2018).

Das TROUVE-Projekt zielte darauf ab, ein innovatives Gerät zur Ortung von Gegenständen zu entwickeln und zu testen, das die Bedürfnisse, Fähigkeiten und Ziele von Menschen mit Demenz berücksichtigt. Das Projektteam führte einen Co-Design-Prozess durch, an dem Menschen mit Demenz, Angehörige, professionell Pflegende, Forschende, Industrievertreter und ethische Gremien mithilfe von Benutzertests, Fokusgruppen, Interviews und Fragebögen beteiligt waren. Der Projektplan umfasste drei Phasen: (1) Analyse der Bedürfnisse der Endnutzer*innen. Diese Phase umfasste zwei qualitative Studien zur Problematik des Verlegens von persönlichen Gegenständen bei Menschen mit Demenz aus ergonomischer und anthropologischer Sicht sowie eine Studie, die sich auf die Bewertung bestehender Ortungsgeräte für Gegenstände konzentrierte. (2) Definition der Systemanforderungen und iterative Prototypentwicklung. Diese Phase konzentrierte sich auf die Charakterisierung des TROUVE-Systems und die Entwicklung und Integration der technischen Architekturen in einen funktionalen Prototyp. Es wurden Studien mit Menschen mit Demenz sowie Angehörigen und professionell Pflegenden durchgeführt, wobei Fokusgruppen und psychoakustische Messungen zum Einsatz kamen. (3) Bewertung des Prototyps. Diese Phase umfasste zwei Studien, in denen die Nutzbarkeit und die Akzeptanz des in der vorherigen Phase entwickelten Prototypen von Menschen mit Demenz und Angehörigen getestet wurden. Bei allen Teilnehmenden wurde ein Informed Consent eingeholt. Das Projekt wurde von der örtlichen Ethikkommission genehmigt (Lopes et al., 2016).

Die angeführten Beispiele stellen intelligente und kreative Lösungen dar, welche die Erhaltung von Autonomie, Selbstmanagement und Wohlbefinden fokussieren, um in der Gemeinschaft oder in Pflegeeinrichtungen lebende Menschen mit Demenz und ihre Angehörigen zu unterstützen (Rodgers, 2018; Span et al., 2013). Dabei bietet ein partizipativer Forschungsansatz bei der Bereitstellung digitaler Technologien für Menschen mit Demenz diesen die Möglichkeit, ihr Leben selbst in die Hand zu nehmen und ein gewisses Maß an Unabhängigkeit zu bewahren (Tsertsidis et al.,

2021). Für Forschende und Entwickelnde bedeutet es, in eine intensive Auseinandersetzung und Beziehung mit diesem Personenkreis zu treten, um das Verständnis für die Bedürfnisse und Erwartungen von Menschen mit Demenz und ihre gelebten Erfahrungen mit der Erkrankung in Bezug auf eine technologische Unterstützung zu fördern. Positive Auswirkungen sind, dass Menschen mit Demenz das Gefühl erleben, von anderen gehört zu werden und einen Beitrag zur Gesellschaft und zur Zukunft der von Demenz betroffenen Menschen zu leisten (Leorin et al., 2019). Das Ziel ist nicht, durchschnittliche Produkte für durchschnittliche Menschen mit Demenz zu entwickeln, sondern den Weg zu einer neuen Generation von Technologien zu ebnen, die personalisierte und relevante Lösungen anbieten, die auf den Bedürfnissen und Wünschen derjenigen beruhen, die sie nutzen (Leorin et al., 2019).

## 6.6 Avatare im Pflege- und Gesundheitswesen

Vanessa Skowronsky

In diesem Kapitel wird der Einsatz von Avataren im Pflege- und Gesundheitswesen thematisiert und anhand von Beispielen näher beschrieben.

### 6.6.1 Hintergrund

In Computerspielen oder auch bei Social-Media-Anwendungen werden Nutzer*innen häufig zu Beginn aufgefordert, ein Profil von sich zu erstellen. Dieses Profil dient in der Regel zur Interaktion mit anderen Personen und führt zu einer Digitalisierung der eigenen Person in einer virtuellen Welt. Wird hierfür auch eine visuelle Abbildung erschaffen, bezeichnet man diese digitalisierte Form des eigenen Selbst als Avatar. Avatare haben neben der Verkörperung von Nutzern und Nutzerinnen auch in Bezug auf Anwendungen in dem großen Themenkomplex E-Health einen wissenschaftlich bewiesenen Mehrwert. Der Einsatz von Avataren im Pflege- und Gesundheitswesen soll an dieser Stelle genauer beschrieben und anhand von Beispielen vorgestellt werden.

Der Begriff Avatar stammt aus dem Hinduistischen und beschreibt „die Inkarnation einer Gottheit auf Erden" (Beil & Rauscher, 2018, S. 202). In der englischsprachigen Literatur wird dieser Begriff schon seit Mitte des 18. Jahrhunderts verwendet; richtig populär und mit seiner heutigen Verwendung als ein Element von Computerspielen wurde er allerdings erst ab den 1980er-Jahren (Beil & Rauscher, 2018; Paez, 2020). Im Kontext von Computerspielen ist ein Avatar ein klassisches Game-Design-Element. Er ist dort die digitale Darstellung der Spielenden innerhalb der Spielewelt und kann dabei auch den eigenen Wünschen entsprechend personalisiert werden (Buckley et al., 2018; Horne et al., 2020). Außerhalb von Computerspielen werden Avatare auch als Design-Element bei Gamification-Ansätzen eingesetzt. Mit Gamification ist der Einsatz von Game-Design-Elementen in einem Nicht-Spiel-Kontext gemeint (Deterding et al., 2011). Als Nicht-Spiele werden Anwendungen bezeichnet, die nicht der reinen Unterhaltung dienen. Dabei werden bewährte Game-Design-Elemente wie z. B. das Sammeln von Punkten oder der Erhalt von Belohnungen aus dem Spielebereich genutzt, um Motivation und Begeisterung bei den Nutzenden zu schaffen. Zu den Nicht-Spielen zählen auch die sogenannten Serious Games, Anwendungen, deren Hauptziel die Wissensvermittlung ist. Sie sind so gestaltet, dass die Anteile zwischen Lernen und Spielmechanismen zu Lernerfolgen führen und die Motivation für den zu lernenden Inhalt sowohl intrinsisch als auch extrinsisch erfolgen kann. Im Pflege- und Gesundheitswesen werden verschiedene Formate wie digitale Lernanwendungen, Serious Games und Gamification-Ansätze ebenso eingesetzt wie das Game-Design-Element Avatar. Avatare können dabei in Anwendungen auf verschiedenen Plattformen eingesetzt werden. Typische Plattformen für Gesundheitsanwendungen, auch E-Health-Anwendungen genannt, sind mobile Angebote wie Apps für Smartphones, Anwendungen für Webbrowser, die auf einem Computer, Tablet oder Smartphone benutzt werden sowie Virtual-Reality-Anwendungen. Für Anwendungen in Virtual Reality wird meistens ein Head-Mounted-Display benutzt, das die Spielenden in eine Spielewelt versetzt, die sie vollumfassend umschließt. Die Realität wird dabei visuell komplett ausgeblendet. Innerhalb des Head-Mounted-Displays können so neue Welten oder Orte erschaffen werden.

Bei der Verwendung im Pflege- und Gesundheitswesen muss zwischen einem Avatar und einem Non-Playable Character unterschieden werden. Ein Avatar ist die Visualisierung einer realen Person bzw. von Patienten und Patientinnen innerhalb der Anwendung (Matusiewicz et al., 2020; McElhinney et al., 2018). Sie bezieht sich dabei auf die Darstellung des gesamten Körpers und ist nicht nur auf Hände oder das Gesicht der Person beschränkt (Peña et al., 2020). Ein Avatar wird von den Spielenden selbst gesteuert; das Aussehen wird von ihnen bestimmt – es ist die digitale Abbildung der Spielenden (Peña et al., 2020). Eine in Charaktereigenschaften und Aussehen vorgegebene Visualisierung einer Person als Gesprächspartner, Anleiterin einer Übung oder als Patient entspricht einem Non-Playable Character, da dieser nicht vom Spielenden gesteuert wird (Unterhaltungssoftware Selbstkontrolle, n. d.). In Abgrenzung zum Avatar empfiehlt es sich, diesen als Agenten zu bezeichnen. Agenten dienen einem bestimmten Zweck innerhalb einer Anwendung und verkörpern damit meist eine bestimmte Spiel- bzw. Anwendungsmechanik (Tuah et al., 2021). Zum einen können sie den Spielenden durch die Anwendung und ihren Gebrauch führen und nehmen so eher die Rolle eines Wegweisers ein. Wenn sie eine lehrende Aufgabe haben, dann treten sie als pädagogische Agenten auf. Eine weitere Rolle, die von Agenten übernommen wird, ist, einem Chatbot ein Gesicht zu geben: In dieser Form treten sie als Konversationsagenten auf. Die Differenzierung bzw. die Einteilung in Avatar und Agent ist wichtig, da beide zwar digitale Abbildungen einer Person sind, im Kontext des Pflege- und Gesundheitswesens aber unterschiedliche Auswirkungen und Einsatzgebiete haben. In einer Anwendung können dabei sowohl Avatare als auch Agenten vorkommen, diese schließen sich gegenseitig nicht aus.

Die Erstellung eines Avatars erfolgt in Anwendungen meist über einen Avatar-Generator. In diesem Generator können verschiedene körperliche Eigenschaften und Merkmale des Avatars ausgewählt werden, um die beste Repräsentation des virtuellen Selbst zu erzeugen. Zu den einzustellenden Merkmalen gehören z. B. Größe, Körperform, Hautfarbe, Haarfarbe und Frisur. Zusätzlich können auch Animationen von verschiedenen Gesten oder Bewegungen gezeigt werden (Bond & Lemheney, 2021). Diese Anpassungsmöglichkeiten sind nötig, da die Patienten und Patientinnen sowohl Handlungsfähigkeit als auch Körperbesitz über den Avatar erlangen sollen. Mit Handlungsfähigkeit ist gemeint, dass Patienten und Patientinnen das Gefühl haben sollen, eigene Handlungen durch den Avatar zu initiieren und zu kontrollieren. Der Körperbesitz hingegen ist die Erkenntnis, dass der Avatar zu einem selbst gehört und eine (virtuelle) Erweiterung des eigenen Körpers ist (Buetler et al., 2022; Lin et al., 2021).

Betrachtet man den Nutzen von Avataren im Pflege- und Gesundheitswesen, so lassen sich mit einer realistischen Abbildung der Patienten und Patientinnen als Avatar der aktuelle und der mögliche zukünftige Gesundheitsstatus darstellen und Konsequenzen aus gesundem Verhalten zeigen. Die Darstellung von visuellen Veränderungen hat dabei eine größere Überzeugungskraft als herkömmliche textliche Botschaften (Rheu et al., 2020). Einen Schritt weiter in der realistischen Darstellung von Personen geht die Verwendung von digitalen Zwillingen. Digitale Zwillinge beruhen auf den Datensätzen – z. B. Größe, Gewicht oder Farbe der Zähne – der zu virtualisierenden Person. Diese Datensätze werden verwendet, um fotorealistische Avatare zu erstellen (Matusiewicz et al., 2020). Anhand dieser digitalen Zwillinge können die Folgen von chirurgischen Eingriffen, körperliche Veränderungen bei Medikamenteneinnahme oder die Auswirkungen sportlicher Aktivitäten noch realitätsgetreuer simuliert werden. Dieses Verfahren ist jedoch aufwendiger und benötigt zahlreiche externe Kameras und Fotoaufnahmen. Daher ist die Nutzung von Avatar-Generatoren momentan am weitesten verbreitet (Matusiewicz et al., 2020).

Im Forschungsgebiet der Computerspiele wird die Verbindung zwischen Spielenden und Avatar als Spieler-Avatar-Identifikation bezeichnet. Weitere Begriffe sind Charakteridentifizierung oder Avatar-Selbst-Verbindung. Die Spieler-Avatar-Identifikation führt dazu, dass Spielende sich mit ihrem Avatar verbunden fühlen und dessen Identität annehmen. Wang et al. erklären dieses Verhalten aus einer Verknüpfung von vier Dimensionen. Die erste Dimension ist das Gefühl während des Spiels. Sie beschreibt, wie Spielende nachfühlen, was ihr Avatar während des Spielverlaufes empfindet. Die zweite Dimension ist die Absorption. Mit Absorption wird beschrieben, wie sehr Spielende ihre Umgebung vergessen und sich ganz in die Rolle des Avatars hineinversetzen. Die dritte Dimension ist die positive Einstellung gegenüber dem Avatar. Dies bezieht sich auf die Charaktereigenschaften des Avatars, die die Spielenden während des Spiels gutheißen und anerkennen. Die letzte Dimension ist die Identitätsbedeutung. Damit ist die Identifikation eines Individuums mit dem zugewiesenen bzw. erstellten Avatar gemeint (Wang et al., 2020). Die genannten vier Dimensionen und die Spieler-Avatar-Identifikation führen dazu, dass Aktionen, Handlungsarten oder auch das Aussehen einen Einfluss auf die Spielenden selbst haben. Auswirkungen und Effekte der Darstellung und Wahrnehmung eines Avatars auf die körperliche Leistungsfähigkeit in digitalen virtuellen Welten werden dabei als Proteus-Effekt bezeichnet (Schmidt, 2021).

Der Proteus-Effekt wurde zusammen mit ersten Forschungsergebnissen 2007 von Nick Yee und Jeremy Bailenson erstmals vorgestellt (Yee & Bailenson, 2007). Ein gesundes oder gesundheitsförderndes Verhalten eines Avatars hat einen positiven Einfluss auf die Spielenden. Dies wurde u.a. in Studien zum Gewichtsmanagement (Horne et al., 2020), zur Steigerung von Health Literacy (McElhinney et al., 2018) und in Übersichtsstudien (Rheu et al., 2020) nachgewiesen und bestätigt. Es ist daher empirisch belegt, dass Spielende, die einen Avatar steuern, der von ihren eigenen körperlichen Merkmalen oder Einstellungen abweicht, sich an ihren Avatar anpassen (Lin et al., 2021). Ratan et al. nennen dies eine Avatar-induzierte Einstellungs- und Verhaltensänderung durch Selbstwahrnehmung (Ratan et al., 2020). Eine Verhaltensänderung kann also mit zwei Arten von Avataren erzeugt werden: einerseits mit Avataren, die möglichst passend zum aktuellen Körpertyp der Patienten und Patientinnen sind und sich gesundheitsfördernd verhalten, und andererseits mit Avataren, die schon einen veränderten, positiven Körpertyp besitzen (Rheu et al., 2020). Mit diesem Wissen können Avatare sinnvoll und gesundheitsstärkend eingesetzt werden. Beispiele dafür finden sich u.a. in Anwendungen, die Angstzustände behandeln. Dabei können avatarbasierte Gesundheitsmaßnahmen die Verringerung von Ängsten unterstützen, indem sie es den Patienten und Patientinnen ermöglichen, ihre Angst auf ihr Avatar-Selbst zu projizieren und sich somit von diesen Ängsten zu distanzieren oder sie zu zerstören (Peña et al., 2020). Weitere positive Beispiele von avatarbasierten Anwendungen gibt es im Zusammenspiel zwischen Gesundheit und Lebensmittelkonsum. Diesbezüglich ermittelten Peña et al. in einer Übersichtsstudie, dass VR- und avatarbasierte Anwendungen eine sinnvolle Therapieunterstützung bei der Behandlung von Essstörungen und Fettleibigkeit sein können. Positive Effekte wurden hier bei der Verringerung der Unzufriedenheit mit dem Körperbild und bei der Steigerung von Selbstwertgefühl und Selbstwirksamkeit erreicht (Peña et al., 2020).

Neben den beiden genannten Gesundheitsthemen gibt es im Bereich von physischer Aktivität zahlreiche Studienergebnisse zur Nutzung von Avataren. Bei Fitness-Spielen, auch Exergames genannt, lässt sich ein direkter Effekt zwischen der Ähnlichkeit des Avatars zur physischen Leistung nachweisen. Teenager zwischen 12 und 14 Jahren zeigten ein erhöhtes Aktivitätslevel beim Durchführen eines Exergames, in dem sie durch einen fotorealistischen Avatar repräsentiert wurden. Eine physische Aktivität von 74,9 % wurde während der gesamten Spielzeit gehalten, und das Spiel wurde trotz des hohen Schwierigkeitsgrads als angenehm bezeichnet (Thompson et al., 2018). In einer von Fox und Bailenson durchgeführten Studie zeigte sich, dass das Aktivitätslevel von Probanden und Probandinnen, die einen Avatar mit ihren Gesichtszügen beobachteten, dessen Aktivitätslevel parallel zu ihrer Bewegung auf einem Laufband virtuell ab- oder zunahm, dauerhaft höher war als in den Vergleichsgruppen. In diesen Gruppen – mit einem fremden Gesicht des Avatars, mit einer Ab- und Zunahme des Aktivitätslevels simultan zur Aktivität auf dem Laufband und keiner Avatarbeobachtung während der Nutzung des Laufbands – war das Aktivitätslevel geringer (Fox & Bailenson, 2009). In dieser Studie wurde die Kombination aus Spieler-Avatar-Identifikation und direkter Folge von physischer Aktivität getestet. Eine Studie aus dem Jahr 2022 untersuchte zusätzlich zur Spieler-Avatar-Identifikation den Einfluss der Kleidung des Avatars auf die physische Aktivität. Navarro et al. ließen ihre Probanden und Probandinnen mit Avataren, die jeweils sportliche Kleidung oder formale Bürokleidung trugen und entweder eine Ähnlichkeit mit den jeweiligen Probanden und Probandinnen aufwiesen oder ein fremdes Gesicht hatten, auf der Stelle laufen. Das Aktivitätslevel der Testpersonen, die mit einem ihnen ähnlich aussehenden Avatar die Übung ausführten, war dabei leicht höher (Navarro et al., 2022). Das Scoring, das für die Identifikation mit dem Avatar genutzt wurde, war zudem am höchsten bei Avataren, die eine Ähnlichkeit zu den Testpersonen aufwiesen und sportliche Kleidung trugen. Dies drückte sich ebenfalls im Aktivitätslevel aus (Navarro et al., 2022). Die vorgestellten Studien und Beispiele zeigen, dass Avatare das Aktivitätslevel bei sportlichen Übungen erhöhen können. Wichtige Einflussfaktoren sind dabei die Spieler-Avatar-Identifikation und der Proteus-Effekt. Daher sollten diese Faktoren bei der Entwicklung von Gesundheitsanwendungen, die sich auf die physische Aktivität der Patienten und Patientinnen beziehen, nicht außer Acht gelassen werden.

### 6.6.2 Agenten

Agenten können in E-Health-Anwendungen in vielfältigen Rollen eingesetzt und vorgefunden werden. Ihr häufigstes Einsatzgebiet ist dabei das Gespräch mit Patienten und Patientinnen als Konversationsagent, als pädagogische Agenten in Präventionsprogrammen oder als Trainer*innen in Rehabilitations- oder Trainingsanwendungen (Tuah et al., 2021). Alle diese Agentenrollen haben gemeinsam, dass sie als Non-Playable Character vom System gesteuert werden. Parallel zu den Avataren werden Agenten überwiegend mit einem menschlichen Gesicht bzw. Körper dargestellt (Brucker-Kley et al., 2021; Heffner et al., 2021). In einer Befragung zum Aussehen von Agenten ergaben die Aussagen der Teilnehmenden, dass für die Hälfte das Aussehen der Agenten eine wichtige Rolle spielte. Für die andere Hälfte war das Aussehen eher zweitrangig (McElhinney et al., 2018). Alle Teilnehmenden sagten aus, dass das Auftreten von Agenten professionell sein sollte (McElhinney et al., 2018). Im Rahmen der Entwicklungsarbeit sollte daher das Aussehen von Agenten nach dem vorgesehenen Einsatzgebiet im Pflege- und Gesundheitswesen modelliert und durch Iterationsschleifen mit Usertests angepasst werden. Agenten können so modelliert werden, dass sie eine bestimmte Zielgruppe direkt ansprechen und das Vertrauen dieser Zielgruppe gewinnen. Heffner et al. entwickelten 2021 eine Anwendung zur Rauchentwöhnung, die sich speziell an junge Menschen zwischen 18 und 30 Jahren richtete, die sich selbst zu einer sexuellen oder geschlechtlichen Minderheit zählten (Heffner et al., 2021). Durch mehrere Iterationsschleifen wurde herausgefunden, dass die Teilnehmenden Agenten bevorzugten, welche ein androgenes Aussehen hatten und die Charaktereigenschaften „inspirierend", „lustig" und „einfühlsam" besaßen. Zudem sollte der Agent eine kurze Hintergrundgeschichte zur Abrundung seines Charakters präsentieren und einen gesprächig-informellen Gesprächston pflegen (Heffner et al., 2021). Innerhalb der Iterationsschleifen wurde so auch nach einer passenden Stimme für den Agenten gesucht und diesem dann zugeschrieben. Für die Zielgruppe war es wichtig, dass sie ein Agent durch die Anwendung begleitete, mit dem sie sich identifizieren konnte. Ein gewisser Grad der Anpassung des Agenten, z.B. das Auswählen der Hautfarbe, war für diese Zielgruppe ein Verbesserungswunsch an die Anwendung (Heffner et al., 2021). Die Anwendung wurde dabei in Selbstnutzung durchgeführt. In den Ergebnissen der Studie zeigte sich eine erhöhte Bereitschaft bei den Teilnehmenden, mit dem Rauchen aufzuhören, die das Programm mit dem Agenten vollständig absolvierten. Im Vergleich zu anderen Studien, die lediglich online über Facebook® oder Webseiten durchgeführt wurden, war die Erfolgsrate um ein Vielfaches höher. Dieses Beispiel zeigt damit, wie wichtig ein gutes Agenten-Design für das Ziel der Gesundheitsanwendung sein kann.

Neben dem reinen Aussehen ist bei Konversationsagenten noch eine weitere Komponente sehr wichtig: die Fähigkeit, zu kommunizieren. Konversationsagenten können dabei in reiner Textform vorkommen – diese würden eher als Chatbots bezeichnet werden (IBM, n. d.) – oder mit einem menschlichen Aussehen ausgestattet sein. Dies kann eine Illustration, eine fotorealistische Person oder eine 3-D-Darstellung in Augmented oder Virtual Reality sein. Alle diese Darstellungsformen haben gemeinsam, dass bei dieser bestimmten Art von Mensch-Maschine-Interaktion der Fokus auf der Ausgestaltung folgender interdisziplinärer Aspekte liegt:

- Linguistik: korrekte Wiedergabe von Sprache im grammatikalischen und lexikalischen Sinne ebenso wie Stimme, Mimik oder Gestik
- Design: sowohl Verhaltensrealismus als auch visueller und auditiver Realismus
- technologisch: Erschaffung von sozialer Präsenz im digitalen Raum durch Avatare und Agenten, die sprechen, sich bewegen oder Objekte manipulieren
- Gesundheitsanwendungsfall: Definition des Anwendungsfalls in Bezug auf Prävention, Rehabilitation oder Health Literacy (Brucker-Kley et al., 2021).

Neben den oben genannten Aspekten müssen Agenten auch auf die Aktionen der Patienten und Patientinnen per Sprache reagieren. Diese Reaktionsfähigkeit wird durch den Gebrauch von künstlicher Intelligenz bzw. insbesondere durch die beiden Verfahren Machine Learning und Natural Language Processing erzeugt (Milne-Ives et al., 2020). Machine Learning ist ein statistisches Mittel, um Systeme mit Daten zu trainieren, sodass diese eine Vorhersage treffen können. Natural Language Processing beschreibt die natürliche Sprachverarbeitung von Computersystemen, die darauf ausgerichtet ist, verbale und schriftliche Sprache zu erkennen, zu analysieren und dann ebenfalls verbal oder schriftlich wiederzugeben. Dadurch können Patienten und Patientinnen mit einem Agenten sprechen oder schreiben wie mit einem echten Menschen (Milne-Ives et al., 2020). Ein sehr häufiges Einsatzgebiet von Konversationsagenten ist in den Bereichen der mentalen Gesundheit, bei Depressionen und bei Angstzuständen. Sie sollen dabei menschliche Fachkräfte nicht ersetzen, sondern eine Möglichkeit schaffen, dass Patienten und Patientinnen einen sofort einsatzbereiten, kostengünstigen und leicht zugänglichen Ansprechpartner haben (Kettle & Lee, 2021). Von Patienten und Patientinnen werden Konversationsagenten überwiegend als hilfreich und effektiv wahrgenommen, allerdings müssen der Einsatz und die Grenzen von Agenten im Pflege- und Gesundheitswesen in Zukunft weiter erforscht werden, um den größten Nutzwert zu erzielen (Kettle & Lee, 2021; Milne-Ives et al., 2020).

### 6.6.3 Avatare und Agenten in der Lehre

Ein weiteres Einsatzgebiet für Avatare und Agenten innerhalb einer Anwendung findet sich im Rahmen der medizinischen Ausbildung. Auszubildende oder angehende Mediziner*innen nehmen dabei an Lern- und Trainingssimulationen als Avatar teil und treffen auf Agenten in Form von virtuellen Patienten und Patientinnen. Diese sind eine erweiterte

Form von Agenten, da sie vom System mit einem hinterlegten Patientenmodell gesteuert werden, um auf verschiedene Aktionen des Avatars reagieren zu können (Lerner & Mohr, 2021). Sie sind damit sehr viel dynamischer in ihrer Verwendung innerhalb der Anwendung als beispielsweise pädagogische Agenten. Durch dieses dynamisch anpassbare Patientenmodell sollen klinische Patientenszenarien möglichst realitätsnah wiedergegeben werden (Lerner & Mohr, 2021). Am Bochumer Universitätsklinikum startete bereits vor der Covid-19-Pandemie ein Explorationsprojekt, dass für die Lehre der Studierenden aus dem Bereich Psychiatrie, Psychotherapie und Präventivmedizin eingesetzt wird. In diesem VR-Projekt können Studierende ihre explorativen und diagnostischen Fähigkeiten in Gesprächen mit psychisch kranken, virtuellen Patienten und Patientinnen üben und verbessern. Die virtuellen Patienten und Patientinnen sind dabei Träger bestimmter Krankheitskonstellationen, sodass z. B. auch seltene Patientenfälle simuliert werden können. Neben dem Krankheitsprofil werden die virtuellen Patienten und Patientinnen mit einem individuellen Aussehen, einer Biografie und Motorik gestaltet. Die Interaktion der Studierenden mit den virtuellen Patienten und Patientinnen wird anschließend ausgewertet bzw. es gibt eine Rückmeldung, sodass eine Erfolgskontrolle durchgeführt werden kann (Mavrogiorgou et al., 2022).

## 6.7 Elektronische Gesundheits- und Patientenakte

Lisa Pichler

In diesem Kapitel erfolgt eine nähere Auseinandersetzung mit der elektronischen Gesundheits- und Patientenakte und den damit verbundenen Herausforderungen für das Gesundheitspersonal in der DACH-Region.

### 6.7.1 Hintergrund

Das Pflege- und Gesundheitswesen steht vor der Herausforderung, die Versorgungsqualität zu verbessern und dabei aktuelle technische, wissenschaftliche sowie demografische Entwicklungen zu berücksichtigen (Pfeiffer, 2011). In den meisten Pflege- und Gesundheitswesen erfordern die Erbringung von medizinischen Dienstleistungen und die Verschreibung von Medikamenten eine Einbeziehung verschiedener Stakeholdergruppen wie Patienten und Patientinnen, Ärzteschaft, Kliniken und Apotheken. Die für eine adäquate Behandlung notwendigen Informationen sind dabei häufig nicht verfügbar (Halmdienst et al., 2022). Um diesem Aspekt zu begegnen, haben mehrere Länder internetbasierte Anwendungen entwickelt, welche den Zugang zu Gesundheitsinformationen sowie deren Koordination für Patienten und Patientinnen und Gesundheitsdiensteanbieter ermöglichen (Halmdienst et al., 2022). Diese Anwendungen werden als elektronische Patienten- und Gesundheitsakte bezeichnet und stellen Informationssysteme dar, welche papiergestützte und elektronisch erfasste Gesundheitsdaten integrieren (Gunter & Terry, 2005).

Im Kontext der Patienten- und Gesundheitsakte werden im internationalen Setting unterschiedliche Begriffe, Abkürzungen und Akronyme verwendet. Eine klare Abgrenzung der einzelnen Begriffe für die institutionsinterne sowie einrichtungsübergreifende Patienten- und Gesundheitsakte ist dabei nicht immer möglich (Bertram et al., 2019). Haas verweist auf die unklare Begriffsdefinition der elektronischen Patienten- und Gesundheitsakte auch in Deutschland. So war der Begriff Patientenakte primär für die einrichtungsübergreifende Akte und die Gesundheitsakte für die persönliche Akte, die die Patienten und Patientinnen selbst führen, geplant. Durch die uneinheitliche Begriffsverwendung war jedoch unklar, ob mit der Patientenakte „die institutionelle Akte einer Einrichtung oder eine einrichtungsübergreifende Akte“ gemeint war (Haas, 2017, S. 47). Im englischsprachigen Raum wird häufig die Bezeichnung „Electronic Health Record“ verwendet und von der World Health Organization wie folgt definiert:

> Electronic health records (EHRs) are real-time, patient-centred records that provide immediate and secure information to authorised users. EHRs typically contain a patient's medical history, diagnoses and treatment, medications, allergies, immunizations, as well as radiology images and laboratory results. A National Electronic Health Records system is most-often implemented under the responsibility of the national health authority and will typically make a patient's medical history available to health professionals in health care institutions and provide linkages to related services such as pharmacies, laboratories, specialists, and emergency and medical imaging facilities (WHO, 2022b, o.S.).

Im folgenden Text wird aufgrund der international uneinheitlichen Bezeichnungen und Definitionen einheitlich der Begriff elektronische Patienten- und Gesundheitsakte verwendet. Damit ist eine digitale Akte gemeint, die je nach Setting in unterschiedlichem Ausmaß vernetzt ist und Patienten und Patientinnen in variierendem Umfang Zugriff auf die eigenen Gesundheitsdaten ermöglicht. Eine dementsprechende Reflexion und Limitation der nachfolgend einbezogenen Ergebnisse aus der internationalen Literatur ist daher notwendig.

### 6.7.2 Potenzial und Benefit

Durch die Vernetzung der Gesundheitsdienstleistenden mithilfe von E-Health und elektronischer Patienten- und Gesundheitsakte wird die Weiterentwicklung des Pflege- und Gesundheitswesens gefördert: „Das Ziel dieser Entwicklung ist die Unterstützung einer patientenzentrierten integrierten Versorgung durch bessere Kommunikation aller Gesundheitsdiensteanbieter“ (Pfeiffer, 2011, S. 334). Elektronische Patienten- und Gesundheitsakten beinhalten Angaben zu Medikation und ärztlichen Befunden, um die Medikamentenverordnung adäquat abzustimmen sowie negativen Konsequenzen von Polypharmazie und nicht notwendigen wiederholten Untersuchungen vorzubeugen (Halmdienst et al., 2022). Die Versorgungsqualität (Gunter & Terry, 2005) und Patientensicherheit (Halmdienst et al., 2022) soll dadurch verbessert werden. Speziell im Setting der Notfallambulanz kann ein System der elektronischen Patienten- und Gesundheitsakte positive Auswirkungen auf die Anamnesezeit und die Patientensicherheit haben, wie eine aktuelle Studie aus Deutschland zeigt (Lorsbach et al., 2021; N = 96). Anhand der vorliegenden Arztbriefe und Medikationslisten kann eine effiziente Behandlung erfolgen, Über- und Doppeldiagnostiken können vermieden werden. Dies ist vor allem bei älteren Patienten und Patientinnen mit erschwerter Anamnesesituation von Vorteil (Lorsbach et al., 2021). Besonders in komplexen Settings wie der onkologischen Betreuung von Patienten und Patientinnen ist die Einsicht in die Patienten- und Gesundheitsakte zum Behandlungszeitpunkt und in allen Betreuungssettings von Bedeutung: „It should not matter whether the computer terminal is in our office, at our clinic workstation, in the examination room, at home, or at the hospital bedside. Oncologists need support for their clinical decisions that is patient-specific, as well as timely reminders“ (Ambinder, 2005, S. 60).

Auch für die Patienten und Patientinnen kann die Zugriffsmöglichkeit auf ihre medizinischen Daten Vorteile bringen. Dahingehend führten Gersch und Ebel (2014) eine randomisierte Studie in Deutschland durch, welche Auswirkungen einer internetbasierten Kommunikationsplattform zwischen Hausarztpraxen und Patienten und Patientinnen untersuchte. Die Möglichkeit für Patienten und Patientinnen, auf ihre Diagnosen und ihre Medikation online zugreifen sowie Nachrichten mit Ärzten und Ärztinnen austauschen zu können, hatte positive Auswirkungen auf die Patientenzufriedenheit und -informiertheit. Die Autoren beschreiben die Möglichkeit der effektiven Versorgung der Patienten und Patientinnen, während die Hausärzte und Hausärztinnen zeitliche Ressourcen einsparen konnten (Gersch & Ebel, 2014). Des Weiteren verweist Warda (2006) auf die Möglichkeit der Patienten und Patientinnen, „die Partizipation an der Behandlung ihrer Erkrankung zu verbessern“ (S. 377), und beschreibt elektronische Patienten- und Gesundheitsakten damit als förderlich für den Ausbau der Selbstbestimmung.

### 6.7.3 Integration der Pflegepersonen

Die American Nurses Association (ANA) forderte bereits 2009 die Integration aller Stakeholdergruppen und damit auch der Pflegepersonen und der Patienten und Patientinnen als integralen Bestandteil der Entwicklung, Implementierung und Evaluation von elektronischen Patienten- und Gesundheitsakten. Sowohl Pflegepersonen als auch Pflegeorganisationen sollen in der Entwicklung beigezogen werden (ANA, 2009). Die Pflegedokumentation nimmt eine Schlüsselrolle bei der Sicherstellung der Versorgungskontinuität und in der Kommunikation mit anderen Gesundheitsdiensteanbietern ein (Dionisi et al., 2019). Daher gab es in Italien bereits 2019 Bestrebungen, wie eine pflegespezifische Sektion für die elektronischen Patienten- und Gesundheitsakten, welche Kerninformationen zum Gesundheitszustand der Patienten und Patientinnen aus pflegerischer Sicht enthält, aussehen könnte (Dionisi et al., 2019). Im österreichischen Kontext verweisen Nantschev und Ammenwerth (2020) in einer quantitativen Studie auf große Unterschiede bezüglich des Digitalisierungs- und Standardisierungsgrades der Pflegedokumentation in Akutkliniken. Eine standardisierte Dokumentation der Pflegeplanung nach Pflegeklassifikationssystemen wie NANDA-I® wird nur bei 29 % der einbezogenen österreichischen Kliniken (N = 32) beschrieben. Die elektronische Pflegedokumentation bietet Potenzial, durch Validierung und Analysierung pflegesensitiver Patientenoutcomes Evidenz für die Pflegepraxis zu generieren (Nantschev & Ammenwerth, 2020). Ting et al. verweisen in einer Literaturübersichtsarbeit auf die Notwendigkeit einer fundierten Ausbildung und Schulung der Pflegepersonen im Umgang mit elektronischen Patienten- und Gesundheitsakten; speziell Pflegepersonen, die bereits länger im Beruf sind, würden ergänzende Weiterbildungen im digitalen Sektor benötigen (Ting et al., 2021).

### 6.7.4 Einblick in die europäische und internationale Situation

Die elektronischen Patienten- und Gesundheitsakten sind international wie auch in den einzelnen europäischen Ländern unterschiedlich umgesetzt und ausgebaut. Des Weiteren erschweren international uneinheitliche Verwendungen dieses Begriffs Vergleiche bezüglich Umsetzungsstrategie und Ausbaustatus. Mit der „European Scorecard zum Stand der Implementierung der elektronischen Patientenakte (ePA) auf nationaler Ebene“ wurden in den Jahren 2016 und 2018 die Entwicklungsfortschritte bei der elektronischen Patienten- und Gesundheitsakte im europäischen Vergleich erhoben, gereiht und im Krankenhausreport 2019 dargestellt (Bertram et al., 2019) (**Tab. 6-12**). Mithilfe der fünf Teilkategorien

- infrastrukturelle Voraussetzungen,
- Nutzungseigenschaften und Gesundheitskompetenz,
- politische und rechtliche Rahmenbedingungen,

**Tabelle 6-12:** Krankenhausreport 2019 (Quellen: Bertram et al., 2019, S. 7; adaptiert nach Amelung et al., 2016 sowie Oliveira Gonçalves et al., 2018)

| Platzierung | Ranking 2016 | Ranking 2018 |
|---|---|---|
| 1 | Dänemark, Schweden | Dänemark |
| 2 | Estland, Finnland, Slowakei | Finnland, Schweden |
| 3 | Portugal | Estland, Spanien |
| 4 | Spanien | Schweiz |
| 5 | Österreich | Slowakei, Vereinigtes Königreich |
| 6 | Schweiz | Portugal |
| 7 | Belgien | Frankreich |
| 8 | Deutschland, Litauen, Niederlande | Niederlande, Österreich |
| 9 | Vereinigtes Königreich | Belgien, Deutschland, Litauen, Polen |
| 10 | Italien | Tschechische Republik |
| 11 | Frankreich, Slowenien | Italien, Slowenien |
| 12 | Polen | Irland |
| 13 | Tschechische Republik | |
| 14 | Irland | |

- Nutzung und Implementierung der ePA sowie
- Inhalte und Funktionen der ePA,

die jeweils Indikatoren zur Abbildung der Komplexität der Implementierung von elektronischen Patientenakten enthalten, sollte die Entwicklungsstufe des jeweiligen Systems in 20 ausgewählten Ländern beurteilbar werden (Oliveira Gonçalves et al., 2018). Die Scorecard zeigt, dass die beiden Länder des DACH-Raumes, Deutschland und Österreich, zwischen 2016 und 2018 im Vergleich zu anderen europäischen Ländern im Ranking Plätze verloren haben, während die Schweiz zwei Platzierungen gutmachen konnte (Bertram et al., 2019). Im europäischen Raum haben die skandinavischen Länder eine Vorreiterrolle bei der Entwicklung und Etablierung von elektronischen Patienten- und Gesundheitsakten (Bertram et al., 2019). Als Musterbeispiel im Bereich der Digitalisierung im Pflege- und Gesundheitswesen gilt das auf der Rangliste erstplatzierte Dänemark (Berger et al., 2020). Laut der dänischen Gesundheitsbehörde charakterisiert sich das dänische Pflege- und Gesundheitswesen durch eine umfassende Digitalisierung, elektronische Kommunikation zwischen Gesundheitsdienstleistenden sowie systematische Datennutzung und digitale Arbeitsabläufe (The Ministry of Health, 2017). Alle Hausärzte und Hausärztinnen nutzen die elektronische Patienten- und Gesundheitsakte, tauschen Daten zu 98 % elektronisch aus und erhalten Labordaten aus den Kliniken digital. Medikamentenverschreibungen, Einweisungen in Kliniken und Überweisungen an die Fachärzteschaft sowie Psychologen und Psychologinnen werden elektronisch übermittelt (The Ministry of Health, 2017). Berger et al. (2020) nennen als Bedingungen für den hohen Digitalisierungsgrad der Gesundheitsversorgung in Dänemark das Vertrauen in den Staat und die Affinität der Bevölkerung gegenüber neuen Medien. Des Weiteren ist die technische Infrastruktur weiter ausgebaut als im Vergleich zum angeführten Beispiel Deutschland. Ergänzend thematisieren die Verfasser*innen die ausgeprägte Zusammenarbeit zwischen Staat, Kommunen und Regionen als Voraussetzung für die Entwicklung der Digitalisierung (Berger et al., 2020).

Auch international zeigen sich große Unterschiede bei der Umsetzung der elektronischen Patienten- und Gesundheitsakte. So werden in Kanada unterschiedliche Systeme umgesetzt und ausgebaut, da die Gesundheitsversorgung durch die jeweiligen Provinzen koordiniert und verwaltet wird (Orion Health, 2019). Die Etablierung der Systeme erfolgt somit dezentral in den Provinzen (Thiel et al., 2018), wobei ihre bessere Verknüpfung die Kommunikation der Gesundheitsdienstleistenden erleichtern und damit einer Fragmentierung der Patientenversorgung entgegenwirken könnte (Orion Health, 2019). Ähnliches wird für die Vereinigten Staaten beschrieben (Birkhead et al., 2015). Der Mangel an Standardisierung und Interoperabilität zeigt sich anhand der Entwicklung unterschiedlicher Systeme von elektronischen Patienten- und Gesundheitsakten mit verschiedenen Formaten, Funktionalitäten und Designs. Netzwerke zur Verknüpfung einzelner Systeme werden entwickelt, um Gesundheitsinformationen zu teilen und diese für Patienten und Patientinnen zugänglich zu machen (Birkhead et al., 2015). In Australien wird hingegen eine nationale elektronische Patienten- und Gesundheitsakte etabliert, die ein Opt-out-System darstellt und den sicheren Datenaustausch garantieren soll. Dieses nationale System wird dabei als Ergänzung zu den von den Gesundheitsdiensteanbietern geführten Patientenakten verstanden (Thiel et al., 2018).

Nachfolgend wird ein Überblick zur Entwicklung, dem aktuellen Stand und den zukünftigen Ausbauschritten der elektronischen Patienten- und Gesundheitsakte in Deutschland, Österreich und der Schweiz gegeben.

#### 6.7.4.1 Deutschland

Die elektronische Patientenakte (ePA) wird in Deutschland seit dem 1. Januar 2021 über eine App-Anwendung schrittweise eingeführt. Seit Ende 2021 können gesetzlich versicherte Patienten und Patientinnen über die App ihrer jeweiligen Krankenkasse medizinische Befunde und Dokumente mittels Smartphone oder Tablet hochladen. Seit 2022 gibt es auch die Möglichkeit, die ePA über einen Stand-PC oder Laptop zu nutzen (Bundesministerium für Gesundheit, 2023a). Für das Einloggen am Desktop-Client des PC oder Laptop ist ein Kartenlesegerät für die elektronische Gesundheitskarte sowie eine dazugehörige PIN notwendig (AOK, 2022). Neben den medizinischen Befunden, Dokumenten und Arztbriefen können aktuell auch Notfalldatensatz, Medikationsplan, Impfpass, Zahnbonusheft, Mutterpass und Kinderuntersuchungsheft in die ePA integriert werden. Der Notfalldatensatz enthält Informationen zu Allergien, Vorerkrankungen, Implantaten, Medikamenten und kann um Kontaktdaten von behandelnden Ärzten und Ärztinnen, Angehörigen sowie den Aufbewahrungsort von Patientenverfügung, Vorsorgevollmacht und Organspendeausweis ergänzt werden (Bundesministerium für Gesundheit, 2022d). Born et al. (2017) führten eine Erhebung zum Nutzen und zur Eignung eines Notfalldatensatzes aus Sicht von Ärzteschaft, Notärzteschaft und Rettungsassistenten/-assistentinnen durch. Die Ergebnisse weisen darauf hin, dass besonders Informationen zu Medikamenten und Vordiagnosen als nützlich für die Patientenversorgung betrachtet werden. Auch ein Beitrag zur Verbesserung der Patientensicherheit wird erwartet (Born et al., 2017; Dittrich, 2021). Bis zum 1. Januar 2023 sollen folgende Daten in die ePA integriert werden:

- Krankenhaus-Entlassungsbriefe
- Pflegeüberleitungsbögen
- Laborwerte
- die elektronische Arbeitsunfähigkeitsbescheinigung eAU
- die Einbindung von Daten aus Digitalen Gesundheitsanwendungen („Apps auf Rezept“)
- ein integrierter Messenger für die Kommunikation mit Arztpraxen
- die Anbindung an das Gesundheitsportal gesund.bund.de, das verlässliche Informationen rund um die Gesundheit bietet
- die Möglichkeit, auf freiwilliger Basis Daten aus der Patientenakte pseudonymisiert für die Forschung zur Verfügung zu stellen. Dieser Akt der gesellschaftlichen Solidarität trägt dazu bei, dass neue und bessere Therapieformen entwickelt werden können (Bundesministerium für Gesundheit, 2022d, o. S.).

**Datenschutz, -speicherung und -sicherheit**

„Im Gesundheitswesen ist die Telematikinfrastruktur die Voraussetzung für den digitalen Datenaustausch zwischen Praxen, Krankenhäusern, Apotheken und weiteren Einrichtungen des deutschen Gesundheitswesens“ (Bundesministerium für Gesundheit, 2022e, o. S.). Die Telematikinfrastruktur ist somit Voraussetzung für die Anwendung der ePA und „verbindet die IT-Systeme aller Akteure im Gesundheitswesen“ (AOK, 2022, o. S.). Der Schutz der Patientendaten muss von sämtlichen Anwendern und Anwenderinnen der Telematikinfrastruktur eingehalten werden. Für den Datenschutz und die Datenspeicherung innerhalb der ePA ist der Betreiber zuständig (AOK, 2022). Im Gegensatz zur österreichischen ELGA wählen Patienten und Patientinnen in Deutschland das Opt-in bewusst und „entscheiden selbst, ob und wie sie die ePA nutzen möchten“ (Bundesministerium für Gesundheit, 2023b, o. S.). Patienten und Patientinnen müssen über ihre Krankenversicherung Informationen zur Anmeldung in der ePA-App einholen (Bundesministerium für Gesundheit, 2022d). Die ePA wird vonseiten der Patienten und Patientinnen durch das „feingranulare Berechtigungsmanagement“ geführt. Damit können Inhalte gezielt und auf Wunsch mit begrenztem Zugriffszeitraum für Ärzteschaft, Apotheken oder andere Gesundheitsdienstleistende freigegeben werden. „Ohne die

Einwilligung der Patientin bzw. des Patienten können weder Daten in der ePA gespeichert noch ausgelesen werden“ (Bundesministerium für Gesundheit, 2023a, o.S.). Medizinische Daten werden mittels elektronischer Gesundheitskarte und einer persönlichen PIN freigeschaltet. Vonseiten der Mediziner*innen ist als Zugangsschlüssel ein Heilberufsausweis und eine PIN notwendig (Bundesministerium für Gesundheit, 2023a). Des Weiteren kann auch von Patienten und Patientinnen berechtigtes Gesundheitspersonal Daten hinzufügen, wenn der Zugriff ausreichend lange gestattet wird (AOK, 2022). Krönke und Tschachler (2022) thematisieren die Notwendigkeit des Aktivwerdens der Patienten und Patientinnen, um eigene Gesundheitsdaten in die ePA zu integrieren oder z.B. Ärzte und Ärztinnen dazu zu berechtigen. Verfasser und Verfasserin beschreiben die Opt-in-Variante der deutschen ePA als umständlich und empfehlen mit dem Ziel einer effizienten und effektiven Gesundheitsversorgung ein Opt-out-Modell für Deutschland (Krönke & Tschachler, 2022).

**Organisation**

Die nationale Agentur für digitale Medizin (Gematik) „trägt die Gesamtverantwortung für die Telematikinfrastruktur, die zentrale Plattform für digitale Anwendungen im deutschen Gesundheitswesen“ (Gematik, 2022, o.S.). Die Gematik fungiert als nationale Koordinierungsstelle für Interoperabilität zwischen IT-Systemen und Sektoren. In dieser Rolle werden Standards im gesetzlichen Auftrag entwickelt und umgesetzt. Mit 51% hält das Ministerium für Gesundheit die Mehrheitsanteile als Gesellschafter an der Gematik GmbH. Weitere Gesellschafter sind die Bundesärztekammer, die Bundeszahnärztekammer, der Deutsche Apothekerverband, die Deutsche Krankenhausgesellschaft, der Spitzenverband der gesetzlichen Krankenversicherungen, die Kassenärztliche und die Kassenzahnärztliche Bundesvereinigung sowie der Verband der Privaten Krankenversicherung (Gematik, 2022). Finanziert wird die Gematik zu 93% vom Spitzenverband der gesetzlichen Krankenversicherungen, welcher 22,05% der Anteile hält. Die restlichen 7% der Kosten werden vom Verband der Privaten Krankenversicherung getragen (Gematik, 2022). Das Innovationsforum „Digitale Gesundheit 2025“ wurde vom Bundesministerium für Gesundheit geschaffen, um mithilfe von Experten und Expertinnen aus allen Bereichen des Pflege- und Gesundheitswesens zukünftige Möglichkeiten der Digitalisierung zu erörtern, Anwendungen wie die ePA weiterzuentwickeln und die Gesundheitsversorgung zu verbessern (Bundesministerium für Gesundheit, 2020; KBV, 2023).

#### 6.7.4.2 Österreich

„Die elektronische Gesundheitsakte (ELGA) ist ein Informationssystem, das den Zugang zu Gesundheitsdaten erleichtert. Es steht allen Menschen, die im österreichischen Pflege- und Gesundheitswesen versorgt werden, sowie niedergelassenen Ärztinnen und Ärzten, Spitälern, Pflegeeinrichtungen, Ambulatorien und Apotheken zur Verfügung“ (Bundesministerium für Soziales, Gesundheit, Pflege und Konsumentenschutz, 2023, o.S.). Pfeiffer und Auer beschrieben bereits 2009 die Wichtigkeit der Umsetzung von ELGA für das österreichische Pflege- und Gesundheitswesen und die hohen Erwartungen an das System (Pfeiffer & Auer, 2009). Die Ziele der ELGA umfassen laut einem Artikel der ELGA GmbH die Therapieoptimierung durch eine verbesserte Zusammenarbeit der Gesundheitsdiensteanbieter, die Erhöhung der Versorgungsqualität durch die umfassenderen Informationen zu patientenspezifischen Gesundheitsdaten, vereinfachte Workflows und strukturierte Informationen sowie die Auslegung der IT-Struktur auf zukünftig notwendige Erweiterungen aus E-Health und Telemedizin (ELGA, 2022a, 2022b; Herbek et al., 2012). Seit 2015 wird die ELGA schrittweise in den öffentlichen Krankenhäusern und Pflegeeinrichtungen etabliert. Während der niedergelassene Bereich ab 2018 folgte, sollen private Krankenhäuser sowie Kassenzahnärzte und -zahnärztinnen zukünftig integriert werden (Bundesministerium für Soziales, Gesundheit, Pflege und Konsumentenschutz, 2023). Die ELGA enthält Informationen zu ärztlichen und pflegerischen Entlassungsbriefen, Medikamentenlisten, zum elektronischen Impfpass, zu Labor- und Radiologiebefunden, auf welche Patienten und Patientinnen mittels Handysignatur oder Bürgerkarte sowie auch in die Behandlung involvierte Gesundheitsdienstleistende Zugriff haben (Bundesministerium für Soziales, Gesundheit, Pflege und Konsumentenschutz, 2020, 2023; ELGA, 2022a). Pfeiffer beschreibt die Etablierung der E-Card im Jahr 2005 als wesentlich für die Entwicklung von E-Health in Österreich: „Diese Karte wird zur Schlüsselkarte für alle wesentlichen E-Health-Anwendungen in Österreich, d.h., sie ermöglicht den berechtigten Personen den Zugang zu den E-Health-Anwendungen“ (Pfeiffer, 2011, S. 335).

**Datenschutz, -speicherung und -sicherheit**

Die Datenspeicherung bei der ELGA erfolgt dezentral bei den jeweiligen Gesundheitsdiensteanbietern. Eine Ausnahme stellt dabei die E-Medikation dar: „In dieser zentralen Datenbank werden von der Ärztin oder dem Arzt verordnete bzw. von Apotheken abgegebene Medikamente und wechselwirkungsrelevante, nicht-rezeptpflichtige Arzneimittel verschlüsselt gespeichert“ (ELGA, 2022b, o.S.). Diese Datenspeicherung übernimmt der Dachverband der Sozialversicherungsträger. Das Elektronische Gesundheitsakte-Gesetz regelt u.a. den Zugriff auf die Patientendaten, der nur Gesundheitsanbietern gestattet ist, die aktuell in die Betreuung der Patienten und Patientinnen involviert sind. Chefärzte/-ärztinnen der staatlichen Sozialversicherungen, Ärzte/Ärztinnen, die für private Versicherungen Untersuchungen durchführen, Behörden sowie Amtsärzte/-ärztinnen, Schulärzte/-ärztinnen, Betriebsärzte/-ärztinnen, Stellungsärzte/-ärztinnen des Bundesheeres sowie Gesundheitsdiensteanbieter, deren ELGA-Zugriff vonseiten der Patienten und Patientinnen selbst gesperrt wurde, haben keinen Zugriff (ELGA, 2022a). Ein ELGA-Opt-out bzw. eine Wiederanmeldung ist über das ELGA-Portal sowie postalisch über die ELGA-Widerspruchsstelle möglich (ELGA, 2022a). Die Abmeldung vom zentralen Impfregister und damit dem E-Impfpass ist nicht möglich. „Eine Abmeldung vom elektronischen Impfpass ist im öffentlichen Interesse an einer vollständigen Dokumentation nicht vorgesehen“ (ELGA, 2022c, o.S.).

**Organisation**

Die Koordination und Weiterentwicklung der elektronischen Gesundheitsakte übernimmt die 2009 gegründete ELGA GmbH, deren Eigentümer Bund, Länder und Sozialversicherung sind. Diese ELGA-Systempartner „finanzieren gemeinsam die Errichtung der zentralen Infrastruktur der ELGA“ (Bundesministerium für Soziales, Gesundheit, Pflege und Konsumentenschutz, 2023, o.S.). Neben den gesellschaftsrechtlich vorgegebenen Organen der Generalversammlung und der Geschäftsführung verfügt die ELGA GmbH über einen Nutzerbeirat und einen Koordinierungsausschuss. Während die Hauptaufgabe des Koordinierungsausschusses „die Vorbereitung und Akkordierung von Beschlüssen in Form von Empfehlungen an die Generalversammlung“ ist, vertritt der Nutzerbeirat Berufsgruppen und Organisationen des Pflege- und Gesundheitswesens. Der Nutzerbeirat gibt in „technisch-organisatorischen sowie in fachlich-medizinischen Belangen“ Empfehlungen und berät die Geschäftsführung (Bundesministerium für Soziales, Gesundheit, Pflege und Konsumentenschutz, 2023, o.S.).

#### 6.7.4.3 Schweiz

„Mit dem elektronischen Patientendossier sollen die Qualität der medizinischen Behandlung gestärkt, die Behandlungsprozesse verbessert, die Patientensicherheit erhöht und die Effizienz des Pflege- und Gesundheitswesens gesteigert sowie die Gesundheitskompetenz der Patientinnen und Patienten gefördert werden" (Bundesamt für Gesundheit, 2022a, o.S.). Im elektronischen Patientendossier (EPD) können z.B. Medikationslisten, Entlassungsbriefe, Pflegeberichte, Impfnachweise, Allergien und Röntgenbefunde hinterlegt sein. Ergänzend können Patienten und Patientinnen wichtige persönliche Dokumente wie Organspende-Karte, Patientenverfügung oder Vorbefunde in das EPD einfügen und Zugriffsrechte an Gesundheitspersonal erteilen (E-Health Suisse, n.d.). Mit dem 15. April 2017 trat das Bundesgesetz über das elektronische Patientendossier in der Schweiz in Kraft, welches die Rahmenbedingungen regelt (Bundesamt für Gesundheit, 2022a). Da die Kantone der Schweiz die Verantwortung für das Pflege- und Gesundheitswesen innehaben, entstanden unabhängige Projekte, die im Gesamten das EPD bilden (E-Health Suisse, n. d.). Patienten und Patientinnen können die unterschiedlichen kantonalen, regionalen und nationalen Anbieter des EPD, welche aus Verbünden von Gesundheitsfachpersonen oder Einrichtungen wie z.B. Krankenhäusern oder Apotheken bestehen und als Gemeinschaften bzw. Stammgemeinschaften bezeichnet werden, grundsätzlich frei wählen (E-Health Suisse, n. d.). Für die Teilnahme am EPD ist somit eine aktive Registrierung (Opt-in-Modell) der Patienten und Patientinnen notwendig (E-Health Suisse, n. d.).

Die Vertrauenswürdigkeit der EPD-Anbieter und der Herausgeber für Identifikationsmittel wird über eine Zertifizierung durch die Schweizerische Akkreditierungsstelle (SAS) sichergestellt (E-Health Suisse, 2021a, 2021b, 2021c). Mit 15. April 2020 hätten sich eigentlich alle Akutspitäler, Reha-Kliniken und stationären Psychiatrien einer zertifizierten Stammgesellschaft angeschlossen haben sollen. Diese Frist konnte aufgrund des aufwendigen Zertifizierungsverfahrens nicht eingehalten werden. Anschlusspflichtig sind auch Pflegeheime und Geburtshäuser, die sich bis Mitte April 2022 einer (Stamm-)Gemeinschaft anschließen mussten (E-Health Suisse, 2022a, 2022b, 2022c). Seit dem 1. Januar „müssen nun Ärztinnen und Ärzte sowie Einrichtungen, die der ambulanten Krankenpflege durch Ärzte und Ärztinnen dienen, bei den kantonalen Behörden ihren Anschluss an eine EPD-Gemeinschaft nachweisen, wenn sie eine Zulassung zur Tätigkeit zulasten der obligatorischen Krankenpflegeversicherung (OKP) beantragen" (E-Health Suisse, 2022c, o.S.). Mit Stand November 2022 waren ca. 13000 Patientendossiers eröffnet. Die E-Health Suisse erwartet eine Vernetzung aller Stammgesellschaften und damit die Verfügbarkeit des EPD in der ganzen Schweiz mit Ende 2022 (E-Health Suisse, 2022a, 2022b, 2022c). Das EPD verfügt über die Möglichkeit eines Notfallzugriffs auf die Patienteninformationen durch Gesundheitspersonal, welches unter normalen Umständen kein Zugriffsrecht hätte. In diesem Fall werden Patienten und Patientinnen über den Zugriff informiert und die Daten im Zugangsprotokoll gespeichert (E-Health Suisse, n. d.).

**Datenschutz, -speicherung und -sicherheit**

Das EPD ermöglicht die Zuordnung von drei Vertraulichkeitsstufen für neu eingestellte Dokumente: normal zugängliche Dokumente, eingeschränkt zugängliche Dokumente und geheime Dokumente. Alle Gesundheitsfachpersonen mit Zugangsrecht können normal zugängliche Dokumente einsehen. Bei sensiblen Dokumenten können Patienten und Patientinnen das Zugangsrecht für bestimmte Gesundheitsfachpersonen erweitern (erweitertes Zugriffsrecht). Geheime Dokumente können nur von den Patienten und Patientinnen selbst eingesehen werden. Mit einer zeitlichen Befristung kann ein Zugriffsrecht auch für eine Gruppe von Gesundheitspersonen (z.B. Abteilung eines Krankenhauses) von Patienten und Patientinnen erteilt werden (E-Health Suisse, n. d.). Es gibt auch die Möglichkeit, eine Stellvertretung für das EPD zu bestimmen, welche die Organisation des EPD für eine Person übernimmt (E-Health Suisse, n.d.). Um den Datenschutz und die Datensicherheit einzuhalten, wird neben den bereits genannten Anforderungen an die Zertifizierung von EPD-Anbietern eine sichere Identifizierung der Personen mittels elektronischer Identität und einer Patientenidentifikationsnummer garantiert. Die Daten des EPD werden dezentral und verschlüsselt gespeichert, wobei sich die Datenspeicher in der Schweiz befinden müssen und somit dem Schweizer Recht unterliegen (E-Health Suisse, n. d.).

**Organisation**

Die Akteure des EPD sind der Bund (Bundesamt für Gesundheit), die Kantone (Konferenz der kantonalen Gesundheitsdirektorinnen und -direktoren), die von beiden eingerichtete Kompetenz- und Koordinationsstelle des EPD (E-Health Suisse), die EPD-Anbieter, die Herausgeber der elektronischen Identität und die EPD-Plattform-Provider. Der Bund ist zuständig für die Gesetzgebung sowie die zentralen Abfragedienste, welche sicherstellen, dass Patienten und Patientinnen im Patientendossier ihre Gesundheitsfachperson oder Gruppe finden und Zugriffsrechte erteilen können. Die Kantone koordinieren die Vereinbarkeit des Bundesgesetzes über das elektronische Patientendossier (EPDG) mit den jeweiligen Rechtsordnungen und unterstützen die Etablierung von EPD-Anbietern (E-Health Suisse, n. d.). Eine eindeutigere Zuordnung der Aufgaben und Kompetenzen sowie der Finanzierung durch die Kantone und den Bund wurde in einer Bundesratssitzung am 27. April 2022 beschlossen. Diese umfassende Revision des EPDG erfordert rechtliche Überarbeitungen. „So sollen die Kantone die Finanzierungsverantwortung für den Betrieb der Stammgemeinschaften übernehmen. Der Bund übernimmt die Kosten für die Weiterentwicklung, wie z. B. die Einführung der eMedikation“ (Bundesamt für Gesundheit, 2022b, o.S.). Des Weiteren wird ein Opt-out-Modell für die Schweiz vonseiten des Bundesrats angedacht, und es sollen auch alle ambulant tätigen Gesundheitsfachpersonen zum Führen eines EPD verpflichtet werden. Die Möglichkeit des freiwilligen Zur-Verfügung-Stellens von Patientendaten für Forschungszwecke und eine erweiterte Nutzung der EPD-Strukturen für z. B. Überweisungen an andere Gesundheitspersonen sollen diskutiert werden. „Zudem soll das EDI (Eidgenössisches Department des Inneren; Anm. d. Verf.) dem Bundesrat eine Vernehmlassungsvorlage für eine Übergangsfinanzierung des EPD unterbreiten. Mit der Gewährung von Finanzhilfen soll sichergestellt werden, dass die Finanzierung des EPD bis zur Revision des EPDG sichergestellt ist. Die Kantone müssen sich an den Finanzhilfen beteiligen, der Verteilschlüssel zwischen Bund und Kantonen ist noch zu definieren“ (Bundesamt für Gesundheit, 2022b, o. S.).

### 6.7.5 Einschätzungen aus Patientensicht

Mit dem Ziel, die Nutzung von elektronischen Patienten- und Gesundheitsakten aus der Sicht von Patienten und Patientinnen zu erheben, führten Zanaboni et al. (2020) eine Studie in Norwegen durch (N = 1037). Ein Großteil der Anwender*innen gab an, mithilfe der elektronischen Patienten- und Gesundheitsakte ein besseres Verständnis für die eigene Gesundheitssituation (81,8 %) und eine einfachere Kontrolle des eigenen Gesundheitsstatus (92,6 %) zu erzielen. Des Weiteren führten die befragten Personen an, sich anschließend besser vorbereitet für Krankenhausbesuche und -aufenthalte zu fühlen (87,4 %) sowie an Sicherheit in der Kommunikation mit dem Gesundheitspersonal gewonnen zu haben (79,4 %). Ähnliches beschreiben auch Rexhepi et al. in einer schwedischen qualitativen Studie. Onkologische Patienten und Patientinnen fühlten sich durch die Einsicht in ihre elektronische Patienten- und Gesundheitsakte besser vorbereitet auf Arztbesuche und beschrieben eine effizientere Kommunikation mit ärztlichem Personal, was auch einen positiven Einfluss auf das Verhältnis zwischen Medizinern und Medizinerinnen und Patienten und Patientinnen hatte (Rexhepi et al., 2018; N = 30). Zanaboni et al. (2020) verweisen auf ein gesteigertes Empowerment durch die Nutzung der elektronischen Patienten- und Gesundheitsakte. Die Patienten und Patientinnen fühlten sich verantwortlicher für ihre Behandlung (62,6 %) und hatten das Gefühl, den Behandlungsfortschritt vermehrt beeinflussen zu können (73,1 %). Im Allgemeinen verwiesen die Verfasser*innen auf eine hohe Zufriedenheit mit dem Service der elektronischen Patienten- und Gesundheitsakte in Norwegen aus Sicht der Nutzer*innen, wobei 19,2 % der Befragten Bedenken hinsichtlich der online zugänglichen Gesundheitsinformationen äußerten (Zanaboni et al., 2020).

Bezüglich Sicherheits- und Datenschutzbedenken führten Papoutsi et al. (2015) eine Erhebung unter Patienten und Patientinnen der Bevölkerung im Vereinigten Königreich durch (N = 5331). 79 % der befragten Personen gaben Bedenken bezüglich der Integration ihrer Patientenakte in das System der nationalen Gesundheitsakte an. Ca. die Hälfte der Befragten hielt das nationale EHR-System für unsicherer als die aktuelle Speicherung ihrer Gesundheitsdaten zum Zeitpunkt der Befragung, während ca. 44 % von einer gleichwertigen Datensicherheit ausgingen. Knapp 10 % erwarteten eine Steigerung der Sicherheit (Papoutsi et al., 2015). In Fokusgruppeninterviews wurden Diskussionen zu den Herausforderungen und Kontraargumenten der Einführung einer nationalen Gesundheitsakte angeregt. Die befragten Personen äußerten Bedenken hinsichtlich des Ausmaßes des Informationsaustausches, des unautorisierten Zugriffs auf ihre Daten, der kommerziellen Nutzung, mangelnder Rechenschaftspflicht, Datenungenauigkeit, Vorverurteilung und Ungleichheiten in der Gesundheitsversorgung. Trotz der Sicherheitsbedenken befürworteten 55 % der Befragten die Entwicklung eines Systems für eine nationale elektronische Gesundheitsakte im Vereinigten Königreich. Die Verfasser*innen der Studie verweisen auf die Notwendigkeit der öffentlichen Transparenz und Kommunikation bezüglich der Ziele einer nationalen Gesundheitsakte sowie der Einrichtung vertrauenswürdiger Sicherheits- und Privatsphäremechanismen für den Informationsaustausch (Papoutsi et al., 2015). Diesbezüglich befragten auch Rexhepi et al. (2018) Patienten und Patientinnen mit onkologischen Erkrankungen zu ihrer Einschätzung der Datensicherheit der elektronischen Patienten- und Gesundheitsakte. Die Mehrheit der interviewten Personen beschrieb den E-Health-Service als vertrauenswürdig und schätzte die Sicherheitsstufe des Systems als hoch ein. Dennoch wird das Bedürfnis des Schutzes der individuellen Patientendaten deutlich: „I assume that the security is very high. If not, then it should not be available to patients. It must be 110 % secure so that no one but me, and those who are authorized can access and read the information" (Rexhepi et al., 2018, S. 122). Datenschutz und Datensicherheit sind von großer Bedeutung, vor allem auch, um eine Akzeptanz bei Patienten und Patientinnen und auch Gesundheitsdienstleistenden für das System zu generieren (Pfeiffer, 2011; Pfeiffer & Auer, 2009).

Mit dem Ziel, die Ursachen für eine etwaige Nichtnutzung des norwegischen EHR-Systems durch Patienten und Patientinnen zu untersuchen, führten Valeur et al. (2021) eine aktuelle qualitative Erhebung durch (N = 40). Danach nehmen Patienten und Patientinnen die Möglichkeit der Einsicht in ihre Patienten- und Gesundheitsakte teilweise nicht wahr, weil sie darin keinen direkten Benefit erkennen können und auf die Informationen sowie Anweisungen der Hausärzte und Hausärztinnen vertrauen. Der persönliche Kontakt und das Gespräch mit Gesundheitsdienstleistenden wird zum Teil gegenüber der digitalen Einsicht in die eigene Patienten- und Gesundheitsakte vorgezogen, da bei auftauchenden Fragen ansonsten keine sofortige Aufklärung möglich ist. Diesbezüglich wird die medizinische Fachsprache auch als Barriere für Nutzer*innen der elektronischen

Patienten- und Gesundheitsakte angeführt und das System vor allem als Kommunikationsmedium zwischen den Gesundheitsprofessionen aufgefasst (Valeur et al., 2021). Im Gegensatz dazu gaben Patienten und Patientinnen mit onkologischen Erkrankungen in der Studie von Rexhepi et al. (2018) an, die elektronische Patienten- und Gesundheitsakte als förderlich für das Verstehen der eigenen Erkrankung, des Krankheitsverlaufs und der geplanten Therapiemaßnahmen zu empfinden. Das Lesen der eigenen Befunde in Ruhe zu Hause wurde wie folgt beschrieben: „I want to be able to understand my illness a little better in silence" (Rexhepi et al., 2018, S. 121). Dennoch kam es auch vor, dass einzelne Inhalte der elektronischen Akte als schwer verständlich angesehen wurden. Das Internet oder Verwandte und Bekannte, die im Pflege- und Gesundheitswesen tätig sind, werden dann herangezogen, um Unverstandenes zu klären (Rexhepi et al., 2018).

Besonders für die ältere Patientengeneration ist die elektronische Patienten- und Gesundheitsakte häufig erschwert zugänglich (Valeur et al., 2021). Die Verfasser*innen beschreiben, dass für diese Patientengruppe Dokumente in Papierform hilfreicher sein können. Hinzu kommt eine vermehrte Skepsis Älterer gegenüber der Digitalisierung im Allgemeinen, die zu einer Ablehnung von elektronischen Services führen könnte (Valeur et al., 2021). Diesbezüglich verweisen Warren et al. (2019) auf die Notwendigkeit, Patienten und Patientinnen und die Bevölkerung ganz allgemein in die Entwicklung von elektronischen Patienten- und Gesundheitsakten zu integrieren, um die Patientenzentriertheit digitaler Technologien sicherstellen zu können (N = 48). Des Weiteren thematisieren Valeur et al. (2021) den Krankheitsfokus der elektronischen Patienten- und Gesundheitsakte, der es Betroffenen erschweren könnte, mit ihrer Erkrankung umzugehen. So können z. B. bei schwerwiegenden onkologischen Diagnosen negative Gefühle bezüglich des Gesundheitszustandes hervorgerufen werden, die für den Patienten belastender sein können als ein persönliches Aufklärungsgespräch mit der behandelnden Ärztin. Bei schweren Erkrankungen fehlt Patienten und Patientinnen im Verlauf häufig die Energie, sich mit ihren Patienten- und Gesundheitsakten auseinanderzusetzen. Daher kann die elektronische Akte auch als Belastung aufgefasst werden und manche Menschen in eine herausfordernde Situation versetzen (Valeur et al., 2021). Im Kontrast dazu stehen die Ergebnisse der Studie von Rexhepi et al. (2018), in der vor der Einführung der elektronischen Patienten- und Gesundheitsakte Bedenken geäußert wurden, dass Personen onkologische Erstdiagnosen zuerst online und vor der entsprechenden Aufklärung durch Gesundheitspersonal einsehen könnten. Die Angst der Patienten und Patientinnen scheint jedoch höher zu sein, wenn sie auf die mündliche Information durch den Arzt oder die Ärztin warten müssen (Rexhepi et al., 2018). Zwei Personen erhielten in der Studie ihre Diagnosen bewusst über die elektronische Patienten- und Gesundheitsakte. Eine Person begründete die Entscheidung wie folgt: „I want to know even if it's bad news. It does not get any easier just because you get the same information two days later verbally from a doctor [...]. No, I want clear answers" (Rexhepi et al., 2018, S. 119).

### 6.7.6 Einschätzungen des Gesundheitspersonals

Um die Sichtweise von Pflegepersonen und des ärztlichen Personals zum Thema elektronische Patienten- und Gesundheitsakte darzustellen, führten Rathert et al. (2017) eine qualitative Erhebung in Facharztpraxen und zwei Kliniken im mittleren Westen der USA durch. Es wurden 15 Arztpersonen und 15 Pflegepersonen interviewt, die mindestens zwei Jahre mit elektronischen Patienten- und Gesundheitsakten gearbeitet hatten (N = 30). Als Benefits der Nutzung wurden die Möglichkeiten beschrieben, Informationen in Echtzeit abzurufen, den Krankheitsverlauf über längere Zeit zu überblicken,

Informationen gezielt zu filtern und mit anderen Gesundheitsdienstleistenden unkompliziert zu teilen sowie hilfreiche Gedächtnisstützen und Warnungen nutzen zu können (Rathert et al., 2017). Die Möglichkeit der Patienten und Patientinnen, Einsicht in ihre Patienten- und Gesundheitsakte zu nehmen sowie Fehler zu korrigieren (etwa bei Allergien oder der aktuellen Medikation) wird von Mitarbeitern und Mitarbeiterinnen der Primärversorgung im Vereinigten Königreich grundsätzlich als vorteilhaft beschrieben (Louch et al., 2022; N = 19). Des Weiteren wird der Zugang zu elektronischen Patienten- und Gesundheitsakten in einer norwegischen Studie von 67,5 % der befragten Gesundheitsdienstleistenden aus vier Kliniken mit der Erwartung eines zukünftig erweiterten Basiswissens zum Gesundheitsstatus der Patienten und Patientinnen assoziiert (Johansen et al., 2019; N = 332). 21,4 % berichteten bereits zum Zeitpunkt der Erhebung (2016) nach einem Jahr Erfahrung mit der norwegischen elektronischen Patienten- und Gesundheitsakte von einer verbesserten Informiertheit der Patienten und Patientinnen bezüglich Diagnose und Behandlung (Johansen et al., 2019).

Neben den Benefits werden auch Herausforderungen für den Einsatz und die Nutzung elektronischer Patienten- und Gesundheitsakten von Ärzteschaft und Pflegenden formuliert (Rathert et al., 2017). Dabei wird der Mangel an Standardisierung der elektronischen Systeme in den USA verdeutlicht, weshalb ein national einheitliches Tool gefordert wird, um Einrichtungen untereinander besser vernetzen zu können. Des Weiteren wird ein höherer Workload, bedingt durch die Notwendigkeit, Informationen zu filtern oder zusätzlich in das System einzugeben, beschrieben. Das Vertrauen in die Richtigkeit der bereitgestellten Informationen wird von Ärzteschaft und Pflegenden im innerklinischen Setting grundsätzlich als gegeben beurteilt, wobei teilweise auch unrichtige oder unklare Angaben sowie verspätete Einträge als Problem wahrgenommen werden. Dabei wird weniger das System für unrichtige Angaben verantwortlich gemacht als vielmehr menschliche Fehler als Ursache dafür angesehen (Rathert et al., 2017). Dazu kommt, dass ein insuffizientes Training im Umgang mit elektronischen Patienten- und Gesundheitsakten als Kommunikationsbarriere beschrieben wird und in weiterer Folge die Versorgungskoordination erschwert (Rathert et al., 2017). So wie die Patienten und Patientinnen selbst (Papoutsi et al., 2015; Rexhepi et al., 2018) verweist auch das Gesundheitspersonal auf die Notwendigkeit eines sicheren Zugangs zu elektronischen Patienten- und Gesundheitsakten (Louch et al., 2022).

Ergänzend wird auch die Abhängigkeit von einem System der elektronischen Patienten- und Gesundheitsakte kritisch gesehen, da bei einem Systemabsturz oder Update keine Arbeit möglich ist. Eine Pflegeperson beschreibt einen systembedingten Mangel an kritischem Denken: „New professionals entering the field have lost the critical thinking piece of a patient's management. They are too focused on what is in the EHR and not true bedside assessment" (Rathert et al., 2017, S. 5). Manche Ärzte und Ärztinnen und Pflegenden vermuten eine Beeinträchtigung der Beziehungen durch elektronische Patienten- und Gesundheitsakten, da die Aufmerksamkeit mehr auf das System und weniger auf die Patienten und Patientinnen gelenkt werde: „More and more it seems the focus is on finishing the EHR and filling in all the boxes instead of listening to the patient" (Rathert et al., 2017, S. 5). Dazu verweisen auch Louch et al. (2022) auf die Möglichkeit einer Beziehungsveränderung zwischen Patient und Behandelnden. Diese könnte durch die Einsicht des Patienten in die gesamten Notizen der behandelnden Gesundheitspersonen entstehen und z. B. Angst bei den Betroffenen auslösen oder Behandelnde zur Rechtfertigung ihres Geschriebenen drängen. Daraus könnte eine weniger spezifische und klar ausgedrückte Dokumentation resultieren, da einerseits Patienten und Patientinnen die ausführliche Dokumentation ihres Problems vermeiden möchten und andererseits Behandler*innen ihre Dokumentation gegebenenfalls rechtfertigen müssen. Besonders Notizen zu mentalen Erkrankungen oder Suchtproblematiken werden hierbei als heikel beschrieben (Louch et al., 2022). Die interviewten Personen verweisen außerdem auf die Notwendigkeit, vulnerable Patientengruppen in Bezug auf den Zugang zu ihren elektronischen Patienten- und Gesundheitsakten besonders zu schützen. Als Beispiele werden ältere Personen, Menschen mit psychischen Erkrankungen, häusliche Gewalt, Analphabetismus und schwierige Familiensituationen genannt (Louch et al., 2022).

### 6.7.7 Herausforderung: Mental Health

Speziell für Patienten und Patientinnen mit psychischen Erkrankungen wird der Online-Zugang zu ihren elektronischen Patienten- und Gesundheitsakten kritisch diskutiert (Zanaboni et al., 2022). Das Wissen der Gesundheitsprofessionen über die Möglichkeit der Einsicht in die Gesundheitsakte durch Patienten und Patientinnen geht laut einer quantitativen norwegischen Studie mit Veränderungen der Dokumentation einher (Kristiansen et al., 2019). Unterschiede zwischen der psychiatrischen und der somatischen Versorgung konnten beschrieben werden; so gaben von den befragten Gesundheitsdienstleistenden 26,1 % der in der somatischen Versorgung (n = 2897) und 36,6 % der in der Psychiatrie Tätigen (n = 813) an, mehr Zeit für die Dokumentation in der elektronischen Patienten- und Gesundheitsakte aufzuwenden. Des Weiteren änderten die psychiatrischen Gesundheitsdienstleistenden mit 39,1 % (n = 816) häufiger die Art und Weise der Dokumentation als die, die in der somatischen Versorgung tätig waren (27,2 %, n = 2947) (Kristiansen et al., 2019). Diesbezüglich beschreiben auch Zanaboni et al. (2022) Veränderungen in der Dokumentation von Gesundheitsdaten bei Menschen mit psychiatrischen Erkrankungen hin zu kürzeren und objektiveren, aber auch weniger detailreichen Angaben. Die qualitative Studie erhob die Einschätzung des Gesundheitspersonals zweier norwegischer Kliniken bezüglich der Zugriffsmöglichkeit auf die elektronische Patienten- und Gesundheitsakte durch Personen mit psychiatrischen Erkrankungen (Zanaboni et al., 2022; N = 16). Die interviewten Personen evaluierten das Zugriffsrecht durch diese Personengruppe als förderlich sowohl für die Transparenz und das Vertrauen in das Gesundheitspersonal als auch für den Aufbau einer Arbeitsbeziehung zwischen Patienten und Patientinnen und Behandlern und Behandlerinnen. Bedenken bezüglich der Einsicht in die Patienten- und Gesundheitsakte und möglicher Folgen wurden hinsichtlich emotional instabiler Patienten und Patientinnen wie folgt geäußert: „If the patient is so unstable, this kind of information may result in a worsening of symptoms, selfharm, or suicide" (Zanaboni et al., 2022, S. 6). Das Gesundheitspersonal versucht daher, primär Diagnosen und neue Therapien persönlich und während der Konsultationen zu besprechen. Und obwohl durch die Integration der Informationen möglicherweise eine Gefahr für die Behandlungsbeziehung besteht, sollen diese Daten einbezogen und nicht zugunsten der Konfliktvermeidung mangelhaft dokumentiert werden (Zanaboni et al., 2022). Dazu liefert auch die Studie von Kristiansen et al. (2019) interessante Ergebnisse. Demnach gaben 25 % der psychiatrisch tätigen Gesundheitsdienstleistenden eine reduzierte Dokumentation in der elektronischen Patienten- und Gesundheitsakte zu, wobei 8 % eine Dokumentation angelegt hatten, die nicht in das System integriert wurde (shadow record).

### 6.7.8 Herausforderung: Auswirkung auf das Gesundheitspersonal

Gesundheitsinformationstechnologien wie die elektronische Patienten- und Gesundheitsakte können zur Entstehung von Stress und Burnout bei Ärzten und Ärztinnen beitragen (Gardner et al., 2019; N = 1792). Dahingehend erhoben auch Tajirian et al. (2020) in einer kanadischen Studie die Burn-out-Rate bei psychiatrisch tätigen Ärzten und Ärztinnen in einem großen Universitätsklinikum. Die Ergebnisse zeigten bei 25,6 % (n = 176) ein oder mehrere Symptome eines Burn-outs und erreichten damit fast identische Werte wie bei Gardner et al. (2019) mit 25,9 %. 69,3 % der befragten Mediziner*innen in der Studie von Tajirian et al. (2020) gaben an, dass die elektronische Patienten- und Gesundheitsakte immer oder fast immer zu ihren Symptomen eines Burn-outs beitrug. Die Verfasser*innen der Studie verweisen auf die Notwendigkeit, die Zufriedenheit des medizinischen Personals als Endnutzer der elektronischen Patienten- und Gesundheitsakte zu erhöhen und die Frustration mit dem System zu minimieren. Beide Aspekte werden als signifikante Faktoren beschrieben, die mit der Burn-out-Rate in dieser Studienpopulation assoziiert werden (Tajiran et al., 2020). Des Weiteren konnte hinsichtlich der Prävalenz von Burn-out-Symptomen ein signifikanter Unterschied zwischen Medizinern und Medizinerinnen, die die elektronische Patienten- und Gesundheitsakte nutzten (27,2 %), und jenen, die sie nicht verwendeten (13,6 %), beschrieben werden (Gardner et al., 2019; $p < 0{,}001$). Knapp die Hälfte der Personen mit einem Zugriff auf die elektronische Patienten- und Gesundheitsakte gab an, ein unzureichendes Zeitausmaß für die Dokumentation zur Verfügung zu haben (46,4 %), während nur 13,6 % der Ärzte und Ärztinnen ohne Systemanbindung von zu wenig zeitlichen Ressourcen berichteten (Gardner et al., 2019).

Auch für das Pflegepersonal kann der mit der elektronischen Patienten- und Gesundheitsakte einhergehende hohe Dokumentationsaufwand beschrieben werden, wie bei den Community Nurses in den Niederlanden (De Groot et al., 2022; N = 195). Die klinische Dokumentation von patientenspezifischen Inhalten in der elektronischen Patienten- und Gesundheitsakte wird dabei als notwendig und hilfreich für die weitere Versorgung der Patienten und Patientinnen angesehen, während die organisatorisch notwendige Dokumentation vermehrt als Belastung und Frustration wahrgenommen wird: „I think the frustration comes much more from the organizational side. From powerlessness because of all the pointless things you don't really have time for" (De Groot et al., 2022, S. 7). Die elektronische Patienten- und Gesundheitsakte erfordert kontinuierliche Systemanpassungen. Neun Ärzte und Ärztinnen in den Vereinigten Staaten wurden von Sieck et al. (2020) interviewt, um die notwendigen und laufenden Adaptionen der elektronischen Patienten- und Gesundheitsakten in ihren Auswirkungen auf die Mediziner*innen zu erheben. Dabei wird vor allem das positive Mindset und die Wahrnehmung der Benefits als Möglichkeit wahrgenommen, Veränderungen anzunehmen und sich neu anzupassen. „I mean despite all the stuff I just said, nobody is gonna recommend that we go back to paper. I think everybody understands the value of it, and this is the direction. It is a good thing. I can see all the things" (Sieck et al., 2020, S. 5). Um die Erfahrungen der Ärzte und Ärztinnen mit der elektronischen Patienten- und Gesundheitsakte zu verbessern, verweisen Tajirian et al. (2020) auf die Notwendigkeit der Entwicklung effizienter und zielgruppenspezifischer Strategien wie der effizienten Kommunikation und Information zu Systemupgrades. Des Weiteren wird zur Förderung der Akzeptanz kontinuierlicher Systemanpassungen die Einbeziehung der Anwender*innen in die Weiterentwicklung der Systeme und in die Ausarbeitung von Schulungen beschrieben (Sieck et al., 2020). Zur Entlastung der Mediziner*innen von dem Dokumentationsaufwand kann die Integration von Schreibkräften hilfreich sein (Martel et al., 2018). Aufgrund der Heterogenität von Systemen der elektronischen Patienten- und Gesundheitsakte, der unterschiedlichen Implementations- und Trainingsstrategien sowie der organisatorischen Voraussetzungen ist die Generalisierbarkeit der hier vorgestellten Ergebnisse jedoch eingeschränkt (Tajirian et al., 2020).

### 6.7.9 Herausforderung: Sekundärnutzung von Gesundheitsdaten

Neben der Primärnutzung von Daten aus elektronischen Patienten- und Gesundheitsakten zur Verbesserung von Prozessen der Patientenversorgung bieten Gesundheitsdaten im Allgemeinen Potenzial für die klinische Forschung, die Versorgungsforschung oder Public Health (Dachverband der österreichischen Sozialversicherungsträger, 2021). Folgende Potenziale dieser Sekundärnutzung von Gesundheitsdaten werden von Thiel et al. genannt:

- Identifizierung kleinster Nebenwirkungen durch Analyse größerer Patientengruppen (> 100 000)
- verbesserte Diagnose seltener Krankheiten
- erhöhte Therapiesicherheit und personalisierte Medizin
- schnellere Bewertung von Qualität und Nutzen neuer Behandlungsmethoden
- zielgerichtete Präventionsmaßnahmen und frühzeitigere Eindämmung von Epidemien (Thiel et al., 2020, S. 5).

Die Sekundärnutzung der Gesundheitsdaten kann wissenschaftliche Erkenntnisse zu Erkrankungen und Behandlungserfolgen liefern und in der Folge zu neuen Vorsorgeoptionen und Therapiemöglichkeiten beitragen. Besonders in der aktuellen Covid-19-Pandemie wurde die Wichtigkeit des Themas Datennutzung im Pflege- und Gesundheitswesen deutlich (Dachverband der österreichischen Sozialversicherungsträger, 2021). So wurden die Sozialversicherungsträger gesetzlich verpflichtet, anhand ihnen „vorliegender Medikationsinformationen besonders gefährdete Personen zu identifizieren und individuell zu kontaktieren, um ihnen nach ärztlicher Abklärung die Möglichkeit zu geben, von ihrem Arbeitgeber besondere Schutzmaßnahmen gegen eine Ansteckung zu erlangen“ (Schmidhuber & Stöger, 2020, S. 3). Qualitative Gesundheitsdaten können Regierungen und Gesundheitssysteme im Gesundheitsmanagement und bei der Entwicklung von Frühwarnsystemen unterstützen, wie in der Covid-19-Pandemie ersichtlich wurde (Boyd et al., 2021). Dahingehend sieht auch Gesundheitspersonal in England einen potenziellen Benefit der Sekundärnutzung von Daten aus elektronischen Patienten- und Gesundheitsakten für Public-Health-Zwecke, wie die Beobachtung von Krankheiten und Ausbruchsgeschehen (Neves et al., 2019; N = 30). Die Analyse der Gesundheitsdaten bietet Potenzial für den Einblick in den Kontext der Präventivmedizin, die Identifizierung von Hochrisikogruppen sowie die Entwicklung und Implementierung von zielgerichteten präventiven Maßnahmen (Neves et al., 2019). Einige der interviewten Personen nannten die Wichtigkeit der Datenweitergabe an Wissenschaftler*innen, um Evidenz für eine verbesserte Gesundheitsversorgung generieren zu können. Bedenken hinsichtlich der Sekundärnutzung von Gesundheitsdaten gab es nicht nur bezüglich der Sicherheit von Datenrichtlinien und Regulatorien, sondern auch darüber, wie diese mit der Bevölkerung kommuniziert werden. Eine negative Sichtweise der Datenverwendung könnte entstehen. Ergänzend wird auch auf das Risiko für Datenschutzverletzungen und mögliche negative Konsequenzen für Patienten und Patientinnen hingewiesen (Neves et al., 2019).

Die Initiative „Data Saves Life“ unter der Leitung des Europäischen Patientenforums bemüht sich um Aufmerksamkeit für die Wichtigkeit einer verantwortungsvollen Datennutzung in Europa. Die Verwendung der Gesundheitsdaten wird im Sinne eines Generationenvertrages aufgefasst, welcher der zukünftigen Bevölkerung eine verbesserte Gesundheitsversorgung ermöglichen soll (Data Saves Life, 2021). Der österreichische Rat für Forschung und Technologieentwicklung empfiehlt „eine Verbesserung der Rahmenbedingungen für datengetriebene Wissenschaft“ und einen vereinfachten Datenzugang für Wissenschaft und Forschung unter Einbeziehung von Datenexperten und -expertinnen (Rat für Forschung und Technologieentwicklung, 2021, S. 2). Auch Thiel et al. betonen, dass für die Sekundärnutzung von Gesundheitsdaten die Einhaltung von Datenschutz und Informationssicherheit wesentlich ist, wobei die länderspezifischen gesetzlichen Vorgaben und elektronischen Systeme stark divergieren (Thiel et al., 2020). Es gilt für die „Verarbeitung und Erhebung sensibler personenbezogener Daten prinzipiell immer die 2018 eingeführte DSGVO vor nationalem Recht“ für die europäischen Mitgliedsstaaten (Thiel et al., 2020, S. 9). Damit wurde ein einheitlicher Datenschutzrahmen geschaffen, der auf nationaler Ebene mithilfe von Öffnungsklauseln drei Handlungsoptionen (Konkretisierung, Ergänzung und Modifikation) bietet, um die Regelungen abzustimmen (Thiel et al., 2020). Neben Datenschutz, Datenqualität und Systemsicherheit müssen auch ethische Prinzipien Beachtung finden. Pseudonymisierung und Anonymisierung werden als grundlegende Schutzmaßnahmen der Privatsphäre bei der Datenverwendung beschrieben. Die informierte Einwilligung der Patienten und Patientinnen für die sekundäre Nutzung der Daten ist einzuholen (Thiel et al., 2020). Köngeter et al. (2022) erhoben das Risikopotenzial der sekundären Datennutzung für den Forschungskontext in Deutschland aus der Sicht von Experten und Expertinnen. Die interviewten Personen verwiesen u.a. auf die Möglichkeit der Diskriminierung von Betroffenen anhand der jeweiligen Erkrankungen und daraus resultierende Nachteile in der Versorgung. Es bestehe die Gefahr von gesellschaftlichen Exklusionsmechanismen. Die Experten und Expertinnen befürchteten zudem eine mangelnde gesellschaftliche Akzeptanz der Forschung und die Wahrnehmung eines „gläsernen Menschen“ aus Sicht der Bevölkerung. Wesentlich für das Vertrauen in Gesundheitsinstitutionen ist die Garantie für höchstmögliche Sicherheitsstandards der Dateninfrastruktur (Köngeter et al., 2022). Da die Sekundärdatennutzung eine „kompatible technische Infrastruktur und einheitliche Semantik“ erfordert, sei eine vollumfängliche Umsetzung jedoch nur in wenigen fortschrittlichen Ländern möglich (Thiel et al., 2020, S. 26).

## 6.8 Digitalisierung in der Apotheke

Christine von Reibnitz, Anette Skowronsky

In diesem Kapitel werden verschiedene Ansätze zur Digitalisierung in Apotheken fokussiert.

### 6.8.1 Hintergrund

In Deutschland gibt es ca. 18500 öffentliche Apotheken. Einige Apotheken haben eine Erlaubnis zum Versandhandel, sodass es ca. 2500 Versandapotheken im Land gibt. Versandapotheken sind Apotheken, die eine gesonderte Versanderlaubnis nach § 11a Apothekengesetz (Gesetz über das Apothekenwesen – ApoG) besitzen. Sie unterliegen den gleichen rechtlichen Anforderungen und Kontrollmechanismen wie traditionelle Vor-Ort-Apotheken. Vor allem in ländlichen Gebieten und bei der jüngeren Bevölkerung sind Versandapotheken ein wichtiger Teil der Arzneimittelversorgung geworden. Gemäß § 1 Absatz 1 ApoG stellen die Apotheken in Deutschland die im öffentlichen Interesse liegende ordnungsgemäße Arzneimittelversorgung der Bevölkerung sicher. Diese Versorgung umfasst mehr als nur die Beschaffung der Arzneimittel und die abgabebegleitende Beratung. Die Apothekenbetriebsordnung (ApBetrO) beschreibt, welche Aufgaben die öffentlichen Apotheken zu erfüllen haben. Dazu gehören die persönliche Beratung, die flächendeckende Versorgung, die Durchführung von Nacht- und Notdiensten, Beratung zur Prävention und Gesundheitsservice, die Anfertigung von individuellen Rezepturen sowie der Schutz vor Arzneimittelfälschungen. Bei der Abgabe von Arzneimitteln sind die Apotheken zur Information und Beratung verpflichtet (§ 20 ApBetrO). Dies betrifft nicht nur verschreibungspflichtige, sondern auch häufig benötigte Arzneimittel, wie Nasensprays, Hustensäfte oder freiverkäufliche Schmerzmittel. Komplex kann die pharmazeutische Beratung und Betreuung von Patienten und Patientinnen sein, die mehrere Arzneimittel einnehmen und in der Regel multimorbide sind. Als Arzneimittelexperten und -expertinnen nehmen Apotheker*innen eine Lotsenfunktion ein, zwischen Dosis-Check, zielführenden Anwendungshinweisen und der Prüfung auf Wechselwirkungen durch die individuelle Therapie. Medikationsanalysen anhand des Medikationsplans können einen wichtigen Beitrag zur Lebensqualität der Patienten und Patientinnen leisten.

Ohne Digitalisierung ist eine moderne Apotheke heutzutage jedoch nicht mehr arbeitsfähig. Die Digitalisierungsquote bei den öffentlichen Apotheken liegt bei 93%. Patienten und Patientinnen spüren derzeit wenig von der Digitalisierung, solange noch 600 bis 700 Millionen Rezepte auf Papier eingelöst werden. Ein Blick hinter den Handverkaufstisch gibt jedoch Einblick in digitale Prozesse. Dabei beschränkt sich die Digitalisierung nicht nur auf die Logistik und Warenwirtschaft. Damit den Patienten und Patientinnen eine konkrete Auskunft über die Lieferfähigkeit gegeben werden kann, verfügen fast alle Apotheken in Deutschland über ein POS-System, welches u.a. darüber informiert, wie viele Packungen von einem Artikel sich im Lager befinden. Die Kommunikation mit dem pharmazeutischen Großhandel erfolgt via Internet über die MSV3-Schnittstelle (ABDA, 2022; Bundesministerium für Ernährung und Landwirtschaft, 2022; Mann et al., 2022).

### 6.8.2 Digitale Ansätze

**Fälschungssicherheit**
Im Zeitalter der Globalisierung und der Bestellmöglichkeiten im Internet gewinnt die Arzneimittelsicherheit zunehmend an Bedeutung. Zu diesem Zweck wurde mit SecurPharm® 2011 ein System mit Sicherheitsmerkmalen und digitalen Abfragen eingeführt. Dazu besitzen verschreibungspflichte Arzneimittel neben dem Originalitätsverschluss einen Data-Mat-

rix-Code als individuelles Erkennungsmerkmal. Dieser beinhaltet die Seriennummer, die Chargenbezeichnung und das Verfalldatum. Bei diesem End-to-End-Verifikationssystem laden die Arzneimittelhersteller die packungsbezogenen Daten in eine spezielle Datenbank hoch. Nach dem Abscannen des Codes in der Apotheke wird dieser gegengeprüft. Wird der Status als „positiv" zurückgemeldet, kann das Arzneimittel an Patienten und Patientinnen abgegeben und aus dem Warenlager ausgebucht werden (Apothekerkammer Nordrhein, 2023).

**Medikationsanalyse**

In den letzten Jahren hat sich die Beratung patientenorientiert weiterentwickelt. Für die digitale Medikationsanalyse stehen den Apotheken unterschiedliche Modelle zur Verfügung. So unterstützt beispielsweise das Modell „Arzneimitteltherapiesicherheit in Apotheken" (ATHINA) bei der Etablierung dieser Dienstleistung. Dabei findet gemeinsam mit den Patienten und Patientinnen eine Durchsicht aller verschriebenen und einzunehmenden Arzneimittel, Medizinprodukte und Nahrungsergänzungsmittel statt. Mögliche Doppelverordnungen oder Dosierungsfehler sowie Neben- und Wechselwirkungen können dabei entdeckt und besprochen werden (Apothekerkammer Nordrhein, 2023).

**Förderprojekt Apotheke 2.0**

Als Folge der Tendenz zur Verstädterung fehlt in Deutschland in den ländlichen Regionen zunehmend pflegerisch-medizinisches Fachpersonal und die Apotheken schließen wegen Unwirtschaftlichkeit oder fehlender Nachfolger*innen. Speziell auf dem Land kommt den Apotheken die Funktion als Anlaufstelle und Lotse im Pflege- und Gesundheitswesen zu. Vor allem ältere Menschen wollen ihre Medikamente nicht in einer Online-Apotheke bestellen und wünschen sich eine persönliche Beratung. Hier setzt ein vom Bundeslandwirtschaftsministerium gefördertes Projekt an. Projektbeteiligte sind die Universität Osnabrück mit dem Fachgebiet Unternehmensrechnung und Wirtschaftsinformatik, der Apothekerverband Westfalen-Lippe sowie die Gesundheitsregion EUREGIO e.V. als Netzwerk für Entscheider in der Gesundheitswirtschaft. In Form einer App soll das Zusammenwirken zwischen Apotheke, verschreibenden Ärzten und Ärztinnen und Pflegediensten vereinfacht werden. Die App führt ebenfalls elektronische Angebote wie Gesundheitsakten, digitale Medikationspläne und die Vitalparameter zusammen. Dazu wurde der Gesundheitsassistent „FeelFit®" entwickelt, der anhand mehrerer Sensoren bei Patienten und Patientinnen Vitaldaten, wie Blutzucker, Gewicht, Puls oder Blutdruck, aufzeichnet und mittels Smartphone, Sprachassistent oder digitalem Spiegel ausgibt. Die Daten können zur Kontrolle an die Apotheke weitergegeben werden. Die Anwendung kann sowohl für die Prävention genutzt werden als auch bei chronisch kranken Menschen dazu beitragen, ein Leben in den eigenen vier Wänden und in ländlichen Regionen zu bewältigen. Darüber hinaus untersucht das Projekt, ob Angebote, wie Medikamentenlieferdienste, automatische Nachbestellungen und telepharmazeutische Beratung, die Patienten-Apotheken-Kommunikation verbessern. Die Projektergebnisse sind grundsätzlich auf alle Apotheken übertragbar und werden kontinuierlich veröffentlicht (Apothekerkammer Nordrhein, 2023).

**Digitale Rezeptsammelstellen**

In ländlichen Regionen oder in Ortsteilen ohne eigene Apotheke ermöglicht die Einrichtung einer Rezeptsammelstelle, dass die dort lebenden Menschen schnell mit den benötigten Arzneimitteln beliefert werden. Eine Rezeptsammelstelle wird gemäß § 24 ApBetrO durch die zuständige Behörde genehmigt und von einer öffentlichen Apotheke betrieben. Im Zuge der Digitalisierung wurden in den Modellregionen Saarland, Baden-Württemberg und Rheinland-Pfalz im Jahr 2018 die ersten digitalen Rezeptsammelstellen eröffnet. Ein Eingabeterminal ersetzt dabei den Rezept-Briefkasten (Apothekerkammer Nordrhein, 2023).

**Apothekenfinder 22 8 33**

Das Netz der Apotheken verändert sich laufend; Betriebe öffnen oder schließen, andere sind an einem anderen Standort zu finden. Da sich außerdem auch die Informationen zu Öffnungszeiten und Notdiensten kontinuierlich ändern, stellt die Apothekerkammer aktualisierte Daten der Bundesapothekerkammer zur Verfügung. Dieser entstandene Datenpool wird für das Projekt Apothekenfinder genutzt. Die Patienten und Patientinnen nutzen dabei entweder die Homepage, senden eine SMS oder rufen kostenfrei an. Rund 14 Millionen Patienten und Patientinnen haben schon auf diese Weise schnell und unkompliziert die nächstgelegene Apotheke oder die Notdienst-Apotheke gefunden (Apothekerkammer Nordrhein, 2023).

**E-Rezept**

Früher als andere Akteure im Pflege- und Gesundheitswesen haben Apotheken in Deutschland damit begonnen, die Informationstechnologie systematisch und umfassend für die tägliche Arbeit einzusetzen: von der Bestellung der Arzneimittel beim Großhandel und der Verwaltung der Lagerbestände über die Umsetzung von Rabattverträgen und die datenbankgestützte Prüfung von Neben- oder Wechselwirkungen von Medikamenten bis zur Abrechnung mit den Krankenkassen über die Rechenzentren. Das Einlösen von elektronischen Rezepten mit der elektronischen Gesundheitskarte soll jedoch erst ab Sommer 2023 in den Apotheken möglich sein (Gematik, 2022). Der Grund für die Verzögerung ist, dass der Bundesdatenschützer das bisher vorgesehene Verfahren nicht genehmigt hat. Eine Verordnungssoftware unterstützt die Ärzte und Ärztinnen dabei, ein Rezept elektronisch auszustellen. Mit dem E-Rezept werden Verordnungen in elektronischer statt in Papierform ausgestellt. Dabei wird der gesamte Prozess, von der Rezeptausstellung in der Arztpraxis bis zur Einlösung in der Apotheke, digitalisiert (KBV, 2023). Die eigentlich ab dem 01. Januar 2022 vorgesehene bundesweit verpflichtende Nutzung des E-Rezepts für apothekenpflichtige Arzneimittel bei gesetzlich Versicherten wurde vom Bundesministerium für Gesundheit vorübergehend ausgesetzt. Unabhängig davon müssen Apotheken deutschlandweit seit dem 01. September 2022 in der Lage sein, E-Rezepte anzunehmen und einzulösen. Bis zur flächendeckenden Einführung des E-Rezepts können zulasten der gesetzlichen Krankenversicherung (GKV) abgerechnete und apothekenpflichtige Arzneimittel weiterhin per Muster-16-Formular verordnet werden (Bundesministerium für Gesundheit, 2022b). Perspektivisch wird das E-Rezept das Muster-16-Formular aber ablösen; es wird dann zunächst für alle apothekenpflichtigen Arzneimittel, die zulasten der GKV abgerechnet werden, gelten. Die stufenweise Digitalisierung weiterer Rezepte wie Betäubungsmittel, T-Rezepte sowie Heil- und Hilfsmittel ist in Planung.

Die Übermittlung des E-Rezepts erfolgt über die Telematikinfrastruktur. Die Rezeptinformationen sind in der Telematikinfrastruktur verschlüsselt abgelegt und können von Patienten und Patientinnen selbst und den berechtigten Apotheken mittels eines Data-Matrix-Codes abgerufen werden. Mit der E-Rezept-App der Gematik GmbH erhalten Patienten und Patientinnen einen datenschutzkonformen und sicheren Zugang zu den Rezeptdaten. Patienten und Patientinnen können selbst entscheiden, ob sie das E-Rezept per Smartphone verwalten oder mittels Data-Matrix-Code als Papierausdruck ausgehändigt bekommen wollen. Zum digitalen Empfang des Rezeptcodes ist die App „Das E-Rezept®" der Gematik GmbH notwendig (Gematik, 2022). Das E-Rezept kann je nach Wunsch von Patienten und Patientinnen in Apotheken vor Ort oder in Online-Apotheken eingelöst werden. Nur Personen, die sich per elektronischem Heilberufsausweis an der TI anmelden und sich als Apotheker*in ausweisen können, haben die Möglichkeit, mit den Zugangsdaten aus dem Data-Matrix-Code das E-Rezept zu lesen sowie entsprechend zu verarbeiten. Auch privat Krankenversicherte sollen zukünftig das E-Rezept nutzen können, Details

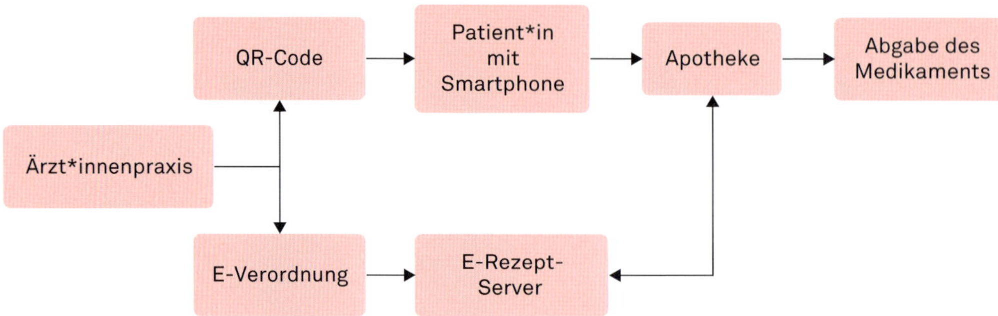


**Abbildung 6-6:** Prozessablauf im Kontext E-Rezept (Quelle: Eigene Darstellung in Anlehnung an ABDA, 2022, o.S.)

regelt der PKV-Verband. **Abbildung 6-6** veranschaulicht den Prozess der Übermittlung eines E-Rezepts.

Ein wesentlicher Aspekt bei der Einlösung eines E-Rezepts liegt darin, dass Aussteller*innen das Rezept nicht in eine bestimmte Apotheke senden dürfen. Denn eine grundsätzliche Anforderung an das E-Rezept ist das Makelverbot. Das bedeutet, dass „das E-Rezept [...] zusätzliche Funktionalitäten [nicht] enthalten [darf], die die berufs- oder gewerbsmäßige Zuweisung und das Makeln von E-Rezepten unterstützen oder den Nutzer in seiner Entscheidung beeinflussen, welche elektronischen Verordnungen in welcher Apotheke eingelöst werden" (Gematik, 2020, o.S.). Das Einlösen von elektronischen Rezepten per Gesundheitskarte soll laut Gematik GmbH ab Mitte des Jahres 2023 möglich sein. Ärzte und Ärztinnen können Patienten und Patientinnen bis auf Weiteres Arzneimittel auf dem rosafarbenen Papierrezeptvordruck verordnen. Wann das bundesweite Rollout des E-Rezepts fortgesetzt werden kann, steht noch nicht fest. Eine Zustellung von Arzneimitteln kann im Einzelfall auch durch einen Boten der Apotheke erforderlich sein (§ 17 Absatz 2 ApBetrO). Abhängig ist diese Dienstleistung von der jeweiligen Verordnung, der Lagerhaltung der Apotheke und der Mobilität der Patienten und Patientinnen. Während der Covid-19-Pandemie, bedingt durch Lieferengpässe und wegen der starren Vorgaben aus Rabattverträgen, stieg der Bedarf für Botendienste tendenziell an. Im Rahmen des E-Rezepts kann im Vorfeld geklärt werden, ob die Apotheke lieferfähig ist oder ein Botendienst notwendig wird (Apo Bank, 2019).

### Einbindung in KIM®

Um sensible Gesundheitsdaten auf digitalem Weg zu versenden, ist die „Kommunikation im Medizinwesen" seit Juli 2022 das Standardverfahren. Arztpraxen nutzen KIM® derzeit vor allem für den Versand elektronischer Arbeitsunfähigkeitsbescheinigungen. Auch Apotheken können sich über das Apothekenverwaltungsprogramm AVS® in KIM® einbinden lassen. Der Austausch im Pflege- und Gesundheitswesen kann dadurch erleichtert werden, indem elektronische Rezepte für Bewohner*innen von Pflegeheimen oder Rezepte über anzufertigende Zytostatika leichter empfangen werden. Falls mit dem behandelnden pflegerisch-medizinischen Fachpersonal vereinbart, kann dieses auch Rezeptcodes für Folge-Rezepte über KIM® verschicken (Kühnast, 2022).

### E-Medikationsplan

Patienten und Patientinnen haben einen Anspruch auf den bundeseinheitlichen Medikationsplan, wenn diese mindestens drei zulasten der gesetzlichen Krankenkassen verordnete, systemisch wirkende Arzneimittel gleichzeitig einnehmen oder anwenden. Die Anwendung muss dauerhaft (für mindestens 28 Tage) vorgesehen sein. Gesetzliche Grundlage ist der durch das E-Health-Gesetz neu geschaffene § 31a SGB V. Der Medikationsplan kann auf der elektronischen Gesundheitskarte gespeichert werden, wenn Patienten und Patientinnen dies wünschen und der Zugriff auf die Daten gewährt wird. Die elektronische Speicherung der Medikationsdaten ist für die Versicherten freiwillig, wobei diese weiterhin Anspruch auf die Papierversion haben. Die originäre Erstellung eines Medikationsplans fällt weiterhin in den Zuständigkeitsbereich des Arztes.

Apotheken sind nach § 31a Absatz 3 SGB V verpflichtet, bei Abgabe eines Arzneimittels die erforderliche Aktualisierung des Medikationsplans auf Wunsch der Patienten und Patientinnen vorzunehmen. Diese Aktualisierung in der Apotheke konnte bis zum Abschluss des Flächenrollouts des elektronischen Medikationsplans zum 31. Dezember 2018 auch in manueller Form erfolgen. Apotheker*innen sind nicht verpflichtet, den von Ärzten und Ärztinnen gefassten Plan auf arzneimittelbezogene Probleme zu prüfen. Es steht dem Fachpersonal frei, dies zu tun. Augenfällige Interaktionen sollten aber mit den Ärzten und Ärztinnen besprochen werden.

Der Medikationsplan soll alle verschreibungspflichtigen Arzneimittel, die Patienten und Patientinnen einnehmen, sowie die Selbstmedikation enthalten. Dazu werden u. a. Wirkstoff, Dosierung, Einnahmegrund und sonstige Hinweise zur Einnahme aufgeführt. Der elektronische Medikationsplan enthält zusätzlich Kommentarfelder und ermöglicht es, historisierte Daten zu speichern. An die Telematikinfrastruktur angeschlossene Arztpraxen und Apotheken können nun für Patienten und Patientinnen, die mindestens drei Medikamente einnehmen und dies wünschen, einen E-Medikationsplan auf der elektronischen Gesundheitskarte der Patienten und Patientinnen anlegen und bearbeiten. Voraussetzung ist zum einen, dass Patienten und Patientinnen eine eGK mit sechsstelliger PIN der Krankenkasse haben und schriftlich in die Speicherung einwilligen. Pflegerisch-medizinisches Fachpersonal, bei den Apotheken also das gesamte pharmazeutische Personal, kann dann einen in ihrer Software vorliegenden Medikationsplan auf die eGK überspielen. Alle Ärzte und Ärztinnen und Apotheken der Patienten und Patientinnen können die Daten mithilfe der Karte ebenfalls abrufen und aktualisieren oder ergänzen. Zudem können Psychotherapeuten und -therapeutinnen die Daten einsehen, aber nicht bearbeiten. Nur Patienten und Patientinnen haben dafür bislang keine technischen Möglichkeiten und sind auf einen Papierausdruck angewiesen.

Ein elektronischer Medikationsplan hat deutlich mehr Funktionen als der Bundesmedikationsplan. Der EMP enthält auch Daten zu in der Vergangenheit eingenommenen Medikamenten und hat Kommentarfelder – sowohl zu einzelnen Präparaten als auch übergeordnet zur gesamten Medikation. Hier können Ärzte und Ärztinnen und Apotheker*innen zusätzliche Informationen eintragen, um den interprofessionellen Austausch zu verbessern. Darüber hinaus können Ärzte und Ärztinnen dort sogenannte medikationsrelevante Daten ablegen, z. B. ob Allergien und Arzneimittelunverträglichkeiten vorliegen oder eine Schwangerschaft besteht. Auch wichtige Werte wie Gewicht oder Kreatininwert können hier hinterlegt werden. Das eröffnet auch für Apotheker*innen neue Möglichkeiten im Management der Arzneimitteltherapiesicherheit (KBV, 2023).

#### Softwareunterstützte Zusammenstellung der Blister

Eine weitere und neuartige Dienstleistung stellt die Verblisterung von Arzneimitteln dar. Dabei werden aus originalverpackten Arzneimittelverpackungen für feste Formen wie Kapseln oder Tabletten Teilmengen entnommen. Diese werden in Tages- oder Wochendosen nach der individuellen Verordnung erneut in Blister verpackt. Dies kann je nach Ausstattung der Apotheke händisch oder maschinell geschehen. Die individuelle Verblisterung hilft insbesondere jenen

Patienten und Patientinnen, deren Therapietreue durch eine Vielzahl verordneter Medikamente gefährdet ist. Im Bereich der ambulanten und stationären Pflege werden Angehörige und Pflegekräfte dauerhaft entlastet, das Risiko des Verwurfs ist deutlich gemindert. Die Vereinfachung und der demografische Wandel lassen erwarten, dass der Verblisterung in der Zukunft eine stetig wachsende wirtschaftliche Bedeutung zukommen wird (Multidos Rhein-Main, 2023). **Abbildung 6-7** zeigt eine Auswahl weiterer digitaler Tools für Apotheken.

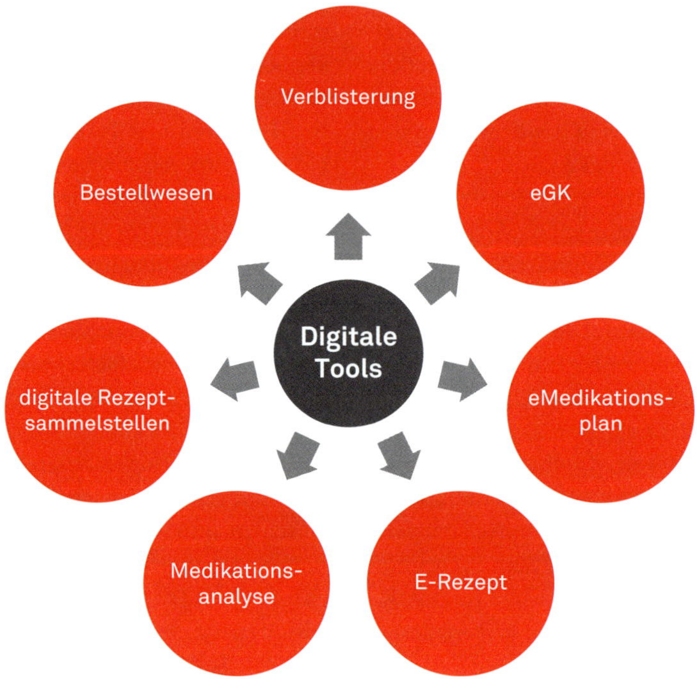


**Abbildung 6-7:** Digitale Tools im Kontext Apotheke (Quelle: Eigene Darstellung)

## 6.9 Künstliche Intelligenz und Datenschutz

Moritz Eder

In diesem Kapitel werden die Grundlagen und die Funktionsweise von KI-Systemen dargestellt und die potenziellen Anwendungsbereiche im Pflege- und Gesundheitswesen aufgezeigt. Da in diesem Bereich überwiegend mit Patientendaten gearbeitet wird, liegt der Fokus auf personenbezogenen Daten als Trainingsdaten eines KI-Systems. Vor dem Hintergrund, dass die Verwendung von KI-Systemen zwingend die Persönlichkeitsrechte und Grundfreiheiten der Betroffenen berührt, werden im Weiteren die datenschutzrechtlichen Bedenken, welche mit der Verwendung von automatisierten Entscheidungsprozessen einhergehen, aufgezeigt; außerdem wird auf eine mögliche Vereinbarkeit mit den bestehenden und künftigen Datenschutzbestimmungen eingegangen.

### 6.9.1 Hintergrund

Durch die Digitalisierung im Pflege- und Gesundheitswesen ist der Einsatz von künstlicher Intelligenz (KI) unumgänglich – er stellt einen wesentlichen Bestandteil des digitalen Wandels dar. Obwohl der ursprüngliche Gedanke des Pflege- und Gesundheitswesens die menschenbezogene Tätigkeit sowie die Interaktion zwischen Pflegekraft und pflegebedürftiger Person bzw. zwischen Arzt und Patient betont, ist eine Technologisierung in diesem Bereich aufgrund verschiedener Faktoren nicht zu vermeiden: demografischer Wandel, höhere Kosten im Pflegesystem, zunehmender Pflegekräftemangel. Einer der wesentlichen Vorteile der Digitalisierung im Pflege- und Gesundheitswesen ist die Unterstützung und Entlastung der sozialen Aufgaben. Durch den Einsatz von KI-Systemen und deren autonome Weiterentwicklung zur selbstständigen Problemlösung kann dieser Fortschritt zur Digitalisierung effizienter herbeigeführt werden (Pfannstiel, 2022). Durch den Einsatz von KI-Systemen soll einerseits der Arbeitsalltag von Pflegekräften erleichtert (z. B. Anlegen digitaler Krankenakten) oder die Diagnosemöglichkeiten von Ärzten und Ärztinnen verbessert werden (z. B. Erkennung von Depressionen bei Menschen anhand von Auffälligkeiten und Mustern in der Aussprache; Erkennen von Lungenkrankheiten anhand von Tonaufnahmen der Hustengeräusche; Operationsroboter mit automatisierten Kamera- und Messinstrumenten). Andererseits soll eine zusätzliche Sicherheit für die Betroffenen (z.B. durch Smart Watches, Armbänder mit Notfallknopf und Sturzsensoren, Sprachassistenzsoftware in Krankenzimmern zur Unterstützung von Betroffenen etc.) sowie eine ortsungebundene Möglichkeit der Diagnosestellung geboten werden. Dies kann den Verwaltungsaufwand in Pflegeeinrichtungen oder Krankenhäusern deutlich verringern und eine Verbesserung der Patientenversorgung bewirken (Friedewald et al., 2022).

### 6.9.2 Funktionsweise der künstlichen Intelligenz

Die KI gewinnt zurzeit immer mehr an Bedeutung und die Anwendungsbereiche werden immer vielfältiger. Der Begriff der künstlichen Intelligenz wurde erstmals während der Dartmouth-Konferenz im Jahr 1956 erwähnt (Konrad, 1998). Durch den technischen Fortschritt ist es jedoch erforderlich, ihn immer wieder anzupassen und weiterzuentwickeln. Dem hat die Europäische Kommission Rechnung getragen und den Begriff der künstlichen Intelligenz als „Systeme mit einem ‚intelligenten' Verhalten, die ihre Umgebung analysieren und mit einem gewissen Grad an Autonomie handeln, um bestimmte Ziele zu erreichen" definiert (Europäische Kommission, 2018, S. 1). Der Begriff „Intelligenz" wird in diesem Zusammenhang nicht näher definiert. Zum besseren Verständnis, was darunter zu verstehen ist, soll zunächst von der menschlichen Intelligenz mit ihren relevanten und vielfältigen Ausprägungen ausgegangen werden. Die Vielfalt menschlicher Intelligenz spiegelt sich insbesondere in sprachlichen, musikalischen, logisch-mathematischen, räumlich-körperlich-kinästhetischen, intrapersonalen bzw. interpersonalen, naturalistischen sowie kreativ-schöpferischen Komponenten wider (Aschauer, 2021). Lernende Algorithmen bilden die Ausgangsfunktion für künstliche Intelligenz und tragen dazu bei, dass menschliche Intelligenz von Maschinen erfolgreich simuliert werden kann. Die wesentliche Funktionsweise von KI-Systemen beruht auf der Mustererkennung durch Algorithmen. Ein Algorithmus gibt Anweisungen für die systematische Lösung einer Aufgabe (z. B. Erkennung von Mustern) anhand von vorgegebenen Datensätzen als Eingabedaten (Input) (Martini, 2019). Die Datensätze bestehen aus Beispielen, die für das Lernen von Mustern und Zusammenhängen in den Daten verwendet werden. Mit solchen Trainingsdatensätzen wird der Algorithmus trainiert, das heißt, der Algorithmus lernt aus diesen Daten.

Die Trainingsdaten spielen für die Qualität des Algorithmus, welcher die Grundlage von neuronalen Netzen bildet, eine erhebliche Rolle. Wenn die Trainingsdaten aus zu einseitigen Datensätzen bestehen, kann der Algorithmus zu sehr auf den Einzelfall bezogenen Schlussfolgerungen kommen und in der Folge zu falschen Annahmen und Zusammenhängen. Werden hingegen zu wenige Datensätze erhoben, besteht die Gefahr, dass zu naheliegende Schlussfolgerungen gezogen werden und die Komplexität eingeschränkt wird. Es gilt daher, eine möglichst umfangreiche Anzahl an Datensätzen zu erheben bzw. einzuholen. In diesem Zusammenhang ist auch oft von sogenannten „Big Data“ die Rede. Die Trainingsdaten müssen daher qualitativ und quantitativ der Vielfalt der Situationen entsprechen, in denen das System später eingesetzt wird. Nur so kann sichergestellt werden, dass der Algorithmus möglichst unvoreingenommen arbeitet und für die bestmöglichen Ergebnisse eines KI-Systems eingesetzt werden kann (Helminger, 2022). In weiterer Folge wird durch den Input und anhand vorgegebener Berechnungsmodelle selbstständig eine Ausgabeaussage (Output) getroffen mit dem Ziel, ein stets einheitliches Ergebnis zu erzielen (Martini, 2019). Der Vorteil eines Algorithmus besteht in der Selektierung und Kategorisierung großer Datenmengen. Im Sinne eines computerwissenschaftlichen Ansatzes werden auf Grundlage des Algorithmus neuronale Netze ähnlich dem menschlichen Gehirn nachgebildet, um das kognitive Konzept und die unterschiedlichen Formen der menschlichen Intelligenz technisch nachzubilden. Als Input dienen dabei die bereits beschriebenen Trainingsdaten (Lackes & Siepermann, 2018). Zusätzlich werden weitere „Schichten“, die sogenannten „hidden layers“, geschaffen, welche weder Inputs noch Outputs haben. Durch die Erstellung und Verknüpfung mehrerer Ebenen (input layer, hidden layer und output layer) wird in jeder der Ebenen des neuronalen Netzes der soeben erhaltene Input verarbeitet und der Output wird als eigenständiger Input an die jeweils nächste Ebene weitergegeben (**Abb. 6-8**).

Ein wesentlicher Aspekt intelligenter Systeme liegt in der softwaregestützten Unterstützung, welche Ergebnisse außerhalb der menschlichen Lösungsansätze generiert und somit den Kern der KI darstellt (Kreutzer & Sirrenberg, 2019). Die soeben beschriebene Konstellation der KI eignet sich insbesondere für das maschinelle Lernen (engl. Machine Learning). Losgelöst von den zielorientierten Vorgaben eines Algorithmus wird die autonome Problemlösung aufgrund von eingespielten Trainingsdaten forciert. Im Gegensatz zu einem reinen Algorithmus können so aus erkannten Mustern Schlussfolgerungen gezogen und das Verhalten der KI an diese neu gewonnenen Erkenntnisse angepasst und auf neue Handlungskontexte übertragen werden. Durch die Auswahl der einzugebenden Trainingsdaten ist der menschliche Einfluss beim maschinellen Lernen immer noch gegeben. Damit das Spektrum einer KI vollständig genutzt werden kann, ist eine nähere Be-

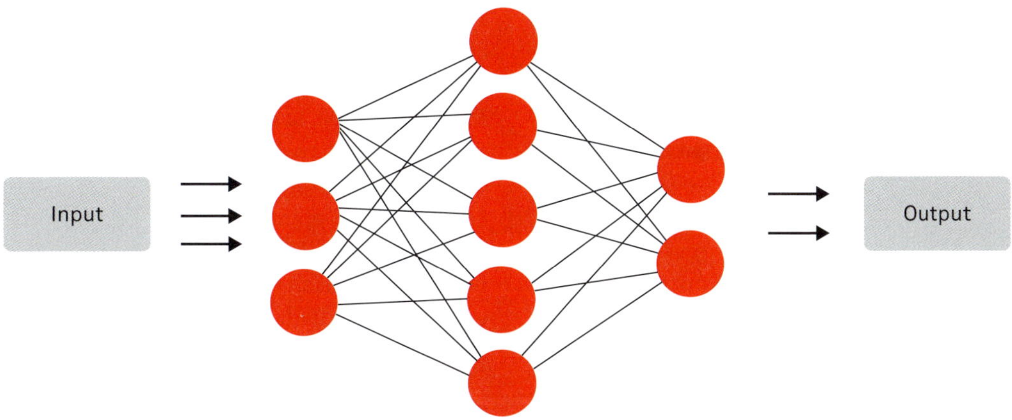


**Abbildung 6-8:** Grundgerüst eines neuronalen Netzes (Quelle: Eigene Darstellung)

trachtung des „Deep Learning", als Teilbereich der KI und des maschinellen Lernens, erforderlich. Grundsätzlich kann vorangestellt werden, dass durch Deep Learning die Vorgänge zur Problemlösung im menschlichen Gehirn vollständig rekonstruiert werden sollen. Das System erlernt auf der Basis der zur Verfügung gestellten Trainingsdaten und ohne menschliches Zutun selbstständig Zusammenhänge und Strukturen; die gewonnenen Ergebnisse werden in Form eines zumeist komplexeren neuronalen Netzes analysiert und so kontinuierlich für zukünftige Prozesse weiterentwickelt (Hoeren & Niehoff, 2018). Anhand von gewissen Markierungen (z.B. „Patient*in hat Krebs entwickelt" oder „Patient*in hat keinen Krebs entwickelt") des Outputs können dadurch weitere Schlussfolgerungen ermöglicht werden (Bünte, 2022, S. 88).

### 6.9.3 KI im Pflege- und Gesundheitswesen

Der Einsatz von KI-Systemen im Alltag ist heute aktueller denn je, erfordert aber gerade in der Phase der Implementierung in Routinesituationen eine kontinuierliche Überwachung durch den Menschen. Ausgehend von den bereits bestehenden Einsatzmöglichkeiten von KI-Systemen, wie Bilderkennung, Spracherkennung und Mustererkennung, lässt das Einsatzspektrum von KI-Systemen im Alltag eine Vielzahl von Verbesserungen in Pflegeeinrichtungen und Krankenhäusern erwarten. Der Anwendungsbereich von KI-Systemen im Pflege- und Gesundheitswesen reicht von der Verwendung von Sensoren bis hin zum Einsatz von Pflegerobotern. Im Folgenden werden beispielhafte Anwendungsfälle dargestellt und näher beschrieben, wie ein KI-System bereits in einzelnen Pflegeprozessen vorstellbar ist bzw. erste Anwendungen findet.

#### 6.9.3.1 Sturzerkennung und Sturzprävention

In der Pflege können KI-Systeme insbesondere zur Sturzerkennung bzw. Sturzprophylaxe eingesetzt werden. Durch zwei versetzte Sensoren in einem Einzelzimmer und die anschließende Bestimmung der vertikalen Verschiebungen der einzelnen Pixel werden 3-D-Tiefenbilder erzeugt (Kusenbach, 2013). Diese Art der Bilderfassung erfasst die Person und ihre Bewegungen sowie die im Raum befindlichen Objekte. Durch den bereits beschriebenen Prozess des Deep Learning wird selbstständig ein Muster des Gangbildes bzw. der Risikofaktoren im Raum erstellt, wodurch potenzielle Sturzsituationen erkannt werden und somit ein Sturz durch die frühzeitige Alarmierung des Pflegepersonals verhindert werden kann (Friedewald et al., 2022).

#### 6.9.3.2 Automatisierte Routenplanung

Die Personaleinsatzplanung ist aufgrund verschiedener Faktoren und Gegebenheiten, insbesondere die unterschiedliche Verkehrssituation in ländlichen und städtischen Gebieten, die Bedürfnisse der Betroffenen, aber auch die Qualifikation der Pflegenden, immer einer gewissen Komplexität unterworfen. Das Fraunhofer-Institut für Algorithmen und Wissenschaftliches Rechnen (SCAI) hat es sich aufgrund dieser Problematik zur Aufgabe gemacht, eine „algorithmisch unterstützte Software“ für ambulante Pflegevisiten zu entwickeln. Ziel ist die automatisierte Berücksichtigung aller Gegebenheiten und die effiziente Gestaltung von Routen in der ambulanten Pflege durch eine entsprechende echtzeitbasierte Anpassung (Karl, 2022).

#### 6.9.3.3 Diagnostik anhand neuronaler Netze

Die große Menge an Trainingsdaten, die für die komplexen Berechnungen neuronaler Netze erforderlich ist, war oft ein großes Hindernis für den technischen Fortschritt im Bereich der KI-Systeme. Durch die kontinuierliche Forschung und Entwicklung in diesem Bereich konnte auch die Rechnerleistung weiter gesteigert werden. So sind neuronale Netze bereits in der Lage, Bildmaterial so auszuwerten, dass durch die Vernetzung von Gesundheitsdaten und das Erkennen ähnlicher Muster Diagnosen gestellt werden können. Diese Vorgehensweise findet insbesondere in der Radiologie Anwendung. In eigens dafür angelegten Vergleichen zwischen Radiologen und Radiologinnen und neuronalen Netzen zur Diagnose auf Röntgenbildern kam es zu einer deutlich schnelleren Auswertung mit überwiegend gleichwertigen bzw. verbesserten Ergebnissen. Die Leistung des neuronalen Netzes ist jedoch überwiegend von der Qualität der eingespielten Trainingsdaten abhängig, was eine gewisse Gefahr der Verzerrung mit sich bringt. Dennoch bietet die Unterstützung von neuronalen Netzen in der diagnostischen Bilderkennung durchaus das Potenzial, die Diagnoseverfahren deutlich zu beschleunigen.

Wie die oben beschriebenen Beispiele zeigen, hat die derzeitige Konzeption von KI-Systemen im Pflege- und Gesundheitswesen vor allem einen unterstützenden Charakter für das anwendende Personal und die Betroffenen. Was jedoch schwer ersetzt werden kann, ist der zwischenmenschliche Kontakt zwischen sämtlichen Beteiligten. KI bietet zwar Lösungen für eine effizientere und schnellere Abwicklung unterschiedlichster Aufgaben, dennoch beruht das Pflege- und Gesundheitswesen auf dem Vertrauen und der Akzeptanz von Patienten und Patientinnen. Ein weiteres Argument für die Letztentscheidung durch Menschen ergibt sich aus Haftungsfragen im Schadenfall. Werden KI-Systeme zur Behandlung von Patienten und Patientinnen eingesetzt, die deren Gesundheitszustand beeinflussen können, ist es unbedingt erforderlich, die Zusammenhänge zwischen der Funktionsweise eines KI-Systems und der Entscheidung über die anstehende Behandlung nachvollziehen zu können. Da Fehleinschätzungen von KI-Systemen aufgrund fehlerhafter Datensätze, die zu falschen Annahmen und damit zu Fehlentscheidungen führen, nicht ausgeschlossen werden können, muss die Auswahl der Trainingsdaten stets mit großer Sorgfalt erfolgen (Becker & Götz, 2022).

### 6.9.4 KI und Datenschutz

Ausgehend von den oben beschriebenen Anwendungsfeldern von KI-Systemen im Pflege- und Gesundheitswesen ergeben sich insbesondere datenschutzrechtliche Fragestellungen. Diese werden in den folgenden Abschnitten näher dargestellt und die Schwierigkeiten und Lösungsansätze in Bezug auf ihre Vereinbarkeit erläutert. Durch den Einsatz von KI-Systemen zur Unterstützung von Pflege- und Gesundheitstätigkeiten verschiebt sich die regelmäßige Betreuung durch das Pflegepersonal hin zu einer verstärkt reaktiven Tätigkeit. Die Nachsorge wird in Zukunft verstärkt von KI-Systemen übernommen werden, was insbesondere einen Eingriff in die Privatsphäre der Betroffenen darstellt, der von diesen in der Regel auch akzeptiert wird, um ihre Sicherheit zu gewährleisten (Friedewald et al., 2022). Ein wichtiges Ziel ist es daher, den technischen Fortschritt bei der automatisierten Nutzung personenbezogener Daten durch ein KI-System mit den bestehenden Datenschutzbestimmungen in Einklang zu bringen. Mit der Verordnung (EU) 2016/679 des Europäischen Parlaments und des Rates vom 27. April 2016 zum Schutz natürlicher Personen bei der Verarbeitung personenbezogener Daten, zum freien Datenverkehr und zur Aufhebung der Richtlinie 95/46/EG (Datenschutz-Grundverordnung), die am 25. Mai 2018 in Kraft getreten ist, wurde eine zentrale Rechtsquelle für die Verarbeitung personenbezogener Daten auf europäischer und nationaler Ebene maßgeblich anwendbar (Bundesministerium der Justiz, 2018).

Im Anwendungsfeld des Pflege- und Gesundheitswesens ist das Verwenden von Patientendaten unvermeidbar. Konkret handelt es sich hierbei um Daten, aus welchen sich Informationen über die Gesundheit der betroffenen Person ableiten lassen. Gemäß Artikel 9 der DSGVO werden Gesundheitsdaten als sogenannte „sensible personenbezogene Daten" klassifiziert, aus welchen Informationen über „rassische und ethnische Herkunft, politische Meinungen, religiöse oder weltanschauliche Überzeugungen oder die Gewerkschaftszugehörigkeit hervorgehen" sowie genetische und biometrische Daten „zur eindeutigen Identifizierung einer natürlichen Person, Gesundheitsdaten oder Daten zum Sexualleben oder der sexuellen Orientierung einer natürlichen Person" geschlossen werden können (Art. 9 Absatz 1 DSGVO). Daher unterliegen diese Daten einem besonders strengen Datenschutzrecht.

Sofern eine Unterscheidung zwischen sensiblen und nichtsensiblen Daten nicht möglich ist oder wenn eine Trennung für die zu erreichenden Verarbeitungszwecke verneint werden muss, sind alle Daten gemäß den Anforderungen für die strengste oder „sensibelste" Datenkategorie zu verarbeiten, die in den Daten enthalten ist (Bergauer, 2016). Im Falle von automatisierten Entscheidungen sieht die DSGVO das Recht der betroffenen Person vor, „nicht einer ausschließlich auf einer automatisierten Verarbeitung – einschließlich Profiling – beruhenden Entscheidung unterworfen zu werden" (Art. 22 DSGVO). Insbesondere soll dadurch der betroffenen Person eine faire und transparente Möglichkeit, gegen automatisierte Entscheidungen vorzugehen, eingeräumt werden. In der DSGVO ist hier insbesondere der Erlaubnistatbestand der Einwilligung gemäß Art. 6 bzw. 9 DSGVO für sensible personenbezogene Daten hervorzuheben. Damit die betroffene Person die Möglichkeit hat, wirksam in die Verarbeitung ihrer personenbezogenen Daten einzuwilligen, muss nach Art. 12 Absatz 1 DSGVO eine umfassende Informationspflicht sowie das Recht der betroffenen Person auf Information „in präziser, transparenter, verständlicher und leicht zugänglicher Form in einer klaren und einfachen Sprache" befolgt werden. Aufgrund der Besonderheit von KI-Systemen, sich selbst weiterentwickeln zu können, ist ein KI-System für Nutzer und Nutzerinnen sowie Betroffene oftmals weder nachvollziehbar noch transparent, wie es zu Entscheidungen oder Ergebnissen kommt. In diesem Zusammenhang sind neben den bereits genannten Informationspflichten hinsichtlich der automatisierten Verarbeitung Informationen des Verantwortlichen über die entwickelte bzw. herangezogene Logik erforderlich.

#### 6.9.4.1 Anonymisierung und Pseudonymisierung in der DSGVO

Damit der Schutz von personenbezogenen Daten ausreichend gewahrt wird, gilt für die Datenverarbeitung im Rahmen der Entwicklung und Verwendung von KI-Systemen, dass die Prinzipien des Artikels 5 der Datenschutz-Grundverordnung (DSGVO), wie Rechtmäßigkeit, Verarbeitung nach Treu und Glauben, Transparenz, Zweckbindung, Datenminimierung, Richtigkeit, Speicherbegrenzung, Integrität und Vertraulichkeit sowie Rechenschaftspflicht, eingehalten werden. Gerade im Hinblick auf das Prinzip der Datenminimierung ist auch die Anonymisierung bzw. Pseudonymisierung von personenbezogenen Daten so weit wie möglich zu berücksichtigen. Ist aufgrund des Entfernens des Personenbezugs eine Identifizierung der betroffenen Person ausgeschlossen, handelt es sich um eine Anonymisierung im Sinne der DSGVO, sodass die weitere Verwendung der (anonymisierten) Daten nicht mehr den Bestimmungen der DSGVO unterliegt. Allerdings ist eine Anonymisierung oftmals nicht bzw. nur mit einem erheblichen Aufwand möglich und auch nicht immer zielführend. Dabei wird im Erwägungsgrund 26 der DSGVO klargestellt, dass zur Feststellung, „ob eine natürliche Person identifizierbar ist, [...] alle Mittel berücksichtigt werden [sollen], die von dem Verantwortlichen oder einer anderen Person nach allgemeinem Ermessen wahrscheinlich genutzt werden, um die natürliche Person direkt oder indirekt zu identifizieren" (Erwägungsgrund 26 DSGVO). Bei der Anonymisierung wird somit ein relativer Ansatz als ausreichend vertreten, wobei der Grad der anzuwendenden Anonymisierungstechnik von den Spezifikationen der konkreten personenbezogenen Daten abhängt (Schürmann, 2021). Insbesondere im Falle von genetischen Daten, welche durch Analysen der biologischen Probe Rückschlüsse auf die Physiologie und den Gesundheitszustand von natürlichen Personen zulassen, ist eine Anonymisierung nicht möglich. Aufgrund dieser besonderen Eigenschaft von genetischen Daten wurde die Datenverarbeitung durch das Gentechnikgesetz stark eingeschränkt (Jahnel, 2021).

Werden personenbezogene Daten jedoch derart unkenntlich gemacht, dass sie ohne Hinzuziehung zusätzlicher Informationen nicht mehr mit der Identität des Betroffenen in Verbindung gebracht werden können, werden außerdem die zusätzlichen Informationen gesondert aufbewahrt und wird durch bestimmte technische und organisatorische Maßnahmen eine Zuordnung ausgeschlossen, so ist von einer Pseudonymisierung auszugehen (Hödl, 2022). Die technischen und organisatorischen Maßnahmen dienen in erster Linie dazu, die Rechtmäßigkeit der Verarbeitung der personenbezogenen Daten zu gewährleisten. Die technische Komponente bezieht sich dabei direkt oder indirekt auf die physische Verarbeitung (Aschauer, 2021). Hierzu zählen insbesondere das Vorhandensein von Antivirensoftware, Firewalls oder die Nutzung von VPN-Zugängen, die Verschlüsselung von Datenträgern oder Laptops und die automatische Desktop-Sperre. Der organisatorische Aspekt hingegen bildet den äußeren Rahmen der Verarbeitung und beschreibt vor allem interne Regelungen der Schlüssel- und Passwortvergabe, das Vorhandensein von allgemeinen Datenschutzhinweisen für die Mitarbeiter*innen, die Besetzung einer Rezeption, den Umgang mit Besuchern und Besucherinnen und dem Reinigungspersonal. Im Gegensatz zu anonymisierten Daten weisen pseudonymisierte Daten einen ausreichenden Personenbezug auf und unterliegen damit dem Anwendungsbereich der DSGVO.

#### 6.9.4.2 Methoden der Anonymisierung bzw. Pseudonymisierung

Bei der Anonymisierung bzw. Pseudonymisierung gibt es eine Vielzahl von Techniken, um den direkten Personenbezug zu entfernen oder unkenntlich zu machen. Zur besseren Veranschaulichung wird in dem folgenden Beispiel ein Musterdatensatz mit Vor- und Nachname, Geschlecht, Geburtsdatum, dem ICD-Code und der dem ICD-Code zugeordneten Diagnose verwendet (International Statistical Classification of Diseases and Related Health Problems bzw. Internationale statistische Klassifikation der Krankheiten und verwandter Gesundheitsprobleme), der entsprechend den Methoden der Anonymisierung bzw. Pseudonymisierung angepasst wird (**Tab. 6-13**). Da die Tabelle als Überblick dienen soll und aufgrund der geringen Anzahl noch Rückschlüsse auf konkrete Personen möglich sind, ist davon auszugehen, dass es sich um eine größere Gruppe von Patienten und Patientinnen handelt.

Die wahrscheinlich mit dem geringsten Aufwand verbundene Vorgehensweise ist hier das Weglassen bestimmter (Teil-)Bezeichnungen. So kann gegebenenfalls der Vor- und Nachname weggelassen und das Geburtsjahr auf die Jahreszahl beschränkt werden. Den entsprechend bereinigten Musterdatensatz zeigt **Tabelle 6-14**.

Eine Streichung oder Reduzierung bis zur Unkenntlichmachung des Personenbezugs hat die Folge, dass das jeweilige Datum anonymisiert wird und keine Pseudonymisierung möglich ist. Jedoch ist hierbei zu berücksichtigen, dass dadurch wesentliche Informationen der Patientenbehandlung für daran beteiligte, aber nicht informierte Personen nicht mehr erkennbar sind, was sich unter Umständen auf die Diagnose auswirken kann (Holst et al., 2018). Betrachtet man die folgende Veränderung in den Spalten „ICD" in Zusammenschau mit den dazugehörigen Änderungen in den Spalten „Diagnose", ergibt sich folgende Abweichung (**Tab. 6-15**). Davon sind sämtliche Beteiligten im Rahmen der Patientenbehandlung in Kenntnis zu setzen.

Häufig wird der Begriff der Verschlüsselung mit dem der Pseudonymisierung in Verbindung gebracht. Handelt es sich bei der Pseudonymisierung primär um den Schutz der Aufdeckung personenbezogener Daten einer Person, rückt bei der Verschlüsselung vielmehr eine Unkenntlichmachung der Lesbarkeit in den Vordergrund (Gniffke, 2020). Neben den vielfältigen Techniken zur Pseudonymisierung von Daten mit einem direkten Personenbezug stellt die Verwendung von Hashfunktionen eine der gängigsten Methoden dar. Mithilfe einer festgelegten Kom-

**Tabelle 6-13:** Musterdatensatz mit Personenbezug (Quelle: Eigene Darstellung)

| Vorname | Nachname | Geschlecht | Geburtsdatum | ICD | Diagnose |
|---|---|---|---|---|---|
| Max | Mustermann | m | 01.01.1965 | D22.6 | Melanozytennävus der oberen Extremität, einschließlich Schulter |
| Martina | Musterfrau | w | 01.01.1970 | C43.0 | Bösartiges Melanom der Lippe |

**Tabelle 6-14:** Konsequenz bei Wegfall bestimmter Angaben (Quelle: Eigene Darstellung)

| Vorname | Nachname | Geschlecht | Geburtsdatum | ICD | Diagnose |
|---|---|---|---|---|---|
| – | – | m | 1965 | D22.6 | Melanozytennävus der oberen Extremität, einschließlich Schulter |
| – | – | w | 1970 | C43.0 | Bösartiges Melanom der Lippe |

**Tabelle 6-15:** Konsequenz bei Wegfall bestimmter Angaben (Quelle: Eigene Darstellung)

| ICD | Diagnose | | ICD | Diagnose |
|---|---|---|---|---|
| D22.6 | Melanozytennävus der oberen Extremität, einschließlich Schulter | → | D22.- | Melanozytennävus |
| C43.0 | Bösartiges Melanom der Lippe | → | C43.- | Bösartiges Melanom der Haut |

**Tabelle 6-16:** Pseudonymisierung durch „Hashen" (Quelle: Eigene Darstellung)

| Vorname | Nachname | Geschlecht | Geburtsdatum | ICD |
|---|---|---|---|---|
| Max | Mustermann | m | 01.01.1965 | D22.6 |
| Martina | Musterfrau | w | 01.01.1970 | C43.0 |
| | | # | | |
| | | 668289B3C505E471798FD3D1C0CC38AD8 | | |
| | | 446321D1R143T354298AF1G1T5A00DR40 | | |

bination aus bestimmten Zeichen wird es ermöglicht, „eine beliebig große Menge an Daten" durch einen Algorithmus mit den bereits bestehenden Patientendaten zu verknüpfen (Schürmann, 2021, S. 50; Holst et al., 2018). Durch die Pseudonymisierung ist der vorhandene Personenbezug für Außenstehende in keiner Weise mehr nachvollziehbar (**Tab. 6-16**). Die weitere Behandlung von Patienten und Patientinnen wird dadurch nicht eingeschränkt. Wie bereits in der Einleitung zu diesem Kapitel erläutert, wird von einer Verwendung von Trainingsdaten mit gegebenem Personenbezug ausgegangen und dementsprechend auf die relevanten Bestimmungen in der DSGVO eingegangen. Hinsichtlich der Verwendung von Trainingsdaten, im Sinne von personenbezogenen Daten, sieht die DSGVO zum Schutz des Einzelnen nur eine Verarbeitung aufgrund von ganz bestimmten Erlaubnistatbeständen vor. Der Begriff des Verarbeitens ist in der DSGVO sehr umfassend aufgelistet – so kann eine Verarbeitung u.a. als Erheben, Erfassen, Ordnen oder Speichern von personenbezogenen Daten aufgefasst werden. Diese Erlaubnistatbestände im Sinne von Rechtsgrundlagen haben bereits zum Zeitpunkt der Verarbeitungsvorgänge vorzuliegen. Wichtig zu erwähnen ist hier, dass es sich auch bei der Vornahme der Anonymisierung bzw. Pseudonymisierung um eine Verarbeitung handelt und dass dafür dementsprechende Erlaubnistatbestände vorzuliegen haben (Schürmann, 2021).

#### 6.9.4.3 Offenlegung des Algorithmus

Eine denkbare Möglichkeit, der erhöhten Informationspflicht nachzukommen, könnte die Offenlegung des verwendeten Algorithmus sein, welcher der Funktionsweise eines KI-Systems zugrunde liegt. In der Praxis kann die von einem Unternehmen entwickelte Algorithmusformel aber ein Geschäftsgeheimnis darstellen. Die Offenlegung stellt dann oftmals einen Widerspruch zu den bereits erläuterten Informationspflichten entsprechend der DSGVO dar. Dieser möglichen Unvereinbarkeit waren sich auch das Europäische Parlament und der Rat der Europäischen Union, als Verfasser der DSGVO, bewusst und haben diesen Umstand in einem Erwägungsgrund zur DSGVO berücksichtigt. Demnach sollten „Geschäftsgeheimnisse oder Rechte des geistigen Eigentums und insbesondere das Urheberrecht an Software" von dieser

Informationspflicht nicht beeinträchtigt werden (Erwägungsgrund 63 DSGVO). Insbesondere ist vor einer vollständigen Verweigerung des Auskunftsbegehrens einer betroffenen Person, von der große Mengen an Informationen verarbeitet worden sind, die betroffene Person aufzufordern, ihr Ersuchen um Information zu präzisieren. Nach allgemeiner Rechtsauffassung besteht daher keine generelle Pflicht zur Offenlegung der konkreten Algorithmusformel – Gewichtung und Algorithmus eines KI-Systems eingeschlossen. Vielmehr muss die Logik der Algorithmusformel für die betroffene Person derart umschrieben werden, dass sie erkennen kann, welche personenbezogenen Daten für die Berechnung bzw. die Erstellung eines Profils verwendet werden. Nach bestehender Ansicht wird unter „Logik" im Sinne der automatisierten Entscheidungsfindung jenes Prinzip verstanden, welches für die Berechnung erforderlich ist. Da es sich bei einer Algorithmusformel nicht zwingend um ein Geschäftsgeheimnis handeln muss, ist daher im konkreten Einzelfall immer eine Abwägung der Interessen des Unternehmens und der betroffenen Person, deren personenbezogene Daten gespeichert wurden und die um eine Auskunft ersucht, vorzunehmen (Hoeren & Niehoff, 2018).

Aus datenschutzrechtlicher Sicht besteht bei der selbstständigen Weiterentwicklung von neuronalen Netzen ohne menschlichen Einfluss das Problem, dass eine gewöhnliche Kontrolle bzw. Herausgabe wie bei einem linearen Algorithmus nicht ohne erheblichen Aufwand möglich ist. Einer Berücksichtigung dieser Komplexität in Bezug auf die Entscheidungsfindung eines KI-Systems wurde bei der Abfassung der DSGVO nicht ausreichend nachgekommen und bedarf daher einer besonderen Auslegung. Vom Grundsatz der Transparenz im Sinne der bereits dargestellten Informationspflichten und Auskunftsrechte in Bezug auf die Verwendung von personenbezogenen Daten kann auch bei KI-Systemen nicht abgewichen werden. Aufgrund der autonomen Weiterentwicklung des KI-Systems wird es selbst für die Entwickler schwierig, über die genaue Verarbeitung personenbezogener Daten zu informieren. Eine erste Überlegung in diesem Zusammenhang wäre wiederum die Offenlegung des ursprünglichen Algorithmus als Grundgerüst des KI-Systems. Damit könnte für die betroffene Person nachvollziehbar dargestellt werden, wie Entscheidungen über die Verarbeitung personenbezogener Daten getroffen werden. Dabei handelt es sich in der Regel um eine Version, die sich deutlich von dem aktuell verwendeten neuronalen Netz unterscheidet. Auf den ersten Blick erscheint damit die bereits bekannte Thematik des Widerspruchs zwischen Informationspflicht und Vertraulichkeit von Geschäftsgeheimnissen unproblematisch. Auf den zweiten Blick steht jedoch die Nachvollziehbarkeit einer „Vorgängerversion", die einer anderen als der tatsächlichen Logik des KI-Systems folgt, der Wahrnehmung des Rechts des Betroffenen auf Auskunft über die konkrete Verwendung seiner Daten entgegen. Die Information des Betroffenen über die verwendeten Trainingsdaten, die den Entwicklern bekannt sind, führt aufgrund der autonomen Weiterentwicklung des KI-Systems zu einem ähnlichen Ergebnis und ist nach den Vorgaben der DSGVO nicht ausreichend (Hoeren & Niehoff, 2018).

#### 6.9.4.4 Automatisierte Datenverarbeitung und Scoring

Eine Besonderheit der automatisierten Datenverarbeitung stellt in diesem Zusammenhang der Begriff „Scoring" dar. Mit einem Scoring wird es Unternehmen ermöglicht, durch automatisierte Verfahren die Zuverlässigkeit ihrer Vertragspartner*innen einzuschätzen. Überwiegend finden Scorings in den Branchen der Wirtschaftsauskunft, Banken oder Versicherungen Anwendung. Das Ziel dabei besteht darin, aufgrund unterschiedlicher Umstände (z.B. Familienstand, Geburtsdatum, Wohnort, Beruf etc.) eine Wahrscheinlichkeit über die Kreditwürdigkeit von Kunden und Kundinnen zu erstellen.

Wird dabei ein bestimmter Wert erreicht oder unterschritten, hat dies direkte Auswirkungen auf die Konditionen einer Kreditvergabe oder eines Versicherungsabschlusses. Hier sehen weder die DSGVO noch das österreichische Datenschutzgesetz eigene Bestimmungen für eine automatisierte Verarbeitung im Rahmen von Scoring-Tätigkeiten vor, und so fällt dieser Vorgang grundsätzlich unter das bereits erläuterte Verbot der automatisierten Verarbeitung, sofern kein Erlaubnistatbestand gemäß Art. 22 Absatz 2 DSGVO vorhanden ist und die betroffene Person im Falle von Verarbeitungen sensibler personenbezogener Daten nicht ausreichend im Sinne des Art. 12 DSGVO informiert wurde. Im Gegensatz zu Österreich hat der deutsche Gesetzgeber mit § 31 des Bundesdatenschutzgesetzes (BDSG) eine eigene nationale Rechtsgrundlage geschaffen, um den Kundenschutz zu stärken, die auch im Einklang mit der DSGVO steht. Dort ist u. a. geregelt, dass zur Erstellung eines Wahrscheinlichkeitswertes nur die dafür erforderlichen personenbezogenen Daten verwendet werden dürfen (Hoeren & Niehoff, 2018; Österreichische Gesellschaft für Datenschutz, 2023).

#### 6.9.4.5 Rechtlicher Ausblick im Kontext KI

Die automatisierte Datenverarbeitung im Entscheidungsprozess von KI-Systemen birgt neben den Vorteilen für Einzelpersonen unter Umständen durch das Heranziehen von fehleranfälligen oder zu einseitigen Trainingsdaten auch Nachteile. Im Zeitalter der Digitalisierung sind die meisten Handlungsabläufe selten rein national zu verstehen, vielmehr interagieren die einzelnen Mitgliedsstaaten miteinander, weshalb eine Initiative auf EU-Ebene zum künftigen Umgang mit KI notwendig ist. Vor dem Hintergrund, die EU im Wettbewerb auf diesem hoch technologisierten Gebiet zu stärken, hat es sich die Europäische Kommission zur bislang einmaligen Aufgabe gemacht, eine umfassende Gesetzesvorlage für die Verwendung von KI-Systemen in Aussicht zu stellen. Im April 2021 wurde ein Entwurf für eine Verordnung zur Festlegung harmonisierter Vorschriften für KI (KI-VO-E) (COM[2021] 206 final) veröffentlicht. Konkret wird insbesondere in der Begründung unter Punkt 1.1 „Gründe und Ziele des Vorschlags" ausgeführt, die Sicherheit der „in Verkehr gebrachten und verwendeten KI-Systeme" zu gewährleisten und die „bestehenden Grundrechte und Werte der Union" zu wahren. Weiters sollen die bisher mangelnde Rechtssicherheit innerhalb der EU verbessert und die Grundrechte der Betroffenen sowie die Anforderungen an die Sicherheit von KI-Systemen gestärkt werden. Bei näherer Betrachtung wird schnell deutlich, dass sich der Entwurf – anders als bisher – nicht nur auf maschinelles Lernen konzentriert, sondern viel umfassender auf KI-Systeme Bezug nimmt. So wird in Art. 3 Ziffer 1 erstmals der Begriff „KI-Systeme" als Software definiert, die „in der Lage ist, Ergebnisse wie Inhalte, Vorhersagen, Empfehlungen oder Entscheidungen im Hinblick auf eine Reihe von durch den Menschen festgelegten Zielen zu erzeugen". Im Hinblick auf die häufig angesprochene Unsicherheit durch fehleranfällige Trainingsdaten findet sich in der KI-VO-E auch eine Definition von diesen. Darüber hinaus sieht Art. 3 Ziffer 30 auch die Verwendung sogenannter Validierungsdaten vor, die demnach „zur Bewertung des trainierten KI-Systems und zur Anpassung seiner nicht lernfähigen Parameter und seines Lernprozesses" zu berücksichtigen sind, aber auch als Trainingsdaten verwendet werden können (Europäische Kommission, 2021, o.S.). Ungeachtet dieser Verknüpfung von Validierungs- und Trainingsdaten sind für die objektive Bewertung eines KI-Systems vor der Inbetriebnahme Testdaten vorgesehen. Durch diese Unterscheidung bzw. das Zusammenspiel der verschiedenen Datentypen soll vor allem die Sicherheit der Richtigkeit und in weiterer Folge die Rechtmäßigkeit der KI-gestützten Entscheidungsfindung gewährleistet werden (Spindler, 2021). Hinsichtlich des Datenschutzes bei der automatisierten Verarbeitung personenbezogener Daten bleiben die Regelungen der DSGVO bestehen, die gegebenenfalls durch die KI-VO-E ergänzt werden. In Fällen des Einsatzes eines risikoreichen KI-Systems, welches Zugriff auf besonders sensible personenbezogene Daten erhält, werden die Regelungen der DSGVO sogar verschärft und sind die Daten grundsätzlich zu anonymisieren. Eine Pseudonymisierung ist in den Fällen vorgesehen, in denen der Zweck, für den eine Anonymisierung der Daten erforderlich ist, nur mit erheblichen Beeinträchtigungen verbunden ist (Helminger, 2022).

Die Bestrebungen der EU sind sehr zu begrüßen und bieten eine längst überfällige (datenschutz-)rechtliche Klarstellung für den Einsatz von KI-Systemen, denn es wäre nicht zielführend, den technologischen Fortschritt und die Digitalisierung durch Regulierung zu verlangsamen oder einzuschränken. Unter kritischer Betrachtung steht das Erfordernis der umfangreichen Datenmengen für den sinnvollen und effizienten Einsatz von KI im Widerspruch zum Grundprinzip der Datenminimierung. Zudem ist fraglich, inwieweit die fortschreitende Technologisierung eine Reproduktion pseudonymer Daten ermöglicht und ob die bestehenden Regelungen zum Schutz vor Aufdeckung personenbezogener Daten in ihrer jetzigen Form nicht bald überholt sind. Gleichwohl muss eine Überarbeitung der bestehenden einschlägigen Regelungen immer im Einklang mit und unter Berücksichtigung der Rechte der unmittelbar Betroffenen erfolgen, um die Akzeptanz und das Vertrauen der Betroffenen – insbesondere im Pflege- und Gesundheitsbereich – zu sichern. Ob und inwieweit der vorliegende Verordnungsentwurf der Europäischen Kommission tatsächlich umgesetzt und verabschiedet wird, bleibt abzuwarten. Insbesondere auch, ob die damit verbundenen Chancen und Ziele erreicht werden können und inwieweit sich diese für alle Beteiligten bewähren.

## 6.10 Palliative Care und Digitalisierung

Tabea Klausner

### 6.10.1 Hintergrund

Der Begriff „palliativ“ leitet sich vom Lateinischen „palliare“ ab, was so viel wie „mit einem Mantel bedecken“ bedeutet. Im pflegerisch-medizinischen Verwendungskontext rückt die Linderung von Krankheitsbeschwerden in den Blickpunkt, wobei eine Heilung nicht mehr fokussiert wird (Feichtner, 2022). Die Geschichte der Palliativpflege reicht bis in das Mittelalter zurück. In der Neuzeit gilt Cicecly Saunders als Begründerin der modernen Hospizbewegung und entwickelte, ausgehend von England, entsprechende Konzepte zur adäquaten Versorgung von Patienten und Patientinnen am Lebensende. Palliativpflege, im Englischen Palliative Care genannt, gewann dadurch gesellschaftlich sowie aus pflegerisch-medizinischer Sicht zunehmend an Bedeutung. Die Weltgesundheitsorganisation definiert Palliative Care wie folgt:

**Begriffserklärung**

Palliative Care ist ein Ansatz zur Verbesserung der Lebensqualität von Patienten und ihren Familien, die mit Problemen konfrontiert sind, welche mit einer lebensbedrohlichen Erkrankung einhergehen. Dies geschieht durch Vorbeugen und Lindern von Leiden durch frühzeitige Erkennung, sorgfältige Einschätzung und Behandlung von Schmerzen sowie anderen Problemen körperlicher, psychosozialer und spiritueller Art (WHO, 2002, o. S.).

Demnach berücksichtigt der Grundansatz von Palliative Care nicht nur komplexe pflegerisch-medizinische Situationen, sondern auch psychosoziale Aspekte. Die meisten Menschen möchten bis an ihr Lebensende in der eigenen Häuslichkeit verbleiben und dort auch sterben. Um diesen Wunsch zu ermöglichen, können heutzutage entsprechend spezialisierte Betreuungsangebote der Palliativversorgung bereitgestellt werden. Dadurch soll zum einen die Zahl der Einweisungen in ein Krankenhaus reduziert und zum anderen die subjektiv wahrgenommene Lebensqualität gesteigert werden (Bohnet-Joschko et al., 2021; Rizza & Mathis, 2019). Am Beispiel Österreichs zeigt sich jedoch, dass zwischen 80 und 90 % der zu versorgenden Menschen keine palliative Fokusbetreuung erfahren. Die Versorgung erfolgt oftmals über die jeweiligen Hausärzte und Hausärztinnen, mobile Pflege- und Betreuungsdienste oder verschiedene Stationen im Krankenhaus. In der Folge kann aufgrund des eingeschränkten Zugangs nicht gewährleistet werden, dass sämtlichen Individuen eine adäquate Palliativversorgung im häuslichen Setting zugutekommt. Am häufigsten betroffen sind Menschen in ländlichen und peripheren Gebieten (Mils, 2019; Rizza & Mathis, 2019).

Eine optimale palliative Versorgung zu Hause ist abhängig von der Zusammenarbeit der verschiedenen Professionen und der Kommunikation zwischen Patienten, Angehörigen und Ärzten (Danielsen et al., 2018). Um den damit einhergehenden Ansprüchen und Herausforderungen zu begegnen, hat sich in den vergangenen Jahren zunehmend der Gebrauch von digitalen Technologien etabliert. Pflege entwickelt sich stetig weiter und der zunehmende Einsatz von digitalen Technologien wird die Art und Weise, wie die Palliativpflege und -medizin gelebt wird, verändern (Payne et al., 2020). Dienstleistungsangebote werden gebündelt, das soziale Umfeld gestärkt bzw. erhalten sowie Angehörige entlastet (Ebneter et al., 2021). Hierbei gilt es, kontinuierlich auf die Bedürfnisse aller beteiligten Personen zu achten, da die Einführung neuer Technologien die Beziehung zwischen den verschiedenen Akteuren beeinflussen wird (Payne et al., 2020). Neue Technologien können als Chance verstanden werden, die barrierefreie Kommunikation zwischen den beteiligten Personen aktiv zu fördern und dadurch Patienten und Patientinnen eine partizipative Teilhabe zu ermöglichen. Der Verbleib im gewohnten Umfeld soll dadurch verlängert und die pflegerisch-medizinische Versorgungsqualität gesteigert sowie das Symptommanagement optimiert werden. Sicherheit und Selbstbestimmung stehen hierbei im Vordergrund. Dies gelingt jedoch nur, wenn vonseiten der zu versorgenden Individuen und Fachkräfte ein gemeinsames Verständnis von Digitalisierung besteht. Technische, gesellschaftliche, wirtschaftliche und ethische Faktoren müssen bei der Nutzung von digitalen Technologien in der Palliativversorgung umfassend berücksichtigt werden. Laut Schnell (2020) werden zunehmend die nachfolgend angeführten Ansprüche an digitale Technologien im Bereich der Palliativversorgung gestellt.

- Verständnis von professioneller Zuwendung: Die professionelle Zuwendung muss individuell an Palliativpatienten und -patientinnen angepasst werden. Diese orientiert sich an den körperlichen, psychischen, sozialen und spirituellen Wünschen sowie Bedürfnissen der Betroffenen. Digitale Anwendungen müssen dies berücksichtigen (Gesundheit Österreich, 2018). Die Qualität der Versorgung muss auch durch den Einsatz von digitalen Technologien hoch sein, um Erfolge zu erzielen (Granja et al., 2018).
- Wahrung der Privatsphäre: Nicht nur in der stationären Pflege, auch in der häuslichen Umgebung muss die Privatsphäre gewahrt werden. Der Einsatz digitaler Technologien soll auch als Unterstützung im Privat- und Familienleben dienen und dieses nicht beeinträchtigen (Hengstschläger & Leeb, 2019). Insbesondere wenn digitale Anwendungen nicht in nationale Pflegesysteme integriert werden, kann es zu Problemen bei der Sicherung und dem Schutz von privaten Daten kommen (Payne et al., 2020).
- Sicherheit: Zur Förderung der Sicherheit wird von digitalen Technologien verlangt, dass die Bedürfnisse von Palliativpatienten und -patientinnen miteinbezogen werden. Die Akzeptanz der Technologien erhöht das Sicherheitsgefühl der Betroffenen (Schnell, 2020). Auch Angehörige und das interdisziplinäre Palliativteam gewährleisten durch die richtige Anwendung und Akzeptanz von digitalen Technologien Sicherheit (Payne et al., 2020). Zudem trägt eine lückenlose Kommunikation zwischen allen beteiligten Personen zur Sicherheit bei (Gesundheit Österreich, 2018).
- Sicherung des rechtlichen Schutzes von personenbezogenen (Krankheits-)Daten: Die fortschreitende Entwicklung von digitalen Technologien muss auch aus juristischer Sicht angepasst werden (Deutsche Gesellschaft für Palliativmedizin, 2022). Das Bundesamt für Sicherheit in der Informationstechnik (2022) in Deutschland beschreibt, dass Sicherheitsmaßnahmen schon bei der Entwicklung von Produkten, die auf digitalen Technologien beruhen, notwendig sind. Sensible personenbezogene Daten, welche erfasst werden, sind unter Beachtung der DSGVO zu verarbeiten.

Am Beispiel Österreichs zeigt sich, dass digitale und technische Assistenzen vermehrt zur Unterstützung in der Palliative Care eingesetzt werden. Grundlagen werden erarbeitet, um einen flächendeckenden Einsatz gewährleisten zu können. Dabei werden fachliche, ethische und rechtliche Fragen in den Fokus gestellt. Ziel ist es, eine Tandemlösung zu erreichen. Darunter wird ein Zusammenspiel zwischen digitalen Maßnahmen und persönlichem Kontakt verstanden. Der persönliche Kontakt und die Kommunikation mit Menschen sind ein soziales Bedürfnis. Einsamkeit nimmt im Alter zu und macht auch vor der Palliative Care keinen Halt (Bundesministerium für Soziales, Gesundheit, Pflege und Konsumentenschutz, 2021; Kaspar et al., 2022). Die Tandemlösung sieht im Hinblick auf Einsamkeit eine Chance, diese zu mindern. Es wird auf die Nutzung der Digitalisierung gesetzt, wie z. B. bei der Verwendung von digitalen Medien. Die Covid-19-Pandemie hat die Vorteile dieser Technologien gezeigt und

Kontakte trotz räumlicher Distanz ermöglicht. Digitalisierung ist in Verbindung mit Palliative Care im häuslichen Setting als Ergänzung zu sehen. Beim derzeitigen Stand der Forschung und Entwicklung können die verschiedenen Technologien die persönliche und körpernahe Pflege nicht ersetzen (Mils, 2019). Es braucht die Fähigkeit, eine persönliche und direkte Beziehung zwischen Patient*in, Angehörigen und Pflegenden aufzubauen und aufrechtzuerhalten. Die Werte und Ziele der Patienten und Patientinnen müssen verfolgt werden. Einfühlsames Zuhören sowie die Förderung der Würde werden von der European Association for Palliative Care als Kernbestandteile der Palliativversorgung definiert (Payne et al., 2020).

### 6.10.2 Digitale Konzepte für die Palliativpflege

Im Zusammenhang mit Palliative Care verweist die internationale Literatur auf unterschiedliche digitale Lösungskonzepte, um die Versorgung der Patienten und Patientinnen zu gewährleisten (Carmont & McIlfatrick, 2022; Ebneter et al., 2021; Finucane et al., 2021; Nwosu et al., 2019; Schnell, 2020) (**Abb. 6-9**).

Konzepte wie Telenursing bzw. Telecare beziehen sich auf die Anwendung von Informations- und Kommunikationstechnologien, mit deren Hilfe die Kommunikation zwischen den an der palliativen Versorgung Beteiligten über räumliche Distanzen hinweg erleichtert wird. Dadurch kann eine patientenzentrierte Palliativversorgung auch bei Engpässen, wie etwa dem Fehlen von geeigneten Haus- und Facharztpraxen in ländlichen Regionen, aufrechterhalten werden (Ebneter et al., 2021). Weitere Vorteile bestehen darin, dass das Risiko für eine Ansteckung mit einer Krankheit bei Palliativpatienten und -patientinnen und den Dienstleistenden minimiert werden kann (Chávarri-Guerra et al., 2021) und unnötige Krankenhauseinweisungen von Palliativpatienten und -patientinnen vermieden werden (Deutsche Gesellschaft für Palliativmedizin, 2022). Die Technologie der Virtual Reality (VR) wird sowohl in der pädiatrischen als auch Erwachsenenpalliativpflege genutzt. Sie kommt vor allem im Symptommanagement und bei der Dokumentation von Erinnerungen zum Einsatz, aber auch, um die Qualität der menschlichen Interaktion in der Palliative Care zu verbessern (Mils, 2019). Der Einsatz von Virtual Reality zeigt in verschiedenen Untersuchungen einen positiven Effekt für

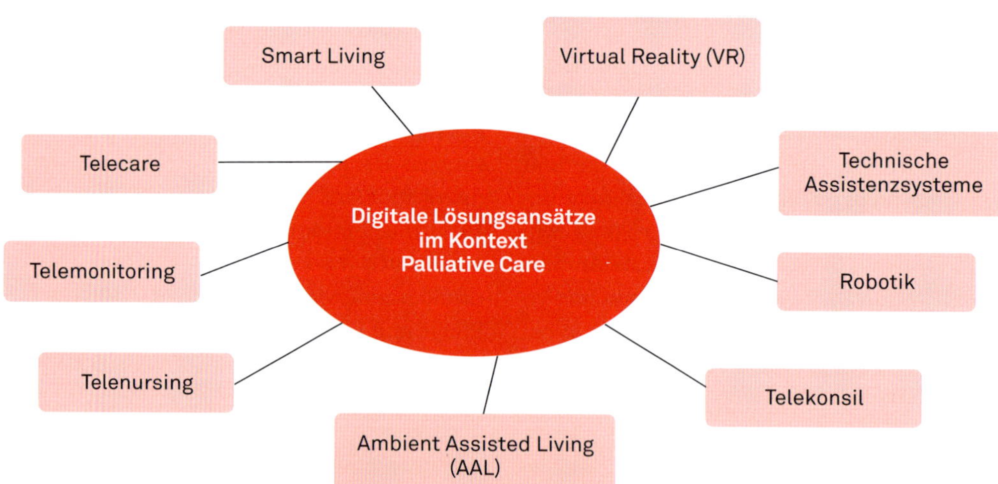


**Abbildung 6-9:** Digitale Maßnahmen in der Palliative Care (Quelle: Eigene Darstellung)

die Patienten und Patientinnen, wie Angst- und Schmerzlinderung (Carmont & McIlfatrick, 2022; Schnell, 2020). Virtual Reality gilt auch als vielversprechender Ansatz, um Palliativpatienten und -patientinnen mental zu unterstützen (Martin et al., 2022). Technische Assistenzsysteme wie Robotik bieten in der Palliative Care vor allem am Lebensende Unterstützung. Dabei liegt der Fokus auf unterstützenden, therapeutischen, sozialen und pädagogischen Anwendungen (Nwosu et al., 2019). Routinemäßige Aspekte der Pflege können von Robotern übernommen werden (Payne et al., 2020). Zudem wird Robotik als Alternative von Tiertherapien herangezogen wie z.B. die Roboter-Robbe „Paro". Durch die Interaktion mit „Paro" verbesserte sich nachweislich der emotionale Zustand sowie die soziale Interaktion der Anwender*innen (Birks et al., 2016). Ambient-Assisted-Living-Systeme werden zunehmend in der heimischen Umgebung von palliativen Personen eingesetzt. Dabei stehen Kommunikationstechnologien im Vordergrund. Durch den Ausbau der Kommunikationswege können soziale Netzwerke aus Familie, Freunden und Gesundheitsdiensten gestärkt werden (Gaefke et al., 2011). Mithilfe von Daten zu den Aktivitäten des täglichen Lebens, die AAL-Systeme liefern, erhalten Pflegende außerdem relevante Informationen zur bestmöglichen Gestaltung der palliativen Versorgung im häuslichen Bereich (Lussier et al., 2020).

Mitentscheidend für eine wirksame Palliativversorgung sind die kontinuierliche Überwachung und das Management der Symptome. Telemonitoring ermöglicht die 24-Stunden-Bereitstellung der benötigten Parameter sowie zusätzlich eine Selbstauskunft der Patienten und Patientinnen. Durch diese Form der Überwachung ist bei eintretenden Veränderungen eine rasche Intervention möglich (Morgan et al., 2017). Als Beispiel für das digitale Symptommanagement kann ein App-basiertes Schmerztagebuch herangezogen werden. Vor allem in der ambulanten Palliativpflege wird dieses Instrument des Telemonitorings angewendet. Mithilfe eines Smartphones kann u.a. die Schmerzstärke, die Lokalisation und die Intensität der Schmerzen dokumentiert sowie Kontakt zum interdisziplinären Team aufgenommen werden. Dies ermöglicht ein effektives und zeitnahes Schmerzmanagement (Deutsche Gesellschaft für Palliativmedizin, 2022; Pfeifer et al., 2020). Die Wohnumgebung von Palliativpatienten und -patientinnen hat einen großen Einfluss auf die Ausführung der Palliative Care sowie auf das gesundheitliche Wohlbefinden (Finucane et al., 2021; Treloar et al., 2009). Smart-Living-Konzepte, welche oft auf Apps basieren, ermöglichen die Bedienung verschiedener Gerätschaften im Haus über Fernsteuerung (z.B. Steuerung der Raumtemperatur, Licht ein- und ausschalten). Bei Bewegungseinschränkungen bis hin zur Bettlägerigkeit können Betroffene diese selbstständig ausführen (Heimer et al., 2022). Telekonsile ermöglichen einen Austausch zwischen Palliativpatienten und -patientinnen und dem sie versorgenden Gesundheitspersonal rund um die Uhr. Auf diese Weise können größere Entfernungen überwunden und eine leitliniengerechte Versorgung sichergestellt werden (Marx et al., 2022).

### 6.10.3 Palliativpflege und digitale Kommunikation

Oft wird von Personen mit palliativem Pflegebedarf der Wunsch geäußert, das noch verbleibende Leben zu Hause zu verbringen. Um diesen Wunsch grundlegend ermöglichen zu können, ist die Kommunikation zwischen allen Beteiligten von hoher Wichtigkeit. Zur Unterstützung der digitalen Kommunikation in der Palliativpflege dienen vor allem Anwendungen wie Videokonferenzen, elektronische Patientenakten und Telefonie-Anwendungen (Finucane et al., 2021). Das Potenzial dieser und anderer Technologien wird zunehmend besser ausgeschöpft und es kann auch in Bezug auf die Sicherheit und den Komfort seinen Nutzen zeigen. Dieses Potenzial wird vor allem von Palliative-Care-Einrichtungen im englischsprachigen Raum genutzt (Blum et al., 2020). Auch Angehörige werden im Rahmen der palliativen Versorgung begleitet und unterstützt, denn gerade die Betreuung am Lebensende kann zu Überlastungen und Stress führen. Die Digitalisierung von Palliative Care im häuslichen Setting zeigt positive Auswirkungen auf die Aufklärung der Betroffenen und ihr Umfeld. Es wird von einer besseren und schnelleren Informationsweitergabe an Beteiligte berichtet sowie von einer erleichterten Entscheidungsfindung und Kommunikation im Allgemeinen. Zudem werden Kosten eingespart (Finucane et al., 2021). Digitalisierung sollte insofern nicht isoliert betrachtet werden, sondern als Teil des großen Ganzen (Mills et al., 2021). Folgende in **Tabelle 6-17** dargelegten Faktoren beeinflussen die Kommunikation in der Palliativpflege.

Die in **Tabelle 6-17** angeführten Faktoren sollten in Hinblick auf die Patienten und Patientinnen evaluiert werden, um diese nicht auszuschließen. Dabei gilt es zu beachten, dass der Mensch im Mittelpunkt steht (Payne et al., 2020). Die Vorteile der digitalen Kommunikation in der Palliative Care sind vielfältig. Digitale Informations- und Kommunikationstechnologien können zeitlich flexibel und ortsungebunden eingesetzt werden. Der niedrigschwellige Zugang ermöglicht die Nutzung für die breite Masse, jedoch sind auch Schulungen zu bedenken, da vor allem ältere Personen noch keinen Umgang mit diesen Technologien haben. Durch die regelmäßige Anwendung digitaler Kommunikation, z. B. durch Videofonie, wird Vertrauen zwischen Pflegenden/Ärzteschaft und Palliativpatienten und -patientinnen aufgebaut. Auch die interprofessionelle Zusammenarbeit wird dadurch unterstützt. Es wird die Möglichkeit geboten, Angehörige miteinzubeziehen und auch diesen Unterstützungen anzubieten. Oft ist der Besuch einer Selbsthilfegruppe mit einer großen Überwindung verbunden. Da jedoch durch digitale Kommunikationstechnologien Selbsthilfegruppen ohne Ortswechsel im heimischen Umfeld besucht werden könnten, bestünde die Möglichkeit, solche Angebote öfter zu nutzen (Calton et al., 2019). In der Studie von Koumakis et al. (2021) werden die Vorteile der zeitlichen und örtlichen Flexibilität genutzt, um den selbsteingeschätzten Gesundheitszustand von Palliativpatienten und -patientinnen und die Wirksamkeit der Behandlung zu erfassen. Die Plattform MyPal® – ein europäisches Projekt des EU-Forschungsrahmenprogramms „Horizon 2020" – bietet Palliativpatienten und -patientinnen mit einer Krebserkrankung die Möglichkeit, sich über ihren Gesundheitszustand schriftlich zu äußern, ohne dem Einfluss von Ärzten und Ärztinnen oder Pflegenden zu unterliegen. Konkret werden auf der MyPal®-Plattform spezielle Anwendungen wie Fragebögen zum Gesundheitszustand, die Möglichkeit zur Spontanmeldung von Symptomen, Informationsmaterial sowie Benachrichtigungen von den behandelnden Ärzten und Ärztinnen und Pflegenden zur Verfügung gestellt. MyPal® wurde von Endnutzern und Endnutzerinnen validiert und wird derzeit im Rahmen einer klinischen Studie getestet, um die mögliche Umsetzung in der Kommunikation sowie die potenziellen Auswirkungen auf die Lebensqualität von Palliativpatienten und -patientinnen mit Krebserkrankungen zu bewerten (Koumakis et al., 2021).

Die Covid-19-Pandemie hat die Palliativpflege vor große Herausforderungen gestellt. Die Studie von Chávarri-Guerra et al. (2021) zeigt auf, dass die palliative Versorgung von Krebspatienten und -patientinnen während der Covid-19-Pandemie eingeschränkt war und wie man diese Herausforderungen in Mexiko mittels Telemedizin löste. Mithilfe der Telemedizin konnte die Kontinuität der Versorgung von Palliativpatienten und -patientinnen sichergestellt und gleichzeitig das Ansteckungsrisiko minimiert werden. Die Studie zeigt jedoch die Hürden einer solchen Implementierung. Vor allem in ländlichen Gebieten kann nicht davon ausgegangen werden, dass flächendeckend Ressourcen zur telemedizinischen Betreuung bestehen; diese müssen erst geschaffen werden. Die in Mexiko-Stadt durchgeführte Studie

**Tabelle 6-17:** Beeinflussende Faktoren der Kommunikation in der Palliativpflege (Quelle: Payne et al., 2020, S. 441–443)

| Faktoren | Positiv | Negativ |
|---|---|---|
| Digitale Gesundheitsakten, welche auch von Patienten und Patientinnen geführt werden | • Nutzung 24/7<br>• Aktive Teilhabe an der Versorgung | • Schulung notwendig<br>• Unterschiedliche Auffassungen |
| Zunehmende Nutzung von Telenursing und -medizin | • Schnelle Abklärung durch Palliativmediziner*innen<br>• Nutzung auch für Personen in ländlichen Gebieten | • Psychologische Unterstützung wird meist nicht angeboten<br>• „Körperliche Nähe" fehlt |
| Durchgängige Überwachung des Allgemeinzustandes durch Apps und zugehörige Geräte und Sensoren | • Abweichungen werden schnell erkannt<br>• Zeitnahe Behandlung möglich | • Datenschutz<br>• Nur noch die gelieferten Daten im Fokus – nicht Patient*in |
| Automatisierte Sprech-, Bild- und Sprachverarbeitung | • Patientenberichte oder Bilder von Patienten und Patientinnen können gescreent werden und z. B. auf Anzeichen einer psychischen Belastung hindeuten | • Patient*in wird nicht als Ganzes gesehen<br>• Psychosoziale und spirituelle Aspekte finden dadurch weniger Beachtung |
| Robotik als Unterstützung | • Pflegerische Maßnahmen können rund um die Uhr durchgeführt werden – zu dem Zeitpunkt, an dem Patient*in die Maßnahme benötigt | • Fehlender menschlicher Aspekt, Auftreten von Einsamkeit, Isolation |
| Nutzung digitaler Geräte zur Routinekommunikation | • Schnelle Kommunikation<br>• Vernetzung mit Angehörigen | • Nachteil für Patienten und Patientinnen mit geringer/fehlender digitaler Kompetenz und/oder schlechten Kommunikationsfähigkeiten |
| Internetbasierte Informationen über Gesundheit und Palliative Care | • Patient*in und Angehörige können sich selbstständig informieren | • Qualitätskontrollen der Informationen fehlen oft |

kam zu dem Ergebnis, dass der größte Teil der Konsultationen die psychische Betreuung umfasste. Die Kommunikation in einer Ausnahmesituation wie der vorherrschenden Pandemie war für die Betroffenen sehr wichtig. Weiters wurden die Schmerz- und Symptomkontrolle sowie die Ernährungsberatung genutzt. Eine Barriere, von der Krebspatienten und -patientinnen berichteten, die Videokonferenzen nutzten, war die begrenzte Erfahrung mit dieser Kommunikationstechnologie. Die Verfasser*innen der Studie fassen zusammen, dass die Umsetzung eines telemedizinischen Unterstützungsprogramms für Krebspatienten und -patientinnen während der Covid-19-Pandemie auch in Ländern mit niedrigem Einkommen und in ländlichen Gebieten eine leicht bereitzustellende Maßnahme gewesen sei. Die Telemedizin stelle eine hervorragende Methode dar, um die Kontinuität der Versorgung von Patienten und Patientinnen mit einer hohen Symptombelastung aufrechtzuerhalten und gleichzeitig das Risiko für eine Ansteckung bei ihnen und den Dienstleistenden zu begrenzen (Chávarri-Guerra et al., 2021).

Die Studie von Nwosu, Monnery, Reid und Chapman beschreibt das Potenzial von Podcasts, die Kommunikation über Palliative Care zwischen verschiedenen Ebenen wie Forschenden, politisch Handelnden sowie Palliativpatienten und -patientinnen zu fördern. Die Verfasser*innen beschreiben, dass durch Podcasts die Palliativpflege ein weltweites Publikum erreicht und somit auch gefördert wird. Forschungsergebnisse sollen dadurch verbreitet und Bildungsinhalte für alle beteiligten Personen abgeleitet werden (Nwosu et al., 2017).

Die Literatur über Digitalisierung und Palliative Care im häuslichen Setting wächst (Mils, 2019) und der Nutzen der Digitalisierung in der palliativen Versorgung ist nachweisbar. Eine Verbesserung der Pflegebeziehung zwischen Betroffenen und dem Pflegepersonal durch den Einsatz entsprechender Technologien in der Palliative Care ist noch nicht gänzlich bewiesen. Dies wird ein wichtiger Bereich künftiger Forschung sein, insbesondere angesichts des Mangels an soliden Evaluierungsstudien (Hancock et al., 2019). Es ist vor allem ein Nutzen in der dezentralen Versorgung zu erkennen (Chávarri-Guerra et al., 2021; Ebneter et al., 2021). Um digitale Technologien auch dezentral nutzen zu können, ist eine flächendeckende Internetverbindung notwendig. Die Kosten für die Anschaffung von digitalen Endgeräten liegen meist bei den Patienten und Patientinnen (Deutsche Gesellschaft für Palliativmedizin, 2022).

## 6.11 Diabetes mellitus und Apps

Nele Stock

Dieses Kapitel setzt sich mit dem Nutzen und der Relevanz von digitalen Apps in der modernen Diabetestherapie bei Patienten und Patientinnen mit Diabetes mellitus Typ 1 und 2 auseinander.

### 6.11.1 Hintergrund

Smartphones stellen einen integralen Bestandteil des alltäglichen menschlichen Lebens dar und sind unabhängig von soziökonomischen Strukturen weit verbreitet. Durch die standardisierte Codierung von Informationen wird eine optimierte Infrastruktur für den Datenverkehr ermöglicht, die für eine finanzielle und zeitliche Entlastung sowie mehr Flexibilität im Bereich der Kommunikation sorgt (El-Gayar et al., 2021; Fankhauser, 2018). In diesem Zusammenhang kann mobilen Applikationen (engl. Mobile Apps) ein hoher Stellenwert beigemessen werden. Die Anwendungssoftwares fokussieren unterschiedliche Lebensbereiche und erfüllen eine Vielzahl an Nutzerbedürfnissen im beruflichen oder privaten Umfeld. Im Kontext Gesundheit besitzen Apps das Potenzial, gesundheits- oder krankheitsspezifische Informationen in strukturierter Form darzulegen, sodass der Gesundheitszustand der Anwender*innen aufgezeichnet werden kann. Die resultierenden Datensätze ermöglichen eine zeit- sowie ortsunabhängige Diskussion mit pflegerisch-medizinischem Fachpersonal. Studien weisen darauf hin, dass die Nutzung entsprechender Apps mit einem entscheidenden Mehrwert korreliert und wahrgenommenen Herausforderungen entgegenwirken kann. Dies lässt sich u.a. am Beispiel Diabetes mellitus veranschaulichen. Die chronische Stoffwechselerkrankung ist aufgrund der kontinuierlich steigenden Prävalenz omnipräsent. Umso wichtiger scheint eine adäquate Einbindung der betroffenen Patienten und Patientinnen zu sein, um den Therapieerfolg zu steigern sowie die subjektiv wahrgenommene Lebensqualität bestmöglich zu erhalten. Apps können für die damit einhergehenden Zielsetzungen aufgrund ihrer Massentauglichkeit ein wichtiges Hilfsmittel darstellen. Durch die weite Verbreitung von Smartphones bilden diese ein solides Fundament in den Bereichen Information, Symptomkontrolle und Kommunikation. Ihre multiplen Einsatzmöglichkeiten liegen in den Bereichen gesundheitsbezogenes Wissen, Aus-, Fort- und Weiterbildung, Dokumentation, Kommunikation sowie Erinnerungs-, Mess- und Datenanalyse (He et al., 2022; Hinchliffe et al., 2022; Schöning, 2021; Strotbaum & Beckers, 2020; Wang, Shu et al., 2019). Das differenzierte Angebot von Lifestyle-Apps (z.B. Ernährungs- und Sporttagebücher) bis hin zu medizinisch-therapeutischen Apps (z.B. AID-Apps) spiegelt sich in der exponentiellen Marktentwicklung wider.

In den Jahren 2017 bis 2022 hat sich die Anzahl der Nutzer*innen von diabetesbezogenen Apps von 90000 auf 275000 verdreifacht (Statista, 2022). Medizinische Fachkräfte erhoffen sich davon eine kontinuierliche Verbesserung der Therapietreue, des Selbstmanagements und der Compliance. Die zunehmende Eigenverantwortung der Patienten und Patientinnen führt wiederum zu geringer schwankenden Blutzuckerwerten, dem Ausbleiben von Akut- und Folgekomplikationen sowie der Entlastung von Gesundheitspersonal. Des Weiteren kann eine größere Patientenzahl ohne die physische Präsenz von pflegerisch-medizinischem Fachpersonal betreut werden. Die Versorgungsdichte stellt in Bezug auf Diabetes mellitus einen maßgeblichen Schlüsselfaktor dar. Sie kann wegen der hohen Intensität einer patientenorientierten, multiprofessionellen Versorgung, die auch physische und psychosoziale Aspekte umfasst sowie eine tendenziell zunehmende Krankheitsdichte berücksichtigen muss, nicht immer adäquat gewährleistet werden. Apps bieten hierbei vielversprechende Abhilfemöglichkeiten für eine optimierte Diabetestherapie und besitzen das Potenzial, die steigenden diabetesbezogenen Gesundheitskosten zu reduzieren (Correia et al., 2021; Deutsche Diabetes Gesellschaft & Deutsche Diabetes-Hilfe, 2020; El-Gayar et al., 2021; Fischer & Krämer, 2016; Strotbaum & Beckers, 2020; Waite et al., 2018; Wang, Shu et al., 2019; Wu et al., 2019).

Diesbezüglich hat Deutschland durch die Einführung der Digitalen Gesundheitsanwendungen im Rahmen des Digitale-Versorgungs-Gesetzes (DVG), das im Dezember 2019 in Kraft getreten ist, den deutschsprachigen App-Markt revolutioniert. DiGAs sind browserbasierte digitale Anwendungen, deren Gesundheitsrisiko durch eine CE-Zertifizierung als niedrig eingestuft worden ist und die durch ihre digitale Hauptfunktion medizinische Unterstützung im Rahmen der Gesundheitsversorgung für Patienten und Patientinnen sowie Leistungserbringer bieten (Bundesinstitut für Arzneimittel und Medizinprodukte, 2022a). Die „App auf Rezept“ wird durch Ärzte und Ärztinnen verordnet und muss von den Krankenkassen ebenso genehmigt wie abgerechnet werden. Die Implementierung zahlreicher Apps im Rahmen der Zulassungsanforderungen befindet sich derzeit noch in der Entwicklung, sodass im Rahmen der Diabetes-mellitus-Therapie bislang erst drei DiGAs zugelassen sind: Esysta®, Vitadeo® sowie HelloBetter Diabetes und Depression® (Stand: September 2022) (Schwarz, 2021). Darüber hinaus bildet eine strukturierte Schulung die Basis jeder Diabetestherapie. Die Patienten und Patientinnen müssen im Umgang mit den Apps ausführlich durch qualifiziertes Personal unterrichtet werden. Den professionell Pflegenden kommt hierbei eine wichtige didaktische Rolle zu, da sie Lehr-Lern-Prozesse organisieren müssen. Vermittlung und Akzeptanz von evidenzbasiertem Wissen sind fundamental, um autonome Verhaltensanpassungen zu generieren. Zudem kann Pflegenden eine organisatorische und beratende Funktion zugeschrieben werden. Vielfältige Sicherheits- sowie ökonomische Aspekte (z. B. Qualität, Datensicherheit, Funktionalität und Kostenübernahme) können hierbei durch ein individuell abgestimmtes App-Auswahlverfahren gewährleistet werden. Weitere Aufgabenfelder ergeben sich durch den konstanten Datenaustausch. Die systematische Beobachtung von Gesundheitsparametern ermöglicht dabei eine nachhaltige Unterstützung bei Entscheidungsfindungen sowie die schnelle Intervention in Akutsituationen (Dramburg et al., 2021; Fischer & Krämer, 2016; Gschaider, 2022; Scaratti et al., 2021; Schöning, 2021; Torbjørnsen et al., 2019).

Der Diabetes mellitus vom Typ 1 ist durch eine autoimmunbedingte progressive Zerstörung der langerhanschen Insulin sezernierenden Beta-Zellen des Pankreas gekennzeichnet. Ursächlich hierfür ist eine chronische Entzündungsreaktion (lat. Insulitis), welche zum Großteil mit einem absoluten Insulinmangel einhergeht. Nachdem der Betazelluntergang eine Schwelle von ca. 80 % erreicht hat, kommt es zu einem Anstieg der Blutglukosekonzentration im venösen Plasma. Aufgenommene Glukose kann nicht in insulinabhängiges Gewebe und Zellen abgegeben werden. Der Verlust der Insulinresektion führt in der Folge zu Störungen im Kohlenhydrat-, Fett- und Eiweißstoffwechsel, welche zu weitreichenden klinischen Leitsymptomen führen. Letztere meinen beispielsweise Polyurie, Polydipsie, Visusstörungen, Exsikkose, Muskelschwäche und -krämpfe, Ketoazidose, Gewichtsverlust, Infektneigung, gastrointestinale Symptomatik oder Konzentrationsschwäche. Die Entstehung der Autoimmunreaktion ist bis heute nicht vollständig geklärt. Neben infektions- und ernährungsbezogenen Faktoren scheinen Umweltfaktoren sowie vor allem die jeweilige genetische Prädisposition die Entstehung von Diabetes mellitus Typ 1 zu beeinflussen. Der Typ-1-Diabetes kann in jedem Alter entstehen, entwickelt sich jedoch größtenteils im Kindesalter zwischen 10 und 14 Jahren (Haak & Palitzsch, 2012; Meissner, 2019). Weltweit sind ca. 10 % aller Diabetiker*innen von der Krankheit betroffen. Hierbei ist ein kontinuierlicher Anstieg betroffener Personen zu verzeichnen, bei welchem es in Europa alle 20 Jahre zu einer Verdopplung der Prävalenzen kommt (Kordonouri & Kerner, 2021; Wang, Shu et al., 2019). In Bezug auf die DACH-Region lässt sich festhalten, dass mit September 2022 schätzungsweise 449 000 Menschen (D: 32 000 Kinder und Jugendliche, 341 000 Erwachsene; A: 3000 Kinder und Jugendliche, 30 000 Erwachsene; CH: 3000 Kinder und Jugendliche, 40 000 Erwachsene) die Stoffwechselerkrankung Diabetes mellitus Typ 1 vorwiesen (Deutsche Diabetes Gesellschaft & Deutsche Diabetes-Hilfe, 2020; Diabetes Schweiz, 2022; Österreichische Diabetes Gesellschaft, 2019). Aufgrund der Tatsache, dass die klinische Manifestation der Erkrankung in der Regel im Kindesalter erfolgt, ist häufig das gesamte soziale Umfeld der Patienten und Patientinnen von den Folgen betroffen. Lebensgewohnheiten müssen an die Bedürfnisse der Menschen mit Typ-1-Diabetes angepasst werden. Dies impliziert regelmäßige Blutglukosekontrollen, Insulinzufuhr sowie ein ausgewogenes Verhältnis zwischen Sport und Ernährung. Die bedürfnisgerechte interdisziplinäre Diabetestherapie kann dabei eine altersentsprechend normale physische, kognitive und psychosoziale Entwicklung ebenso wie die Vermeidung von Akut- und Langzeitkomplikationen gewährleisten (Meissner, 2019; Rami-Merhar et al., 2019).

Diabetes mellitus vom Typ 2 ist definiert durch eine gestörte Insulinsekretion und Insulinresistenz mit exzessiver hepatischer Glukoseproduktion sowie einem gestörten Fettstoffwechsel. Aufgrund der teilweise reduzierten Insulinproduktion charakterisiert sich ein relativer Insulinmangel, bei welchem die Insulinrezeptordichte und die Insulinsekretion kontinuierlich abnehmen. Im weiteren Verlauf wird die Insulinproduktion eingestellt, was wiederum einen Anstieg der Blutglukosekonzentration zur Folge hat. Weltweit weisen rund 537 Millionen Personen diese Form der chronischen Stoffwechselerkrankung vor. Die DACH-Region verzeichnet derzeit eine Prävalenz von 9760 000 der erwachsenen Bevölkerung (D: 8500 000; A: 800 000; CH: 460 000). Bis in das Jahr 2040 wird von einem weltweiten Anstieg der Zahl betroffener Individuen auf 642 Millionen ausgegangen. Diabetes mellitus Typ 2 entwickelt sich mit zunehmendem Alter, weshalb die Krankheit häufig mit dem Begriff „Altersdiabetes" assoziiert wird. Darüber hinaus sind zunehmend insbesondere adipöse junge Patienten und Patientinnen betroffen (Fürst & Probst-Hensch, 2020; Haak & Palitzsch, 2012; Haas, 2021; Haroon & Husnain, 2021; International Diabetes Federation, 2021; Ziegelasch et al., 2022). Zurückzuführen ist Diabetes mellitus Typ 2 in den meisten Fällen auf einen ungesunden Lebensstil. Dieser definiert sich beispielsweise über mangelnde körperliche Bewegung, unausgewogene Ernährungsgewohnheiten, Nikotinabusus oder gesteigerten Alkoholkonsum. Medikamente und eine genetische Disposition können die Pathogenese ebenfalls begünstigen. Folgeerkrankungen spiegeln sich in Herz-, Gefäß-, Nieren- oder Augenschäden (Herzinfarkte, Schlaganfälle, Verschlusskrankheiten, Nierenversagen, Retinopathie etc.) sowie dem diabetischen Fußsyndrom wider. Um diese zu verhindern, zielt eine adäquate Therapie neben der regelmäßigen Zufuhr von oralen Antidiabetika oder Insulin vor allem auf eine Veränderung des bestehenden Lebensstils ab (Bundesärztekammer, Kassenärztliche Bundesvereinigung & Arbeitsgemeinschaft der Wissenschaftlichen Medizinischen Fachgesellschaften, 2014; Heinze, 2021; Ziegelasch et al., 2022).

### 6.11.2 Verknüpfungen zu anderen Systemen

Der durch die Digitalisierung entstandene Nutzen von Apps in der modernen Diabetestherapie geht mit einer dynamischen Entwicklung technisch-digitaler Hilfsmittel einher. In der

Folge weisen nachhaltige Apps Verknüpfungen zu anderen Systemen vor, um generierte Daten bestmöglich in die Therapie einbinden zu können. Hierzu zählen vor allem die digital gestützte Selbstmessung der kapillaren Blutglukosekonzentration (SMBG), die kontinuierliche Gewebeglukosemessung (CGM) sowie die Insulinverabreichung mittels Smart-Pens und automatischer Insulindosierung (AID) (Freckmann & Schlüter, 2021).

#### 6.11.2.1 Selbstmessung der Blutglukose

Um eine Optimierung der Diabetesstoffwechselsituation zu generieren, wird die regelmäßige Selbstbestimmung der Blutglukosekonzentration (engl. Self-Monitoring Blood Glucose, SMBG) empfohlen. Die amperometrische Messung setzt sich aus einem 3-Komponenten-Verfahren (Blutzuckermessgerät und -streifen sowie Stechhilfe) zusammen und soll durch die regelmäßige Anwendung akute Entgleisungen des Blutzuckerspiegels frühzeitig identifizieren. Die Anzahl der Messintervalle ist hierbei von der jeweiligen Diabetestherapie abhängig. Die bestehenden Systeme unterscheiden sich u.a. im Funktionsumfang. Neben integrierten Datenspeichern oder Insulinbolus-Kalkulationen gewährleisten Bluetooth-Funktionen die kontinuierliche Datenübermittlung an Diabetes-Apps. Dadurch besteht die Möglichkeit, krankheitsbezogene Daten im zeitlichen Verlauf darzustellen und einer näheren Analyse zu unterziehen. Die resultierenden Erkenntnisse können wiederum für die Berechnung von Insulineinheiten oder die Tagesplanung (z.B. Zubereiten von Mahlzeiten, körperliche Bewegung) herangezogen werden. Durch die kontinuierliche Weiterentwicklung steht inzwischen eine Vielzahl an Systemen zur Selbstkontrolle des Blutzuckerspiegels zur Verfügung. Es bestehen jedoch keine allgemein gültigen Standards hinsichtlich der Messgüte, sodass lediglich die Vorgaben des ISO-Standards 15197-2015 erfüllt werden müssen. Die Genauigkeit der Messwerte weicht demnach zwischen den unterschiedlichen Systemen voneinander ab. Eine Studie über die von gesetzlichen Krankenkassen empfohlenen Blutzuckermesssysteme zeigte, dass drei von sieben SMBG-Systemen nicht die erforderliche Systemgenauigkeit erfüllten. Weitere empirische Daten verdeutlichen die Notwendigkeit der Compliance, um eine adäquate Interpretation von Messwerten, gefolgt von gesundheitsbezogenen Verhaltensanpassungen, zu gewährleisten (AGDT, 2022; Baumstark & Jendrike, 2020; Freckmann & Schlüter, 2021; Heinemann et al., 2020; Pleus et al., 2022; Thomas et al., 2021).

#### 6.11.2.2 Kontinuierliche Gewebeglukosemessung (CGM)

Die CGM zielt darauf ab, den Glukosegehalt in der Gewebeflüssigkeit des Unterhautfettgewebes zu messen, wobei die Datenerhebung auch hier anhand von drei Komponenten (Sensor, Transmitter und Empfangsgerät) gewährleistet wird. Der Sensor inklusive Transmitter wird abhängig vom Produkt subkutan und mithilfe einer Setzhilfe am Bauch, Oberarm oder Oberschenkel durch bereits geschulte Patienten und Patientinnen appliziert. Der kontinuierliche Datenaustausch ermöglicht die Identifikation der täglichen Stoffwechsellage, wodurch eine Verbesserung der Zeit im Glukosezielbereich (TiR) generiert sowie HbA1c-Werte und das Auftreten von Normabweichungen reduziert werden können. Im Vergleich zu SMBG-Systemen wird eine geringere Schmerzsituation und mehr Flexibilität ermöglicht. Die Indikation von CGM besteht ab dem Zeitpunkt einer Insulinpflicht, kann jedoch vorher schon empfehlenswert sein. Es wird zwischen zwei verschiedenen Systemen, dem Intermittent-Scanning Continious Glucose Monitoring (iscCGM) und Real-time Continious Glucose Monitoring (rtCGM) unterschieden (**Tab. 6-18**) (Fanzola et al., 2022; Freckmann & Schlüter, 2021; Heinemann et al., 2020; Soni et al., 2022).

**Tabelle 6-18:** Übersicht über CGM-Systeme (Quelle: Heinemann et al., 2020, S. 18–37)

| **Kontinuierliche Blutzuckermessung mit intermittierendem Scanning** *(Intermittent-Scanning Continious Glucose Monitoring – iscCGM)* | **Kontinuierliches Glukosemonitoring in Echtzeit** *(Real-time Continious Glucose Monitoring – rtCGM)* |
|---|---|
| • Tragefähigkeit des subkutanen Sensors bis zu 14 Tage | • Tragefähigkeit des subkutanen Sensors bis zu 14 Tage/Möglichkeit eines Langzeitsensors mit Tragefähigkeit bis zu 6 Monaten (Fachpersonal für Implantation erforderlich) |
| • Keine regelmäßige automatische Weiterleitung der Messwerte an ein Empfangsgerät | • Echtzeit-Glukoseerfassung ungefähr alle fünf Minuten |
| • Erfassung der Glukosewerte durch aktives Scannen von Empfangsgerät über den Sensor | • automatische Weiterleitung der Werte an Empfänger |
| • Glukosewerte stehen 8 Stunden als Verlaufskurve zur Verfügung | • Kontinuierliche Bereitstellung der Glukosewerte |
| • Alarmfunktion bei Normabweichungen möglich | • Alarmfunktion bei Normabweichungen gesichert |

Der Unterschied der Systeme liegt in der Abruffrequenz der Glukosewerte. Während diese beim intermittierenden Scanning nur durch das aktive Aufrufen über Sensor und Messgerät ersichtlich sind, stehen die Werte des Echtzeit-Monitorings kontinuierlich und in Echtzeit zur Verfügung. Der 24-Stunden-Überblick wird anhand eines tragbaren Gerätes mit Display, Smartphones, Tablets, Smartwatches oder einer Insulinpumpe ersichtlich. Neben der kontinuierlichen Anzeige des aktuellen Glukosewertes werden somit ein vollständiges Blutzuckertagesprofil, Trendanzeigen sowie Alarmfunktionen beim Erreichen voreingestellter Grenzwerte und Normabweichungen generiert. Die gesteigerte Qualität und Quantität optimiert das Erreichen der Therapieziele. Neben der Glukoseeinschätzung können hierdurch therapeutische Interventionen, das Selbstmanagement sowie diabetesbedingte Einflussfaktoren systematisch analysiert, evaluiert und gegebenenfalls adaptiert werden. Diesbezüglich ist eine CGM-Datenübertragung möglich, sodass die Blutglukosewerte an Angehörige oder das Therapieteam über eine Cloud weitergeleitet werden können. Des Weiteren können rtCGM-Systeme mit Insulinpumpen (s. AID und Closed-Loop-Systeme) gekoppelt werden, wodurch sie entscheidend Einfluss auf die zu verabreichenden Insulineinheiten haben (Fanzola et al., 2022; Freckmann & Schlüter, 2021; Heinemann et al., 2020; Maiorino et al., 2020; Pleus et al., 2022; Visser et al., 2021).

Aufgrund der Vorteile, welche die Nutzung von CGM-Systemen bietet, werden diese als Standard der modernen Diabetestherapie beschrieben und von zunehmend mehr Menschen mit Diabetes mellitus genutzt. Nichtsdestotrotz liegen keine etablierten Standards zur Messgüte vor, weshalb vereinzelte Blutglukosemessungen (SMBG) zur Kalibrierung der CGM-Systeme empfohlen werden. CGM-basierte Parameter ergänzen die bisher standardisierten Werte der Diabetestherapie, können diese aber aktuell noch nicht ersetzen. Um eine bedarfsgerechte Nutzung der Systeme zu gewährleisten, müssen Nutzer*innen und gegebenenfalls Angehörige im Umgang und der Handhabung mit CGM adäquat und ausreichend geschult werden. Aspekte der Datensicherheit sowie kontinuierlich aufbauende Schulungen sollten im Zuge der fortlaufenden

Weiterentwicklung der Geräte impliziert werden (Freckmann & Schlüter, 2021; Schöning, 2021; Von Sengbusch et al., 2021).

#### 6.11.2.3 Smart-Pens und automatische Insulindosierung (AID)

Die Aufrechterhaltung und Stabilisierung der Stoffwechselsituation bei einem insulinpflichtigen Diabetes mellitus erfordert eine adäquate Insulinsubstitution. Im Rahmen der konventionellen oder intensivierten Insulintherapie kann die subkutane Applikation bedarfsgerechter Insulineinheiten durch Pens oder Insulininfusionssysteme gewährleistet werden. Die Weiterentwicklung von herkömmlichen zu smarten Pens ermöglicht eine kabellose Übermittlung essenzieller Injektionsparameter an Apps mit integriertem Bolusrechner. Durch ergänzende Kopplungsmöglichkeiten zu CGM-Systemen können hierbei automatisierte Insulindosierungsvorschläge generiert werden. Damit besitzen smarte Pens auch das Potenzial, Therapieempfehlungen und in weiterer Folge das Krankheitsmanagement zu optimieren (Freckmann & Schlüter, 2021; Gehr, 2020; Stiefelhagen, 2022). Subkutane Insulininfusionssysteme stellen einen weiteren erfolgreich implementierten Baustein der Diabetestherapie dar. Insulin wird in diesen Systemen für den Basalbedarf individuell dosiert und automatisch als kontinuierliche Infusion über eine Pumpe appliziert. Bolusgaben zu den Mahlzeiten müssen manuell über die Pumpe verabreicht werden. Neben dem technischen Fortschritt, der zu kleineren und praktikableren Pumpen geführt hat, stellt die automatisierte Insulindosierung (AID) eine zusätzliche Option für ein erfolgreiches Krankheitsmanagement dar (Freckmann & Schlüter, 2021). AID-Systeme setzen sich aus einem CGM-System, einer Insulinpumpe und einem Algorithmus, welcher auf einem Smartphone oder der Insulinpumpe hinterlegt ist, zusammen. Basierend auf den kontinuierlichen Glukosewerten ermöglicht die Algorithmussteuerung die (zum Teil) automatisierte Insulinzufuhr über die Pumpe. Die automatisierte Abgabe von Mikroboli imitiert eine künstliche Bauchspeicheldrüse, wodurch eine verbesserte Zeit im Glukosezielbereich generiert sowie die Belastungen des Diabetesmanagements reduziert werden. Die individuell angepasste Systemprogrammierung reguliert dabei auch den basalen Insulinbedarf. Derzeit stehen die CE-zertifizierten Hybrid-AID- und Advanced-AID-Systeme für Menschen mit Diabetes mellitus zur Verfügung. Im Rahmen der Hybrid-AID-Systeme müssen allgemeine Blutglukoseentgleisungen und Mahlzeiten-Boli manuell über die Steuerungselemente der Pumpe korrigiert werden. Demgegenüber ermöglichen Advanced-AID-Systeme eine automatisierte Insulinkorrektur bei akuten Normwertabweichungen. Mahlzeitenbedingte Insulinkorrekturen müssen weiterhin händisch über die Pumpe gesteuert werden (Freckmann & Schlüter, 2021; Meissner, 2019; Von dem Berge et al., 2022). Weitere Merkmalsunterschiede stellen abhängig vom Hersteller verschiedene Algorithmen ebenso wie Eingabe- und Steuerungsfunktionen der Systeme dar.

Vor dem Hintergrund einer persistenten Nutzung sollte die adäquate Auswahl des AID-Systems individuell-bedürfnisorientiert und in Zusammenarbeit mit Patienten und Patientinnen, Angehörigen und dem Therapieteam abgestimmt werden (Biester et al., 2021; Deiss et al., 2022). Dabei sind aufgrund der Systemkomplexität und Fortentwicklung der AID kontinuierliche Schulungen von Nutzern und Nutzerinnen sowie medizinischem Personal notwendig. Der therapiegewinnende Nutzen zeigt eine zunehmende Entwicklung der automatisierten Insulindosierung. In Zukunft ist mit Algorithmussteuerungen zu rechnen, die als „geschlossenes System“ (Closed-Loop-System) fungieren. Mithilfe von künstlicher Intelligenz soll die nächste Generation der AID-Systeme mahlzeitenbedingte Insulinboli automatisiert steuern können. Weitere Versorgungsmöglichkeiten der modernen Diabetestherapie sollen durch bihormonelle Systeme, welche neben Insulin ebenso

Glukagon abgeben können, geschaffen werden. Demgegenüber stehen die nicht CE-zertifizierten Do-it-yourself-Systeme (DIY-Systeme). Diese wurden in der Vergangenheit, mangels fortschreitender Digitalisierung, von Betroffenen autonom entwickelt und erfordern ein hohes Komplexitätsverständnis des eigenen Diabetesmanagements. Die Kombination von Open-Source-Algorithmen mit einer handelsüblichen Insulinpumpe und einem CGM-System generiert dabei eine automatisierte Insulindosierung bzw. -abgabe. Es findet zwar ein Wissenstransfer innerhalb der DIY-Gemeinschaft statt, dennoch muss jede Nutzerin und jeder Nutzer ein eigenes System entwickeln. Aufgrund des digitalen Fortschritts ist mit einem Rückgang der DIY-Systeme zu rechnen (Deutsche Diabetes-Hilfe, 2022; Dramburg et al., 2021; Freckmann & Schlüter, 2021; Staszak et al., 2021).

### 6.11.3 Internationale Erfahrungswerte

Die derzeit zur Verfügung stehenden Apps fokussieren die Optimierung des Gesundheits- und Krankheitsmanagements von Menschen mit Diabetes mellitus. Verschiedene Systemschwerpunkte ermöglichen dabei eine Kombination von unterschiedlichen Anwendungen, welche überwiegend durch Apps in Form von digitalen Tagebüchern, Messenger-Diensten, Prozess- und Fortschrittsabbildungen, Gesundheitsfeatures, Datenübertragungen zu externen Geräten (z.B. Blutzuckermessgerät), Ernährungsscreenings und Aufgabenmanagern bereitgestellt werden (**Abb. 6-10**). Bezugnehmend auf die Auswirkungen von Apps auf den Gesundheitszustand, psychosoziale Aspekte und die Lebensqualität der Patienten und Patientinnen kommt es in der internationalen Literatur zu abweichenden Darstellungen.

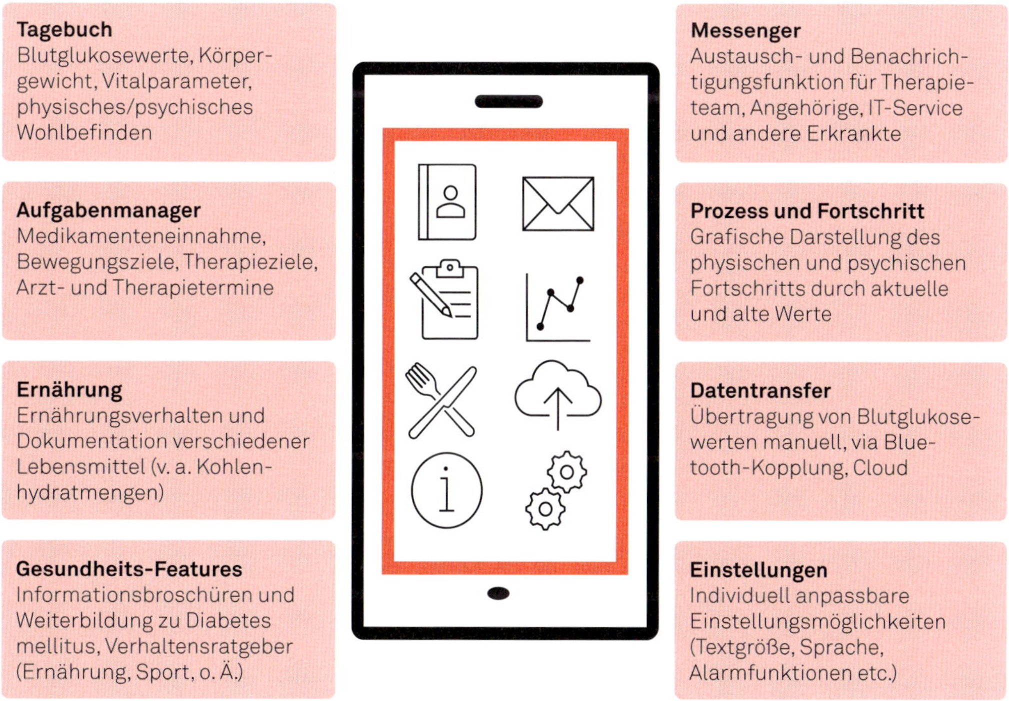


**Abbildung 6-10:** Charakteristika von Apps (Quelle: Eigene Darstellung)

#### 6.11.3.1 Auswirkungen auf physische Parameter

Die Auswirkungen von patientenorientierten DIY-Artificial-Pancreas-Systemen® (DIY-APS) auf den Gesundheitszustand von Menschen mit Diabetes mellitus Typ 1 wurden im Rahmen einer randomisierten Online-Befragung in 21 Ländern analysiert. Do-it-yourself-Systeme basieren auf autonomen Entwicklungsstrategien und können sich in den jeweiligen Strukturen und Funktionen unterscheiden (s. Smart-Pens und AID). Dahingehend wurden Nutzungsaufbau sowie -funktionen der verschiedenen Systeme in der Studienpopulation nicht detailliert erläutert. Von den Teilnehmern und Teilnehmerinnen an der Befragung nutzten 48 % AndroidAPS®, 28,2 % OpenAPS®, 28,4 % Loop, 3,4 % andere und 7,5 % verschiedene DIY-AP-Systeme im Laufe der Zeit. AndroidAPS® ist eine auf Open Source basierende App, welche als Algorithmus individuelle Therapiefaktoren sowie die manuell eingetragenen Kohlenhydratmengen nutzt, um als künstliche Bauchspeicheldrüse zu fungieren. OpenAPS-Applikationen hingegen nutzen künstliche Intelligenz, die anhand von CGM-Daten die Anpassung von Insulineinheiten berechnet. Die innovativen Algorithmen arbeiten über externe Hardware-Systeme (Handy, Smartwatch etc.) und ermöglichen eine automatisierte Insulingabe über die Insulinpumpe. Loop-Methoden agieren gleichermaßen durch die Kombination von CGM, Insulinpumpe und App (Braune et al., 2019). Patienten und Patientinnen, welche die DIY-AP-Systeme im Durchschnitt 7,5 Monate nutzten, zeigten eine signifikante Verbesserung des HbA1c-Wertes und der Zeit im Zielglukosebereich (Braune et al., 2019).

Ähnliche Ergebnisse spiegeln sich in einer randomisierten Studie über die App Webdia® bei Kindern (10–18 Jahre) mit Diabetes mellitus vom Typ 1 wider. Webdia® unterstützt Patienten und Patientinnen und das soziale Umfeld bei der Berechnung von mahlzeitenbedingten Insulineinheiten. Nutzer*innen können Mahlzeiten anhand einer integrierten Lebensmittelliste dokumentieren sowie Ergänzungen hinzufügen und fotodokumentieren. Mahlzeitenbedingte Insulinparameter werden mit dieser Hilfe und in Abhängigkeit von manuell eingefügten SMBG-Werten durch die App kalkuliert. Es erfolgt eine automatisierte Datenübertragung an einen externen Server. Smartphones, die mit dem jeweiligen Webdia-Konto verbunden sind, ermöglichen dadurch Zugriff auf die Diabetesdaten. Die Nutzung der App konnte eine signifikante Reduzierung des HbA1c-Wertes nach der Interventionsphase generieren (0,33 zu 0,21 %; $p = 0{,}048$) (Klee et al., 2018). Charpentier et al. (2011) evaluierten in einer randomisierten Kontrollstudie anhand von drei Gruppen (Kontrollgruppe G1, Interventionsgruppe Diabeo G2 und Interventionsgruppe Diabeo G3 mit zweiwöchiger Telekonsultation) die Effektivität der App Diabeo® in Bezug auf die metabolischen Parameter von schlecht kontrollierten Patienten und Patientinnen mit Diabetes mellitus Typ 1. Diabeo® basiert auf validierten Algorithmen, welche als Bolusrechner und Anpassungsmechanismen fungieren. Die Eingabe von Mahlzeiten, körperlicher Aktivität und SMBG-Daten erfolgt manuell in die App. Danach werden die zu verabreichenden Insulinboluseinheiten mahlzeitenbezogen berechnet. Bei abweichenden Nüchternglukosewerten können gleichermaßen Basalinsulin und Kohlenhydratverhältnisse automatisiert angepasst werden. Über eine sichergestellte Website erhalten medizinische Fachkräfte Einsicht in die erhobenen Daten (Charpentier et al., 2011; Franc et al., 2020). Nach sechs Monaten konnte bei den Interventionsgruppen im Vergleich zur Kontrollgruppe eine signifikante Reduzierung des HbA1c-Wertes verzeichnet werden (G1 9,10 ± 1,16 %; G2 8,63 ± 1,07 %; G3 8,41 ± 1,04 %; $p = 0{,}0019$) (Charpentier et al., 2011). Der positive Einfluss von Diabeo® auf den Gesundheitszustand wurde auch bei Menschen mit einem Typ-2-Diabetes analysiert. Die HbA1c-Veränderungen der gesamten Studienpopulation zwischen den Gruppen zeigten hierbei zunächst vergleichbare Werte (G1 –0,20 %; G2 –0,34 %; G3 –0,26 %). In strukturierteren Gruppenanalysen von Studienteilnehmern und -teilnehmerinnen, welche Diabeo® ein oder mehrere Male täglich nutzten, konnten schließlich signifikante Unterschiede der HbA1c-Werte im Vergleich zur Kontrollgruppe nachgewiesen werden (Franc et al., 2020).

In den folgenden Ausführungen wird kurz auf weitere Apps eingegangen, bei denen Studien einen positiven Effekt auf den Gesundheitszustand von Menschen mit Diabetes mellitus Typ 1 und 2 verifiziert haben. So ermöglicht die App YuTangYihu® eine automatische Synchronisierung von SMBG-Daten. Die Blutglukosedaten werden anschließend an ein cloudbasiertes Datenmanagementsystem weitergegeben und pflegerisch-medizinischem Fachpersonal zur Verfügung gestellt. Neben Selbstmanagementprozessen bietet die App dadurch Unterstützungsfunktionen in Form von Diät- und Medikamentenberatung sowie psychischer Betreuung an (Zhai & Yu, 2020). Die App iSpy® nutzt Bilderkennungsmechanismen und künstliche Intelligenz, um Menschen mit Diabetes mellitus Typ 1 beim Zählen von Kohlenhydratmengen zu unterstützen. Fotos der Nahrung können über die App hochgeladen oder ergänzend Lebensmittel aus einer Liste ausgewählt werden. Anhand dieser Informationen und der ausgewählten Mahlzeitengröße (klein, mittel, groß) nutzt der Bilderkennungsalgorithmus ein neuronales Faltungsnetzwerk, um die jeweiligen Kohlenhydratmengen zu identifizieren. Ergänzend werden Aspekte maschinellen Lernens angewandt. Um Selbstmanagementprozesse zu fördern, werden die Nutzer*innen zu Beginn der Dokumentation aufgefordert, eine eigene Schätzung der mahlzeitenbezogenen Kohlenhydratmenge abzugeben (Alfonsi et al., 2020). Nutritionist-Buddy-Diabetes® ist eine kulturell kontextualisierte App für Menschen mit Diabetes mellitus Typ 2 in Asien. Neben der Eingabe von Blutzuckerwerten, Gewicht und Bewegung wird das Ernährungsverhalten fokussiert. Mahlzeiten können über eine integrierte Lebensmitteldatenbank dokumentiert werden. Anschließend werden gesündere Alternativen für ein angepasstes Ernährungsverhalten vorgeschlagen. Tägliche, wöchentliche und monatliche grafisch aufbereitete Berichte über Kalorienaufnahme, Kohlenhydratmengen, Gewicht, Blutglukosewerte und Schrittzahl visualisieren den individuellen Verhaltensfortschritt. Lehrvideos, Tipps und Erinnerungsfunktionen sollen ebenso wie ein Peer-Support-Chat die Nutzer*innen bei den täglichen Herausforderungen motivierend unterstützen (Lim et al., 2021). Hicare-Smart-K® ist eine telemedizinische Gesundheitsanwendung, die den Gesundheitszustand über eine App erhebt. Verschiedene Gesundheitsparameter (z. B. Blutzucker, Gewicht und Cholesterinwerte) können manuell oder über Bluetooth-Verbindungen mit entsprechenden Geräten übertragen werden. Nutzer*innen erhalten strukturierte Dokumentationsmöglichkeiten für die jeweiligen Gesundheitsparameter über die App. Die Daten werden über ein Portal für pflegerisch-medizinisches Fachpersonal zur Verfügung gestellt. Kontinuierliche Kommunikationsmöglichkeiten zwischen Nutzern und Nutzerinnen und dem Therapieteam werden über Chat- und Videofunktionen ermöglicht (Yang et al., 2020). Pamungkas, Usman, Chamroonsawasdi und Abdurrasyid (2022) entwickelten im Rahmen einer randomisierten Kontrollstudie eine unbenannte App für ein optimiertes Gesundheitscoaching bei Menschen mit Diabetes mellitus Typ 2. Der Fokus der App liegt auf der Entwicklung des individuellen Selbstmanagements. Nutzer*innen können dabei Blutglukosedaten und Lebensmittel dokumentieren. Ebenso werden verschiedene Module relevanter Lerninhalte zu Verfügung gestellt. Die App ermöglicht Kommunikationsmöglichkeiten über einen interaktiven Chat und Online-Coachings. Zudem werden Assistenzsysteme für eine detaillierte Dokumentation von Ernährung, Bewegung und Gewicht zur Verfügung gestellt. Individuelle Ernährungs- und Bewegungsziele werden über die App vermittelt und durch Motivationsspiele, Animationen sowie vielfältige Literatur zur Unterstützung des Selbstmanagements ergänzt. Optional bietet die App Unterstützung durch Kommunikationsmöglichkeiten mit einem persönlichen Lifestyle-Coach.

Diabetes Carer® ist eine Diabetes-Management-Plattform, welche App-basierte Lehrinhalte, Selbstmanagementanwendungen (SMBG über Bluetooth, Ernährung, körperliche Aktivitäten und andere Diabetesdaten wie Körpergewicht, Blutdruck, HbA1c-Wert etc.), Funktionen für den Austausch mit anderen Nutzern und Nutzerinnen sowie Echtzeit-Kommunikationsmodule zur Verfügung stellt. Die Daten können gleichermaßen von Patienten wie von Ärzten eingesehen werden. Dabei werden Normabweichungen identifiziert und entsprechende Alarmmeldungen automatisch an die Nutzer*innen übermittelt (Yu et al., 2019). Smart-Glucose-Manager® ist eine Android-basierte App, welche verschiedene Anwendungen für das Diabetesselbstmanagement bereitstellt. Blutglukosewerte können in Echtzeit gespeichert und Bolusinsulineinheiten auf der Grundlage des Kohlenhydratverhältnisses und Zielblutzuckerwerts berechnet werden. Daten, Tabellen und Diagramme werden automatisch generiert und können ebenso exportiert werden. Darüber hinaus werden benutzerdefinierte Erinnerungen ausgesendet, um den Blutzucker zu kontrollieren, Medikamente einzunehmen, pünktlich zu essen und sich zu bewegen (Gunawardena et al., 2019).

Bei den hier vorgestellten Apps belegen die Ergebnisse von zahlreichen Studien eine signifikante Verbesserung der HbA1c-Werte von Interventionsgruppen im Vergleich zur Kontrollgruppe ($p < 0{,}05$). Zusätzlich erzielte der Einsatz der Apps Nutritionist-Buddy-Diabetes® und Changing Health® eine signifikante Reduzierung des BMI und Körperfettanteils. Abweichende Ergebnisse zeigen die Analysen des My-Diabetes-Coach-Programms (MDC) und der Medi-Safe-App bei Menschen mit Diabetes mellitus Typ 2. MDC ist durch App-basierte Unterstützungs- und Überwachungsfunktionen konfiguriert. Mithilfe des Sprachassistenten „Laura" werden diabetesbezogene Themengebiete in verschiedenen Lerneinheiten geschult. Die Online-Module können durch die Funktion „Chatten mit Laura" oder über haptische Reize der Bildschirmschaltflächen absolviert werden. Zu Modulbeginn wird der individuelle Fortschritt überprüft. Benutzer*innen erhalten ein individuelles Feedback, Tipps und eine Wissensüberprüfung. Nach zwölf Monaten konnten zu keinem Zeitpunkt signifikante Unterschiede in der HbA1c-Reduktion zwischen Interventions- und Kontrollgruppe festgestellt werden ($p = 0{,}83$) (Gong et al., 2020).

Medi-Safe® ist eine kommerzielle Medikamentenmanagement-App zur Förderung der Medikamenteneinnahme. Zu den Funktionen gehören Medikamentenplanung, Erinnerung, Nachverfolgung, Datenaustausch und Bewertungen zur Medikamenteneinhaltung. Letztere werden über eine webbasierte Plattform generiert. Der digitale Datenaustausch gestattet dabei bidirektionale Kommunikationsmöglichkeiten zwischen Betreuungsteams und Patienten und Patientinnen. Nach zwölf Wochen zeigte der Vergleich von Interventions- und Kontrollgruppe keine signifikanten Unterschiede des BMI sowie der HbA1c-Werte (Huang et al., 2019).

Vergleichbare Effekte zeigen die Ergebnisse einer Gruppenstudie zu den Auswirkungen einer elektronischen Patientenakte mit integrierter Mobile App (iCareD-System®) für das individuell personalisierte Therapiemanagement bei Patienten und Patientinnen mit Diabetes mellitus Typ 2. Die App bietet alltagstaugliche Unterstützungsfunktionen des Diabetesselbstmanagements. Nutzer*innen haben die Möglichkeit, SMBG-Daten, Ernährungsgewohnheiten, physische Aktivitäten und einen fotodokumentierten Diätfortschritt manuell zu erfassen. iCareD® beinhaltet eine Feedbackfunktion für die Einbindung pflegerisch-medizinischen Fachpersonals und kann in das regionale Versorgungssystem integriert werden. Nach zwölf Wochen zeigte der Vergleich von Kontrollgruppe (UC) und Interventionsgruppen (MC/MPC) zunächst eine Reduzierung des HbA1c-Wertes mit signifikanten Gruppenunterschieden (UC vs. MC vs. MPC: −0,49 % vs. −0,86 % vs. −1,04 %; p = 0,02). Nach 26 Wochen konnten in den Endergebnissen wiederum keine charakteristischen Unterschiede zwischen den einzelnen Gruppen belegt werden. Lediglich die Interventionsgruppe MCP, welche neben der App-Nutzung zusätzlich ein bidirektionales Feedback vonseiten der Ärzteschaft erhielt, generierte im Vergleich eine tendenziell stärkere Reduktion des HbA1c-Wertes (p = 0,8) (Lee et al., 2022).

Studienergebnisse über ein App-basiertes Tagebuch DID® (Rossi et al., 2010) und zu den Apps MobDiab® (Berndt et al., 2014) und iBGStar + DMApp® (Di Bartolo et al., 2017) zeigen ähnliche Daten. Die App DID® arbeitet als Bolusrechner, welcher durch die manuelle Aufzeichnung von Blutglukosewerten, Kohlenhydratmengen, glykämischen Zielwerten und körperlicher Aktivität mahlzeitenbedingte Insulineinheiten automatisiert kalkuliert. Auf der Basis von Nüchternblutglukosewerten können gleichermaßen Basaleinheiten angepasst sowie Empfehlungen der täglichen Kohlenhydratzufuhr ausgegeben werden. Eine Liste von Lebensmitteln mit integrierten Bildern dient zur Unterstützung der Nahrungsaufzeichnung. Des Weiteren können Textnachrichten zwischen Patienten und Patientinnen und dem pflegerisch-medizinischen Fachpersonal ausgetauscht werden (Rossi et al., 2010). MobDiab® wurde auf web-strukturellen Grundlagen konzipiert, sodass es als Schnittstellensystem für Patienten, Ärzte, Krankenhausverwaltungen und Systemadministratoren fungieren kann. Patienten und Patientinnen haben hier die Möglichkeit, individuelle Diabetesdaten über die App zu verwalten. Diese werden über ein geschütztes Webportal für pflegerisch-medizinisches Fachpersonal in Echtzeit zur Verfügung gestellt. Im Rahmen der Risikoüberwachung sind neben Kommunikationsmöglichkeiten erweiterte Alarmmeldungen für Pflege- bzw. Vertrauenspersonen hinterlegt (Berndt et al., 2014). iBGStar® + DMApp ist eine Kombination aus dem SMBG-System iBGStar Glucose Meter® und der Diabetes Manager Application (DMApp), welche ausschließlich für Apple-Produkte zur Verfügung stehen. SMBG-Daten werden automatisch in die App hochgeladen und können mit Notizen zu Nahrungsmengen sowie Insulineinheiten versehen werden. Vielfältige Analysefunktionen ermöglichen eine visuelle Darstellung der Daten. Über die Apple-Funktion „Registerkarten" können alle Parameter mit individuell ausgewählten Personen (per E-Mail) geteilt werden.

Die Ergebnisse von drei Studien zeigen, dass den Apps DID®, MobDiab® und iBGStar + DMApp® ein verhältnismäßig positiver Einfluss auf das Diabetesmanagement zugemessen werden kann (Berndt et al., 2014; Di Bartolo et al., 2017; Rossi et al., 2010). Das Follow-up der App-Analyse von iBGStar + DMApp® verstärkt den beobachteten Effekt. Nachdem Teilnehmer*innen der Kontrollgruppe Zugriff auf die App erhielten, konnte sich bei ihnen nach sechs Monaten eine signifikante Verbesserung des HbA1c-Wertes manifestieren (−0,31 % ± 0,14; p = 0,24) (Di Bartolo et al., 2017).

#### 6.11.3.2 Auswirkungen auf psychosoziale Determinanten

Neben den physisch-strukturellen stellen die psychosozialen Determinanten einen fundamentalen Einflussfaktor für ein effizientes Krankheitsmanagement dar. Die Nutzung der App MobDiab® konnte dahingehend eine Verbesserung der Selbstwirksamkeit generieren (Self-Efficacy Scale 7,54 zu 8,04; p = 0,035), während diese in der Kontrollgruppe gleich blieb (Berndt et al., 2014). Die Evaluation der chinesischen App YuTangYihu® weist ähnliche Studienergebnisse bei Menschen mit Diabetes mellitus Typ 2 auf. Nach sechs Monaten konnte die Interventionsgruppe eine signifikante Steigerung der Selbstwirksamkeit generieren (Diabetes Self-Efficacy Rating Scale 119,20 ± 9,88 vs. 102,09 ± 1,67; $p < 0,05$) (Zhai & Yu, 2020). Diese bildet eine grundlegende Voraussetzung für ein erfolgreiches Diabetesmanagement und geht mit einer gesteigerten Bereitschaft der metabolischen Kontrolle einher (Charpentier et al., 2011; Zhai & Yu, 2020). Positive Auswirkungen auf die aktive Therapieteilhabe bzw. Compliance konnten durch die Benutzung der Apps iSpy® ($p = 0,08$), Diaguru®, Hicare-Smart-K®, My-Diabetes-Coach®, YuTangYihu®, Nutritionist-Buddy-Diabetes®, Medi-Safe® und der im Rahmen einer randomisierten Kontrollstudie entwickelten App von Pamungkas et al. (2022) bei Menschen mit Diabetes mellitus Typ 1 und 2 verifiziert werden. Die Verwendung der genannten Apps implizierte eine optimierte Behandlungszufriedenheit, durch welche wiederum mehr Motivation im Diabetesmanagement erzielt werden konnte. Interventionsgruppen zeigten im Vergleich zu Kontrollgruppen eine erhöhte Frequenz der selbstbestimmten Blutglukosetests. Des Weiteren konnten diese vor allem Verbesserungen bei den Aspekten Medikamentenadhärenz, Ernährungs-, Bewegungs- und Sportverhalten sowie dem Screening von Komplikationen generieren ($p < 0,05$) (Alfonsi et al., 2020; Gong et al., 2020; Huang et al., 2019; Lim et al., 2021; Pamungkas et al., 2022; Sunil Kumar et al., 2020; Yang et al., 2020; Zhai & Yu, 2020). Die App Nutritionist-Buddy-Diabetes® konnte dahingehend eine Reduktion der medikamentösen Therapie bei Typ-2-Diabetikern und -Diabetikerinnen induzieren (Lim et al., 2021).

#### 6.11.3.3 Apps und Lebensqualität

Compliance und Lebensqualität stehen in direkter Wechselwirkung miteinander und haben maßgebliche Auswirkungen auf das Diabetesmanagement. Vor dem Hintergrund, dass notwendige Therapiemaßnahmen großen Einfluss auf das Leben der Betroffenen haben, wurden die Auswirkungen der App Diaguru® auf die Lebensqualität von Menschen mit Diabetes mellitus Typ 2 analysiert. Diese bietet vielfältige Funktionen, welche Patienten und Patientinnen bei der Verwaltung ihres Diabetes unterstützen. Blutzuckerwerte, Nahrungsmengen sowie Insulineinheiten und andere Medikamente können manuell in die App eingetragen werden. Im Anschluss werden datenbasierte Verhaltensanpassungen vorgeschlagen sowie Tagesverläufe durch visualisierte Berichte und Grafiken zur Verfügung gestellt. Nutzer*innen werden durch Nachrichten über die App aufgefordert, Medikamente zeitgenau einzunehmen, und bei Normabweichungen werden Warnsignale ausgesendet (Sunil Kumar et al., 2020). An einer Studie Teilnehmende, welche die App sechs Monate lang nutzten, verzeichneten hierdurch signifikant mehr Lebensqualität in den Bereichen physische und psychische Gesundheit sowie soziale Beziehungen und Umwelt (Sunil Kumar et al., 2020). Eine Verbesserung der gesundheitsbezogenen Lebensqualität konnte ebenso durch die App DID® erzielt werden. Nach sechs Monaten Nutzungsintervall generierte die Interventionsgruppe im Vergleich zur Kontrollgruppe signifikant bessere Ergebnisse (Rossi et al., 2010). Weitere Analysen der Apps Hicare-Smart-K® und My-Diabetes-Coach® belegen die positiven Auswirkungen auf die gesundheitsbezogene Lebensqualität, die mentale Gesundheit und das Erleben von sozialen Beziehungen und Umwelt bei Menschen mit Diabetes mellitus Typ 1 oder 2 (Gong et al., 2020; Yang et al., 2020). Bei den Apps ICare-D®, Diabeo®, Webdia® und iSpy® konnten dagegen trotz der Verbesserung physischer Parameter keine positiven Auswirkungen auf die Lebensqualität gemessen werden (Alfonsi et al., 2020; Charpentier et al., 2011; Franc et al., 2020; Klee et al., 2018; Lee et al., 2022).

#### 6.11.3.4 Apps und Kommunikation

Neben optimierten Selbstmanagementfunktionen können Apps auch zu einer Verbesserung der Kommunikation mit pflegerisch-medizinischem Fachpersonal beitragen. Patienten und Patientinnen beschreiben dabei den kontinuierlichen Austausch über Symptome und Therapie als angenehm und zeitersparend. Fragen können digital von zu Hause aus besprochen und mehr Flexibilität gewährleistet werden (Klösch et al., 2020). Kontinuierliche Kommunikationsmöglichkeiten scheinen dabei ein wichtiges Systemmerkmal von Apps für Nutzer*innen darzustellen. „Support from health-care personnel with diabetes knowledge was described as necessary, either to confirm the decisions made based on use of the app, or to get additional self-management support" (Torbjørnsen et al., 2019, S. 1). Studien, die zu den Apps Changing Health®, MobilDiab®, Diabeo® und iCareD® durchgeführt worden sind, identifizierten vor allem in den Interventionsgruppen, die zusätzliche Austauschmöglichkeiten mit pflegerisch-medizinischem Fachpersonal erhielten, verbesserte Merkmalsausprägungen in den Endergebnissen. Diese wurden durch vorhandene Kommunikationsanwendungen entweder über die App oder das Smartphone gewährleistet (Berndt et al., 2014; Charpentier et al., 2011; Lee et al., 2022; Zaharia et al., 2021). Pamungkas et al. (2022) konnten beispielsweise durch die Kombinationsintervention App plus Zoom-Meetings und Telefonate signifikante Verbesserungen von physischen und psychosozialen Parametern generieren. Die Ergebnisse der PLATEDIAN-Studie in Bezug auf die App Diabetic® konnten keine signifikanten Verbesserungen auf den Gesundheitszustand zeigen. Im Rahmen des Therapiemanagements wurde jedoch eine vergleichbare Effektivität der App-Nutzung im Vergleich zum standardisierten Versorgungssystem festgestellt. Diabetic® ermöglicht es, Blutglukosewerte hochzuladen und Informationen über Insulindosis, Kohlenhydratzufuhr, physische Aktivitäten und andere Gesundheitsparameter zu erhalten. Die hochgeladenen Daten sind für Patienten und Patientinnen über die App und für das Behandlungsteam über eine gesicherte Online-Plattform zugänglich, wodurch ein ortsunabhängiger Austausch stattfinden kann. Dahingehend kann die Implementierung von Apps eine Reduzierung direkter Arztbesuche bewirken und die Erreichbarkeit des betreuenden und behandelnden pflegerisch-medizinischen Fachpersonals auch in abgelegenen und sozioökonomisch benachteiligten Regionen verbessern (Ruiz de Adana et al., 2020).

#### 6.11.3.5 Apps und Usability

Handhabung und Usability (Nutzerfreundlichkeit) von Apps sollten bei der Implementierung von Apps stets bedacht werden. Im Rahmen einer Content-Analyse konnten Hindernisse in Bezug auf die App-Nutzung bei Patienten und Patientinnen, welche die Apps OnTrack® oder MySugar® das erste Mal benutzten, identifiziert werden. MySugar® kombiniert verschiedene Systemschwerpunkte der Diabetestherapie. Ein digitales Tagebuch ermöglicht den Eintrag von wichtigen Gesundheits- und Therapieparametern. Hierbei ist eine automatische Datenübertragung über entsprechende Blutzuckermesswertgeräte sowie die Verknüpfung zu Fitness-Apps möglich. Auf der Basis der individuellen Therapiefaktoren ermöglicht ein integrierter Bolusrechner die Berechnung von mahlzeitenbedingten Insulineinheiten. Analysefunktionen geben den individuellen Fortschritt der letzten 7–90 Tage strukturiert wieder, und alle Diabetesdaten können heruntergeladen oder geteilt werden. OnTrack® fungiert ebenfalls als digitales Diabetestagebuch, welches das schnelle und einfache Erfassen individueller Parameter ermöglicht. Detaillierte Diagramme und Berichte können mit dem Gesundheitspersonal geteilt werden. Den Nutzern und Nutzerinnen wird eine Übersicht der täglichen, wöchentlichen und monatlichen Durchschnittsblutzuckerwerte zur Verfügung gestellt, und es werden Erinnerungsfunktionen eingerichtet. Die Ergebnisse der Content-Analyse beschreiben Mängel bei den Funktionen Dateneingabe, Darstellung (Textgröße, Bildschirmsichtbarkeit, App-Schaltflächen und -Symbole) und Nutzerfreundlichkeit. In Bezug auf die allgemeine Handhabung wurden die bemängelten Funktionen von Nutzern und Nutzerinnen als teilweise ineffizient eingestuft. Das hatte zur Folge, dass die Downloadzahlen von 48 % bei anfänglichem Verwendungsinteresse auf 16 % im Follow-up sanken (Fu et al., 2021). Die Studienergebnisse zur App My-Diabetes-Coach® zeigen (trotz signifikanter Verbesserungen von psychosozialen Determinanten und physisch-struktureller Gesundheitsparameter) den gleichen Effekt. Dabei nahm die Dosis-Wirkung-Beziehung zwischen dem Grad der App-Nutzung und ihrer Wirksamkeit in Bezug auf die Chat-Nutzung von 87 auf 12 % und die Blutglukoseaufzeichnung von 78 auf 23 % am Ende der Studie ab (Gong et al., 2020). Die Analysen der App Diabeo® zeigen mit 30 bis 50 % App-Nutzung nach dem Download ebenso mäßige Nutzungsraten (Franc et al., 2020). Im Vergleich dazu wurden die Apps iCareD® und MobilDiab® in Bezug auf die Usability durchschnittlich positiv von Benutzern und Benutzerinnen bewertet (iCareD® 87,2 %; MobilDiab®: 41 % sehr gut, 15 % gut, 15 % nicht zufrieden, 12 % ohne Angaben). Nutzungsraten und ein Follow-up sind nicht angegeben (Berndt et al., 2014; Lee et al., 2022).

## 6.12 Pflegeklassifikationssysteme und Digitalisierung

Stephanie Hausherr, Sabine Kopp, Sebastian Kraus, Pia Wieteck

Dieses Kapitel beschäftigt sich mit der Nutzung von Pflegeklassifikationssystemen, die als wichtige Wissens- und Entscheidungsunterstützungssysteme maßgeblich an einer erfolgreichen Umsetzung von Digitalisierungsstrategien im Pflege- und Gesundheitswesen beteiligt sind. Entsprechend den Zielsetzungen und erhofften Nutzeneffekten müssen verschiedene Anforderungen an Klassifikationssysteme gestellt werden, die im Folgenden erläutert werden. Darüber hinaus wird auf die Pluralität der Systeme, allgemeine Voraussetzungen und Umsetzungserfordernisse näher eingegangen.

### 6.12.1 Pflegeterminologien: Chancen der Digitalisierung

In Bezug auf den Digitalisierungsgrad lag das Gesundheitswesen nach einer Befragung von 1061 Unternehmen in 2018 zum Stand und zu den künftigen Perspektiven der Digitalisierung in der deutschen Wirtschaft beim Ranking nach Branchen auf dem letzten Platz (Bundesministerium für Wirtschaft und Energie, 2018, S. 13). Auch im internationalen Vergleich nach der EMRAM-Logik (Bewertungsskala für den Digitalisierungsgrad von Krankenhäusern) wird deutlich, dass der Umsetzungsgrad der Digitalisierung in deutschen Kliniken unterdurchschnittlich ist. Durch EMRAM wird der Digitalisierungsfortschritt bei der Einführung von papierlosen, elektronischen Patientenakten und Behandlungspfaden in den verschiedenen Bereichen eines Krankenhauses aufgezeigt. Krankenhäuser haben dabei die Möglichkeit, sich den Umsetzungsgrad zertifizieren zu lassen. Bewertet wird auf einer achtstufigen Skala von 0 (Papierkrankenhaus) bis 7 (vollständig papierloses Krankenhaus). Nach einem Ländervergleich von 2017 liegt Deutschland mit einem Wert von 2,3 deutlich hinter dem europäischen Durchschnitt (3,6) oder Ländern wie der Türkei (3,8) und den USA (5,3). Auffällig ist zudem, dass kommunale Kliniken in Deutschland mit 2,6 einen höheren Score aufweisen als solche in freigemeinnütziger (1,7) und privater Trägerschaft (1,4). Es wurde darüber hinaus deutlich, dass Krankenhäuser mit einem niedrigen Digitalisierungsgrad signifikant unwirtschaftlicher waren, wobei jedoch nicht eindeutig festgestellt werden konnte, ob wirtschaftlich gut gestellte Kliniken verstärkt in den Ausbau der Digitalisierung investiert hatten oder Krankenhäuser nach der Digitalisierung mehr Erlöse erzielten. In der Folge wurden erste Forderungen der Krankenhäuser nach einem Strukturfonds laut, aus dem Investitionen für eine Digitalisierung hätten bezahlt werden können (Osterloh, 2018; Stephani et al., 2019).

Durch das am 29. Oktober 2020 in Kraft getretene Krankenhauszukunftsgesetz (KHZG) sollen diese Forderungen nun umgesetzt und damit die Digitalisierung in den Kliniken vorangetrieben werden. Die deutsche Bundesregierung hat durch dieses Gesetz Förderprogramme geschaffen, die Kliniken gezielt bei der Umsetzung von digitalen Prozessen unterstützen sollen. Durch das Bundesamt für soziale Sicherung wurde zudem ein Krankenhauszukunftsfonds (KHZF) eingerichtet und durch den Bund wurden 3 Millionen Euro über Liquiditätsreserven zur Verfügung gestellt. Zusätzlich übernehmen die einzelnen Länder und Krankenhausträger 30 % der jeweiligen Investitionskosten. Damit beträgt das Fördervolumen insgesamt bis zu 4,3 Millionen Euro (Bundesministerium für Gesundheit, 2022b). Anforderungen an künftige Softwareprodukte werden in der „Richtlinie zur Förderung von Vorhaben zur Digitalisierung der Prozesse und Strukturen im Verlauf eines Krankenhausaufenthaltes von Patientinnen und Patienten nach § 21 Absatz 2 Krankenhausstrukturfonds-Verordnung (KHSFV)“ ausgeführt (Bundesamt für Soziale Sicherung, 2021).

Nachfolgend sollen diese detaillierter betrachtet werden, dabei wird ausschließlich auf den Fördertatbestand 3 eingegangen: die digitale Pflege- und Behandlungsdokumentation (§ 19 Absatz 1 Satz 1 Nr. 3 KHSFV).

Zunächst werden die funktionalen Muss-Anforderungen an die digitale Pflegedokumentation aufgeführt, welche Voraussetzung für den Erhalt von Fördermitteln sind. Danach sind digitale Pflege- und Behandlungsdokumentationssysteme förderfähig, die

- den gesetzlichen Anforderungen an die Pflegedokumentation nach § 630f BGB genügen,
- eine Umstellung auf eine rein elektronische Dokumentation zur Vermeidung paralleler Dokumentation in eine papierbasierte und eine elektronische Krankenhausakte ermöglichen,
- eine einheitliche, intern bereichsübergreifende elektronische Dokumentation für alle am Behandlungsprozess beteiligten Mitarbeiterinnen und Mitarbeiter und Leistungserbringer innerhalb einer Fachabteilung oder des Krankenhauses insgesamt ermöglichen, eine syntaktische, semantische und organisatorische Interoperabilität zu weiteren eigenständig im Krankenhaus in Anwendung befindlichen Systemen und Geräten sowie Systemen außerhalb der Einrichtung aufweisen, die regelhaft Informationen der Pflege- und Behandlungsdokumentation weiterverarbeiten oder umgekehrt,
- es den berechtigten Mitarbeiterinnen und Mitarbeitern ermöglichen, transparent und nach den datenschutzrechtlichen Vorgaben nachvollziehen zu können, welche Änderungen durch wen in der Dokumentation getätigt worden sind,
- den Mitarbeiterinnen und Mitarbeitern ermöglichen, mittels eines fachübergreifenden und einheitlich hinterlegten Terminus (basierend auf internationalen Standards) entsprechende Textbausteine zu verwenden,
- es den Mitarbeiterinnen und Mitarbeitern ermöglichen, unmittelbare Meldungen im/an das hausinterne Fehlermeldesystem (Critical Incident Reporting System) durchzuführen,
- es den Mitarbeiterinnen und Mitarbeitern des Krankenhauses ermöglichen, relevante Unterlagen, die im Rahmen der Pflegedokumentation erstellt werden, digital und lückenlos in der digitalen einrichtungsinternen Akte der Patientin und des Patienten zu erfassen (dies umfasst u.a. die Patientenstammdaten, Pflegeanamnese, das Biografieblatt, die Pflegeplanung, den Pflegebericht, Therapie- und Medikamentenplan, die Durchführungsnachweise, Wunddokumentationen, Fieberkurven, Schmerzerfassungen, Trinkprotokolle, Sturzprotokolle, Erfassung des Barthel-Index, Dekubituseinschätzung, Leistungsdokumentation komplexer Pflegeleistungen und den Notfallbericht),
- es den berechtigten Mitarbeiterinnen und Mitarbeitern des Krankenhauses ermöglichen, ortsunabhängig im Krankenhaus relevante Daten und Unterlagen der Patientin und des Patienten unmittelbar und vollständig einsehen zu können (hierzu zählen ebenso Anästhesiedokumentation, Intensivdokumentation, OP-Dokumentation, Medikationsdokumentation, Labordaten etc.),
- den Mitarbeiterinnen und Mitarbeitern eine Übersicht über die bereits getätigten bzw. ausstehenden Dokumentationen bieten,
- die Bereitstellung eines Pflegeberichtes ermöglichen,
- Checklisten, Erinnerungshilfen bzw. Signalfunktionen beinhalten, wenn notwendige (Pflicht-)Eingaben fehlerhaft oder unvollständig sind,
- es den Mitarbeiterinnen und Mitarbeitern des Krankenhauses ermöglichen, unmittelbar und ortsunabhängig im Krankenhaus relevante Daten und Unterlagen der Patientin/des Patienten vollständig erstellen/dokumentieren zu können (Bundesamt für Soziale Sicherung, 2021, S. 20–21).

Neben den Muss-Kriterien werden in der Richtlinie auch die folgenden Kann-Kriterien formuliert. Danach können digitale Pflege- und Behandlungsdokumentationssysteme

- die Mitarbeiterinnen und Mitarbeiter durch eine automatische frühzeitige Risikoerkennung (z. B. Sturz, Dekubitus, Schmerz, Fehlernährung, Inkontinenz bei Pflegebedürftigkeit) auf Basis der jeweiligen Patientendaten bei einer individuelleren Pflegeplanung unterstützen und einen erhöhten oder modifizierten Hilfe- oder Pflegebedarf anzeigen,
- die Mitarbeiterinnen und Mitarbeiter im Rahmen des patientenübergreifenden Berichtswesens unterstützen, z. B. durch die Überwachung von Qualitätsindikatoren, die Bereitstellung von Informationen hinsichtlich Kosten-Leistungs-Strukturen und Arbeitsprozessen oder zur Erfüllung externer Vorschriften, z. B. im Rahmen von Akkreditierungen (Mindestmengen etc.),
- klinisch-wissenschaftliche Studien unterstützen, sofern etablierte Systeme die Auswahl von Patientinnen und Patienten mit bestimmten Merkmalen ermöglichen (Patientenrecruiting für klinische Studien) oder auch eine Informationsbasis in anonymisierter Form zur Verfügung stellen,
- den Hygienebereich, z. B. durch die Erkennung von MRSA-Risiken, unterstützen,
- eine automatische Ableitung der Pflegeminuten je Pflegemaßnahme zur Kalkulation des Pflegebedarfes in Zeiteinheiten je Patientin/Patient ermöglichen (Bundesamt für Soziale Sicherung, 2021, S. 21).

Die Zeit für die Umsetzung der Digitalisierung drängt, denn Krankenhäuser, die bis zum 1. Januar 2025 nicht möglichst alle der folgenden in der Krankenhausstrukturfonds-Verordnung (KHSFV) aufgeführten fünf digitalen Dienste umgesetzt haben bzw. anwenden, müssen gemäß § 5 Absatz 3h des Krankenhausentgeltgesetzes bis zu 2 % Abschlag auf jeden Patientenfall in Kauf nehmen. So müssen

1. international anerkannte technische, syntaktische und semantische Standards zur Herstellung einer durchgehenden einrichtungsinternen und einrichtungsexternen Interoperabilität digitaler Dienste verwendet werden,
2. sie die Vorgaben zur Integration offener und standardisierter Schnittstellen nach Maßgabe von § 371 des Fünften Buches Sozialgesetzbuch berücksichtigen,
3. generierte, für Patientinnen und Patienten relevante Dokumente und Daten in die elektronische Patientenakte übertragbar [sein],
4. Maßnahmen zur Gewährleistung der Informationssicherheit nach dem jeweiligen Stand der Technik durchgehend berücksichtigt werden und
5. datenschutzrechtliche Vorschriften eingehalten werden (§ 19 Absatz 2 KHSFV).

Mit den meisten Pflegeprozessdokumentationssystemen ist bislang nur die reine Informationsweitergabe und -verwaltung gewährleistet. Eine Digitalisierung der Pflegeprozessdokumentation soll nicht bedeuten, dass die bisherige Dokumentation auf Papier in der gleichen Form in ein elektronisches Formular überführt wird. Vielmehr soll durch die eingetragenen Informationen bzw. erhobenen und dokumentierten Daten nicht nur die pflegerische Dokumentation sichergestellt werden, sondern auch eine weitere Datennutzung gewährleistet werden. Hierzu müssen die Inhalte verknüpft werden, um z. B. Daten für die Pflegepersonalbemessung, das Pflegecontrolling, die Pflegeforschung oder das Risikomanagement zu gewinnen. Bei den zuvor genannten Muss-Anforderungen an die digitale Pflegedokumentation, welche Voraussetzung für Fördermittel sind, wird deutlich, dass zukünftig in den Softwareprodukten eine standardisierte Terminologie bzw. Pflegeklassifikation zur Abbildung des Pflegeprozesses eingebunden werden muss, welche auf internationalen Standards basiert (Bensch & Wieteck, 2022; Wieteck, 2008).

Eine zentrale Voraussetzung hierfür ist eine gemeinsame Sprache und damit verbunden gemeinsame Symbole und Begriffe (Syntax) und eine Übereinkunft über deren Bedeutung (Semantik). Des Weiteren ist es erforderlich, dass eine standardisierte Sprache ihre verwendeten Begriffe ordnet und klassifiziert (Taxonomie, Klassifikation) und Regeln über das Wissen darüber aufweist, welche Vernetzungen zulässig bzw. sinnvoll sind (Ontologie).

Mit den Digitalisierungsentwicklungen im Pflege- und Gesundheitswesen sind auch Erwartungen an mögliche Nutzeneffekte in der Pflegeprozessdokumentation verbunden, u.a. durch den Einsatz verschiedener Klassifikationssysteme. Mit der bisher überwiegend verbreiteten handschriftlichen Dokumentation wurden Problemstellungen wie Unleserlichkeit und Übertragungsfehler, Diskontinuitäten und Widersprüche in den Dokumenten, schlechte interdisziplinäre und sektorenübergreifende Verfügbarkeit von Informationen und eine nicht standardisierte Beschreibung von pflegerischen Handlungen in Verbindung gebracht (Odenbreit, 2017). Darüber hinaus sind auf diese Weise erhobene Daten schlecht oder auch gar nicht vergleich- bzw. auswertbar, wodurch die Verfügbarkeit beispielsweise in Bezug auf Outcomes und Sichtbarmachung von Pflegeleistungen oder für die Pflegeforschung begrenzt oder nicht gegeben ist. Hinzu kommt die Belastung, welche durch den hohen, oftmals mit Doppeldokumentation einhergehenden Aufwand verbunden ist. Durch die digitale Erfassung von pflegebezogenen Daten erhofft man sich positive Nutzeneffekte in all den beschriebenen bisherigen Problemfeldern.

Die Dokumentation in der Pflege baut auf dem Pflegeprozess auf, der die Grundlage für das systematische Arbeiten von professionell Pflegenden ist und ihren eigenverantwortlichen Handlungsbereich darstellt (§ 4 des Pflegeberufegesetzes „Vorbehaltene Tätigkeiten“). Es müssen Bedarfe und Bedürfnisse von zu pflegenden Personen erkannt, Zielsetzungen vereinbart, geeignete Interventionen ausgewählt bzw. durchgeführt und schließlich evaluiert und gegebenenfalls angepasst werden. Die elektronische Umsetzung dieses Prozesses fördert dabei nicht nur eine transparente, nachvollziehbare und überprüfbare Darstellung pflegerischen Handelns, sondern auch eine zeitnahe Erfassung durchgeführter Tätigkeiten (Hielscher et al., 2015; Müller Staub & Rappold, 2017). Pflegeklassifikationssysteme können entsprechend ihrer jeweiligen Reichweite innerhalb des Pflegeprozesses hierbei nicht nur einen Rahmen für die Dokumentation, sondern darüber hinaus auch eine Unterstützung bei der Entscheidungsfindung bieten. Indem evidenzbasiertes Wissen

### Begriffserklärung

**Terminologie:** Mit dem Begriff Terminologie ist die Menge aller Fachausdrücke (Termini) in einem Fachgebiet gemeint. Im Fachbereich der Pflege wird unter einer Terminologie (Pflegefachsprache) die Definition von disziplinspezifischen (Pflege-)Konzepten in einer eindeutigen sowie kulturell angemessenen beruflichen Sprache verstanden. Diese wird durch einen Konsens von Pflegeexperten und -expertinnen festgelegt und überprüft ebenfalls, ob diese innerhalb der Disziplin akzeptiert und praktiziert wird (Van Maanen, 2002).

**Klassifikation:** Der Begriff der Klassifikation beschreibt ein Ordnungssystem mit dem Prinzip der Klassenbildung. Dabei können sowohl Begriffe, Phänomene als auch ganze Konzepte in eine hierarchische Struktur gebracht und dargestellt werden (Müller-Staub et al., 2007).

**Pflegeklassifikation:** Pflegeklassifikationen haben das Ziel, komplexe Handlungen und Phänomene der Pflege in Gruppen, Klassen und Kategorien zu ordnen. Dadurch soll zum einen die Komplexität des pflegerischen Handlungsfeldes erfasst und dieses zum anderen mithilfe einer standardisierten und einheitlichen Terminologie transparent dargestellt werden (Müller-Staub et al., 2007).

der Pflegepraxis anwendungsgerecht und praktikabel zur Verfügung gestellt wird, haben anwendende Personen die Möglichkeit, ihre individuellen Beobachtungen, Erfahrungen und Kenntnisse mit evidenzbasiertem Fachwissen abzugleichen und den Pflegeprozess in seiner Gesamtheit wissenschaftlich belegt auszurichten. Insbesondere Systeme, welche präkombinatorisch aktuelles Fachwissen in Form von pflegeprozessübergreifenden Handlungskonzepten – bezogen auf ein spezifisches pflegediagnostisches Urteil – zur Verfügung stellen, sind hier eine Hilfestellung und tragen dazu bei, die pflegerische Versorgung an der bestmöglichen Evidenz auszurichten. Pflegeklassifikationssysteme können folglich als Wissensbrücke zwischen Theorie und pflegerischer Praxis verstanden werden (Wieteck, 2021a), besonders in komplexen Versorgungssituationen, welche aufgrund des Zusammenspiels verschiedener pflegerelevanter Phänomene eine hohe Anforderung an die pflegediagnostischen Fähigkeiten von Pflegepersonen stellen. Der Einsatz von Klassifikationssystemen kann zudem dabei unterstützen, Versorgungsdefiziten durch eine systematische Pflegeplanung vorzubeugen. Dies kann zum einen die Pflegequalität und die Sicherheit der zu pflegenden Personen fördern, zum anderen kann es dazu beitragen, dass pflegerisches Handeln in der Praxis reflektiert und verbessert wird.

Ein weiterer Nutzeneffekt bei der Anwendung von standardisierten Systemen und Terminologien liegt in der Förderung der Eindeutigkeit der Kommunikation von professionell Pflegenden. Dies führt nicht nur intraprofessionell zu einer besseren Verständigung, sondern fördert auch den interprofessionellen Austausch mit allen am Pflegeprozess beteiligten Berufsgruppen (Hielscher et al., 2015; Rösler et al., 2018). Durch die standardisierte und digitale Erfassung wird zudem eine eindeutige Vergleichbarkeit und Auswertbarkeit pflegerischer Leistungen ermöglicht. Dies bietet beispielsweise Stationen, Fachbereichen oder Einrichtungen die Möglichkeit, besondere Pflegeleistungen wie den Einsatz aktivierender therapeutischer Konzepte anzuzeigen und deren Auswirkungen auf das Outcome zu bewerten. Auch fördert die Darstellung des pflegerischen Beitrags am Versorgungsprozess die Sichtbarmachung und Leistungstransparenz gegenüber verschiedenen Kostenträgern. Die systematisch gewonnenen, quantifizierbaren Daten ermöglichen zudem eine Grundlage für zukünftige Pflegeforschung und somit für eine Weiterentwicklung der Profession Pflege. Sie können darüber hinaus auch bei der Förderung einer effizienteren und kosteneffektiveren Gesundheitsversorgung Anwendung finden. So könnte beispielsweise eine Verbindung zwischen durchgeführten pflegerischen Leistungen und der Pflegeprozessplanung bezogen auf Qualitätsindikatoren wie die Dekubitusinzidenz betrachtet und reflektiert werden, um Bemühungen zur Senkung der Dekubitushäufigkeit zu fördern und Verbesserungspotenziale auszuschöpfen (vgl. auch Kap. 6.12.3). Neben der Anwendung der Daten im Rahmen der Forschung können diese auch von Einrichtungen für die interne und externe Qualitätssicherung und -verbesserung verwendet werden.

Insgesamt zeigen sich zahlreiche Potenziale, welche mit den derzeitigen Digitalisierungsbestrebungen verbunden sind. Die Frage, die sich nun gerade aus pflegerischer Perspektive stellt, ist, welche Terminologie bzw. welche Pflegeklassifikation in einer digitalen Akte zukünftig genutzt werden soll, um für das eigene einrichtungsspezifische Interesse einen möglichst großen Benefit zu erreichen. Hierbei ist es von Bedeutung, sich im Vorfeld der Einführung einer Klassifikation zu überlegen, welche Zwecke hiermit konkret verfolgt werden sollen und welche Auswirkungen die Auswahl und Umsetzung entsprechender Terminologien in verschiedenen Softwareprodukten haben kann. So kann der Zweck in der reinen Erfüllung gesetzlicher Vorgaben an die pflegerische Dokumentationspflicht liegen. Er kann aber auch darin bestehen, eine aussagekräftige und handlungsleitende Pflegeprozessdokumentation zu fördern, welche Einfluss auf die Qualität und die Kontinuität der pflegerischen Versorgung haben kann. Eine weitere Möglichkeit liegt in der Nutzung der standardisierten Daten für Sekundärzwecke, wie beispielsweise die Schaffung einer Datengrundlage zur Generierung aussagekräftiger Kennziffern für das Pflegecontrolling (Bartholomeyczik et al., 2009; Bensch & Wieteck, 2022). Entsprechend den Zielsetzungen und erhofften Nutzeneffekten müssen unterschiedliche Anforderungen an Klassifikationssysteme gestellt werden, die in den folgenden Abschnitten weiter erläutert werden. Darüber hinaus werden die Pluralität verschiedener Systeme bzw. die damit verbundenen Konsequenzen im Kontext der Digitalisierung, allgemeine Voraussetzungen und Umsetzungserfordernisse beschrieben.

### 6.12.2 Differenzierungskriterien von Klassifikationssystemen

Den verschiedenen Klassifikationssystemen ist meist die Zielsetzung gemeinsam, eine einheitliche, standardisierte pflegerische Fachsprache zu bieten. In der pflegerischen Praxis stellt sich jedoch immer wieder die Frage, welchen alltagspraktischen Nutzen Pflegeklassifikationssysteme haben und ob sie daher überhaupt Einzug finden sollten, da sie oftmals als zu abstrakt und umfangreich angesehen werden. Dies mag auf den ersten Blick auch stimmen, allerdings gibt es gute Gründe, weshalb Pflegeklassifikationssysteme im pflegerischen Alltag etabliert werden sollten. Zum einen ist es erforderlich, den pflegerischen Bedarf der Pflegeempfänger*innen zu erheben. Pflegemaßnahmen sollen wirksam den tatsächlichen Versorgungsbedarf der zu versorgenden Personen treffen, möglichst auch evidenzbasiert sein und zu einem positiven Ergebnis führen. Entscheidend hierfür sind die Kontinuität der pflegerischen Maßnahmen und eine regelmäßige Evaluation. Pflegeklassifikationssysteme bilden den Rahmen für den Pflegeprozess und sind somit die Grundlage für die Planung und Evaluation der Pflege. Außerdem ist eine geplante und nachvollziehbare Dokumentation entscheidend, um die Sicherheit der Pflegeempfänger*innen gewährleisten zu können. Mithilfe einer einheitlichen Terminologie kann die pflegerische Versorgung zum einen eindeutig und transparent dargestellt und zum anderen wissenschaftlich messbar gemacht werden (Müller-Staub et al., 2007). In der Literatur werden diverse Anforderungen an Pflegeklassifikationssysteme gestellt (Gordon, 1998; Henry et al., 1998; Von Krogh et al., 2012; Zielstorff, 1998):

- Vollständigkeit, um den Pflegeprozess adäquat abbilden zu können
- vollständige und umfassende Tiefe und Detailstufe bei ausreichender Granulierung, um den klinischen Prozess abbilden zu können
- Repräsentation des aktuellen Pflegefachwissens in Form von Praxisleitlinien zur Unterstützung der Entscheidungsfindung
- Eindeutigkeit der Konzepte und Redundanzfreiheit, Vermeidung von Überlappungen, Management von Synonymen, Definitionen
- Hierarchien und Vererbungen mit eindeutigen Verweisen auf Eltern-Kind-Beziehungen
- Attribute wie Modifikatoren, um z. B. Schweregrade darzustellen
- Kontextfreiheit der enthaltenen Terme/Konzepte
- Beachtung des Grundsatzes: Jeder Begriff in der Klassifikation hat einen eindeutigen Identifier
- Reliabilität und Validität der Konzepte.

Der Begriff der Granularität (lat. granum für „Korn") beschreibt die semantische Schärfe bzw. Genauigkeit eines sprachlichen Ausdrucks bzw. den Grad der Aggregation von Daten der Informatik. Welchen Grad an Granularität Pflegeklassifikationssysteme aufweisen sollten, um die Pflegepraxis sowohl adäquat und präzise als auch handhabbar zu erfassen, ist umstritten und sowohl aus praktischer wie auch wissenschaftlicher Perspektive noch nicht abschließend geklärt (Moss et al., 2005).

Nachfolgend soll das Granularitätsniveau verschiedener Pflegeklassifikationssysteme exemplarisch an einem kleinen Fallbeispiel dargestellt werden.

Die Genauigkeit der pflegerischen Dateninterpretation (Pflegediagnose) sollte ein ernstes Anliegen von Pflegepersonen in der Praxis und Ausbildung sein, da die pflegediagnostische Interpretation der verfügbaren Daten und Informationen einer zu pflegenden Person die essenzielle Grundlage für die Auswahl von Pflegemaßnahmen bildet, um ein möglichst positives Outcome erzielen zu können. International anerkannt ist, dass die Fähigkeit von Pflegepersonen, Pflegeprobleme und klinische Zeichen adäquat zu erkennen und zu be-

**Fallvorstellung**

Infolge einer fortschreitenden Demenz kommt es bei einer Pflegeempfängerin vermehrt vor, dass sie einnässt. Wenn sie gefragt wird, ob sie einen Harndrang verspürt, kann sie hierauf adäquat antworten. Sie findet aber die Toilette nicht allein und hat Unterstützungsbedarf bei der Durchführung der Ausscheidung. So kann sie sich z. B. nicht selbstständig entkleiden.
Möchte man diese Pflegeempfängerin nun pflegediagnostisch mithilfe eines Pflegeklassifikationssystems abbilden, so kann das Ergebnis je nach gewähltem System und dessen Granularitätsniveau unterschiedlich aussehen (**Tab. 6-19**).

**Tabelle 6-19:** Beispiel für unterschiedliche Granularitätsniveaus von Pflegeklassifikationssystemen (Quellen: Herdman et al., 2022, o. S.; Stefan et al., 2013, o. S.; Wieteck, 2020, o. S.)

| Pflegeklassifikationssystem ENP (European Nursing care Pathways) | Pflegeklassifikationssystem NANDA-I (North American Nursing Diagnosis Association International) | Pflegeklassifikationssystem POP (Praxisorientierte Pflegediagnostik) |
|---|---|---|
| Pflegediagnose:<br>• Pflegeempfängerin hat aufgrund einer funktionellen Harninkontinenz ein Selbstversorgungsdefizit | Pflegediagnose:<br>• Behinderungsassoziierte Harninkontinenz | Pflegediagnose:<br>• Harnausscheidung beeinträchtigt |
| Kennzeichen:<br>• Kann den Weg zur Toilette nicht finden<br>• Kann sich nicht selbstständig zur Ausscheidung entkleiden<br>• Wiederholt eingenässte Wäsche/Bett<br>• Kann Harndrang wahrnehmen<br><br>Ursachen:<br>• eingeschränkte kognitive Fähigkeiten<br>• Demenz mit örtlicher Desorientierung | Bestimmende Merkmale:<br>• Nimmt Harndrang wahr<br>• Entleerung der Blase vor Erreichen der Toilette<br><br>Beeinflussende Faktoren:<br>• Schwierigkeiten, die Toilette zu finden<br>• Kognitive Dysfunktion | Symptome:<br>Aus Sicht der Pflegeperson:<br>• Inkontinenz<br>• Harnspuren in der Wäsche<br><br>Ätiologie oder Risikofaktoren:<br>• Keine passenden |

schreiben, einen Einfluss auf die Sicherheit und das Wohlbefinden von Pflegeempfängern und -empfängerinnen hat (Carpenito, 2009; Paans et al., 2010; Saranto & Kinnunen, 2009).

Nachfolgend soll ein tabellarischer Überblick über die spezifischen Differenzierungskriterien der nach dem IT-Report 2015 im deutschsprachigen Raum häufig genutzten Pflegeklassifikationssysteme in Bezug auf ihre Reichweite im Pflegeprozess, ihre Ordnungslehre und Struktur sowie ihre Nutzungs- und Einsatzmöglichkeiten gegeben werden (**Tab. 6-20**). SNOMED CT wurde in dem IT-Report 2015 von Hübner et al. nicht erwähnt, soll aber vor dem Hintergrund der aktuellen Relevanz und der Tatsache, dass dieses Klassifikationssystem in Deutschland vom Bundesministerium für Arzneimittel und Medizinprodukte aufgenommen und lizensiert wurde, mitberücksichtigt werden. Zusätzlich zu erwähnen ist, dass die unten aufgezählten Systeme bezüglich Umfang, Vollständigkeit, Granularität, Aussagekraft und wissenschaftlicher Güte sehr unterschiedlich sind, worauf aber an dieser Stelle nicht näher eingegangen werden kann (Apenio, 2022; Bundesinstitut für Arzneimittel und Medizinprodukte, 2022a, 2022b; Butcher et al., 2018; Herdman et al., 2022; Hübner et al., 2015; International Council of Nurses, 2002, 2019; LEP, 2022; Müller Staub & Rappold, 2017; Müller Staub et al., 2017; Müller-Staub et al., 2007; Stefan et al., 2013; Wieteck et al., 2021; Wieteck et al., 2020):

- NANDA-I (North American Nursing Diagnosis Association International)
- NIC (Nursing Interventions Classification)
- NOC (Nursing Outcome Classification)
- POP (Praxisorientierte Pflegediagnostik)
- ENP (European Nursing care Pathways)
- LEP (Leistungserfassung in der Pflege)
- ICF (International Classification of Functioning, Disability and Health)
- ICNP (International Classification of Nursing Practice)
- Apenio (Assessment based Planning and Evaluation of Nursing Interventions and Outcomes)
- SNOMED CT (Systematisierte Nomenklatur der Medizin – engl. Systematized Nomenclature of Medicine and Clinical Terms).

### Begriffserklärung

**Präkombination/Präkoordination**: Lässt man Bezeichnungen, die eine Begriffskombination darstellen, in ihrer ganzen Form als Deskriptor gelten, spricht man von einer Präkombination/-koordination. Sie ist deshalb genauer und führt zu einer höheren Indexierungstiefe; sie ist allerdings auch aufwendiger als die unkoordinierte Vergabe von Deskriptoren (Gaus, 1995).

**Postkombination/Postkoordination**: Bezeichnet eine Zusammenfügung der gesuchten Begriffskombination durch mehrere vorhandene Deskriptoren erst während des Suchvorgangs/Kodierens. Die Deskriptoren werden dann in der Regel aus verschiedenen Achsen einer multiaxialen Klassifikation genutzt (Gaus, 1995).

**Monohierarchie:** Ein monohierarchisches Klassifikationssystem ist streng hierarchisch. Jede Klasse hat dabei nur eine Oberklasse, das heißt, jeder Begriff darf nur genau einem Oberbegriff untergeordnet sein. So wird ein Gegenstandsbereich vom Allgemeinen zum Besonderen geordnet, indem auf jeder Hierarchiestufe ein weiteres Unterscheidungsmerkmal hinzugefügt wird (Gaus, 1995; Müller Staub et al., 2017).

**Polyhierarchie**: In einem polyhierarchischen Klassifikationssystem hat eine Klasse mehr als einen Oberbegriff, das heißt, einem Begriff können mehrere Oberbegriffe zugeordnet sein. Es ist zweckmäßig für Ordnungssysteme, bei denen die Ergänzung eines Begriffs durch seine Unterbegriffe erforderlich ist. Für statistische Auswertungen ist ein polyhierarchisches Klassifikationssystem jedoch aufwendiger, da zusätzliche Clusterverfahren notwendig sind und bestimmte Sachverhalte mehreren Aspekten zugeordnet werden können (Gaus, 1995; Müller Staub et al., 2017).

**Tabelle 6-20:** Spezifische Differenzierungskriterien verschiedener Pflegeklassifikationssysteme in Bezug auf ihre Reichweite im Pflegeprozess, Ordnungslehre und Struktur sowie Nutzungs- und Einsatzmöglichkeiten (Quelle: Eigene Darstellung)

| | | **NANDA-I** | **NIC** | **NOC** | **POP** | **ENP** | **LEP** | **ICF** | **ICNP** | **Apenio** | **SNOMED CT** |
|---|---|---|---|---|---|---|---|---|---|---|---|
| Reichweite im Pflegeprozess | Pflegediagnosen | ☑ | – | – | ☑ | ☑ | – | ☑ | ☑ | ☑ | ☑ |
| | Kennzeichen | ☑ | – | – | ☑ | ☑ | – | ☑ | – | ☑ | ☑ |
| | Ursachen | ☑ | – | – | ☑ | ☑ | – | ☑ | – | ☑ | ☑ |
| | Pflegeziele/Outcome | – | – | ☑ | ☑ | ☑ | – | – | ☑ | ☑ | – |
| | Pflegemaßnahmen | – | ☑ | – | ☑ [1] | ☑ | ☑ | – | ☑ | ☑ | ☑ |
| | Ressourcen | – | – | – | ☑ [2] | ☑ | – | – | – | ☑ | – |
| Ordnungslehre/Struktur | Klassifikationskriterien | ☑ | ☑ | ☑ | ☑ | ☑ | ☑ | ☑ | ☑ | ☑ | ☑ |
| | Präkombinatorisch | ☑ [3] | ☑ | ☑ | ☑ | ☑ | ☑ | – | ☑ [4] | ☑ | – |
| | Postkombinatorisch | ☑ | – | – | – | – | – | ☑ | ☑ | – | ☑ |
| | Monohierarchisch | – | – | ☑ | ☑ | ☑ | ☑ | ☑ | – | ☑ | – |
| | Polyhierarchisch | ☑ | ☑ | – | – | – | – | – | ☑ | – | ☑ |
| | Verfügbarkeit als Datenbank | ☑ | ☑ | ☑ | ☑ | ☑ | ☑ | ☑ | ☑ | ☑ | ☑ |
| | Verfügbarkeit offizieller Übersetzungen/Sprachen | 22 | 13 | 12 | 1 | 4 | 4 | 12 | 16 | 3 | 4 |
| Nutzungs- und Einsatzmöglichkeiten | Pflegepersonalberechnung | – | ☑ | – | – | ☑ | ☑ | – | – | ☑ | – |
| | Fallkostenberechnung | – | ☑ | – | – | ☑ | ☑ | – | – | ☑ | – |
| | Entscheidungshilfe im Behandlungsprozess | ☑ | – | – | ☑ | ☑ | – | – [5] | – | ☑ | – [5] |
| | Sektorenübergreifend nutzbar | ☑ | ☑ | ☑ | ☑ | ☑ | ☑ | ☑ | ☑ | ☑ | ☑ |
| | Wissensrepräsentation durch Kennzeichen/Ursachen-Zuordnung | ☑ | – | – | ☑ | ☑ | – | ☑ | – | ☑ | – |
| | Wissensrepräsentation durch Praxisleitlinie | – | – | – | ☑ | ☑ | – | – | – | ☑ | – |
| | Zur Nutzung im Frontend-Einsatz | ☑ | ☑ | ☑ | ☑ | ☑ | ☑ | ☑ | ☑ [6] | ☑ | |
| | Zur Nutzung im Backend-Einsatz | – | – | – | – | – | – | – | ☑ [6] | – | ☑ |

Anmerkungen
[1] nicht komplett, nur beispielhafte Anführung von möglichen Maßnahmen
[2] weitere Ressourcen können ergänzt werden
[3] vonseiten der Entwicklung präkombinatorisch, Anwendung erfolgt postkombinatorisch
[4] Subsets sind präkombinatorisch, Anwendung erfolgt postkombinatorisch
[5] Eine Entscheidungshilfe im Behandlungsprozess ist nicht möglich, da es sich um Backend-Systeme handelt.
[6] ICNP wird sowohl als Frontend- als auch Backend-System bezeichnet.

Für die Entscheidung, als verantwortliche Person ein Pflegeklassifikationssystem für die eigene Einrichtung bzw. Institution auszuwählen, steht eine Vielzahl von Systemen zur Verfügung. Selbst wenn nur die oben aufgeführten Terminologien betrachtet werden würden, so lohnt sich ein detaillierterer Blick. Nachfolgend sollen einige Aspekte exemplarisch aufgezeigt werden.

Grundlage eines systematischen und zielgerichteten Arbeitsablaufs für professionell Pflegende ist der Pflegeprozess. Dieser ist eine Darstellung der pflegerischen Handlungsabläufe und soll u. a. das pflegerische Leistungsgeschehen transparent darstellen. Dabei sollen die einzelnen Schritte nachvollziehbar und überprüfbar beschrieben werden. Gemäß dem Pflegeprozessmodell nach Fiechter und Meier beinhaltet dieser sechs Schritte: Sammlung der Informationen, Erkennen von Ressourcen und Pflegeproblemen, Festlegung der Pflegeziele, Planung der pflegerischen Maßnahmen, Durchführung der Pflege und als letzter Schritt die Beurteilung des Outcomes der Maßnahme für den oder die Pflegeempfänger*in (Wieteck, 2020). Pflegerisches Diagnostizieren gehört zu den Kernkompetenzen Pflegender. Um aktuelle oder potenziell pflegerische Probleme systematisch zu identifizieren, empfiehlt sich die Durchführung des pflegediagnostischen Prozesses. Darunter wird die Identifikation von pflegerischen Problemen zusammen mit deren Kennzeichen und Ursachen sowie den Ressourcen der zu Pflegenden verstanden. Der pflegediagnostische Prozess ist der Grundpfeiler für die pflegerische Entscheidungsfindung. Das bedeutet, er ist Voraussetzung, um gemeinsam mit den zu Pflegenden oder deren Angehörigen bzw. Bezugspersonen eine individuelle pflegerische Zielsetzung zu formulieren und geeignete Maßnahmen zu ihrer Erreichung einzuleiten. Pflegerische Ziele sind dabei auf die Wiederherstellung oder Verbesserung des Gesundheitszustandes, die Linderung von Symptomen, Prävention und Förderung der Gesundheit bzw. Lebensqualität sowie auf die Edukation gerichtet (Doenges et al., 2013; Müller Staub & Rappold, 2017; Müller-Staub et al., 2007). Durch die schriftliche oder elektronische Erfassung des Pflegeprozesses wird pflegerisches Handeln transparent dargestellt; dadurch wird es nachvollziehbar bzw. überprüfbar. Aus diesem Grund ist die schriftliche Darstellung des Pflegeprozesses ausschlaggebend für die Sicherstellung einer guten pflegerischen Qualität (Wieteck, 2018).

Möchte man den gesamten Pflegeprozess abbilden, so wird mit Blick auf **Tabelle 6-20** deutlich, dass nur wenige Pflegeklassifikationssysteme alle Inhalte aus einer Hand klassifizieren. Anhand der tabellarischen Übersicht lässt sich allerdings nicht erkennen, dass z. B. in dem Pflegeklassifikationssystem ENP etwa vier Fünftel aller Pflegediagnosen aus Präkombinationen bestehen. Das heißt, diese Pflegediagnosen bestehen aus einem aktuellen oder potenziellen Pflegeproblem (Begriff aus der Kategorie Pflegeprobleme) und einer Spezifikation (Begriff aus der Gruppe der Kennzeichen, Ursachen oder Pflegeinterventionen). Des Weiteren sind auch die Pflegeinterventionen in ENP präkombiniert. Aus der Präkombination eines Pflegeproblems mit einer Spezifikation resultiert zeitgleich ein niedriger Abstraktions- bzw. hoher Detailgrad (= hohe Granularität) der Pflegediagnosen in ENP. Dies führt auch dazu, dass zu einem pflegerelevanten Problem, z. B. in der Kategorie „Selbstfürsorgedefizit Kleiden“, mehrere Pflegediagnosen mit unterschiedlichen Spezifikationen bestehen können. Anhand der im Folgenden beispielhaft aufgeführten fünf Pflegediagnosen wird deutlich, dass zwar alle das gleiche pflegerische Problem (sich nicht selbstständig waschen können) fokussieren, allerdings alle eine andere Spezifikation und damit verbunden andere pflegerische Handlungskonzepte haben (Wieteck et al., 2021; Wieteck et al., 2020):

- Kann sich aufgrund einer Hemiplegie/Hemiparese nicht selbstständig waschen
- Kann sich aufgrund eingeschränkter körperlicher Belastbarkeit nicht selbstständig waschen

- Kann sich aufgrund einer Bewegungseinschränkung nicht selbstständig waschen
- Kann sich aufgrund einer Vigilanzminderung nicht selbstständig waschen
- Kann sich aufgrund einer sensorischen Integrationsstörung nicht selbstständig waschen.

Aus den Präkombinationen entwickelten, sogenannten ENP-Praxisleitlinien, sind die Elemente aus den Gruppen der Pflegeprobleme, Ursachen, Kennzeichen, Ressourcen, Ziele und Maßnahmen enthalten. Die Pflegeprobleme werden mithilfe des Zwischenschritts der Präkombination zu einer Pflegediagnose. Die Kennzeichen und Ursachen jeder Pflegediagnose beziehen sich dabei immer auf die jeweilige Spezifikation. Dieser spezielle Aufbau macht das Pflegeklassifikationssystem ENP so besonders. Präkombinierte Pflegediagnosen gibt es immer dann, wenn sich die pflegerischen Maßnahmen bei einem Pflegeproblem je nach Spezifikation unterscheiden, da die entsprechenden Maßnahmenkonzepte jeweils im Sinne von Evidence-based Nursing oder Best Practice vorgeschlagen werden. Wenige Pflegediagnosen weisen keine Präkombination auf, sie bestehen dann nur aus einem Individuum und dem jeweiligen Pflegeproblem. Dadurch können auch allgemeine oder selten vorkommende pflegerische Probleme abgebildet werden (Wieteck et al., 2021).

Möchte man hingegen ein postkombinatorisches System verwenden, bei dem die anwendenden Personen selbst eine pflegediagnostische Aussage anhand von vorgegebenen Begrifflichkeiten aus verschiedenen Achsen erstellen, besteht einerseits eine sehr große Möglichkeit, die zu pflegenden Personen möglichst detailliert abzubilden – allerdings nur unter der Voraussetzung, dass alle dazu notwendigen Begriffe vorhanden sind. Andererseits erschwert dies gleichzeitig die Auswertung und Vergleichbarkeit der Daten, da sich ein und dieselbe pflegediagnostische Aussage oftmals aus verschiedenen standardisierten Termini der einzelnen Achsen zusammenstellen lässt. Ein Transfer evidenzbasierten Wissens in die Pflegepraxis lässt sich daher mit einem postkombinatorischen System nicht unterstützen, da die Anwender*innen eigenständig für die Zusammenstellung von pflegeklassifikatorischen Elementen verantwortlich sind.

Auch das Pflegeklassifikationssystem POP bildet auf den ersten Blick den gesamten Pflegeprozess ab. Betrachtet man es allerdings genauer, so wird deutlich, dass die aufgeführten Maßnahmen nicht vollzählig aufgelistet und kein expliziter Bestandteil der Klassifikation sind, sondern als exemplarische Aufzählung zu verstehen sind. Des Weiteren sind auch die Ressourcen nicht vollständig und müssen bei Bedarf ergänzt werden (Stefan et al., 2013). Ferner ist aus der tabellarischen Übersicht auch nicht erkenntlich, dass NANDA-I, ENP und POP eine Besonderheit haben: Sie weisen auf der Ebene der Pflegediagnosen eine Definition zu den Diagnosen, Konzepten und evidenzbasierten Kennzeichen bzw. bestimmenden Merkmalen sowie Ätiologiezusammenhängen auf und unterstützen damit das pflegerische Diagnostizieren (Herdman et al., 2022; Stefan et al., 2013; Wieteck et al., 2021; Wieteck et al., 2020).

Möchte man mit Pflegeklassifikationssystemen, welche nur einzelne Inhalte des Pflegeprozesses abbilden, den gesamten Pflegeprozess darstellen, so ist es erforderlich, dass mehrere Pflegeklassifikationssysteme genutzt werden. Das bekannteste Beispiel hierfür ist wohl NANDA-I, NIC und NOC (Butcher et al., 2018; Herdman et al., 2022; Moorhead et al., 2013). Dabei muss beachtet werden, dass es sich um unterschiedliche Systeme von verschiedenen Entwicklerteams mit jeweils eigenen Schwerpunkten und Ausprägungen handelt, die im Nachgang ihrer individuellen Entwicklung miteinander verknüpft wurden. Das Ergebnis der Verknüpfungen muss in der Folge zwangsläufig Unterschiede etwa hinsichtlich der Vollständigkeit und Stringenz aufweisen gegenüber einem Pflegeklassifikationssystem, dessen Reichweite von Beginn der Entwicklung an den gesamten Pflegeprozess umfasst.

Auch kann Übersichtstabellen, wie der oben vorgestellten, nicht entnommen werden, dass z. B. LEP, ENP und NIC auf der Interventionsebene zugeordnete Zeitwerte hinterlegt haben, welche wiederum einen unterschiedlichen Detaillierungsgrad aufweisen. So werden die Zeitwerte in ENP zur situationsgerechten Abbildung summiert und berücksichtigen dabei Faktoren wie eine detaillierte Ortsangabe, den notwendigen Unterstützungsgrad sowie die Angabe von möglichen Besonderheiten und die Anzahl an benötigten Pflegepersonen, um die entsprechend benötigten Zeitwerte möglichst exakt anzugeben. Die einzelnen Zeitwerte basieren dabei auf Zeitwertmessungen innerhalb von Forschungsarbeiten, stammen also aus der wissenschaftlichen Fachliteratur und werden regelmäßig in Fokusgruppen mit Pflegenden neu justiert. Bei Bedarf kann der Minutenwert nach einer durchgeführten Maßnahme auch angepasst werden (Wieteck et al., 2021). Im Gegensatz dazu ist beispielsweise im Pflegeklassifikationssystem NIC bei jeder Intervention nur eine von insgesamt fünf Zeitspannen als Standard hinterlegt (15 min und weniger, 16–30 min, 31–45 min, 46–60 min oder mehr als eine Stunde) (Butcher et al., 2018). Dies ist von besonderem Interesse, wenn hausintern die Pflegepersonalplanung mithilfe des Pflegeklassifikationssystems realisiert werden soll oder es um die Fallkostenkalkulation geht. LEP-Zeitwerte sind zunächst mit sozialwissenschaftlichen Methoden entwickelt und über Zeitwertmessungen teilweise validiert worden. Manche Maßnahmen wie z. B. das Durchführen von Teilkörperwaschung oder Waschtraining sind als sogenannte Z-Variable ausgewiesen; Einrichtungen können hier eigene Zeitwerte hinterlegen. Andere LEP-Leistungen weisen dagegen einen definierten Zeitwert auf (LEP, 2022).

Zusammenfassend kann festgehalten werden, dass es bei der Wahl eines geeigneten Pflegeklassifikationssystems keinen universell gültigen Goldstandard hinsichtlich des Vorgehens gibt und eine weitreichende Auseinandersetzung mit den infrage kommenden Klassifikationen unumgänglich ist. Schalek und Stefan fassen dies vortrefflich zusammen:

> Eine Entscheidung für ein bestimmtes Pflegeklassifikationssystem ist alles andere als einfach. Ein umfassender Informationsprozess ist unumgänglich. Es ist nicht ratsam, sich lediglich auf Einzelmeinungen und allgemeine Empfehlungen zu verlassen. Ein Hinweis im „Reiseführer“ alleine wird nicht genügen. Man muss die konkrete Einrichtung, ihre spezifischen Aufgabenstellungen und Rahmenbedingungen, für die eine Pflegeklassifikation gesucht wird, auch persönlich kennen. Klarheit über das eigene Verständnis von Pflege, die eigenen Arbeitsprozesse und pflegerischen Schwerpunkte sind die Voraussetzung für die Prüfung, ob ein bestimmtes Klassifikationssystem zur eigenen Pflegepraxis passt. Unsere Erfahrung ist: Der Aufwand, Informationen über die unterschiedlichen Systeme zu sammeln und zu bewerten, ist trotz aller Mühe sehr sinnvoll, da der Implementierungserfolg und die Zufriedenheit im Alltag von einer klugen Auswahl enorm gefördert wird (Schalek & Stefan, 2016, S. 4).

### 6.12.3 Umsetzungserfordernisse bei der Nutzung digitaler Möglichkeiten

Die derzeitigen Digitalisierungsbestrebungen in der Pflege verfolgen verschiedene Ansätze. Beispielhaft genannt seien hier nur Assistenzsysteme (vgl. Erinnerungshilfen etwa für die Medikamenteneinnahme, intelligente Rufsysteme, Mobilisierungshilfen etc.), Konzepte aus dem Bereich der intelligent vernetzten Robotik (Emotions-, Service- oder Rehabilitationsrobotik), cyberphysische Systeme (CPS, z. B. in Schuhe integrierte Transponder mit Meldefunktionen an eine App) oder digitale Informations- und Kommunikationstechnologien (vgl. Patientenleitsysteme, Informationsportale, Apps für pflegende Angehörige, Learning on Demand über Online-Wissensportale etc.) (Bensch, 2020; Bundesanstalt für Arbeitsschutz und Arbeitsmedizin, 2015; DAA-Stiftung Bildung und Beruf, 2017). Einen wesentlichen Schwerpunkt bei allen Digitalisierungsbemühungen im Kontext der Pflege nehmen über die genannten Bereiche hinaus digitale Dokumentationstechnologien ein (Wieteck, 2021b). Als völlig unstrittig kann dabei angesehen werden, dass digitale Transformationsprozesse in der Pflege ohne die Nutzung von standardisierten Terminologien – oder mit anderen Worten: Pflegeklassifikationssystemen – kaum eine realistische Chance auf nachhaltigen Erfolg bzw. auf Entfaltung ihrer Nutzenpotenziale haben. Eine strukturierte und semantisch eindeutige Erfassung, Dokumentation und Weitergabe aller Daten im pflegerischen Versorgungsprozess stellt wesentliche Prämissen für den ineinandergreifenden Einsatz digitaler Technologien in der Pflege dar, sollen die einzelnen Ansätze nicht nur isoliert voneinander auf eine von außerhalb „nicht ansprechbare" Insellösung zurückgeworfen werden (Calmer et al., 2017).

Gut sichtbar wird dieses Erfordernis am Beispiel der derzeit viel beforschten Möglichkeiten, die sich durch Spracherkennung und Sprachsteuerung in der Pflegedokumentation ergeben könnten – vgl. z. B. Deckert et al. (2022) oder Konsortium Sprint-Doku (2022). So erfordert die automatisierte Umsetzung des gesprochenen Wortes in digital nutzbare Textbausteine bereits eine Reihe von oft durch künstliche Intelligenz (KI) gestützten Technologien und an die Gesundheitsversorgung ausgerichtete Sprachwortschätze. Sollen jedoch direkt an der zu pflegenden Person eingesprochene Informationen aus einem System, beispielsweise in ein Smartphone diktierte Vitalzeichenparameter oder pflegeanamnestische Informationsbausteine, in einem anderen System wie der eigentlichen digitalen Pflegeplanung nutzbar gemacht werden, kann dies ohne den Einsatz einer auf beiden Seiten verständlichen, standardisierten Terminologie nicht funktionieren.

Dringend erforderlich ist daher ein Umdenken von formular- bzw. dokumentbasierten Digitalisierungsstrategien hin zu daten- bzw. terminologiebasierten Ansätzen. Nur auf diesem Weg lässt sich die Mehrheit der im ersten Kapitel vorgestellten Nutzeneffekte auch tatsächlich verwirklichen. Es überrascht daher wenig, dass in der bereits kurz vorgestellten Richtlinie zur Förderung von Vorhaben zur Digitalisierung von Prozessen und Strukturen nach § 21 Absatz 2 KHSFV u. a. eine „syntaktische, semantische und organisatorische Interoperabilität" sowie die Verwendung eines „fachübergreifenden und einheitlich hinterlegten Terminus (basierend auf internationalen Standards)" als Muss-Kriterien aufgeführt werden (Bundesamt für Soziale Sicherung, 2021, S. 20).

Standardisierte Terminologien der Pflege sind jedoch nicht nur ein Garant dafür, dass verschiedenste Bausteine der Digitalisierung in der Pflege inhaltlich möglichst nahtlos zusammengeführt und gegenseitig „verständlich" gestaltet werden können. Sie sind auch eine unumgängliche Bedingung dafür, dass Pflegenden eine signifikante Entlastung im Rahmen der digitalen Dokumentation, der Pflegeprozessplanung und anderer Inhalte zur Verfügung gestellt und dass ihnen und anderen Stakeholdern eine fundierte Unterstützung bei Entscheidungsfindungsprozessen angeboten werden kann. Angesprochen sind hiermit zwei Aspekte: die Weiternutzung von Zahlen, Daten und Fakten, die aus der regelhaften Pflegeprozessplanung und -dokumentation mit einer Pflegeklassifikation generiert worden sind, für verschiedene Sekundär- und Tertiärzwecke und die Verknüpfung von standardisierten und eindeutigen Inhalten aus einer Pflegeklassifikation mit anderen Konzepten, Instrumenten und Klassifikationssystemen (sog. Mapping). Oft sorgt auch erst die Kombination dieser beiden Möglichkeiten im Zusammenspiel mit der Nutzung in digitalen Akten für Nutzenpotenziale in der Pflegepraxis, die im deutschsprachigen Raum vielerorts noch unbekannt sind.

So können aus standardisierten Anamneseinformationen durch ein, für die Anwender*innen im Vordergrund nicht sichtbares Mapping mit den Inhalten einer Pflegeklassifikation, Vorschläge für potenziell relevante Pflegediagnosen generiert werden. Beispielsweise könnten die in einer individuellen Fallsituation erhobenen, standardisierten Anamnesedaten „Apoplex", „Hemiparese", „Bewegungseinschränkung" und „Unfähigkeit zur selbstständigen Waschung" im Rahmen der Pflegeplanung zum Vorschlag für die Pflegediagnose „Die pflegebedürftige Person kann sich aufgrund einer Hemiplegie/Hemiparese nicht selbstständig waschen" und/oder „Die pflegebedürftige Person hat das Risiko zur Entwicklung einer Spastik" führen. Das im Hintergrund einer Softwareanwendung zum Tragen kommende Mapping zwischen Anamnese und Pflegeplanung muss dabei nicht nur die individuellen Angaben der Pflegeperson im Rahmen des Anamneseprozesses, sondern beispielsweise auch Wenn-dann-Bedingungen und weitere Regularien berücksichtigen, um möglichst adäquate Vorschläge für Pflegediagnosen liefern zu können. Die letztendliche Entscheidung, ob eine aus vorangegangenen Schritten abgeleitete Pflegediagnose tatsächlich in der individuellen Situation zutreffend ist, muss in letzter Instanz jedoch dem Urteil der Pflegefachperson überlassen bleiben. Dennoch besteht hier eine von zahlreichen Möglichkeiten, Doppeldokumentationen zu vermeiden und schon vorhandene Informationen aus einem Bereich einer digitalen Akte an anderer Stelle zielführend weiterzunutzen. Pflegefachpersonen erhalten eine wertvolle Unterstützung im diagnostischen Prozess, indem im Rahmen der Informationssammlung bereits erhobene Daten erneut in einem anderen Kontext vor Augen geführt werden.

Pflegeklassifikationssysteme in Kombination mit entsprechend professionell digitalisierten Akten sowie Verknüpfungen mit anderen Konzepten und Instrumenten ermöglichen aber nicht nur im Vorfeld, sondern insbesondere auch im Nachgang der Pflegediagnostik und der Pflegeplanung einen reichhaltigen Fundus zur Weiternutzung der entstandenen Daten und Informationen. So ermöglichen beispielsweise Zeitwerte, die mit den Interventionen einer Pflegeklassifikation verknüpft sind, die Darstellung des tatsächlich geleisteten Pflegeaufwands (gemessen etwa an den einzelnen Abzeichnungen der Leistungen) gegenüber dem in der Pflegeplanung ausgewiesenen Soll an Pflegeaufwand. Eventuelle Diskrepanzen zwischen der geplanten und der tatsächlich erbrachten Pflegezeit können wiederum als Datengrundlage für weitere Analysen genutzt werden.

Werden die Inhalte von standardisierten Pflegefachsprachen konzeptionell und inhaltlich mit anderen pflegerischen Instrumenten gemappt, bietet sich darüber hinaus die Möglichkeit, diese aus der Regeldokumentation heraus in Form eines „Nebenproduktes" zu befüllen. Die automatische Befüllung, ohne zusätzlichen Erhebungsaufwand, stellt eine zeitliche Ersparnis gegenüber dem bisherigen Vorgehen dar, oftmals ein und dieselbe Information in verschiedenen, voneinander isolierten Formularen bzw. Instrumenten erfassen zu müssen. Ein aktuelles Beispiel dafür ist etwa in der vollautomatischen Befüllung bzw. Einstufung der viel diskutierten neuen Pflegepersonalregelung (PPR 2.0) aus der Regeldokumentation heraus zu sehen. Dieses in seiner ursprünglichen Form im Jahr 1992 eingeführte, jedoch bereits vier Jahre später wieder eingestellte Instrument dient zur täglichen Ermittlung des pflegerischen Aufwands in der akutstationären Pflege und ist eine leistungsorientierte Berechnungsgrundlage für den Bedarf an pflegepersonellen Ressourcen (Wieteck & Kraus, 2016). Im Rahmen der auch heute wieder hochaktuellen Diskussionen um geeignete und dringend notwendige Personalbemessungsinstrumente hat auch die PPR in einer u. a. um die Leistungsbereiche A4 (allgemeine Pflege) bzw. S4 (spezielle Pflege) erweiterten Version 2.0 neues Leben erfahren (Jahn, 2021). Die PPR 2.0 stellt selbst ein standardisiertes Instrument dar, mit welchem mittels normierter Kriterien und Regeln pflegebedürftige Menschen im Krankenhaus den verschiedenen Leistungsbereichen zugeordnet werden. Im Rahmen einer papierbasierten Dokumentation oder einer eher formularbasierten digitalen Akte müssen die Kriterien in aller Regel losgelöst und separat erhoben werden, obwohl zahlreiche der benötigten Informationen bereits an anderer Stelle in der Dokumentation enthalten sind. Auf Grundlage eines Mapping zwischen den Kriterien und den standardisierten Inhalten eines geeigneten Pflegeklassifikationssystems könnte, im Rahmen einer datenbasierten digitalen Akte, eine Einstufung vollautomatisiert aus der Pflegeprozessdokumentation ausgeleitet werden.

Dieses Prinzip lässt sich in ähnlicher Form auf die automatisierte Befüllung einer Vielzahl anderer pflegerelevanter Konzepte und Instrumente übertragen. Als weitere exemplarische Anregungen zu nennen sind hier etwa verschiedene pflegerelevante Assessmentinstrumente oder die Zweitnutzung der Informationen und Daten aus einer standardisierten, auf einer Pflegefachsprache basierenden Regeldokumentation, um etwa die Kriterien für verschiedene Qualitätsindikatoren ableiten zu können. Der zuletzt genannte Aspekt könnte etwa für die stationäre Altenpflege in Deutschland zu einer wesentlichen Erleichterung beitragen, da in diesem Sektor mit Ende der Erprobungsphase (zwischen 2019 und 2021) und mit Beginn 2022 stichtagsbezogen und regelhaft Indikatoren zur Ergebnisqualität der pflegerischen Versorgung erhoben werden müssen, die auf den Inhalten verschiedener Module des sogenannten Neuen Begutachtungsassessments (NBA) zur Feststellung von Pflegebedürftigkeit (Wingenfeld et al., 2008) sowie auf aktuellen Informationen der Routinedokumentation basieren müssen (Bundesministerium für Gesundheit, 2022a). Vorgesehen ist die Datenerfassung EDV-basiert mit einem standardisierten (und damit auswertbaren) Erhebungsinstrument, das zusätzlich zur bereits vorhandenen Dokumentation ausgefüllt werden muss. Die Auswertung erfolgt außerhalb der Einrichtung durch eine spezielle Datenauswertungsstelle. Den Grundgedanken dieses Kapitels aufgreifend, läge es folglich auch hier nahe, die benötigten Daten, basierend auf einem Mapping, zu einer geeigneten Pflegeklassifikation in vollautomatisierter Form aus der regelhaften Pflegeprozessdokumentation und gegebenenfalls weiteren standardisiert erfassten Informationen einer datenbasierten digitalen Akte ohne zusätzlichen Erhebungsaufwand zu generieren.

Im Rahmen der digitalen Nutzung einer Pflegeklassifikation zur Pflegeplanung und Pflegeprozessdokumentation lassen sich wertvolle Daten aber nicht nur für Zwecke Dritter oder zur automatischen Generierung verknüpfter Konzepte bzw. Instrumente verwenden, sondern sie können auch eine essenzielle Grundlage für Analysen und Auswertungen für den eigenen Verbund, die eigene Einrichtung, die eigene Abteilung oder die eigene Station sein. Die zuvor angesprochene Thematik der Berechnung und Bewertung von pflegerelevanten Qualitätsindikatoren kann auch in diesem Zusammenhang als geeignetes Beispiel angesehen werden, da eine Vielzahl von verschiedenen Kennziffern u.a. für das interne Controlling bzw. Qualitätsmanagement von hohem Interesse ist. Beispielhaft könnten hier etwa automatisiert aus der digitalen Regeldokumentation aufbereitete und zur Interpretation generierte Daten über die Inzidenzen (also neu aufgetretene Ereignisse innerhalb eines bestimmten Zeitraums) von Pneumonien, Stürzen und anderen pflegerelevanten Phänomenen sein. In der Regel kann auch die zur vergleichenden Bewertung entsprechender Kennzahlen notwendige Risikoadjustierung bei der Auswertung mitberücksichtigt werden. Unter Risikoadjustierung ist in diesem Zusammenhang der Ausgleich bekannter, jedoch nicht durch die pflegerische Versorgung direkt zu verantwortender Einflussgrößen wie etwa Alter, Geschlecht, individuelle Risikofaktoren, Komorbiditäten etc. zu verstehen, die insbesondere unter den Gesichtspunkten des Benchmarking und der (einrichtungs-)übergreifenden Betrachtung von Qualitätsindikatoren überhaupt erst Vergleichbarkeit ermöglichen (Becker et al., 2016; Geraedts et al., 2017). Softwareseitig werden entsprechende Kennzahlen oftmals in Form individuell konfigurierbarer Dashboards aufbereitet, also grafischer Benutzeroberflächen, die wichtige Leistungsdaten aus verschiedenen Quellen möglichst in Echtzeit integrieren, um so die operative wie auch strategische Entscheidungsfindung zu unterstützen (Dowding et al., 2015).

Schnell wird bei all diesen, hier nur exemplarisch angeführten, Chancen- und Nutzenpotenzialen standardisierter Pflegeklassifikationen in der digitalen Anwendung klar, dass eine Reihe von Bedingungen und Umständen zwingend erfüllt und Hürden und Erschwernisfaktoren überwunden sein müssen, damit die erhofften Effekte 1. überhaupt und 2. auch in einem möglichst großen Ausmaß eintreten können. Insbesondere drei Aspekte spielen in diesem Zusammenhang eine wichtige Rolle, auf die nachfolgend noch genauer eingegangen wird:

1. die Pluralität verschiedener Pflegeklassifikationssysteme sowohl international als auch im deutschsprachigen Raum
2. das jeweils unterschiedliche Maß der Granularität der einzelnen Pflegeklassifikationen mit den damit einhergehenden Schwierigkeiten bei der Herstellung von Interoperabilität
3. die Möglichkeiten und „Fähigkeiten" der digitalen Akten und Softwarelösungen zur Umsetzung der Nutzeneffekte über die reine Darstellung der Inhalte einer Pflegeklassifikation zur Pflegeplanung und Pflegedokumentation hinaus.

Anders als im ärztlichen Bereich, wo sich die ICD (International Statistical Classification of Diseases and Related Health Problems bzw. Internationale statistische Klassifikation der Krankheiten und verwandter Gesundheitsprobleme) für die medizinische Diagnostik sowie der Operationen- und Prozedurenschlüssel (kurz: OPS) für medizinische Operationen, Prozeduren und Maßnahmen als Standardterminologien weitgehend durchgesetzt haben – vergleiche z. B. Henke et al. (2022) –, zeigt sich sowohl in der deutschsprachigen als auch internationalen Pflege ein anderes Bild. Wie bereits skizziert, existiert in der Pflege eine Vielzahl von verschiedenen Terminologien und Klassifikationssystemen in Koexistenz, die sich in mehreren Aspekten mehr oder weniger deutlich voneinander unterscheiden (Müller Staub et al., 2017; Wieteck & Kraus, 2016). Zahlreiche Untersuchungen deuten darauf hin, dass all diese Pflegefachsprachen auch in mehr oder weniger großem Umfang zur Anwendung kommen und es aktuell noch keinen Hinweis darauf gibt, dass sich ein bestimmtes System gegenüber anderen eindeutig durchgesetzt hat – vergleiche exemplarisch Hübner et al. (2020), Hübner et al. (2018) und Hübner et al. (2015). Neben den Unterschieden zwischen den Pflegeklassifikationen stellt allein die Tatsache der Heterogenität eine große Herausforderung dar, wenn es etwa darum geht, die dargestellten Chancen- und Nutzenpotenziale der digitalen Nutzung einer Pflegefachsprache einrichtungs- und sektorenübergreifend zur Geltung zu bringen. Wie etwa können die standardisierten Daten aus einer vorsorgenden Einrichtung (z. B. einer Einrichtung der stationären Altenpflege) in einer weiterversorgenden Einrichtung (z. B. einem Krankenhaus) weitergenutzt werden, wenn beide mit verschiedenen Pflegeklassifikationssystemen arbeiten? Wie können übergreifend, z. B. auf der Ebene von Gliedstaaten (Bundesländer, Kantone) oder auf Bundesebene, automatisiert Qualitätsindikatoren aus der digitalen Pflegeprozessdokumentation abgeleitet werden, wenn verschiedene Pflegeterminologien in den Einrichtungen genutzt werden?

In diesem Zusammenhang ist die Schaffung von Interoperabilität von zentraler Bedeutung. Grundsätzlich ist darunter die Fähigkeit von zwei oder mehreren Systemen oder Komponenten zu verstehen, Informationen einerseits austauschen und die ausgetauschten Informationen andererseits auch nutzen zu können. Insbesondere im stark ausdifferenzierten Pflege- und Gesundheitswesen ist Interoperabilität ein entscheidender Faktor, da hier eine Vielzahl von Akteuren und Interessengruppen eine ebenso große Vielzahl an Systemen und Terminologien nutzt und dennoch in der Lage sein muss, Prozesse im Zusammenhang mit Dokumentation und Kommunikation effizient und möglichst ohne Zeitverlust umsetzen zu können. Vor diesem Hintergrund muss Interoperabilität folglich auf mehreren Ebenen ansetzen. Im hier besprochenen Kontext von besonderer Bedeutung ist dabei die syntaktische (auch: grammatikalische) Interoperabilität auf der einen Seite sowie die semantische (inhaltliche) Interoperabilität auf der anderen (Thun & Dewenter, 2017). Die syntaktische Interoperabilität geht dabei der Frage nach, welche Datenformate und Übermittlungstechniken genutzt werden und wie die Schnittstellen zwischen den technischen Systemen strukturiert und spezifiziert sein müssen. Die syntaktische Interoperabilität agiert somit vor allem auf der technischen Ebene. Im Pflege- und Gesundheitswesen hat sich eine Reihe von teils spezifischen Schnittstellen etabliert – beispielhaft genannt seien hier HL7-Standards (Health Level 7), XML-Formate (Extensible Markup Language) oder Spezifikationen aus der sogenannten xDT-Familie. Die Sicherstellung, dass technische Systeme die einzelnen Informationseinheiten richtig erkennen und übermitteln können, ist jedoch nur der erste wichtige Schritt. Ebenso muss gewährleistet sein, dass sowohl die sendende wie auch die empfangende Instanz unter den Informationseinheiten aus inhaltlicher Perspektive dasselbe versteht. Die inhaltliche Bedeutung der transferierten Daten muss also mit dem geringstmöglichen Verlust für alle beteiligten Systeme erkennbar und nutzbar gemacht werden – es muss semantische Interoperabilität hergestellt werden (Thun & Dewenter, 2017).

Ein unumgängliches Erfordernis, um insbesondere die semantische Interoperabilität innerhalb digitaler Akten sicherstellen zu können, ist der Rückgriff auf standardisierte Terminologien (Klassifikationssysteme), im Idealfall auf eine einzige. Die Koexistenz mehrerer Terminologien in der Pflege stellt in diesem Zusammenhang eine große Herausforderung dar, da eine semantische Interoperabilität nur dann hergestellt werden kann, wenn alle relevanten Systeme und deren Inhalte systematisch miteinander verknüpft wurden und dementsprechend regelmäßige Mappings erfolgen. Dies bringt jedoch eine Reihe von Herausforderungen mit sich, u.a.

- einen hohen Aufwand, da das Mapping beim Erscheinen einer neuen Version einer der verwendeten Pflegeklassifikationen aktualisiert werden muss,
- Schwierigkeiten bei der Bewahrung von Stringenz und Konsistenz der Mapping-Ergebnisse, bedingt beispielsweise durch einen abweichenden strukturellen Aufbau der Klassifikationen oder ein zugrunde liegendes unterschiedliches Pflegeverständnis,
- verschiedene Leistungs- und Einsatzmöglichkeiten einzelner Pflegeklassifikationen (z.B. hinsichtlich der Umsetzung in Softwareanwendungen oder der Datenauswertung),
- Grenzen der Anschlussfähigkeit verschiedener Pflegeklassifikationen, etwa durch einen nicht übereinstimmenden inhaltlichen Umfang oder insbesondere durch ein unterschiedliches Granularitätsniveau (jeweiliger Abstraktions- bzw. Detaillierungsgrad).

Unter den genannten Aspekten ist insbesondere das bereits angeführte und oft deutlich voneinander abweichende Granularitätsniveau der verschiedenen Pflegeklassifikationen als großer Erschwernisfaktor für die Schaffung von Interoperabilität in Bezug auf das Mapping von Systemen hervorzuheben (Müller & Sander, 2022). **Abbildung 6-11**, die exemplarisch jeweils eine Pflegediagnose zweier Pflegeklassifikationssysteme mit demselben klinischen Kontext in Auszügen darstellt, soll die Problematik verdeutlichen.

Ein weitgehend verlustfreier Informations- und Datentransfer von einer Terminologie in eine andere kann grundsätzlich nur dann zufriedenstellend gelingen, wenn sich möglichst alle Inhalte und Elemente des einen Systems auch mit identem oder zumindest weitgehend gleichem Bedeutungsumfang im jeweils anderen System abbilden bzw. verknüpfen lassen. Un-

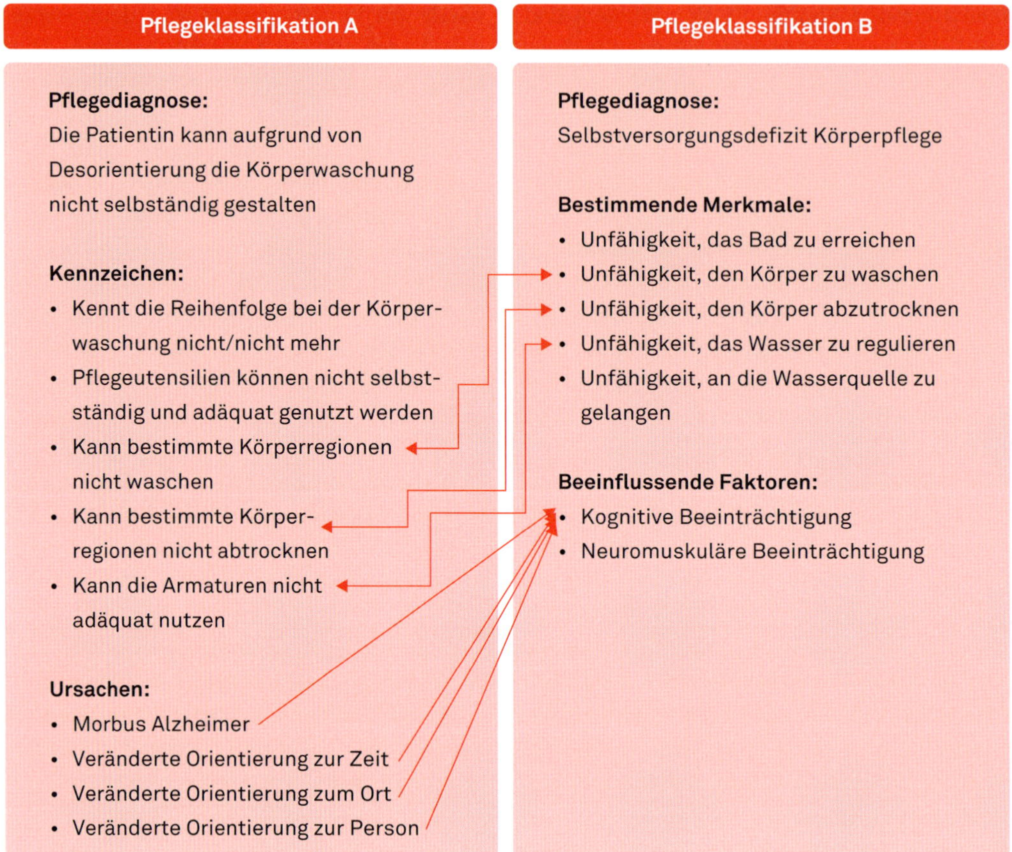


**Abbildung 6-11:** Beispielhafte Darstellung der inhaltlichen Herausforderungen beim Mapping zweier Pflegeklassifikationen (Quelle: Eigene Darstellung)

terschiede im jeweiligen Abstraktions- bzw. Detaillierungsgrad führen jedoch regelhaft dazu, dass mehrere Elemente des detaillierteren Systems etwa in einem einzigen Element des abstrakteren Systems aufgehen oder der Bedeutungsumfang eines Elements in der Ausgangsterminologie breiter bzw. schmaler ist als in der Zielterminologie. Die gravierende Folge in derartigen Situationen ist, dass kein eindeutiger bidirektionaler Austausch von Informationen und Daten möglich ist, sondern die Daten lediglich vom detaillierten ins abstraktere System verlustfrei übertragen werden können, nicht jedoch in umgekehrter Form ohne ein zwangsweises Verlorengehen an Bedeutungsinhalten. Auch stößt das Mapping verschiedener Klassifikationssysteme auf eine zunächst kaum überwindbare Grenze, wenn auf der einen Seite Inhalte abgebildet sind, die auf der anderen Seite (noch) nicht existieren.

Über die fachlich-inhaltliche Ebene standardisierter Pflegefachsprachen hinaus lassen sich die Herausforderungen des Mapping auch auf weitere klassifikatorische Elemente übertragen, beispielsweise auf die den Pflegeinterventionen mancher Klassifikationen zugeordneten Zeitwerte (vgl. Kap. 6.12.2). Auch hier ist bei den einzelnen Pflegeklassifikationen ein weites Spektrum anzutreffen, das von einer möglichst exakten Zeitwertberechnung in Abhängigkeit von der genauen Ausgestaltung einer Pflegeintervention (notwendiger Unterstützungsgrad, zu beachtende Besonderheiten etc.) bis zu einer recht abstrakten Zeitangabe (von ... bis) für ein einzelnes Interventionskonzept reicht.

Eine besondere Tragweite erhalten diese Problematiken im Zusammenhang mit sogenannten Referenzterminologien, also Klassifikationssystemen, die explizit die Begriffsrepräsentation zur Wiederverwendung im digitalen/maschinellen Kontext fokussieren (Backend) und nicht in erster Linie zur unmittelbaren Nutzung durch Anwender*innen im Frontend einer digitalen Akte gedacht sind. Zentrale Intention einer Referenzterminologie ist es, das Problem des „Mapping von allem auf alles" zwischen verschiedenen Terminologien und Klassifikationssystemen zu vermeiden und stattdessen eine zentrale „Übersetzungsterminologie" bereitzustellen. Calmer et al. (2017) benennen eine der wesentlichen Anforderungen an eine Referenzterminologie: Sie „muss zunächst als Grundvoraussetzung für eine intersektorale semantische Interoperabilität die [...] Sachverhalte in ihrer Domäne geeignet und genau abbilden können. Dies betrifft zum einen die verfügbaren Kodes, Konzepte und Relationen, zum anderen die Vollständigkeit der Abdeckung des Anwendungsgebiets. Weitere wichtige Aspekte sind die Terminologiestruktur sowie die Mechanismen, mit denen Aussagen gebildet und Schlussfolgerungen gezogen werden können – also das logische Modell der Terminologie, welches für ein möglichst breites Spektrum von Anwendungen in der betreffenden Domäne geeignet sein muss" (S. 27). Damit sind die skizzierten Problematiken insbesondere mit Blick auf die Granularität und den Umfang der Inhalte beim Mapping einer Pflegeklassifikation zu einer anderen oder eben auch zu einer Referenzterminologie treffend beschrieben, und auch die Stoßrichtung bei der Suche nach und der Erarbeitung von Lösungen ist vorgegeben: Es sollte unbedingt davon Abstand genommen werden, lediglich einen „Minimalkonsens" zu suchen oder sich ausschließlich an technischen Aspekten zu orientieren. Richtschnur sollten vielmehr die Bedarfe der Anwender*innen sowie aller an der Datennutzung interessierten Stakeholder und nicht zuletzt natürlich auch der zu pflegenden Personen sein. Der folgende Abschnitt geht auf die derzeit im Pflege- und Gesundheitswesen viel diskutierte Thematik von Referenzterminologien mit besonderem Fokus auf SNOMED CT nochmals genauer ein.

Um die vielfältigen Chancen- und Nutzenpotenziale standardisierter Pflegefachsprachen im Kontext der Digitalisierung zur Geltung bringen zu können, sei abschließend noch auf das Erfordernis hingewiesen, dass digitale Akten und Softwarelösungen zum Empfang, zur Nutzung, zur Aufbereitung, zur Analyse und auch zur Weitergabe relevanter Informationen und Daten teils aus verschiedenen Quellen und Terminologien fähig sein müssen. Die besten Terminologien und Pflegeklassifikationen können in der digitalen Welt nicht ohne geeignete Werkzeuge zielführend und effektiv genutzt werden. Das Umdenken von einer formularbasierten digitalen Akte zu einer datenbasierten ist hierbei nur einer von mehreren zu berücksichtigenden Schritten.

### 6.12.4 Referenzterminologien als Lösungsansatz

Ein wichtiges Ziel der digitalen Dokumentation im Pflege- und Gesundheitswesen ist es, dass medizinische Gesundheitsdaten in elektronischen Akten gespeichert und sektorenübergreifend genutzt werden können. Ebenso ist es wichtig, künftig Gesundheitsdaten für eine bessere Versorgung zu generieren und zu nutzen (Schallbruch et al., 2018). Diese Zielsetzung zeigt sich beispielsweise in der aktuellen Entwicklung sogenannter „Medizinischer Informationsobjekte" (MIOs), welche dazu dienen, medizinische Daten u. a. in digitalen Akten standardisiert zu dokumentieren, abzulegen und für weitere Zwecke zu nutzen. Eines der ersten MIOs, welches bereits veröffentlicht wurde, ist die syntaktische und semantische Spezifikation zum Impfpass (KBV, 2021b). Ein weiteres MIO bezieht sich auf das Entlassungsmanagement und spätestens hier wird, wie im letzten Abschnitt dargestellt, bedeutend, dass entsprechende Daten aus dem jeweiligen Krankenhausinformationssystem – idealerweise aus der Regeldokumentation generiert und auf standardisierten Terminologien basierend – genutzt werden können, um eine Datennutzung und Datenlieferung sicherzustellen. Im Faktenblatt der Kassenärztlichen Bundesvereinigung heißt es hierzu, dass die MIOs von jedem System im Pflege- und Gesundheitswesen les- und bearbeitbar sein sollen. Zudem soll die Kommunikation zwischen dem ärztlichen Dienst, den Arztpraxen, Krankenhäusern, Hebammen und Pflegenden verbessert werden. Zur semantischen Spezifizierung der MIOs wird die Referenzterminologie „Systematized Nomenclature of Medicine and Clinical Terms" (SNOMED CT) genutzt. „Dadurch wird der Austausch und die Verarbeitung der Daten zwischen einzelnen Akteuren innerhalb des Gesundheitswesens, unabhängig vom genutzten Softwaresystem, ermöglicht" (KBV, 2021a, S. 1). In der Richtlinie zum Krankenhauszukunftsgesetz wird die Forderung aufgestellt, dass offene, international anerkannte Standards zu nutzen sind, wenn Fördermittel zur Umsetzung von Digitalisierungsprojekten im Krankenhaus beantragt werden. Bei den in der Richtlinie aufgeführten Semantikstandards werden u.a. LOINC (ein Standard im Zusammenhang mit Labordaten) und ebenso SNOMED CT genannt. Seit dem 01. Januar 2021 ist Deutschland über das Bundesinstitut für Arzneimittel und Medizinprodukte als „National Release-Center" Mitglied von SNOMED International. An der Anwendung von SNOMED CT interessierte Einrichtungen haben hier die Möglichkeit, ohne eigene Kosten eine Lizenz zur Nutzung von SNOMED CT anzufordern. Der Terminologiestandard stand zum Zeitpunkt des Verfassens dieses Beitrags in englischer Sprache zur Verfügung (Bundesinstitut für Arzneimittel und Medizinprodukte, 2021).

Aktuell gibt es, bezogen auf die Pflegeprozessdokumentation und abgesehen von rechtlichen Mindestanforderungen, keine Vorgaben zur Anwendung einer bestimmten Terminologie. Die Entscheidung, ob in einer deutschen Einrichtung des Pflege- und Gesundheitswesens ein Pflegeklassifikationssystem Anwendung findet, liegt in deren eigenem Ermessen. Wie bereits in den vorherigen Abschnitten angesprochen, wird allerdings in der Förderrichtlinie zum Krankenhauszukunftsgesetz (KHZG) der Einsatz von standardisierter internationaler Terminologie in digitalen Akten gefordert. In der Richtlinie wird bei den „Muss-Kriterien" die Forderung aufgestellt, dass die Terminologie auf Systeme „basierend auf internationalen Standards" aufgesetzt sein soll. Als internationaler Standard und übergreifende Referenzterminologie wird auch hier, bezogen auf ein Backend-System, SNOMED CT diskutiert. Es ist daher bedeutend, bei der Wahl der semantischen Strukturen in der eigenen Softwareanwendung zur Pflegeprozessdokumentation darauf zu achten, dass die eingesetzten Terminologien mit SNOMED CT kompatibel sind und ein Mapping umgesetzt oder zumindest in Planung ist. Hierbei entstehen insbesondere zwei Fragestellungen, welche im weiteren Verlauf geklärt werden sollen:

1. Ist die für den Backend-Einsatz gedachte Terminologie SNOMED CT auch im Frontend, also für die direkte Nutzung durch die Endanwender*innen, anwendbar?
2. Welche Herausforderungen sind beim Einsatz von SNOMED CT zur Förderung und Sicherstellung der semantischen Interoperabilität zu überwinden?

Um diese Fragen beantworten zu können, ist es wichtig, zunächst zu verstehen, was SNOMED CT genau ist. SNOMED CT ist eine bis in die 1970er-Jahre zurückreichende, umfassende, internationale und domänenübergreifende Nomenklatur mit medizinischem Ursprung und medizinischer Prägung, die in zahlreichen Sprachen verfügbar ist (Bundesministerium für Gesundheit, 2022b; Krüger-Brand, 2020). Im sogenannten „SNOMED CT Starter Guide" wird sie als medizinische Terminologie mit globaler Reichweite bezeichnet (SNOMED International, 2019). Der Unterschied zwischen Nomenklatur und Terminologie ist vor allem darin zu sehen, dass die Terminologie im Zusammenhang mit dem Begriffssystem der betreffenden Wissenschaft steht, die Nomenklatur dagegen ausschließlich das Objekt etikettiert (Arntz et al., 2004). Über insgesamt 18 Achsen und ca. 800 000 Begriffe (Terms) sowie etwa 1 Million Beziehungen (semantic relationships) können über 300 000 Konzepte beschrieben werden. Ihre Bedeutung ergibt sich durch die formalen, logischen Definitionen, die sich wiederum durch die semantische Einordnung und Relationen der Konzepte ergeben. Zur Illustration wird in **Abbildung 6-12** die semantische Einordnung des SNOMED-CT-Konzepts „Appendectomy“ beispielhaft vorgestellt. Die Inhalte wurden zur besseren Lesbarkeit eigens ins Deutsche übersetzt. In dem in der Mitte der Abbildung dargestellten Rahmen befinden sich Synonyme und andere Schreibweisen des Konzeptes.

Trotz des medizinischen Ursprungs existieren in SNOMED CT natürlich auch Konzepte mit hoher Relevanz für die Pflege, etwa die beobachtbare Entität 704435007 „Personal grooming activities, function (observable entity)“ oder 286850002 „Personal hygiene activities“ oder 284779002 „Ability to perform personal hygiene activity (observable entity)“. Mit

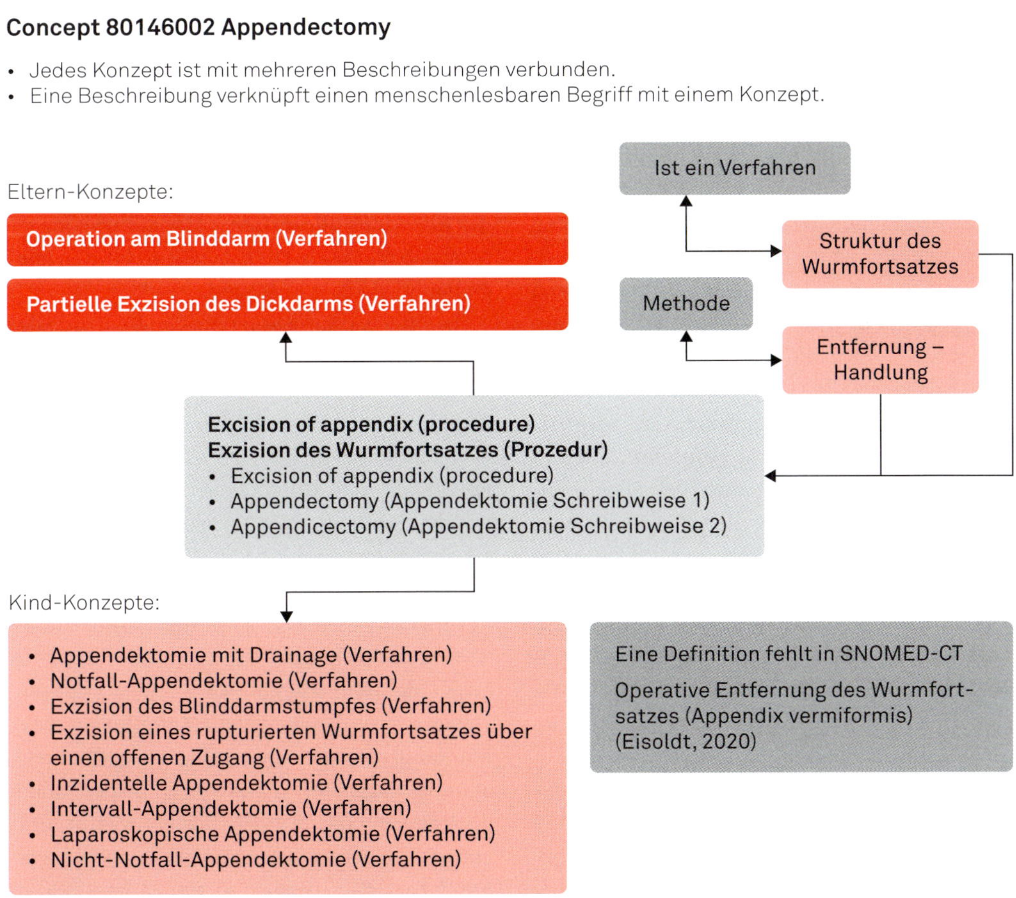


**Abbildung 6-12:** Beispielhafter Aufbau eines SNOMED-CT-Konzeptes (Quelle: Eigene Darstellung)

entsprechenden „qualifier values“ wie z. B. 255469002 „Limited“ oder 260379002 „Impaired“ kann eine Aussage zur Einschränkung eines pflegebedürftigen Menschen im Bereich der Körperpflege kodiert werden. Anhand dieses Beispiels zeigen sich bereits erste Herausforderungen. Um einen pflegediagnostischen Term auszudrücken, stehen häufig mehrere Möglichkeiten zur Abbildung mit SNOMED CT zur Verfügung, wodurch eine eindeutige Zuordnung im Mapping mit anderen Terminologien oder mit Pflegeklassifikationen erschwert wird. Eine andere Herausforderung wird es sein, Sorge dafür zu tragen, dass alle erforderlichen Pflegekonzepte in SNOMED CT aufgenommen werden, denn idealerweise müssen Interface-Terminologien (zur unmittelbaren Nutzung im Frontend) und Referenzterminologien (Backend) kompatibel interagieren und eine Interoperabilität ohne Datenverlust oder Datenverzerrung herstellen. Der Frage, was über die Nutzung von SNOMED CT in der Pflege bekannt ist, wird im Review von Kim et al. nachgegangen (Kim et al., 2020). Die Ergebnisse weisen darauf hin, dass seit fast 25 Jahren Anstrengungen unternommen werden, um sicherzustellen, dass in SNOMED CT genügend pflegerische Inhalte aufgenommen werden, um einen interoperablen Datenaustausch zu gewährleisten. Allerdings wurde in der Studie kein Beispiel einer Verwendung von SNOMED CT innerhalb der Pflege gefunden. Zudem zeigt die Literatur, dass es noch keinen einheitlichen Ansatz zur Validierung der Daten gibt. Es wird daher empfohlen, den Einsatz von standardisierter Terminologie im Frontend zu forcieren und über den Einsatz von standardisierten Assessments und Pflegeklassifikationen Lücken in SNOMED CT sichtbar zu machen, mit dem langfristigen Ziel einer adäquaten Abbildung der Pflege.

Eine weitere Bestrebung zum Schließen der „pflegerischen Lücken“ ist in der Kooperation von SNOMED International mit dem International Council of Nurses (ICN) zu sehen. Ziel dieser Zusammenarbeit ist die Integration der ebenfalls primär als Referenzterminologie konzipierten Pflegeklassifikation „International Classification of Nursing Practice“ (ICNP) in SNOMED CT. Die Zusammenarbeit sieht vorrangig die Vermarktung und Realisierung eines Mapping vor. Im Oktober 2021 ist als ein erstes Resultat das erste „SNOMED CT Nursing Practice Refset“ für den produktiven Einsatz erschienen. Es ist davon auszugehen, dass mit der Zusammenarbeit weitere pflegerelevante Terminologiebausteine in SNOMED CT eingepflegt werden. Durch einige Forschungsarbeiten ist bereits bekannt, dass es im Vergleich mit verschiedenen pflegespezifischen Klassifikationssystemen Unterschiede gibt. So zeigt beispielsweise eine Studie, welche das Mapping zwischen den Pflegeklassifikationen ENP und ICNP untersuchte, dass es zwar auf der Ebene der Pflegediagnosen eine große Überschneidungsmenge gibt (75 %), dass in beiden Systemen aber auch Terme existieren, die im jeweils anderen System nicht abbildbar sind. Ein ähnliches Bild zeigt sich bei dem aktuell in Arbeit befindlichen Mapping zwischen ENP und SNOMED CT, wobei es bei der Abbildung pflegerischer Handlungskonzepte offenbar größere Defizite gibt als bei den pflegediagnostischen Aussagen.

In einer weiteren Mapping-Studie wurde der Frage nachgegangen, inwieweit sich eine Teilmenge der SNOMED-CT-Patientenprobleme (oder Pflegeprobleme) über das Omaha-System, NANDA-I und ICF abbilden bzw. mappen ließ (Kieft et al., 2018). Es wurde ein unidirektionales semantisches Mapping durchgeführt, mit der Zielsetzung der Förderung pflegerischer Gesundheitsdaten. Die Ergebnisse zeigen, dass nur zwischen 30 und 39 % der ausgewählten SNOMED-CT-Elemente über ein „One-to-One“-Mapping abgebildet werden konnten. Hierdurch wird ebenfalls die Komplexität eines Mapping mit mehreren Pflegeklassifikationssystemen verdeutlicht. Es fordert insbesondere die Pflegepraxis auf, bezüglich eines erforderlichen Detaillierungsgrades in der Pflegeprozessdokumentation vertieft in den Austausch zu gehen, damit ein durchgängiger Datenaustausch auch mit verschiedenen Systemen sichergestellt werden kann und mögliche erforderliche Anpassungen vorgenommen werden können. Hierzu ein Beispiel: Es gibt in der Pflege zu den verschiedenen Inkontinenzformen unterschiedliche evidenzbasierte Handlungskonzepte. Wenn Pflegende sich darüber einigen, dass künftig die verschiedenen Pflegediagnosen im Bereich der Inkontinenz differenziert verfügbar sein müssen (wie z.B. in NANDA-I und ENP), um evidenzbasiertes pflegerisches Handeln zu fördern, dann sind diese Inkontinenzformen als individuelle Pflegediagnose abzubilden. Systeme, die dies aktuell nicht können und auf abstrakterer Ebene agieren, müssten sich dann anpassen. An dem Beispiel wird deutlich, dass es Zielsetzung sein sollte, die pflegefachliche Perspektive bei der Nutzung von Pflegeklassifikationssystemen in elektronischen Patientenakten in den Mittelpunkt zu rücken und die Pflegedokumentation künftig so handlungsleitend aufzusetzen, dass der Pflegeprozess optimal realisiert werden kann und eine Evaluation der Outcomes möglich wird.

Zur Beantwortung der Frage, ob SNOMED CT auch für die unmittelbare Anwendung durch Pflegende im Frontend geeignet ist, kann zunächst festgehalten werden, dass dies bislang weltweit noch nie der Fall gewesen ist. Die Konzepte, im Besonderen auf der Interventionsebene, können über SNOMED CT derzeit nur bedingt abgebildet werden. Auch die Frage nach der Evidenzbasierung der in SNOMED CT enthaltenen pflegerischen Terminologiebegriffe ist noch nicht untersucht. Würde SNOMED CT von pflegerischer Seite direkt im Frontend eingesetzt, würde das in pflegespezifischen Klassifikationen verfügbare und transportierte disziplinspezifische Wissen in großen Teilen verloren gehen. Zudem stünden die wissenschaftlich abgesicherten Definitionen und Abgrenzungen nicht mehr zu Verfügung. In SNOMED CT wird die „Definition" über die semantische Einordnung und Relationen abgebildet. Daher scheint der eingeschlagene Weg sinnvoll, SNOMED CT in Deutschland ausschließlich als Referenzterminologie zur Nutzung im Backend auch in der Pflege weiterzuentwickeln. Zudem wäre es sehr begrüßenswert, das Verfahren und die Methodik zum Mapping zu den verschiedenen Frontend-Systemen einheitlich zu definieren und zu evaluieren.

Um abschließend die derzeitigen und noch zu klärenden Herausforderungen des Mapping von zum Einsatz im Frontend gedachten Pflegeklassifikationen mit dem Backend-System SNOMED CT exemplarisch zu verdeutlichen, wird das Mapping einer pflegediagnostischen Aussage und einer Pflegeintervention vorgestellt, abgebildet mit einer Auswahl aus im deutschsprachigen Raum aktuell eingesetzten Pflegeklassifikationen. Ausgangslage für das beispielhafte Mapping stellt die Situation einer zu pflegenden Person dar, bei der eine pflegediagnostische Aussage und eine Intervention ausgewählt wurden, welche im Rahmen des pflegerischen Entlassungsbriefes formuliert waren: „Frau X., Zustand nach Schlaganfall mit Hemiplegie/-parese rechts. Selbstfürsorgedefizit bei der Körperwaschung am Waschbecken bei eingeschränkter Bewegungs- und Handlungsplanung. Sitzfähigkeit stabil. Die Intervention therapeutisches Waschtraining am Waschbecken nach dem Affolter Konzept (geführte Interaktionstherapie) ist zu empfehlen". Wie bereits dargestellt, umfasst SNOMED CT Konzeptbegriffe, welche u.a. mit sogenannten Qualifizierungsaussagen (qualifier values) und basierend auf der vorgegebenen Kompositionsgrammatik (compositional grammer – Regeln, wie Begriffe miteinander zu einer Aussage verbunden werden) zusammengestellt werden. Die Anwendung der Kompositionsgrammatik sowie das Ergebnis des beispielhaften Mapping veranschaulicht **Tabelle 6-21**. Für eine vertiefende Auseinandersetzung mit der Kompositionsgrammatik und den Regularien zum Mapping ist die Lektüre des sogenannten „SNOMED CT Starter Guide" sehr zu empfehlen (SNOMED International, 2019), der über den Internetauftritt von SNOMED International auch in verschiedenen Sprachen abrufbar ist.

**Tabelle 6-21:** Beispielhaftes Mapping zwischen SNOMED CT und verschiedenen Pflegeklassifikationen unter Anwendung der Kompositionsgrammatik (Quelle: Eigene Darstellung)

| | |
|---|---|
| **ENP**<br>Pflegediagnose:<br>ID 000018 Kann sich [aufgrund einer Hemiplegie/-parese] nicht selbstständig waschen<br>Kennzeichen:<br>19123 Beeinträchtigte Fähigkeit, Alltagshandlungen durchzuführen<br>19087 Kann Handlungen nicht planen<br>Ursachen:<br>2679 Apoplektischer Insult<br>Ressourcen:<br>21788 Kann (sicher) sitzen | **Mit SNOMED CT abgebildet**:<br>284785009 Ability to wash self (observable entity) \|: 260379002 \|Impaired (qualifier value)\|= (704321009 \|Characterizes (attribute)\|= 260379002 Impaired (qualifier value) \| 312011006 Cognitive function: planning (observable entity)\|) =(42752001\|Due to (attribute), 50582007 \|Hemiplegia (disorder)\|, 20022000 \|Hemiparesis (disorder)\|) = (116680003\| Is a (attribute)\| =722165004\|nursing (qualifier value)\|=55607006 \|Problem (finding)\|)<br>282964003 \|Ability to sit (observable entity)\| |
| **ePA-AC**<br>05_01 Körperpflege Oberkörper stark beeinträchtigt<br>05_02 Körperpflege Unterkörper stark beeinträchtigt | **Mit SNOMED CT abgebildet**:<br>286850002 \|Personal hygiene activities, function (observable entity)\|: 260379002 Impaired (qualifier value) \|= (128262006 Upper body structure (body structure)\|,128263001 \|Lower body structure (body structure)\|) = (116680003\| Is a (attribute)\| =722165004\|nursing (qualifier value)\|=55607006 \|Problem (finding)\|) |
| **ICNP**<br>10000987 Beeinträchtigte Fähigkeit, Körperpflege durchzuführen<br>ODER<br>10017846 Waschen des eigenen Körpers<br>10012938 Beeinträchtigt | **Mit SNOMED CT abgebildet**:<br>286850002 \|Personal hygiene activities, function (observable entity)\|: 260379002 Impaired (qualifier value)\| = (116680003\| Is a (attribute)\| =722165004\|nursing (qualifier value)\|=55607006 \|Problem (finding)\|)<br>ODER<br>284785009 Ability to wash self (observable entity) \|: 260379002 \|Impaired (qualifier value)\| = (116680003\| Is a (attribute)\| =722165004\|nursing (qualifier value)\|=55607006 \|Problem (finding)\|) |

Die Herausforderung bei der künftigen Datennutzung, die auf Mappings mit SNOMED CT basiert, wird es sein, die Regeln der Kompositionsgrammatik weiter zu differenzieren und sicherzustellen, dass die zusammengestellten pflegerischen Aussagen auch künftig gespeichert werden. Ohne eine Speicherung geht die inhaltliche Aussage verloren, und ein Datentransfer von pflegerischen Aussagen, welche mit unterschiedlichen Primärsystemen getroffen werden, kann nicht in der zwingend erforderlichen bidirektionalen Form genutzt werden.

Verbunden mit den Digitalisierungsprozessen liegen im pflegerischen Kontext verschiedene Chancen- und Nutzenpotenziale, jedoch bedarf es für deren Ausschöpfung einer standardisierten Terminologie, auf der weitere Prozesse aufbauen können. Standardisierte Terminologien zur Pflegeprozessdokumentation könnten dabei künftig die Doppeldokumentation minimieren, Daten zur Versorgungsforschung liefern, das pflegerische Outcome verbessern und über automatisierte Prozesse neues Wissen generieren. Darüber hinaus können sie als Wissensbrücke zwischen Theorie und Praxis unterstützen, indem evidenzbasiertes Wissen praktikabel anwendbar zur Verfügung gestellt wird. Um allerdings die Nutzeneffekte optimal ausschöpfen zu können, müssen im Vorfeld der Einführung Überlegungen entsprechend den jeweiligen Zielsetzungen der Einrichtungen angestellt werden. Vor dem Hintergrund der Pluralität verschiedener Klassifikationssysteme müssen dabei Anforderungen hinsichtlich semantischer bzw. syntaktischer Interoperabilität zur einrichtungs- und sektorenübergreifenden Nutzung und notwendige Erfordernisse digitaler Akten und Softwarelösungen beachtet werden. Basierend auf den hierdurch künftig verfügbaren Daten aus der Pflegeprozessdokumentation werden pflegerische Leistungen transparent und ihr wertschöpfender Anteil am Versorgungsprozess sichtbar.

## 6.13 Pflegende Angehörige und Digitalisierung

Vanessa Skowronsky, Tina-Carola Trotzke, Anette Skowronsky

In diesem Kapitel erfolgt eine nähere Auseinandersetzung mit digitalen Technologien im Kontext pflegender Angehöriger.

### 6.13.1 Hintergrund

Seit Jahren wächst in Deutschland die Anzahl der Pflegebedürftigen. Laut Zahlen des Statistischen Bundesamtes liegt sie zum Ende des Jahres 2021 bei fünf Millionen Menschen (Statistisches Bundesamt, 2023b). Von diesen fünf Millionen Menschen werden zwei Drittel der Pflegebedürftigen zu Hause durch pflegende Angehörige versorgt (Statistisches Bundesamt, 2023a). Pflegende Angehörige sind daher unverzichtbar. Das familiäre Pflegepotenzial für Angehörige (Eltern, Kinder, Großeltern) wird zukünftig auch davon abhängen, wie eine Kombination aus professioneller Pflege und informeller Hilfe aussehen und gelingen kann. Unter Berücksichtigung ihrer Bedürfnisse müssen pflegende Angehörige unterstützt und entlastet werden, da die Pflege oft neben dem Beruf und der eigenen Haushaltsführung erbracht wird. Digitale Technologien wie Telesupport, Medizinprodukte oder Software als begleitende Apps können eine Perspektive sein und die pflegenden Angehörigen unterstützen (Bundesarbeitsgemeinschaft der Seniorenorganisationen, 2021).

Für die im Folgenden vorgestellten Fallbeispiele zum Themenkomplex Digitalisierung für pflegende Angehörige erweitern wir den Begriff „pflegende Angehörige“ um den Personenkreis der Eltern bzw. Erziehungsberechtigten. Sie sind für die Gesundheitsversorgung ihrer Kinder verantwortlich und nehmen damit eine wichtige pflegerische Rolle ein. Im Hinblick auf gesundheitsförderliches Verhalten tragen Eltern bzw. Erziehungsberechtigte von Anfang an eine große Verantwortung. Die vorgestellten internationalen Studien zeigen viele Möglichkeiten mit interessanten Beispielen der digitalen Unterstützung für pflegende Angehörige. Dabei gilt es zu beachten, dass sich Digitalisierung nicht nur auf die Implementierung von Apps beschränkt. Digitalisierung umfasst ebenso die Nutzung von automatisierten Anrufen, Textnachrichten und smarten Medizinprodukten, aber auch die Aufbereitung von krankheits- und personenbezogenen Informationen. Im Vordergrund steht dabei ein fachgerechter und qualifizierter Informationsinhalt, um pflegende Angehörige zielgerichtet und bedarfsgerecht zu unterstützen (Statistisches Bundesamt, 2023a, 2023b).

### 6.13.2 Automatisierte telefonische Unterstützung beim Entlassungsmanagement

Die Entlassung aus dem Krankenhaus in das häusliche Umfeld stellt für Patienten und Patientinnen und ihre Angehörigen oftmals eine hohe Hürde dar. Um diesen Übergang zu erleichtern und frühzeitig Risiken bei der Genesung zu identifizieren, nutzte ein Forschungsteam aus den USA automatisierte Telefonanrufe, um das Entlassungsmanagement zu verbessern und gefährdete Patienten und Patientinnen und ihre Angehörigen zu unterstützen. Das Ziel dieser Studie von Harrison et al. (2022) war es, einen universellen Kontakt mit allen entlassenen Patienten und Patientinnen und ihren Angehörigen herzustellen. Dieser Kontakt sollte innerhalb von drei Tagen nach der Entlassung stattfinden. Das Ziel von automatisierten Anrufen ist es, Patienten und Patientinnen zu identifizieren, die eine weitere Anleitung bei der Genesung oder Pflege benötigen. Zudem soll die Zufriedenheit mit dem Entlassungsmanagement erhöht und eine Wiederaufnahme ins klinische Umfeld verhindert werden. Dafür wurde eine elfstufige Abfrage über Telefon entwickelt, die den Status der Patienten und Patientinnen und ihrer Angehörigen nach der Entlassung erfassen sollte. Insgesamt wurden 18079 Patienten und Patientinnen auf diese Weise innerhalb eines Jahres (1. Mai 2018 bis 30. April 2019) erreicht (Harrison et al., 2022). Die Studie fand am San Francisco Medical Center der University of California statt. Die automatisierten Telefonanrufe waren in mehreren Sprachen verfügbar. Der erste Anruf fand immer als automatisierter Anruf statt. Wenn dieser unbeantwortet bliebt, wurde ein manueller Telefonanruf durchgeführt. Auf diese Weise wurden 14310 Patienten und Patientinnen durch das Entlassungsmanagement erreicht. Dies entsprach 78,9% der Gesamtgruppe (Harrison et al., 2022). Besonders im Fokus standen Probleme oder Schwierigkeiten in den Bereichen Anweisungen zur Versorgung im eigenen häuslichen Umfeld, Bezug von Anschlussmedikation, Fragen zur Medikation, Fragen zum Nachsorgeplan, Nachfragen nach neuen oder sich verschlechternden Symptomen seit der Entlassung sowie weitere Fragen zu anderen Problemstellungen im Zusammenhang mit dem vorherigen Krankenhausbesuch. Bei der abschließenden Auswertung wurden die Patienten und Patientinnen u.a. nach den Kriterien Alter, Geschlecht, Ethnizität, Familienstand, Versicherungsstatus und Englischkenntnisse eingeteilt. Bestimmender Einteilungsfaktor war dabei das Alter: Das Forschungsteam bildete drei Gruppen mit Patienten und Patientinnen unter 64 Jahren, zwischen 65 und 85 Jahren und älter als 85 Jahren und teilte nach diesen Gruppen die Ergebnisse auf. Die Gruppe der 65- bis 85-Jährigen wurde am besten mit automatisierten Anrufen erreicht. Die beiden anderen Gruppen waren etwas schlechter zu erreichen, sei es, weil die Uhrzeit nicht passte oder ein Anruf von einer unbekannten Nummer nicht angenommen wurde (Harrison et al., 2022). Von den elf Fragen der Anrufe wurden durchschnittlich zehn Fragen beantwortet, sodass hier eine hohe Abschlussquote erreicht werden konnte. Bei der Gruppe der über 85-Jährigen zeigte sich, dass diese wesentlich mehr Fragen zum Nachsorgeplan hatten und Hilfestellung beim Vereinbaren von Nachsorgeterminen oder Hausbesuchen benötigten (Harrison et al., 2022). Bei anderen Fragen – Versorgung im häuslichen Umfeld, Anschlussmedikation, neue oder sich verschlechternde Symptome und weitere Fragen – gab es keine Gruppe, die besonders herausstach. Automatisierte Anrufe stellen demnach im Entlassungsmanagement eine gute Möglichkeit dar, um Patienten und Patientinnen zu selektieren und zu triagieren, die weitere Unterstützung benötigen. Besonders die Risikogruppe der über 85-Jährigen zeigte in der hier vorgestellten Studie Wissenslücken beim Weiterführen von Nachsorgeplänen. Dies bezog auch die pflegenden Angehörigen mit ein, da diese häufig für die Durchführung und Organisation nach der Entlassung aus dem Krankenhaus verantwortlich waren.

### 6.13.3 Angehörigenunterstützung durch E-Health-Programme

Zur Unterstützung und Entlastung von pflegenden Angehörigen entwickelte ein portugiesisches interdisziplinäres und multiprofessionelles Team ein dreiteiliges E-Health-Programm. Den Kernpunkt des Programms bildete das Anlernen und Anleiten der Angehörigen in Bezug auf ihre besondere Situation als pflegende Angehörige (Querido et al., 2020). Themen, die angeleitet wurden, waren z. B. Hygiene, Mobilitäts- und Balancevorkehrungen, Entblocken von Ernährungssonden, Mangelernährung oder Dehydration. Das Forschungsteam wies darauf hin, dass Angehörige keine professionell Pflegenden sind und so unterstützt werden müssten, dass sie ihre Rolle als informelle Pflegende ausüben könnten.

Die Entwicklung und Testphase des E-Health-Programms fand zwischen Oktober 2017 und September 2019 an einem Krankenhaus in Portugal statt. Die drei Komponenten des Programms umfassten eine App, die sich an die Angehörigen richtete, eine Web-Anwendung für pflegerisch-medizinisches Fachpersonal und ein Angehörigen-Portal in Form einer Web-Anwendung. Die App für Angehörige diente als Informations- und Lerntool, das individuell an die Pflegesituation der Patienten und Patientinnen und ihrer Angehörigen im häuslichen Setting angepasst werden konnte. Innerhalb der App gab es Informationen in Form von Texten, Videos, FAQs oder Quizfragen. Zudem waren hier Notfallkontakte hinterlegt. Die Materialien in den verschiedenen Formaten wurden im Rahmen des Programms erarbeitet. Die Web-Anwendung für das pflegerisch-medizinische Fachpersonal diente zum Managen und Betreuen der App-Inhalte. Fachkräfte konnten hier für die Patienten und Patientinnen und die Angehörigen sowohl die passenden Inhalte für die App als auch die Verbindung zwischen Krankenhaus und der primären ambulanten Gesundheitsversorgung freischalten. Den Bedürfnissen der pflegenden Angehörigen und ihrer individuellen Pflegesituation wurde dadurch Rechnung getragen. Zudem konnten Nutzungswerte der App eingesehen werden (Querido et al., 2020). Im Angehörigen-Portal wurden sowohl Informationen zur Nutzung und zum Download der App bereitgestellt als auch ein breitgefächertes Informationsangebot. Dieses Angebot sollte Angehörige mit fachlich korrekten Informationen versorgen. Im Gegensatz zur App wurden hier Informationen zu allen Themengebieten der informellen Pflege angezeigt und nicht auf die einzelne Person angepasst. Das Zusammenspiel der drei digitalen Unterstützungsanwendungen sollte die Kommunikation zwischen medizinischen und pflegerischen Fachkräften, den Patienten und Patientinnen und den Angehörigen unterstützen und verbessern (Querido et al., 2020). Der genaue Zuschnitt der Informationen in der App auf die Bedürfnisse, die in der häuslichen Pflegesituation vorhanden waren, sollte dafür sorgen, dass Angehörige nicht überfordert wurden und auch die richtigen Informationen zur Verfügung hatten. Neben den Inhalten der Anwendungen wurde auch viel Wert auf die Benutzbarkeit und Anwenderfreundlichkeit der einzelnen Lösungen gelegt. Der Mehrwert für medizinische und pflegerische Fachkräfte in diesem E-Health-Programm sollte darauf liegen, dass Missstände bei der häuslichen Pflege frühzeitig auffielen und eine erneute stationäre Aufnahme vermieden wurde.

### 6.13.4 Telekonsultation und häusliche Palliativpflege

Mit der Reduzierung von persönlichen Kontakten während der Coronapandemie in den Jahren von 2020 bis 2022 nahm die Digitalisierung in einigen Bereichen sprunghaft zu. Dies betraf auch den Bereich der Telemedizin (Dölger, 2022). Die Auswirkungen sowie Vor- und Nachteile der Telemedizin im Bereich der Palliativversorgung erarbeitete ein Schweizer Forschungsteam in der Form eines Mini-Review im Jahr 2021. Aus Studien, in denen eine große geografische Distanz zum Ort der pflegerisch-medizinischen Versorgung bestand, ist bekannt, dass mithilfe von Videokonferenzen sowohl das Management der aktuellen Situation, der Informationsaustausch zwischen Behandelnden und zu Betreuenden als auch die Unterstützung der Angehörigen im häuslichen Umfeld gewährleistet werden kann (Ebneter et al., 2021). In Bezug auf die Akzeptanz von Videokonferenzen ist diese sowohl auf der Seite der Patienten und Patientinnen und Angehörigen als Teilnehmende wie auf der Seite der Palliativfachpersonen sehr hoch. Hierbei muss allerdings beachtet werden, dass bei der Bedienung der Videokonferenzanwendung häufig eine dritte Person zur Anleitung benötigt wird und die Ausgestaltung des Datenschutzes bei Konferenzanwendungen noch nicht abschließend geklärt ist. In Bezug auf den Nutzen von Telemedizin in der palliativen Pflege werden vonseiten der Patienten und Patientinnen als Vorteile angesehen, dass der Reisestress wegfällt, ein Gespräch aber dennoch von Angesicht zu Angesicht stattfinden kann. Ebenso gibt es

Anzeichen für eine Reduktion von Depressionen. Bestimmte Aussagen über Ängste oder Auswirkungen auf somatischer Ebene konnten bisher wegen fehlender Studien nicht getroffen werden. Für Angehörige zeigt sich durch den Einsatz von Telemedizin eine mehrheitlich positive Evidenz in den Bereichen Angstreduktion, Reisestress und Betreuungslast. Eine direkte Auswirkung auf die Lebensqualität pflegender Angehöriger lässt sich aufgrund fehlender Daten zu diesem Zeitpunkt noch nicht ableiten (Ebneter et al., 2021). Neben den genannten und als positiv empfundenen Aspekten der Telemedizin in der palliativen Situation wurde von Patienten und Patientinnen wie auch Angehörigen der Einblick in das private Umfeld als negativ bis beunruhigend bewertet. Dies kann unter Umständen zu einem Hemmnis werden. Dennoch scheinen Videokonferenzen in der palliativen Pflege eine akzeptierte Behandlungs- und Kommunikationsform darzustellen. Ob ein längerer Verbleib in der eigenen Häuslichkeit tatsächlich für den Ausbau von Telemedizin spricht, lässt sich wegen der unzureichenden Datenlage abschließend noch nicht beurteilen (Ebneter et al., 2021). Das Forschungsteam empfiehlt, Telemedizin in der palliativen Pflege punktuell und sofern sie für die Situation der Patienten und Patientinnen und ihrer Angehörigen von Vorteil ist, anzubieten und anzuwenden.

### 6.13.5 Adhärenzförderung durch einen digitalen Medikamentenspender

Eine 2022 in Kanada durchgeführte Studie von Patel et al. (2022) beschäftigte sich mit dem Einsatz eines durch eine App gesteuerten Medikamentenspenders für Menschen mit chronischen Krankheiten. Der Medikamentenspender sollte von den Betroffenen und ihren Betreuenden sechs Monate lang verwendet werden. Danach wurde die Adhärenz anhand verschiedener Kriterien ausgewertet. Diese prospektive Beobachtungsstudie lud in Gemeinschaft lebende Erwachsene im Alter von 45 Jahren und älter sowie ihre Betreuenden ein. Die Probanden und Probandinnen nahmen mindestens ein Arzneimittel kontinuierlich ein. Im Rahmen der Studie wurde dazu ein intelligenter Medikamentenspender (Medizinprodukt) für die Medikamentenverabreichung eingesetzt. Der Arzneimittelspender wurde von der örtlichen Apotheke regelmäßig gemäß Medikationsplan wöchentlich oder vierzehntägig befüllt und war mittels Bluetooth mit der Apotheke verbunden. Die Adhärenz wurde als Dosisaufnahme innerhalb von zwei Stunden nach der geplanten Zeit definiert. Mithilfe des intelligenten Medikamentenspenders und der (kanadischen) AdhereNet-Plattform wurden Daten zur Adhärenz in Echtzeit gesammelt. Benutzerfreundlichkeit, Gebrauchstauglichkeit und Zufriedenheit wurden mit der System Usability Scale (SUS) bzw. dem Nützlichkeits-, Zufriedenheits- und Benutzerfreundlichkeitsfragebogen gemessen. Die Belastung der Pflegekräfte wurde auf einer visuellen Analogskala zu Studienbeginn und am Ende des sechsmonatigen Studienzeitraums gemessen. Zusätzlich wurde untersucht, welche medikationsbezogenen Probleme auftraten und wie sie gelöst werden konnten. Insgesamt haben 49 Patienten und Patientinnen und 11 Betreuungspersonen an der Studie teilgenommen. Im Studienzeitraum hatten die Teilnehmer*innen bei der Verwendung des intelligenten Medikamentenspenders eine durchschnittliche Adhärenzrate von 98 %. Der SUS-Score für Usability betrug 85,74. Dabei fanden mehr als 75 % der Teilnehmenden das Produkt komfortabel und einfach zu bedienen. Schließlich verringerte die Integration des intelligenten Medikamentenspenders im häuslichen Umfeld die Belastung des Pflegepersonals erheblich. Darüber hinaus bot es Apotheken die Gelegenheit, Medikationsüberprüfungen durchzuführen und Probleme mit der Arzneimitteltherapie zu identifizieren. Bei 39 Probanden und Probandinnen wurden insgesamt 117 medikamentöse Therapieprobleme identifiziert; 20 % der empfohlenen Änderungen zur Bewältigung der arzneimittelbedingten Probleme wurden von den Patienten und Patientinnen akzeptiert, 5 % wurden vom pflegerisch-medizinischen Fachpersonal akzeptiert und 75 % blieben ungelöst oder wurden nicht gemeldet. Leider überschnitt sich der Zeitpunkt der Studie mit der Covid-19-Pandemie, die die Kommunikation zwischen den Apotheken und den verschreibenden Ärzten und Ärztinnen erschwerte, um Folgemaßnahmen zu empfohlenen Änderungen zu erhalten oder um arzneimittelbezogene Probleme zu beheben. Die Aufrechterhaltung der Arzneimitteladhärenz ist komplex. Wenn bei den Betroffenen die Kapazität dafür schwindet, springen oft Familienmitglieder ein, um die Patienten und Patientinnen zu unterstützen. Die Ergebnisse dieser Studie zeigen einen signifikanten Rückgang des visuellen Analogskalenwerts für die Belastung im Zusammenhang mit der Verwaltung von Medikamenten vom Beginn bis zum Ende des Studienzeitraums. Einige Aspekte des intelligenten Medikamentenspenders trugen möglicherweise zum Rückgang der Belastung von Pflegekräften in der Studienpopulation bei. Der Einsatz von geblisterten Medikamenten zu vorgegebenen Zeiten durch ein entsprechendes Medizinprodukt verringerte den Zeitaufwand von Pflegepersonen, um die Medikamente zu organisieren und zu verabreichen. Pflegepersonal sparte Zeit, weil es für die Arzneimitteleinnahme nicht mehrmals am Tag Patienten und Patientinnen aufsuchen musste.

### 6.13.6 App-Unterstützung bei kindlichem Asthma

Asthma gehört zu den häufigsten chronischen Erkrankungen weltweit. Die Anzahl der Menschen nimmt vor allem in den Schwellen- und Entwicklungsländern Afrikas, Lateinamerikas und in Teilen Asiens zu (Weber-Fina, 2022). In Deutschland sind bis zu 10 % der Kinder erkrankt. Die ersten Symptome machen sich bei sieben von zehn Kindern vor dem fünften Lebensjahr bemerkbar, bei der Hälfte dieser Kinder lassen die Beschwerden im Laufe der Pubertät nach oder verschwinden ganz. Bei der anderen Hälfte entwickelt sich ein chronisches Asthma. Eine 2020 in Japan durchgeführte Studie von Iio et al. (2020) untersuchte, inwieweit sich eine neu entwickelte App mit zusätzlichen Features auf das kontinuierliche Selbstmanagement und die Interaktion von an Asthma erkrankten Kindern und ihren Eltern bzw. Erziehungsberechtigten ausgewirkt hat. Zu den zusätzlichen Features gehörten u. a. ein Newsletter und Quizelemente für die Eltern, Mangas (Comic im japanischen Stil), Sound- und Videoelemente, ein altersentsprechendes Quiz und Videospiele für die kleinen Patienten und Patientinnen. Kindern zwischen sieben und zwölf Jahren wurde die Möglichkeit geschaffen, die App selbst zu bedienen. Darüber hinaus wurden Erinnerungselemente und Möglichkeiten, mit pflegerisch-medizinischem Fachpersonal zu kommunizieren, eingebaut. Mit zunehmender Verbreitung von Mobiltechnologie und Smartphones auch im Pflege- und Gesundheitswesen werden für Menschen mit chronischen Erkrankungen Apps entwickelt und zur Nutzung zur Verfügung gestellt. Speziell für Asthmapatienten und -patientinnen, deren Eltern bzw. Erziehungsberechtigte und das pflegerisch-medizinische Fachpersonal sind die Apps eine wichtige Grundlage für die direkte Kommunikation. Bisher am Markt verfügbare Asthma-Apps haben unterschiedliche Schwerpunkte, wie z. B. die Bereitstellung von medizinischem Aufklärungsmaterial, Symptomprognose und -überwachung, Aktionspläne, Möglichkeiten zur Telemedizin und dem direkten Kontakt zu Facharztpersonal und Krankenhaus, Verhalten im Notfall und Identifizierung von Auslösern in der Luft. Die Auswertung unterschiedlicher Studien zeigte einen medizinischen Vorteil bei der Nutzung von Asthma-Apps, berücksichtigte jedoch den Aspekt der Kommunikation nicht. Die in der Studie von Iio et al. (2020) betrachtete Asthma-App besteht aus einer Kombination aus Kenntnissen über die Krankheit, über Verhaltensänderungen, das Zielverhalten und theoretischen Anwendungen. Die App hat drei Hauptziele: Steigerung der Selbstwirksamkeit der Eltern bzw. Erziehungsberechtigten, was das Krankheitsmanagement betrifft, Erweiterung des Krankheitswissens und fortgesetztes Selbstmanagement, um die Krankheitssymptome zu kontrollieren.

Die App wurde für drei Gruppen konzipiert: Babys und Kleinkinder bis zu einem Alter von sechs Jahren, Schulkinder von sieben bis neun Jahren und ältere Kinder zwischen zehn und zwölf Jahren. Inhalte der App für Kinder im Alter bis sechs Jahren und ihre Eltern bzw. Erziehungsberechtigten waren Asthmawissen (u.a. Bilderbuch über Asthma, klinischer Zustand, kausale Faktoren und komplizierende Faktoren und ein Quiz), Selbstüberwachung von Medikamenten und Symptomen und ein maßgeschneidertes Feedback gemäß dem japanischen pädiatrischen Asthmakontrolltest. Inhalte der App für die Kinder von sieben bis zwölf Jahren und ihre Eltern bzw. Erziehungsberechtigten waren Asthmawissen (u.a. Manga über Asthma, Medikamente, belastungsinduziertes Asthma und Stressbewältigung und ein Quiz), Überwachung von Medikamenten und Symptomen sowie ein maßgeschneidertes Feedback gemäß dem japanischen pädiatrischen Asthmakontrolltest. Insgesamt nahmen 27 Patienten und Patientinnen und 26 Bezugspersonen teil. Bei den Bezugspersonen handelte es sich zu 96 % um Mütter, zu 4 % um Väter. Für die Kinder, die sieben Jahre und älter waren, wurden vier Themen als gut umgesetzt identifiziert: Bestätigung des Asthmawissens, Interaktion zwischen Kind und Eltern bzw. Erziehungsberechtigten, App-Design und Interesse des Kindes an der App. Darüber hinaus wurden sechs Themen (neues Wissen, Manga, Interesse des Kindes, App-Design, Selbstmanagement-Auslöser und App-Bedienbarkeit) ermittelt, die die positiven Aspekte der App für sieben- bis zwölfjährige Kinder mit Asthma und ihre Bezugspersonen umfassten. Kinder mit Asthma und ihre Eltern bzw. Erziehungsberechtigten bewerteten die App als hilfreich, wenn es darum ging, das Krankheitswissen mit Spaß zu lernen bzw. zu erweitern. Dies betraf auch den Einsatz von Mangas, außerdem die Interaktion zwischen Kind und Bezugsperson oder ein leicht bedienbares farbiges Design. Es wurden nicht nur die intensiveren Details zum Asthmawissen, sondern auch das universelle Design, die erweiterten Elemente und die Überwachungs- und Benachrichtigungsfunktionen der App bevorzugt.

### 6.13.7 Kariesprävention mit Textnachrichten

Die Verwendung von mobilen Informations- und Kommunikationstechnologien in der Gesundheitsversorgung hat auch in der Zahnmedizin Eingang gefunden, insbesondere im Bereich der Prävention. Auf Textnachrichten basierende Maßnahmen, wie z.B. Erinnerungen, Motivationen oder Warnungen, haben einen positiven Einfluss auf das Selbstmanagement. Diese Maßnahmen werden auch zur Verbesserung der Mundhygiene und der Plaqueentfernung, bei Zahnfleischentzündungen und beim Mundgesundheitswissen als vielversprechend angesehen (Lotto et al., 2020).

Besonders die frühkindliche Karies (Early Childhood Caries, kurz ECC) als eine der häufigsten chronischen Erkrankungen im Kleinkind- und Vorschulalter weltweit, deren fünfmal häufigeres Vorkommen als Asthma bzw. siebenmal häufigeres Auftreten als Heuschnupfen erwiesen ist, sollte in den Fokus gerückt werden (Bekes, 2019). Sie ist gemäß der American Academy of Pediatric Dentistry definiert als das Vorhandensein von mindestens einer kariösen Läsion (mit oder ohne Kavitation) bzw. einer wegen Karies fehlendenden oder gefüllten Zahnoberfläche an einem Milchzahn bei einem bis 71 Monate alten Kind (Bekes, 2019). Die Ätiologie ist sehr komplex, da es sich um eine biofilm- und zuckerabhängige Erkrankung handelt, die durch umweltbedingte, sozioökonomische, biologische und verhaltensbedingte Faktoren beeinflusst wird. Sie kann die Lebensqualität der betroffenen Kinder und ihrer Familien beeinträchtigen und physische, soziale und psychologische Schäden verursachen (Lotto et al., 2020).

In einer einfachen, verblindeten, randomisierten und parallelen Gruppenstudie in den Jahren 2019 und 2020 wurde die Wirksamkeit von mobilen Textnachrichten als Unterstützung bei der Bekämpfung von ECC bei Kindern aus sozioökonomisch benachteiligten Verhältnissen unter Berücksichtigung des Vorhandenseins von Karies und Zahnplaque und der Ernährungsgewohnheiten bewertet (Lotto et al., 2020). Insgesamt nahmen an der Studie 104 Erziehungsberechtigte mit Kind teil. Diese wurden nach dem Zufallsprinzip in eine Kontroll- und eine Interventionsgruppe aufgeteilt. Die Kinder waren 36 bis 60 Monate alt und besuchten Vorschulen in Bauru, Brasilien. Alle zwei Wochen wurden Textnachrichten (mit Audiokommentaren) mit Informationen rund um das Thema ECC (z. B. Risikofaktoren, Konsequenzen) an die Interventionsgruppe verschickt. Anfangs wurde das Kariesrisiko der Kinder nach den Criteria of Caries Assessment der American Academy of Pediatric Dentistry (ICDAS), dem Visible Plaque Index (VPI), dem Wissen der Erziehungsberechtigten über Electronic Health (E-Health), den Ernährungsgewohnheiten sowie nach soziodemografischen Merkmalen und allgemeinen gesundheitsbezogenen Informationen des Kindes erhoben. VPI und ICDAS wurden zu Beginn, nach drei Monaten und nach sechs Monaten gemessen. Die E-Health-Kompetenz sowie die Ernährungsgewohnheiten wurden am Anfang und nach sechs Monaten erhoben.

Die beobachteten Ergebnisse zwischen den Gruppen waren ähnlich; allerdings die Textnachrichten erhöhten das E-Health-Wissen der Eltern und beeinflussten das Zuckerkonsumverhalten der Vorschulkinder positiv. Zusammenfassend kann gesagt werden, dass die digitale Bereitstellung von Informationen zu einem besseren Mundgesundheitsstatus bei sozioökonomisch benachteiligten Vorschulkindern führt und helfen kann, den Schweregrad der Erkrankung zu kontrollieren. Besonders für die Gruppe mit dem höchsten Kariesrisiko ist zu erwarten, dass Textnachrichten in Verbindung mit anderen Präventionsstrategien (z. B. regelmäßige Zahnarztbesuche bis hin zur Anwendung von Fluoridlacken) das Fortschreiten von Zahnkaries effektiv verhindern bzw. verlangsamen können (Lotto et al., 2020). Allerdings wird in der Studie angemerkt, dass der VPI eher als ergänzende Information zur Kariesrisikobewertung bei Vorschulkindern und nicht als ausschlaggebender klinischer Indikator für die Kontrolle von ECC geeignet zu sein scheint. In diesem Sinne lautet die Empfehlung der Autoren und Autorinnen, sich auf die Prävention der Krankheit und damit auf die Vermittlung von Informationen zur Förderung der Reduzierung des Zuckerkonsums und der Verwendung von topischem Fluorid zu konzentrieren (Lotto et al., 2020).

### 6.13.8 Mundhygiene als Mini-Spiel

Ein großer Risikofaktor für die Entstehung von Karies ist der bakterielle Zahnbelag, die sogenannte dentale Plaque. Das Verständnis vonseiten der Eltern bzw. Erziehungsberechtigten für die richtige Mundhygiene und damit für die Prävention von frühkindlicher Karies (Early Childhood Caries, kurz ECC) spielt eine wichtige Rolle bei der regelmäßigen Entfernung von Plaque und Zahnbelag. In einer doppelblinden, parallelen, kontrollierten klinischen Studie aus dem Jahre 2019 im Iran wurde eine mobile Anwendung (App) zur digitalen Bereitstellung von Informationen von einem multidisziplinären Team entwickelt und die Wirksamkeit bei der Aufklärung von Müttern über die Mundgesundheit ihrer Kinder ausgewertet (Zolfaghari et al., 2021). Unter Berücksichtigung der Richtlinien der American Association for Pediatric Dentistry umfassten die digital übermittelten Informationen folgende Themen: ECC, gesunde Ernährung, Zucker, Mundhygiene bei Babys, Wirkung von Fluorid, Fluoridzahnpasta, Zähneputzen und regelmäßige Besuche bei Zahnärzten und Zahnärztinnen. Zudem wurden die Mütter jeden Abend in Form einer Textnachricht an das Zähneputzen ihrer Kinder erinnert.

Um die Effektivität bei der Übermittlung von gesundheitsbezogenen Inhalten bei den Studienteilnehmern und -teilnehmerinnen zu erhöhen, wurde eine Version mit Videospielelementen (Gamification) entwickelt und diese mit der ersten Version auf ihre Wirksamkeit hin untersucht. In der zweiten Version wurde neben einem Punkte- und Belohnungssystem ein geschlechtsabhängiger Avatar integriert.

Insgesamt 58 Mutter-Kind-Paare wurden in einer zahnmedizinischen Spezialklinik der Teheran School of Dentistry untersucht und befragt. Die Studie schloss Kinder bis zu einem Alter von sechs Jahren ein. Vor Studienbeginn füllten die Mütter einen Fragebogen mit Fragen zum theoretischen und praktischen Mundhygienewissen aus. Weiterhin wurden die demografischen Daten der Teilnehmer*innen und das durchschnittliche Plaqueniveau bei den Kindern mit dem modifizierten Plaqueindex nach Leo und Silness erhoben. Die Teilnehmer*innen wendeten jeweils zur Hälfte die App mit und ohne spielerische Elemente an. Einen Monat später erfolgte die Re-Evaluation der Befunde. Beide dargelegten Apps trugen zu einer Verbesserung des theoretischen Mundgesundheitswissens und dessen praktischer Anwendung durch die Teilnehmer*innen bei. Jedoch erzielte die Vergleichsgruppe, die die spielerische App verwendete, ein besseres Ergebnis. Diese Gruppe wies auch eine größere Inanspruchnahme der App auf (Zolfaghari et al., 2021). Im Ergebnis zeigte sich, dass besonders eine App mit Videospiel- und Belohnungselementen die Motivation der Anwender*innen erhöhen und das Wissen verbessern kann. Ziel ist es, eine positive Einstellung gegenüber den angebotenen Themen zu schaffen, Fähigkeiten zu verbessern und einen positiven Einfluss auf das Verhalten und den Lebensstil zu erzielen (z.B. Verringerung des Zuckerkonsums) (Zolfaghari et al., 2021).

### 6.13.9 App gegen Zahnärzteangst

Der Prävention einer Zahnärztephobie kommt im Hinblick auf die Mundgesundheit in Verbindung mit ihrem Einfluss auf den allgemeinen Gesundheitszustand eine besondere Rolle im Kindes- und im Erwachsenenalter zu. In der Konsequenz bedarf diese einer stärkeren Aufmerksamkeit vonseiten der Eltern bzw. Erziehungsberechtigten (Coutinho et al., 2021). Ein Großteil der Bevölkerung leidet an einer Form der Zahnärztephobie. Dies führt in der Folge häufig bei Betroffenen zu einem Vermeidungsverhalten mit ausbleibenden jährlichen Kontrolluntersuchungen und der verzögerten Konsultation von Zahnärzten und Zahnärztinnen bei einer aufgetretenen Schmerzsymptomatik. Die darauffolgende notwendige, meist invasivere Behandlung aufgrund des Krankheitsfortschrittes bleibt den Betroffenen negativ in Erinnerung und kann die vorhandene Angst verstärken. Bei Kindern kann die Zahnärztephobie erhebliche Konsequenzen haben, da die Angststörung ein Vermeidungsverhalten nach sich zieht, welches die Behandlung erschweren bzw. sogar verhindern kann. Dies wirkt sich direkt auf die Mundgesundheit des Kindes und folglich auf die Gesundheit im Allgemeinen aus (Coutinho et al., 2021).

In einer prospektiven, kontrollierten, experimentellen Querschnittsstudie wurde in Brasilien in einer ersten Phase eine mobile Anwendung zur digitalen Bereitstellung von Informationen rund um das Thema Mundgesundheit von einem multidisziplinären Team entwickelt und anschließend nach Nutzungsbeginn auf ihre Wirksamkeit zur Reduzierung der Zahnärztephobie bei sechs- bis zehnjährigen untersucht. Dabei fanden die Untersuchungen zur Hälfte in einer zahnmedizinischen Umgebung und zur anderen Hälfte in einer schulischen Umgebung statt (Coutinho et al., 2021). Die bereitgestellten gesundheitsbezogenen digitalen Inhalte waren sowohl mittels einer App als auch via YouTube® abrufbar. Sie umfassten fünf einzelne Videos mit einer maximalen Länge von 2:16 Minuten und verfolgten das Ziel, potenziell angstauslösende Situationen vorwegzunehmen. Die Videoclips zeigten das Kennenlernen bei einem Zahnarzt, das Kennenlernen der Zahnarztpraxisumgebung, die zahnärztlichen Instrumente, die Therapie eines kariösen Zahnes mittels einer Kunststofffüllung sowie die Nachsorge.

Insgesamt wurden 100 Kinder in die Studie einbezogen, wobei die eine Hälfte in einer zahnmedizinischen Umgebung untersucht wurde und zusätzlich Aufklärungsmaßnahmen erhielt. Die andere Hälfte wurde in einer schulischen Umgebung untersucht. Es wurden zwei Kontrollgruppen gebildet, in denen die Probanden und Probandinnen die digitalen Inhalte nicht anwendeten. Ziel war es, die Wirkung in unterschiedlichen Umgebungen zu testen. Die Kinder und Eltern bzw. Erziehungsberechtigten füllten entweder vor und nach Anwendung der App oder nach einer festgelegten Spielzeit einen speziellen Fragebogen zur Ermittlung des Angstniveaus aus (Children's Fear Survey Schedule-Dental Subscale, CFSS-DS). Weiterhin wurde zu Beginn der Studie ein Fragebogen mit soziodemografischen Merkmalen sowie zu Fragen im Zusammenhang mit Angst vor Zahnärzten und Zahnärztinnen ausgefüllt. Das durch den CFSS-DS ermittelte Angstniveau lag in allen Gruppen im mittleren Bereich. Die Studie zeigte im Ergebnis, dass die digitale Anwendung die Zahnärztephobie statistisch signifikant in beiden Umgebungen reduzierte, wobei die Effektivität der Anwendung bei höheren Ausgangswerten des Angstniveaus stieg. Das anfängliche Angstniveau lag sowohl bei Probanden und Probandinnen, die in einer zahnmedizinischen Umgebung untersucht wurden, als auch bei zuvor durchgeführten invasiven Eingriffen wie z. B. Füllungstherapien oder Extraktionen höher. Es gab keinen Unterschied im Angstniveau bezogen auf das Geschlecht (Coutinho et al., 2021). Es ist daher besonders wichtig, Erziehungsberechtigte für mögliche negative Auswirkungen einer Zahnärztephobie auf die Entwicklung von Kindern einschließlich des mentalen, oralen und allgemeinen Gesundheitszustandes und die notwendige Prävention zu sensibilisieren. Zusammenfassend hat die Studie gezeigt, dass man durch die Bereitstellung von zahnmedizinischen Informationen in einer mobilen digitalen Anwendung das Angstniveau bei Kindern erfolgreich senken kann (Coutinho et al., 2021).

## 6.14 Digitalisierung in der Wundversorgung

Christine von Reibnitz, Jannis Augustin

In diesem Kapitel erfolgt eine nähere Auseinandersetzung mit dem Thema der digitalen Wundversorgung im Pflege- und Gesundheitswesen.

### 6.14.1 Hintergrund

Mehr als 2,7 Millionen Menschen sind in Deutschland auf die Wundversorgung angewiesen; davon weisen rund 900 000 Menschen eine chronische Wunde auf, die oftmals einen komplexen pflegerisch-medizinischen Versorgungsbedarf haben. Die demografische Entwicklung wird in den nächsten Jahren zu einer zahlenmäßigen Vergrößerung dieser Patientengruppe führen. Daher wird auch pflegerisch-medizinisches Fachpersonal immer häufiger mit chronischen Wunden, wie sie bei Dekubitus, Ulcus cruris, dem diabetischen Fußsyndrom, Pergamenthaut, Wundheilungsstörungen oder exulzerierenden Tumorwunden auftreten, konfrontiert (PTA, 2018). Um die damit einhergehenden Herausforderungen zu bewältigen, stellt der Einsatz digitaler Technologien im Bereich der Wundversorgung eine essenzielle Strategie dar. Studien weisen darauf hin, dass die Digitalisierung ganz allgemein dazu beitragen kann, die subjektiv wahrgenommene Lebensqualität der Betroffenen nachhaltig zu steigern sowie den Arbeitsalltag von pflegerisch-medizinischem Fachpersonal zu unterstützen. Letzteres zielt vor allem auf die interdisziplinäre Vernetzung ab. Die Grundlage hierfür bildet das im Jahr 2016 in Kraft getretene Gesetz für sichere digitale Kommunikation und Anwendungen im Gesundheitswesen (E-Health-Gesetz). Im Jahr 2019 wurde darüber hinaus das Gesetz für eine bessere Versorgung durch Digitalisierung und Innovation, kurz Digitale-Versorgung-Gesetz (DVG), verabschiedet. Dadurch möchte der Gesetzgeber die digitale Transformation des Pflege- und Gesundheitswesens in Deutschland beschleunigen. Gerade die telemedizinische Betreuung von Patienten und Patientinnen mit chronischen Wunden ist für pflegerisch-medizinisches Fachpersonal in den letzten Jahren zunehmend wichtiger geworden. Durch den Einsatz von digitalen Technologien können akute oder chronische Wunden beispielsweise orts- und zeitunabhängig per Foto sowie Video dokumentiert, kategorisiert und entsprechend vermessen werden (Karger, 2022). **Tabelle 6-22** zeigt beispielhaft, in welchen Phasen der Wundversorgung digitale Unterstützung in der pflegerisch-medizinischen Versorgung zum Einsatz kommt.

**Begriffserklärung**

Eine Wunde ist ein durch Zellschädigung, Zerstörung oder Trennung von Körpergewebe bedingter pathologischer Zustand. Dieser geht häufig mit einem Substanzverlust oder einer Funktionsbeschränkung einher. Da die Entstehung einer Wunde auf unterschiedliche Ursachen zurückzuführen sein kann, stellt vonseiten der professionellen Gesundheits- und Krankenpflege die Anamnese eine solide Basis für die weitere pflegerisch-medizinische Versorgung dar. Einschränkungen in der Gesundheit werden hierbei den bestehenden Ressourcen von Patienten und Patientinnen gegenübergestellt. Bei einer bestehenden akuten oder chronischen Wunde werden im Kontext einer adäquaten pflegerisch-medizinischen Versorgung vor allem Informationen zu Ursache, Wundbeschaffenheit (z. B. Umgebung, Geruch, Schmerzen, Infektionszeichen etc.) sowie bestehender Medikation erhoben. Unabhängig davon ergibt sich für die professionelle Pflege eine Vielzahl von Aufgaben, die weit über die eigentliche Wundversorgung hinausgehen. Die Grundvoraussetzung für die erfolgreiche Behandlung von Wunden ist immer eine Diagnose und bei Bedarf ebenso die

**Tabelle 6-22:** Phasen der Wundversorgung und Digitalisierung (Quelle: Eigene Darstellung)

| | | |
|---|---|---|
| **Anamnese** | Eigen- und Familienanamnese | Elektronische Checklisten und Dokumentation |
| | Schmerzanamnese | Digitale Schmerzskalen |
| **Diagnostik** | Wundstatus | Digitale Messung von Wundgröße und Tiefe |
| | Erfassung Wundgröße | Digitale Messung von Wundgröße und Tiefe; Planimetrie |
| | Schmerzmessung | Digitale Schmerzskalen |
| | Gefäßstatus | Dopplersonographie |
| | Allergiediagnostik | Digitale Testung |
| **Therapie** | Wunddébridement | Laserdébridement |
| | Schmerztherapie allgemein | |
| | Schmerztherapie beim Verbandwechsel | |
| | Wundauflagen | Elektrostimulierende Auflagen |
| | Wundsprechstunde zur Verlaufskontrolle | Telemedizin; digitale Fotodokumentation |
| **Prävention** | Nachsorge bei Abheilung | Telemedizin; digitale Fotodokumentation |
| | Klärung der Adhärenz | Digitale Lernangebote |
| | Patienteninformation | Digitale Lernangebote |

daraus resultierende Therapie der kausalen Erkrankung. Im Allgemeinen kann zwischen einer akuten und einer chronischen Wunde unterschieden werden. Akute Wunden entstehen durch direkte äußere Einflüsse und heilen nach kurzer Zeit ohne besondere Therapie und Komplikationen ab. Beispiele für akute Wunden sind Schnittverletzungen, Schürfwunden, Kratzwunden, Stichverletzungen, Bisswunden oder iatrogene Wunden (vom Arzt verursachte Wunden, z.B. OP-Wunden, Punktionswunden). Chronische Wunden hingegen heilen ohne sach- und fachgerechte pflegerisch-medizinische Behandlung von alleine nicht wieder ab. Einen wesentlichen Einflussfaktor stellt hierbei oftmals die Grunderkrankung der Patienten und Patientinnen (z.B. Diabetes mellitus) dar. Von chronischen Wunden spricht man, wenn innerhalb von vier bis zwölf Wochen unter fach- und sachgerechter Therapie sowie unter Berücksichtigung der Grunderkrankung keine Heilungstendenzen zu erkennen sind. Zu den hauptsächlichen Grunderkrankungen bei chronischen Wunden gehören

- chronisch-venöse Insuffizienz (CVI),
- periphere arterielle Verschlusskrankheit (pAVK),
- Diabetes mellitus und
- Epidermolysis bullosa.

Hervorzuheben ist, dass auch akute Wunden in chronische Wunden übergehen können. Dabei handelt es sich beispielsweise um infizierte Wunden, tiefe Wunden, Tumorwunden, sekundäre Wundheilungsstörungen oder Acne inversa. **Tabelle 6-23** zeigt eine Gegenüberstellung von akuten und chronischen Wunden.

Werden chronische Wunden fokussiert, so lassen sich insbesondere regelmäßige Bewegung und Kontrollen als adäquate Präventionsstrategie identifizieren, wobei auch hier digitalen Technologien ein hoher Stellenwert beige-

**Tabelle 6-23:** Übersicht über akute und chronische Wunden (Quelle: Von Reibnitz & Skowronsky, 2018, S. 3)

| | Akute Wunden | Chronische Wunden |
|---|---|---|
| Entstehung | Äußere Einflüsse, z. B. mechanische, thermische, chemische Verletzungen, iatrogen, durch Strahlen | Innere Einflüsse, z. B. Durchblutungsstörungen, insuffiziente Venenklappen, Diabetes, Dekubitus |
| Dauer bis zur Wundheilung | 10–14 Tage | Länger als 12 Wochen |
| Therapie | Je nach Wundbefund (Aussehen und Ursache der Wunde) | Unter Berücksichtigung der Grunderkrankung ergibt sich die kausale Therapie |
| Art der Wundheilung | Primär (direktes Zusammenwachsen der glatten Wundränder) | Sekundär (Wundränder klaffen auseinander, sind nicht glatt. Wunde wird vom Wundgrund her mit Granulationsgewebe aufgefüllt.) |
| Keimbesiedelung | Wenig/keine (OP-Wunden) | Meist kritisch kolonisiert oder infiziert (behindert die Wundheilung) |
| Narbenbildung | Kleine, kaum auffällige Narben | Auffällige, gut sichtbare Narben |

messen werden kann. Diese unterstützen die Patienten und Patientinnen dabei, den bestehenden Lebensstil entsprechend anzupassen und die Entstehung von Wunden zu verhindern. Nahezu jedes Smartphone oder jede Smart Watch verfügt über Schrittzähler und umfangreichere Bewegungstracker. Im Rahmen der Therapie von begünstigenden Grunderkrankungen können individuelle Bewegungsziele vereinbart und überprüft werden. Auch Fallbeispiele und Downloads zur Aufklärung und Unterstützung von Angehörigen und Patienten und Patientinnen können die Prävention positiv beeinflussen. Hersteller von Wundauflagen bieten Patientenbroschüren, Schnellratgeber und Checklisten kostenfrei zum Download an. Durch diese Ansätze kann sowohl die primäre wie auch sekundäre Prävention hinsichtlich Rezidiven unterstützt werden. Die Digitalisierung in der Wundversorgung ist vielfältig; kontinuierlich gibt es neue Studien, Forschungsprojekte sowie technologische Neu- und Weiterentwicklungen in verschiedenen Bereichen wie Wunddokumentation, Wundmanagement, Wundauflagen, Telemedizin, Virtual Reality, Augmented Reality, künstliche Intelligenz oder digitale Lernangebote (Karger, 2022).

### 6.14.2 Digitale Wunddokumentation

Häufig wird die Wunddokumentation mit verschiedenen Hilfsmitteln realisiert. Dabei kommen papierbasierte Wunddokumentationsbögen, Digitalkameras, Smartphones, Patienteninformations- oder Krankenhausinformationssysteme sowie auch reine papierbasierte Patientenakten parallel zum Einsatz. Das Zusammenführen von Bild- und Textdokumentation geht oftmals mit einem Mehraufwand einher. Software zur Dokumentation akuter und chronischer Wunden ermöglicht es pflegerisch-medizinischem Fachpersonal hingegen, alle wichtigen Informationen zu einer Wunde an einem Ort zu speichern und zu verfolgen. Dazu gehören die Diagnose, die Lokalisation, die Therapie, die Wundbeurteilung sowie die festgelegten pflegerisch-medizinischen Maßnahmen. Die Wundbeurteilung umfasst beispielsweise die Angabe von Schmerzen, die Wundgröße, Angaben zu Wundgrund, Exsudationsmenge, Entzündungszeichen, Wundrand, Wundumgebung und Wundgeruch. Die Wundbeurteilung wird meist durch Wundbilder unterstützt. Die Deutsche Gesellschaft für Wundheilung und Wundbehandlung hat eine Leitlinie herausgegeben, die im Rahmen des Qualitätsmanagements der Pflegedienste eine handlungsleitende Orientierung darstellt, um Management und Dokumentation fachgerecht zu strukturieren. Der Dokumentationsaufwand für die Heilungsprozesse chronischer Wunden ist besonders hoch. Hier geht es um die Art der Wunde, den aktuellen Schweregrad, die Einschätzung der beeinflussenden Faktoren und um die Klärung, ob eine Erlaubnis zur Fotodokumentation vorliegt. Mobile Dokumentationssysteme unterstützen die Pflegefachkraft bei der Strukturierung des Versorgungsprozesses. Die Anforderungen an eine fachlich adäquate und rechtssichere Dokumentation setzen sich bei jedem Assessment fort. Der Expertenstandard „Pflege von Menschen mit chronischen Wunden" fokussiert die Einbeziehung des Pflegebedürftigen und hilft die Sichtweise und Mitwirkungsfähigkeit der Patientin und des Patienten zu priorisieren. Intelligente Pflegesoftwarelösungen bieten den Pflegefachkräften die Möglichkeit, textintensive Eingaben per „speech to text" abzuarbeiten. Hierbei diktieren Pflegekräfte die essenziellen Informationen zu einer Wunde über ein Smartphone. Der Text wird dann in die entsprechenden Felder eingetragen und sogar aus anderen Sprachen übersetzt. Die digitale Dokumentation von Wunden spart Zeit, ist einfach, sicher, lesbar und leitliniengerecht. Dies trägt dazu bei, dass Wunden besser dokumentiert werden und es einfacher ist, Verläufe zu verfolgen und Trends zu erkennen. Insgesamt bietet die digitale Wunddokumentation so die Möglichkeit, die Qualität der Versorgung zu verbessern, die Effizienz zu erhöhen und Qualitätsmanagementanforderungen zu erfüllen (Neubauer & Mutzbauer, 2021).

Apps und Softwarelösungen wie beispielsweise die digitale Wundvermessung mit imitoMeasure®, die WundDoku App® oder +WoundDesk® ermöglichen eine einfache, schnelle und standardisierte Wunddokumentation. So kann eine Wundmanagement-App bei der Dokumentation und Überwachung des Wundheilungsprozesses unterstützen. Der Wundmanager von NOVENTI Care bietet die Möglichkeit, pro Assessment mehrere Bilder zu speichern und die Wundgröße anhand des Wundbildes direkt zu vermessen. Auch beim wundspezifischen Assessment bieten ausgereifte digitale Lösungen wertvolle Unterstützung, wie etwa bei der Erfassung der vielfältigen Dokumentationsparameter (Welche Wundheilungsphase liegt vor? Wie lässt sich der Wundgrund beurteilen? Wie ist das Exsudat in Hinblick auf Qualität und Quantität zu beurteilen?). Strukturierte Wundberichte geben schnelle Einblicke in frühere Behandlungsmethoden und den Verlauf. Die Dokumentationen können zeit- und ortsunabhängig über das Internet abgerufen und interdisziplinär geteilt werden. Die interdisziplinäre Zusammenarbeit in der Wundversorgung kann so effizienter realisiert werden. Einzelne Systeme zur digitalen Dokumentation sind bereits mit speziellen Sprachassistenten ausgestattet. So lassen sich ausführliche textliche Dokumentationen einfach und schnell realisieren, was Zeit und Aufwand spart. Dank der Optimierung bezüglich medizinisch-pflegerischer Nomenklatur ist die Fehleranfälligkeit für konkrete Einsatzzwecke deutlich minimiert. Um die Kommunikation zwischen pflegerisch-medizinischem Fachpersonal und den Patienten und Patientinnen zu verbessern, haben die Krankenkassen DAK-Gesundheit und IKK classic gemeinsam mit dem Gesundheitsberater IVPNetworks eine speziell entwickelte Wundplattform auf den Weg gebracht. Auf einem Wundboard werden Behandlungsziele und Therapiemaßnahmen festgelegt sowie Abstimmungen über Heil- und Hilfsmittel oder Konsiliaruntersuchungen getroffen (NOVENTI Care, 2023).

### 6.14.3 Virtuelle Tools in der Wundversorgung

Augmented Reality ist eine Technologie, die es ermöglicht, digitale Informationen in die reale Welt einzublenden. In der Wundversorgung wird AR zunehmend eingesetzt, um die Behandlung und Dokumentation von Wunden zu verbessern und zu vereinfachen. Aktuelle Veröffentlichungen von Studien und Forschungsprojekten zeigen den erfolgreichen Einsatz von Augmented Reality in der Wundversorgung (Kortekamp et al., 2020). Die AR-gestützte Kontaktaufnahme zwischen dem interdisziplinären Fachpersonal im Falle von Komplikationen wirkte sich positiv aus. Dank AR-gestützter Anleitung konnten anschließende chirurgische Eingriffe reduziert werden. Bei der Augmented-Reality-Technologie ist die unmittelbare reale Umgebung sichtbar, es werden jedoch virtuelle Objekte eingeblendet. Ein Beispiel für den Einsatz von AR stellen die sogenannten Pflegebrillen dar. Die Augmented-Reality-Pflegebrille ermöglicht Live-Videos; so kann die pflegende Person ihren Sichtbereich parallel auf externe Bildschirme übertragen. Wundexperten und -expertinnen können das Vorgehen auf diese Weise mitverfolgen und parallel Tipps sowie konkrete Handlungsanweisungen geben (Wiesche et al., 2021). Durch die Nutzung von AR-Brillen und anderen AR-Technologien kann pflegerisch-medizinisches Fachpersonal die Wunden der Patienten und Patientinnen in einer realitätsnahen Simulation betrachten und die Behandlung zudem entsprechend anpassen (Kardinal, 2019). Zentraler Gedanke des Pflegebrillenprojektes ist es, Pflegende aus der Ferne mit Expertenwissen zu unterstützen, also z. B. pflegende Angehörige mit Pflegeexperten und -expertinnen zu vernetzen, die aber nicht vor Ort sind. Dazu soll die Brille Informationen direkt in das Sichtfeld der Pflegenden einblenden und es erlauben, online mit Fachleuten zu kommunizieren, gleichzeitig aber beide Hände für die Pflegetätigkeit frei zu haben. Augmented Reality wird darüber hinaus auch im Rahmen der Wunddokumentation bereits in frei verfügbaren Apps erfolgreich eingesetzt. Beispielsweise beinhaltet die WundDoku App® eine Overlayfunktion, die auf AR basiert und die standardisierte Fotoaufnahme von Wunden unterstützt. Das zuletzt aufgenommene Wundbild wird bei der nächsten Aufnahme transparent auf dem Smartphone angezeigt. Anhand der transparenten Darstellung des zuletzt aufgenommenen Wundbildes lässt sich die Kamera nahezu identisch ausrichten. Der bildgestützte und dadurch standardisierte Wundverlauf befähigt pflegerisch-medizinisches Fachpersonal, Komplikationen und Trends schnell und unkompliziert zu erkennen, indem es die Bilder betrachtet und analysiert. Zudem kann der gemeinsame Blick auf den Wundverlauf die Compliance der Patienten und Patientinnen positiv beeinflussen (Deutsches Ärzteblatt, 2019; Hill, 2022).

Ein wichtiges Anwendungsgebiet von Virtual Reality in der Wundversorgung liegt in der Schulung von pflegerisch-medizinischem Fachpersonal. Mithilfe von VR-Simulationen kann die korrekte pflegerisch-medizinische Versorgung einstudiert werden. Dies ist besonders wichtig, da die Behandlung von Wunden oft sensibel und schmerzhaft für die Patienten und Patientinnen ist. Virtual-Reality-Schulungen und -Beratungen können dazu beitragen, dass pflegerisch-medizinisches Fachpersonal besser in der Wundversorgung geschult wird und wertvolles Handlungswissen erhält. Forschungsprojekte wie das Projekt Ai.vatar® zeigen, wie weit diese Technologie für den Einsatz von Virtual Humans im Bereich der Wundversorgung bereits ist. Dem Nutzer und der Nutzerin werden im Rahmen eines fiktiven Fallbeispiels des Forschungsprojektes bereits Empfehlungen zur Wundversorgung ausgegeben, wobei in der Folge die Umsetzung fokussiert wird (Ai.vatar, 2022). Ein weiteres mögliches Anwendungsgebiet von Virtual Reality in der Wundversorgung ist die Beratung von Patienten und Patientinnen. Mithilfe von VR-Simulationen können die Patienten und Patientinnen sehen, wie ihre

Wunden behandelt werden und wie der Heilungsprozess verläuft. Dies kann dazu beitragen, die Compliance der Patienten und Patientinnen zu verbessern und die Angst vor der Behandlung zu verringern (Son et al., 2014). Virtual Reality wird in den kommenden Jahren zunehmend in der Wundversorgung eingesetzt werden.

### 6.14.4 Telemedizin in der Wundversorgung

Die Telemedizin ist eine ortsunabhängige medizinische Versorgungsform, die an die Einbeziehung von Technik geknüpft ist. Darunter fallen E-Health-Apps, Videosprechstunden oder Fernkonsultationen. Ein wichtiger Einsatzbereich digitaler Technologien ist die Versorgung chronischer Wunden, wie beispielsweise beim diabetischen Fußsyndrom oder Dekubitus. Beide stellen das pflegerisch-medizinische Fachpersonal vor Herausforderungen, da diese Art der Wunden pflegeintensiv ist und nur langsam heilt. Zudem ist die Qualität der Behandlung von Patienten und Patientinnen nicht allerorts vergleichbar. Telemedizin wird in der Wundversorgung genutzt, um Wunden auf Distanz zu überwachen und zu behandeln. Dies kann mithilfe von Fotos oder Videos der Wunde, die vom Patienten oder der Patientin aufgenommen und an das pflegerisch-medizinische Fachpersonal übertragen werden, oder mithilfe von Videokonferenzen erfolgen. Telemedizin kann für Menschen in ländlichen Gebieten oder für Menschen, die z. B. aufgrund von gesundheitlichen Einschränkungen nicht in der Lage sind, eine Klinik aufzusuchen, von großem Nutzen sein. Sie kann auch dazu beitragen, Wartezeiten zu verkürzen und den Arbeitsaufwand für Ärzte und Ärztinnen zu verringern. Allerdings gibt es auch einige Herausforderungen zu beachten, die mit der Verwendung von Telemedizin in der Wundversorgung verbunden sind, etwa die Notwendigkeit, die Privatsphäre der Patienten und Patientinnen zu schützen und sicherzustellen, dass der behandelnde Arzt ausreichend Informationen erhält, um eine fundierte Diagnose und Behandlung empfehlen zu können. Chen et al. (2020) verweisen auf Studien, die zeigen, dass Patienten und Patientinnen mit chronischen Wunden keine Nachteile durch die telemedizinische Versorgung erfahren. Zudem reduzierte sich das Risiko der Mortalität in der telemedizinisch betreuten Gruppe signifikant im Vergleich zu Patienten und Patientinnen, die konventionell versorgt wurden.

Gerade die Behandlung aus der Ferne mit Videosprechstunden ist gut möglich. In der Praxis bedeutet dies, dass Wundexperten und -expertinnen oder nichtmedizinische Fachangestellte die Patienten und Patientinnen besuchen. Über Videokonsultation tauschen sie sich mit den pflegerisch-medizinischen Experten und Expertinnen aus, um die Versorgung abzustimmen. Ein solches Verfahren wird durch das Telearzt-System realisiert. Hier kommt der sogenannte Telearzt-Rucksack zum Einsatz, den die medizinischen Fachangestellten mit sich führen. Darin befindet sich die Ausstattung für die Videokonsultation. So können die Fachangestellten delegierbare Leistungen ausführen und Daten wie Sauerstoffgehalt, EKG und Lungenfunktion erheben. Ein Praxisbeispiel zur Wundversorgung durch Telemedizin ist auch das Projekt „SoMa-WL Wundmanagement“ (Hempen et al., 2021). Es handelt sich um ein Versorgungsmodell in Zusammenarbeit mit der Kassenärztlichen Vereinigung (KV) Westfalen-Lippe. Hierbei soll ein Netz zur Wundversorgung aufgebaut werden, bei dem netzeigene Wundexperten und -expertinnen die Patienten und Patientinnen besuchen. Die Wundexperten und -expertinnen tauschen sich mit ärztlichem Personal sowie Fachleuten der angebundenen Kliniken über die Wundbehandlung bei den Patienten und Patientinnen aus. Bis standardisierte Verfahren zur telemedizinischen Versorgung von chronischen Wunden großflächig zum Einsatz genutzt werden, bedarf es aber noch Zeit. Das hängt auch damit zusammen, dass Fernbehandlungen in Deutschland erst seit wenigen Jahren möglich sind. Erst 2018 hatte der Deutsche Ärztetag ein bis dahin geltendes berufsrechtliches Verbot der ausschließlichen Fernbehandlung gelockert und damit den Weg für die Telemedizin geebnet. Deshalb ist es aktuell möglich, dass zumindest das Telearzt-System bereits in 12 der 17 KV-Bezirke eingesetzt werden kann. Heute sind zudem innovative Konzepte wie „Xpert-Eye" möglich. Hierbei handelt es sich um eine Videodatenbrille, die in Echtzeit Sichtfeld, Gesten und die Stimme übertragen kann. So könnten sich Ärzte und Ärztinnen künftig die Wunden von Patienten und Patientinnen in der ambulanten Behandlung von ihrer Praxis aus anschauen. Die Brille war Sieger des Zukunftspreises der Kassenärztlichen Bundesvereinigung 2018 und wird seit Juni 2021 in einer ersten Testphase bei Hausbesuchen von Praxisassistenten eingesetzt. Im Folgenden werden drei Beispiele für die telemedizinische Versorgung von Wunden kurz vorgestellt.

- Das Projekt Telewunde, das 2014 in und um Hamburg realisiert wurde, zeigt beispielsweise, dass eine regelmäßige Wundbeurteilung durch qualifiziertes pflegerisch-medizinisches Personal dazu beträgt, dass es zu weniger ambulanten und stationären Behandlungen kommt. Die frühzeitige Entdeckung klinischer Auffälligkeiten und die asynchrone Übermittlung von Daten führe dazu, dass die individuelle Therapie zeitnah angepasst werden könne, so die Behörde für Arbeit, Soziales, Familie und Integration Hamburg (2018, o.S.).
- Die Kassenärztliche Vereinigung Westfalen-Lippe finanzierte von 2018 bis 2020 das Telemedizin-Projekt „SoMa-WL Wundmanagement". Das Ziel des Projektvorhabens war, mit einem E-Health-gestützten Wundkonzept Patienten und Patientinnen vor Ort und per elektronischer Visite fachgerecht zu versorgen. Die Wundexperten und -expertinnen strebten mit dem Wundkonzept eine Verbesserung des Outcomes und der wirtschaftlichen Versorgung an, indem vor allem die ursachenorientierte Behandlung der Grunderkrankungen im Fokus stand (Landesregierung Nordrhein-Westfalen, 2022, o.S.).
- Telegeriatrische Modelle: Zuhause wie auch im Pflegeheim können sich besonders bei immobilen Pflegebedürftigen chronische Wunden entwickeln. Zur Verbesserung der Wundversorgung können Telekonsultationen und Telekonsile beitragen. Zu diesem Anwendungsfall gibt es in Deutschland und weltweit bereits zahlreiche Beispiele. Mit der Kamera des Mobiltelefons können Aufnahmen der Wunde gemacht und um zusätzliche Informationen ergänzt übermittelt werden. Die Befundung erfolgt durch weiterqualifizierte Pflegefachkräfte, in komplizierten Fällen auch durch Telekonsile mit Hausärzten, Chirurgen und anderen Wundexperten. Telemedizinische Anwendungen ermöglichen so die Hinzuziehung von Expertise unabhängig von räumlicher Distanz, aber auch asynchron, d.h. nicht zeitgleich. So werden bei Wundkonsilen beispielsweise einmal wöchentlich alle in den letzten sieben Tagen angelaufenen Fälle gemeinsam befundet und der Verlauf entsprechend kontrolliert (Bohnet-Joschko & Stahl, 2019, S. 52).

## 6.15 Digitalisierung und betriebliche Gesundheitsförderung

Alexander Hodeck

Dieses Kapitel setzt sich mit der Digitalisierung im Rahmen der betrieblichen Gesundheitsförderung in der Pflege näher auseinander.

### 6.15.1 Hintergrund

Aufgrund des angespannten Arbeitsmarkts im Gesundheitsbereich ist die Gewinnung und die Bindung von Personal eine der zentralen Herausforderungen für Gesundheitseinrichtungen (Von Reibnitz & Sonntag, 2019). Dies trifft im besonderen Maß für das Pflegepersonal zu. Im Bereich der Pflege sind schon länger besondere stressverursachende Faktoren mit Wirkung auf das Personal bekannt. Dazu gehören beispielsweise Zeit- und Leistungsdruck oder unklare Schichtplanungen (Institut für Betriebliche Gesundheitsförderung, 2011). In diesem Zusammenhang gewinnt das betriebliche Gesundheitsmanagement (BGM) zunehmend auch in dieser Branche an Bedeutung und stellt dabei eine bewusste Steuerung und Integration aller betrieblichen Prozesse in Gesundheitseinrichtungen dar. Dabei gilt es die Erhaltung und die Förderung der Gesundheit und des Wohlbefindens der Beschäftigten in den Fokus zu nehmen (Walter & Badura, 2018). Trotz des Bedeutungszuwachses wurden die vielfältig entwickelten Ansätze des BGM bisher in Gesundheitseinrichtungen nur bedingt umgesetzt. Beispielhaft sei hier nur auf eine 2018 veröffentlichte Studie des Deutschen Krankenhausinstituts hingewiesen, wonach zwar in jeder zweiten deutschen Klinik ein BGM als Unternehmensziel definiert wurde, gleichzeitig aber klare Managementempfehlungen und dazu notwendige Erkenntnisse zum Ist-Stand als Planungsgrundlage fehlten (BDO, 2019). Dieser Untersuchung folgend kann davon ausgegangen werden, dass etwa die Hälfte der Gesundheitseinrichtungen in Deutschland Maßnahmen des BGM eingeführt und auch entsprechende Steuerungsgruppen etabliert haben. Bezüglich der Maßnahmen dominieren mit 87 % eindeutig Sport- und Bewegungsangebote, darunter vor allem die Rückenschule (BDO, 2019, S. 9). Maßnahmen zum Umgang mit psychosozialen Arbeitsbelastungen werden deutlich seltener angeboten – und wenn, dann dienen sie vor allem der individuellen Stressregulierung. Darüber hinaus existieren Entspannungskurse oder -trainings sowie gezielte Maßnahmen zum Konfliktmanagement oder zur Stressprävention und -bewältigung. In der einschlägigen Literatur lässt sich mittlerweile eine Vielzahl von Empfehlungen für das BGM in verschiedenen Lebenswelten und konkreten Settings (auch in der Pflege) identifizieren. Darüber hinaus existieren konkrete Empfehlungen zu entsprechenden Maßnahmen der beruflichen Gesundheitsförderung (BGF) (GKV-Spitzenverband, 2020). Ebenso finden sich Vorgaben zur konkreten Umsetzung (Die Träger der Nationalen Präventionskonferenz, 2019). Trotz dieses Erkenntnisstandes mangelt es an einem umfassenden Verständnis für die Umsetzung von BGF im Allgemeinen und auch im konkreten Setting Pflege. Oftmals zeigt sich, dass während der eigentlichen Umsetzung von Maßnahmen Probleme entstehen. Dies bezieht sich besonders auf Ort und Zeit der konkreten Maßnahmen: Wann und wo kann ein sportliches Training für die Pflegenden sinnvollerweise angeboten werden? Gerade in diesem Zusammenhang bietet die Digitalisierung Möglichkeiten, eine Teilnahme zu erleichtern.

### 6.15.2 Gesundheitsförderung und Gesundheitsmanagement

Gesellschaftliche Veränderungen unserer Zeit beeinflussen die Arbeitswelt umfassend. Daraus ergibt sich in vielerlei Hinsicht Handlungsbedarf für Unternehmen (Simmel & Graßl, 2020).

Durch die Einführung eines betrieblichen Gesundheitsmanagements gelingt es Unternehmen, betriebliche Prozesse und Strukturen zielführender zu gestalten, zu lenken und zu entwickeln. Darüber hinaus sollen die Organisation und das Verhalten am Arbeitsplatz gesundheitsförderlicher gestaltet werden (Ternès et al., 2017). Die Steigerung der Wettbewerbsfähigkeit und die Erhöhung des Betriebsergebnisses stehen dabei für die Geschäftsführung oftmals eher im Vordergrund als die Förderung der Mitarbeitergesundheit selbst (Petzi & Kattwinkel, 2016). Ursächlich wird in diesem Zusammenhang festgehalten, dass die Leistungsfähigkeit von Arbeitnehmern und Arbeitnehmerinnen nicht ausschließlich von deren Qualifikation, Motivation und fachlicher Expertise, sondern auch in einem besonderen Maße von deren Gesundheitszustand abhängt (Simmel & Graßl, 2020). Aus ökonomischer Sicht ist die Mitarbeitergesundheit eine wichtige Voraussetzung für erfolgreiche Arbeitsprozesse. Gesunde Arbeitskräfte schaffen wettbewerbsorientierte Vorteile für ihr Unternehmen (Petzi & Kattwinkel, 2016). Dies bedeutet, dass die Mitarbeitergesundheit ein strategischer Faktor mit Einfluss auf die betrieblichen Strukturen ist (Ternès et al., 2017), welcher als vielschichtiges Konstrukt von verschiedenen Dimensionen (z. B. Arbeitsplatzgestaltung, Arbeitsbedingungen) verstanden werden sollte. Petzi und Kattwinkel (2016) zeigen, wie subjektiv wahrgenommene Gesundheit unter dem Einfluss sozialer und gesellschaftlicher Bedingungen hergestellt werden kann. Durch den Einsatz eines Gesundheitsmanagements gelingt es, Unternehmen gesundheitsförderlicher zu gestalten sowie zu steuern (Von Reibnitz & Sonntag, 2019). Dabei kann betriebliches Gesundheitsmanagement als Fortschreibung und Ausbau des seit Langem existierenden Konzepts des Arbeitsschutzes verstanden werden. Durch BGM werden der Schutz von Gesundheit und die Arbeitssicherheit gewährleistet (Simmel & Graßl, 2020).

Im Gegensatz zum eher umfassenden und strategischen betrieblichen Gesundheitsmanagement ist betriebliche Gesundheitsförderung ein operativer Kernaspekt des betrieblichen Gesundheitsmanagements (Petzi & Kattwinkel, 2016). Betriebliches Gesundheitsmanagement hat dabei drei wesentliche Bereiche: Arbeitsschutz, Gesundheitsschutz (Arbeitssicherheit) und die betriebliche Gesundheitsförderung (Simmel & Graßl, 2020). Dabei umfasst die betriebliche Gesundheitsförderung (BGF) alle gemeinsamen Maßnahmen von Arbeitnehmern und Arbeitnehmerinnen und der Gesellschaft zur Verbesserung von Gesundheit und Wohlbefinden am Arbeitsplatz (Tempelmann et al., 2019). Die Erhaltung von körperlicher und geistiger Leistungsfähigkeit ist die wesentliche Funktion der betrieblichen Gesundheitsförderung (Rimser, 2014). Um diese langfristig zu gewährleisten, orientiert sich die Ausrichtung gesundheitsförderlicher Maßnahmen in Betrieben an drei basisschaffenden Aussagen (Simmel & Graßl, 2020):

- Fürsorge durch Akzeptanz eines gesundheitsorientierten Unternehmenskonzepts zeigen sowie finanzielle Mittel bereitstellen
- Übernahme von Vorbildfunktionen durch die Führungsebene
- Engagement/Eigenverantwortung für die eigene Gesundheit aufbringen.

Die Finanzierung der betrieblichen Gesundheitsförderung wird in Deutschland im Wesentlichen über § 20b des fünften Sozialgesetzbuches geregelt. Durch den im Jahr 2000 eingeführten § 20b werden gezielt Maßnahmen zur Schaffung gesundheitsförderlicher Strukturen in Betrieben geregelt. Seit 2019 und der damals veröffentlichten Neufassung dieses Paragrafen unterliegen die Krankenkassen einer gesetzlichen Pflicht zur Unterstützung des Gesundheitsgedankens in Unternehmen. Dabei sollen laut Gesetz Wissen, Motivation und Befähigung in der Gesellschaft für ein gesundheitsbewussteres Verhalten im Sinne der betrieblichen Gesundheitsförderung erzeugt werden (Walter & Badura, 2018). Erst wenn die von den Krankenkassen zur Verfügung stehenden

Mittel ausgeschöpft sind, müssen die Gesundheitsprogramme von den Unternehmen selbst finanziert werden. Die Höhe der Kosten ist von der Unternehmensgröße, den Interessen sowie der Projektdauer abhängig. Kosten in der betrieblichen Gesundheitsförderung entstehen beispielsweise durch das Engagement von extern engagierten Gesundheitsexperten und -expertinnen sowie durch Beratung, Schulung, angemietete Kursräume oder intern veranschlagte Personalkosten (Spicker & Schopf, 2007). An dieser Stelle entstehen durch Digitalisierung ebenfalls Investitionskosten, die mittel- und langfristig jedoch zu einer Kostenreduktion führen können.

### 6.15.3 Betriebliche Gesundheitsförderung und Pflege

Die Arbeitsbelastungen im Bereich Pflege sind besonders hoch. Dies ist seit Längerem bekannt. Schon 2013 empfanden 41,7 % der Mitarbeitenden ihren Beruf als belastend (Meißner, 2013). Arbeitskräfte im stationären Gesundheitssektor unterliegen spezifischen Anforderungen und besitzen ein hohes Risiko, erwerbsunfähig zu werden (Barkey, 2016). Fachlich vielschichtige Anforderungen, der Einsatz von Kommunikations- und Sozialkompetenzen sowie Kraft- und Ausdauerbelastungen prägen das Berufsfeld. Der Umgang mit Ausnahmesituationen darf nicht gescheut werden. Ebenso verlangt zeitkritisches Handeln dem Pflegepersonal Organisationsfähigkeit und ein hohes Maß an Eigenverantwortung ab (Scheidler et al., 2019). Es ist bekannt, dass Ermüdung und Stress als Folge von Beanspruchungen entstehen können. Diese führen zu psychischen Erkrankungen (Techniker Krankenkasse, 2016). Menschen sind als biopsychosoziale Wesen empfänglich für negative Arbeitsbedingungen (Badura et al., 2010). Rimser (2014) unterteilt die Belastungen am Arbeitsplatz in vier Kategorien. Zu diesen zählen physische Belastungen, organisationsbedingte Belastungen, Schicht- und Nachtarbeit sowie psychische Belastungen. Bedingt durch die demografische Entwicklung haben sich im Bereich der stationären Pflege für die genannten Faktoren Belastungsschwerpunkte herauskristallisiert.

Es liegen branchenübergreifende Erkenntnisse zur Wirkung von betrieblicher Gesundheitsförderung vor. An dieser Stelle sei hier beispielhaft auf das Review von Rojatz et al. (2015) verwiesen. Ob diese Erkenntnisse auch auf den Bereich der Pflege übertragen werden können, ist bislang nicht eindeutig geklärt. Eine der wenigen Arbeiten zu diesem Kontext zeigt beispielsweise, dass australisches Pflegepersonal einen schlechteren Gesundheitszustand aufweist als andere Berufsgruppen (Perry et al., 2017). Darüber hinaus wurden in dieser Publikation spezifische Interventionen für die betriebliche Gesundheitsförderung im Setting Krankenhaus empfohlen. In Deutschland besteht durch den Präventionsbericht ein umfassender Überblick zur Umsetzung der betrieblichen Gesundheitsförderung in verschiedenen Settings wie beispielsweise stationären Pflegeeinrichtungen (GKV-Spitzenverband, 2020). Dabei zeigt sich, dass im Pflegebereich eher jüngere Fachkräfte Maßnahmen der betrieblichen Gesundheitsförderung offen gegenüberstehen, da diese bereits in ihrer Ausbildung für das Thema sensibilisiert wurden. So zeigt eine Online-Befragung von fast 1400 deutschen Pflegekräften, dass ein Großteil der Pflegekräfte Interesse an Maßnahmen der betrieblichen Gesundheitsförderung hat (Ehegartner et al., 2020). Dazu gehören Maßnahmen zur Reduktion des Stresserlebens und zur Erholung oder zur richtigen Kommunikation bei Konflikten. Immerhin 75 % würden an entsprechenden Maßnahmen teilnehmen, wenn die dafür notwendigen Rahmenbedingungen stimmig sind. Dazu zählen etwa die Kostenübernahme durch den Arbeitgeber und die Durchführung der Maßnahmen während der Arbeitszeit. Allerding ist auch bekannt, dass die organisatorischen Rahmenbedingungen besonders in der ambulanten Pflege zu großen Herausforderungen führen (Institut für Gesundheits- und Sozialforschung, 2006). Hier wird auf ein von Mobilität und Wechselhaftigkeit geprägtes Setting verwiesen. Dazu kommen Leistungs- und Termindruck.

Oberstes Ziel betrieblicher Gesundheitsförderung ist es, zunächst die Belegschaft für eine Partizipation zu gewinnen und eine Compliance bezüglich der jeweiligen Maßnahmen zu entwickeln (Janer et al., 2002; Kreis et al., 2003). Hier erscheint es zum einen sinnvoll, die Belegschaft in die Vorbereitung der Maßnahmen miteinzubeziehen. Darüber hinaus ist die Teilnahme grundsätzlich von verschiedenen Determinanten abhängig. So empfehlen Ludwig et al. (2020), die Maßnahmen zielgruppenspezifisch hinsichtlich des Geschlechts, Alters, Gesundheitsbewusstseins und -zustandes sowie des Umfangs der Erwerbstätigkeit zu konzipieren. Neben der reinen Partizipation ist es jedoch auch wichtig, die Wirksamkeit von Maßnahmen zu überprüfen. Hier mangelt es im Allgemeinen und ganz besonders im Setting der Pflege an Erkenntnissen. Einige wenige Studien zeigen jedoch erste Erkenntnisse auf. Rövekamp-Wattendorf et al. (2018) befragten 108 Altenpflegeeinrichtungen. Dabei zeigte sich, dass Personalmangel und eigene mangelhafte Kenntnisse zum Scheitern bei der Umsetzung von betrieblicher Gesundheitsförderung führten.

### 6.15.4 Digitale betriebliche Gesundheitsförderung

Grundsätzlich ist die Bedeutung von betrieblichem Gesundheitsmanagement und betrieblicher Gesundheitsförderung unbestritten. Allerdings zeigt sich besonders in Deutschland, dass die Umsetzung besonders von digitalen Maßnahmen nur schleppend vorangeht. Zudem stellt sich die Frage nach der Nachhaltigkeit der Maßnahmen. Bauer und Jenny (2017) führen u.a. an, dass nur etwa die Hälfte aller Betriebe Maßnahmen der betrieblichen Gesundheitsförderung bereits länger als zwei Jahre umsetzt. In den letzten Jahren mehren sich Konzepte, bei denen auch digitale Lösungen zum Einsatz kommen, um die beschriebenen Probleme zu lösen. Beispielsweise haben Käfer und Niederberger (2020) eine mehrstufige Delphi-Umfrage unter Experten und Expertinnen aus Wissenschaft und Praxis durchgeführt, um Empfehlungen für die Integration von digitalen Angeboten in die betriebliche Gesundheitsförderung zu geben. Die Autorinnen stellten dabei fest, dass zukünftig vermehrt digitale Instrumente in der betrieblichen Gesundheitsförderung zum Einsatz kommen werden. Allerdings bleibt die persönliche Interaktion bei den Maßnahmen zentraler Bestandteil. Die Potenziale von digitalen Instrumenten liegen in der individuellen Bedürfnisanpassung und in der Motivationssteigerung aus der Perspektive der Arbeitnehmer*innen. Aus Arbeitgebersicht erscheinen die Steigerung der Attraktivität des Unternehmens und die Verbesserung des Betriebsklimas als vorteilhaft. Als Herausforderungen können jedoch der Datenschutz und das unübersichtliche Angebot von Tools und deren Wirksamkeit gesehen werden. Auch der Arbeitsschutz spielt eine Rolle. Auch wenn digitale Lösungen grundsätzlich immer zur Verfügung stehen, sollte an dieser Stelle mit Blick auf die Arbeitnehmerinteressen nur zu bestimmten Zeiten ein Zugriff erlaubt werden. In diesem Zusammenhang sei auf den Begriff „Slow Media“ verwiesen (Rauch, 2011).

Winter und Riedl (2022) geben in ihrem Beitrag einen guten Überblick über die Chancen und Herausforderungen einer digitalen betrieblichen Gesundheitsförderung. In ihrem Review erfassten sie 16 deutsch- und 14 englischsprachige Beiträge zum digitalen Gesundheitsmanagement sowie der digitalen betrieblichen Gesundheitsförderung und überprüften die dort gefundenen Erkenntnisse mittels Expertenbefragungen. **Tabelle 6-24** gibt einen Überblick über die identifizierten Chancen und Herausforderungen.

Die Bundesanstalt für Arbeitsschutz und Arbeitsmedizin (2014) wies schon vor Längerem

**Tabelle 6-24:** Chancen und Herausforderungen einer digitalen betrieblichen Gesundheitsförderung (Quelle: Winter & Riedl, 2022, S. 11)

| Chancen | Herausforderungen |
|---|---|
| • Zeit- und ortsunabhängige Nutzung der BGM-Maßnahmen<br>• Zentrales Steuerelement<br>• Erreichbarkeit einer breiteren Zielgruppe<br>• Höhere Effektivität und Effizienz, Kosten- und Zeitersparnis<br>• Nutzen als Kommunikations- und Informationstool<br>• Individualisierbarkeit des Tools und der Inhalte<br>• Vorteile durch Kombination von analogen und digitalen Maßnahmen<br>• Stärkung der Unternehmensmarke und des Unternehmensimages<br>• Nutzung von Gamification und Wettbewerben zur Motivationssteigerung | • Fehlende Nachweise und Studien<br>• Neuheit der Thematik<br>• Datenschutzaspekte<br>• Kein Ersatz der analogen Maßnahmen, nur eine Unterstützung<br>• Vermischung von Arbeit und Privatleben<br>• Neue Belastungen für Mitarbeiter*innen<br>• Fehlende Nutzungskompetenz, Akzeptanz des Tools<br>• Ausschluss älterer Personen<br>• Integration in die Unternehmenskultur<br>• Zuverlässigkeit der Technik<br>• Tatsächliche Nutzungsraten |

darauf hin, dass gerade im Pflegebereich der Einsatz von digitalen Angeboten sinnvoll sein kann. Dies trifft im Besonderen auf die ambulante Pflege zu, wo explizit notwendige Räumlichkeiten fehlen. So ist es nicht verwunderlich, dass im Zusammenspiel zwischen besonderen Belastungen in der Pflege und der zunehmenden Digitalisierung im Allgemeinen auch neue Formen der Kommunikations- und Informationstechnik Einzug in die betriebliche Gesundheitsförderung im Pflegebereich halten (WHO, 2019b). Dabei spricht vor allem der niedrigschwellige Zugang zu den Maßnahmen für die Nutzung (Reindl, 2009). Zudem konnte nachgewiesen werden, dass beispielsweise Apps den unter Pflegenden besonders hohen Stresslevel reduzieren können (Coelhoso et al., 2019). Die Wirksamkeit von digitalisierten Tools konnten auch Balk-Møller et al. (2017) nachweisen, indem sie zeigten, dass eine web- und mobilbasierte Intervention zu einer Verbesserung des Ernährungsverhaltens und zu einer Gewichtsreduktion bei Angestellten im Gesundheits- und Sozialwesen nach neun Monaten führte. Das webbasierte Stressmanagement-Programm „BREATHE“ von Hersch et al. (2017) eignete sich ebenfalls sehr gut, um Stress bei Pflegekräften abzubauen. Die flexible Einsetzbarkeit verspricht dabei ganz besonders Erfolg im ambulanten Bereich. Festzuhalten ist jedoch, dass Interventionen in der betrieblichen Gesundheitsförderung im Pflegebereich auf diese Zielgruppe spezifisch ausgerichtet und – wie in anderen Settings auch – regelmäßig evaluiert werden müssen. Die Chancen, die digitale Tools in diesem Setting bieten, können zu einem verbesserten Gesundheitsverhalten der Mitarbeiter*innen führen. Zukünftig sollten Unternehmen in der Pflegebranche deshalb digitale Tools für die betriebliche Gesundheitsförderung weiterentwickeln, um nachhaltig Erfolge zu erzielen.

## 6.16 AAL-Systeme und Robotik zur Rehabilitationsförderung

Annemarie Strobl

In diesem Kapitel erfolgt eine nähere Auseinandersetzung mit AAL-Systemen und Robotik zur Rehabilitationsförderung.

### 6.16.1 Hintergrund

Technische Entwicklungen haben menschliche Arbeitsprozesse verändert. Zusätzlich steigert der rasche Transfer großer Datenmengen über das Internet die Kommunikation und Vernetzung zwischen verschiedenen Geräten und bietet neue Einsatzmöglichkeiten. Die Überlegungen zu Ambient-Assisted-Living-Systemen (AAL; deutsch: umgebungsunterstütztes Leben), zu Smart Home und zu Assistenzen in der Mobilität schreiten voran, und auch der Einsatz von Robotik ist im Pflege- und Gesundheitswesen angekommen (Manzeschke, 2019). Auch die Zahl der Studien verdeutlicht diese Entwicklung und den Bedarf, sich mit Körperfunktionen und -strukturen, Aktivitäten, Beteiligung, Interaktion, Umweltfaktoren, persönlichen Faktoren und der Wirksamkeit von AAL-Systemen und der Robotik, z. B. im Bereich der Rehabilitation, zu beschäftigen (Dijkers et al., 2021; Middleton et al., 2014; Ona et al., 2018). Personen mit (degenerativen) neurologischen oder neuromuskulären Erkrankungen, Verletzungen oder Amputationen werden durch die intensive und individuelle Trainingsgestaltung vor große Herausforderungen gestellt. Technische Lösungen im Bereich AAL und Robotik können Gehunfähigkeit, schlechte Haltungskontrolle oder unzureichende kognitive Funktionen überwinden, indem sie gewünschte Bewegungen und Mobilität unterstützen und kontrollieren (Ona et al., 2018; Zutter, 2019).

Die Deutsche Rentenversicherung meldete im Jahr 2020 1,4 Millionen Anträge auf medizinische Rehabilitation. Die ambulanten Reha-Leistungen machten dabei 16 % aller medizinischen Reha-Leistungen aus. Die häufigsten Reha-Indikationen waren Erkrankungen von Muskeln, Skelett und Bindegewebe. Beobachtungen zeigen, dass mit steigendem Alter die Rehabilitation häufiger in Anspruch genommen wird. Frauen und Männer waren in der medizinischen Rehabilitation 2020 mit 53,8 Jahren durchschnittlich gleich alt (Deutsche Rentenversicherung, 2021). In Österreich erhöhte sich 2021 die Anzahl der Rehabilitationen um 15 % im Vergleich zum Vorjahr, liegt aber immer noch um 12,4 % unter dem Niveau von 2019. Deutlich häufiger als noch 2020 haben psychische Erkrankungen eine Rehabilitation notwendig gemacht (Statistik Austria, 2022b). Österreich unterscheidet bei den Rehabilitationsindikatoren bei Erwachsenen zwischen Bewegungs- und Stützapparat, Rheumatologie, Herz-Kreislauf-Erkrankungen, zentralem und peripherem Nervensystem, onkologischer Rehabilitation, psychiatrischer Rehabilitation, Atmungsorganen, Stoffwechselsystem und Verdauungsapparat, Zuständen nach Unfällen und neurochirurgischen Eingriffen und dem Spezialbereich Lymphologie (Reiter et al., 2020).

Der Begriff der Rehabilitation beschreibt ein weites Feld von Anwendungen und hat in einer kulturell unterschiedlich geprägten Welt unterschiedliche Bedeutungen (Ona et al., 2018). Laut Meyer et al. (2011) handelt es sich um eine Gesundheitsstrategie, die auf dem integrativen Modell der World Health Organization für Funktionsfähigkeit, Behinderung und Gesundheit basiert, mit dem Ziel, Menschen mit gesundheitlichen Problemen, die eine Behinderung erfahren oder bei denen eine solche zu erwarten ist, in die Lage zu versetzen, eine optimale Funktionsfähigkeit in Interaktion mit der Umwelt zu erreichen und zu erhalten. Diese Strategie verfolgt die Identifizierung der Probleme und Bedürfnisse einer Person, die Verknüpfung der Probleme mit relevanten Faktoren der Person und der Umgebung, die Definition von Rehabilitationszielen, die Planung und Umsetzung der Maßnahmen und die Bewertung der Auswirkungen (WHO, 2011). Die Intervention wird auf die betroffene Person individuell abgestimmt. Sowohl das soziale Funktionieren als auch die Gesundheit und das Wohlbefinden werden hierbei berücksichtigt (Ona et al., 2018; Poli et al., 2013).

Die Komplexität dieser Strategie unterstreicht die Notwendigkeit eines interdisziplinären Teams für die Behandlung, das über Fähigkeiten, Ausbildungen und Fachkenntnisse verfügt, um die vollständige Wiederherstellung der Funktion des Betroffenen und seine optimale Wiedereingliederung in alle Aspekte des Lebens zu fördern. Dazu zählt ärztliches Fachpersonal aus den Bereichen Medizin, Pflege, Physiotherapie, Ergotherapie, Logopädie, Psychologie, Sozialarbeit und Orthopädie. Ebenso sind Betroffene und Angehörige diesem interdisziplinären Team zuzuordnen (Miller et al., 2010; Neumann et al., 2010).

Moderne Technologien sind in der Pflege angekommen, sogar in größerem Umfang als bisher angenommen. Das Interesse von professionell Pflegenden an neuer Technologie ist vorhanden und pflegerische Tätigkeiten lassen sich in den verschiedenen Settings durch den Einsatz von Technik erheblich unterstützen (Bräutigam, 2017; Deutscher Ethikrat, 2020; Mesquita et al., 2016; Tanioka, 2019). Technische Entwicklungen wie AAL-Systeme werden als sinnvolle Unterstützung diskutiert, um eine hochwertige pflegerische Versorgung trotz steigender Nachfrage nach Pflegeleistungen zu gewährleisten. Geräte für Monitoring und zur körperlichen Unterstützung werden als Erleichterung angesehen (Kuhlmey et al., 2019). Die Robotik zur Unterstützung von Bewegungsausführungen und Alltagshandlungen für Betroffene, wie Prothesen, Greifgeräte oder Exoskelette, wirkt sich dagegen auf den beruflichen Alltag von professionell Pflegenden weniger oder nur indirekt aus. Sie kommt im Rehabilitationsbereich zum Einsatz, um beispielsweise Bewegungen wieder zu erlernen oder bei Mobilitätseinschränkungen zu unterstützen (Becker et al., 2013). Obwohl der unmittelbare Umgang mit Rehabilitationsrobotern als gering gesehen wird, profitieren professionell Pflegende von der besseren Vernetzung und Kommunikation, einer leichteren Informationssammlung und -verarbeitung und einer besseren Arbeitsorganisation. Dies verlangt Wissen und vor allem Zugang zu ausgewählten Technologien. Denn der Nutzen von AAL-Systemen und Robotik hängt maßgeblich von der (oft mangelhaften) Ausstattung ab, unabhängig davon, ob im stationären, ambulanten oder häuslichen Umfeld (Kuhlmey et al., 2019).

### 6.16.2 Hintergrund, Definition und Anwendung

Der technologische Fortschritt der vergangenen Jahrzehnte hat zahlreiche Möglichkeiten für die Entwicklung von Rehabilitationslösungen eröffnet, die die Arbeit auch in entfernten Umgebungen erleichtern. AAL ist darauf ausgelegt, eine Person unauffällig zu unterstützen und ihr zu ermöglichen, ihre Ziele im Alltag zu erreichen (Middleton et al., 2014). Die AAL-Rehabilitation befasst sich bereits mit Problemen der traditionellen Rehabilitation. In Verbindung mit der steigenden Nachfrage nach diskreten, umweltfreundlichen, kleinen und leistungsfähigen Technologien werden AAL-Lösungen für die Rehabilitation besser. Durch effizientere Algorithmen, intelligentere Sensoren, Cloud-Daten und Pervasive Computing (intelligente Produkte kommunizieren im Hintergrund) wird die personalisierte Rehabilitation Teil des AAL-Rahmens und fördert die Unabhängigkeit von ansonsten potenziell abhängigen Personen, wie beispielsweise beeinträchtigten Personen, älteren Erwachsenen, Menschen mit Verletzungen oder chronischen Krankheiten (Middleton et al., 2014).

In der Literatur mangelt es an einheitlichen, konsentierten Definitionen und Abgrenzungen, da zwischen AAL und anderen technischen Lösungen Schnittmengen bestehen oder, in Abhängigkeit von den jeweiligen Produkteigenschaften und integrierten Technikkomponenten, sich einige Technologien sowohl AAL als auch der Robotik zuordnen lassen (Elsbernd et al., 2014). AAL umfasst den Einsatz von Sensornetzwerken, intelligenten Textilien, Überwachungsgeräten und Quartiersvernetzung durch intelligente technische Lösungen, mit denen alltagsunterstützende Dienstleistungen organisiert oder Informationen vermittelt werden, die in stationärer oder häuslicher Umgebung eine Relevanz haben (Middleton et al., 2014; Weiß, 2015). Der Entwicklungsfortschritt befasst sich mit sowohl relativ einfachen Systemen, z. B. zur Kompensation neuronaler und psychischer Beeinträchtigungen, als auch hochkomplexen vernetzten Lösungen mit einem nachhaltigen Einfluss auf die Lebensbedingungen und sozialen Strukturen der Betroffenen (Hergesell, 2017). In die Kleidung eingebettete Beschleunigungsmesser, in Betten, Wänden und Sitzen eingebaute Schalter und Videoüberwachung können Daten sammeln, die aus der Ferne an einen Computer übertragen werden, um aussagekräftige Informationen zu gewinnen. Auf der Grundlage dieser Daten können ferngesteuerte Algorithmen ein Modell der Bewegungen der Person erstellen, dieses mit einer Datenbank von Risikosituationen vergleichen, berechnen, ob die Person gefährdet ist, und schließlich geeignete Maßnahmen empfehlen, die z. B. mit Telemedizin verknüpft werden (O'Neill et al., 2012).

Eine klare Trennlinie zwischen AAL und Robotik gibt es nicht, denn AAL beschränkt sich nicht mehr nur auf einen reinen Assistenzbereich. Die zunehmende Leistungsfähigkeit und Komplexität diskreter Sensoren bedeutet, dass AAL nahtlos auf die bewegungsbasierte Rehabilitation angewendet werden kann. Die Fähigkeit der Sensoren, quantitative Messungen vorzunehmen, ist ein großer Sprung nach vorne bei der Messung des Therapiefortschritts. Therapeuten und Therapeutinnen und Patienten und Patientinnen müssen ihre Fortschritte nicht mehr allein auf der Grundlage von Verhaltensbeobachtungen und menschlicher Subjektivität beurteilen. Diese Daten können auch in Echtzeit analysiert werden, sodass Patienten und Patientinnen ein Feedback erhalten und Bewegungen anpassen können. Dabei können sie per Kameraübertragung durch Therapeuten und Therapeutinnen fernüberwacht werden oder ein Video oder Computerspiel auf einem Bildschirm verfolgen. Einige Lösungen kombinieren beides, wobei die fortschrittlichsten Lösungen den Bedarf an einer Echtzeittherapie verringern und es Patienten und Patientinnen ermöglichen, die Rehabilitation in der persönlichen Umgebung selbst zu steuern (Middleton et al., 2014).

Die medizinische Anwendung von Sensoren und die Computerschnittstellen, die sie mit Feedback versorgen, sind inzwischen so weit fortgeschritten, dass Patienten und Patientinnen nicht mehr physisch mit einem Gerät interagieren müssen, um Übungsprogramme zu absolvieren. Eine Weiterentwicklung der Geräte zur Bewegungsverfolgung ist ihre Verwendung in Serious Games, die speziell für die bewegungsbasierte Rehabilitation entwickelt worden sind. Serious Games befassen sich mit dem Problem der Motivation, das die traditionelle Reha-Therapie plagt. Ein gut konzipiertes Reha-Spiel verfügt über eine ansprechende Umgebung, eine ausreichend schwierige, aber unterhaltsame Aktivität um voranzukommen, und einen Anpassungsalgorithmus, der den Schwierigkeitsgrad entsprechend der Leistung von Patienten und Patientinnen erhöht oder verringert (Middleton et al., 2014). Präzise intelligente Sensoren können die Bewegungen der Patienten und Patientinnen in Anwesenheit von Therapeuten und Therapeutinnen oder ohne Echtzeit-Interaktion, z. B. im Rahmen eines Spielparadigmas, in einer Virtual-Reality-Umgebung oder in Interaktion mit einem Rehabilitationsroboter erfassen. Aktuatoren (aktive Exoskelette) können die Bewegungen unterstützen und intelligentes Computing kann eine quantitative Messung des Fortschritts auf interaktiven Displays liefern, sodass Patienten und

Patientinnen den eigenen Fortschritt überwachen und die Kontrolle über die Rehabilitation übernehmen können. Regelmäßige Aktualisierungen der Fortschritte können von medizinischem Fachpersonal aus der Ferne abgerufen werden (Chang et al., 2012).

AAL kann dazu beitragen, Arbeitsprozesse effizienter zu steuern, weil weniger Kontroll- und Routinetätigkeiten ausgeübt werden müssen. Neue Daten aus diesen Systemen werden automatisch gesammelt, aus der Ferne übertragen und für die Planung, Durchführung und Evaluation von pflegerischen Tätigkeiten zur Verfügung gestellt, um die Lebensqualität zu erhalten oder zu verbessern (Bundesanstalt für Arbeitsschutz und Arbeitsmedizin, 2015; Cook et al., 2009). So können Sensormatten oder intelligente Matratzen bei professionell Pflegenden einen Alarm auslösen, wenn sturzgefährdete Personen z. B. während eines Nachtdienstes ihr Bett verlassen oder nicht wieder aus dem Bad zurückkehren (DAA-Stiftung Bildung und Beruf, 2017). Professionell Pflegende können dadurch nächtliche Kontrollgänge reduzieren und mehrere Personen gleichzeitig betreuen. Eine ständige Beobachtung der Betroffenen ist somit möglich, ohne dass professionell Pflegende anwesend sein müssen. Dies unterstützt bei der Wahrnehmung der Fürsorgepflichten, mit positiven Auswirkungen auf das Stressempfinden von professionell Pflegenden (Fuchs-Frohnhofen et al., 2017; Sowinski et al., 2013).

Durch die Verbreitung von AAL im häuslichen Umfeld erweitern sich berufliche Rollen und Tätigkeitsfelder von professionell Pflegenden. Beratungskompetenzen für den Einsatz von AAL-Lösungen sind gefordert, die auch Angehörige im Hinblick auf die sich anschließende Eigenversorgung unterstützen. Hierzu zählt, dass individuelle Bedarfe und Bedürfnisse der Betroffenen in Bezug auf einen Technikeinsatz erkannt und Anwendungsmöglichkeiten und -grenzen aufgezeigt werden und die eigenverantwortliche Entscheidung bei einer Anschaffung von AAL-Systemen unterstützt wird (DAA-Stiftung Bildung und Beruf, 2017; Middleton et al., 2014; Nitschke et al., 2012). Gerade für die Leistungsempfänger und -empfängerinnen als primäre Zielgruppe von AAL ist eine gute und umfassende Einführung in das Thema wichtig. Insbesondere der Erstkontakt mit einer neuen Technologie beeinflusst deren spätere Akzeptanz, denn Technophobie kann dazu führen, dass Menschen elektronische und computergestützte Methoden nur zögerlich annehmen. Trotz der höheren Kosten ziehen sie möglicherweise traditionellere persönliche Ansätze vor. Einige Sensortechnologien sind noch nicht so weit entwickelt, dass sie wirklich in der Umgebung eingesetzt werden können und erfordern physische Sensoren, die Betroffene als störend empfinden. Je kleiner und genauer die Technologie wird, desto teurer ist sie auch. Technologien sind noch weit von einer hundertprozentigen Genauigkeit entfernt, obwohl Forscher*innen behaupten, dass in den meisten Fällen eine Genauigkeit von 80 % ausreichend ist (Innovationsplattform für intelligente Assistenz im Alltag, 2015; Middleton et al., 2014).

Während die Effektivität von AAL-Systemen gut etabliert ist und das Marktpotenzial im häuslichen Umfeld in der Literatur positiv beurteilt wird, ist teilweise das Design noch nicht so weit entwickelt, dass AAL-Systeme nahtlos in jede Umgebung integriert werden können, oder untersuchte Systeme sind auf eine begrenzte Anzahl von Funktionen, Formaten und spezifischen Benutzeranforderungen beschränkt. Die Technologien werden in begrenztem Umfang und isoliert eingesetzt, ohne dass ein definierter Rahmen und Standards vorhanden sind (Middleton et al., 2014). Neue AAL-Systeme werden häufig an den eigentlichen Nutzungsbedarfen vorbei entwickelt, u. a. wenn die Technik zum großen Teil in Labors ohne die Beteiligung der Betroffenen entsteht oder Kostenträger über Kosten-Nutzen-Aspekte entscheiden. Insbesondere bei digitalen Systemen, die in der häuslichen Umgebung unsichtbar integriert sind und automatisch sensible Daten sammeln, bestehen nach wie vor datenschutzrechtliche Herausforderungen (Nielsen et al., 2022).

In der Pflege werden die größten Potenziale für AAL im häuslichen Bereich gesehen. Hierzu zählen:

- ein besserer und schnellerer Informationsfluss sowie Austausch von Vitaldaten
- verbesserte Umgebungsbedingungen durch beispielsweise intelligente Beleuchtung und Temperaturregler
- eine bessere Arbeitsorganisation und Logistik
- die psychische Entlastung von professionell Pflegenden
- die Förderung des Sicherheitsgefühls, weil bessere Kontrollmöglichkeiten bei Stürzen, Nachtwanderungen usw. bestehen.

Dies setzt voraus, dass die AAL-Lösungen logistisch eingebunden bzw. miteinander vernetzt sind, Sicherheit vermitteln und den Informationsfluss verbessern. Betont wird dabei besonders, dass AAL-Systeme die direkte Pflege nie vollständig ersetzen können und nur als ergänzende Angebote bei der Arbeit am und mit dem Menschen zum Einsatz kommen sollen (Nielsen et al., 2022).

### 6.16.3 Robotik

Roboter können als Hilfsmittel eingesetzt werden, um eine menschliche Funktion zu verbessern, zu ergänzen oder zu ersetzen (Mohammed et al., 2012). In der Rehabilitation werden Roboter eingesetzt, um die menschliche Funktion auf therapeutische Weise zu verbessern oder die Rehabilitation zu Hause zu unterstützen. Mit den jüngsten Fortschritten in der Robotik und in der Informations- und Kommunikationstechnologie sind Rehabilitationsroboter eine vielversprechende Möglichkeit für die Verbesserung der menschlichen Gesundheitsfürsorge und die Unterstützung von Bewegung und Therapie bei Menschen mit Beeinträchtigungen (Yuan et al., 2021).

Die internationale Robotervereinigung bezeichnet als Robotik einen mit zwei oder mehr Achsen programmierbaren, angetriebenen Mechanismus mit einem gewissen Grad an Autonomie, der sich innerhalb seiner Umgebung bewegt, um beabsichtigte Aufgaben zu erfüllen. Autonomie bedeutet in diesem Zusammenhang, die Fähigkeit zu besitzen, die vorgesehenen Aufgaben auf der Grundlage des aktuellen Zustands und der Sensorik ohne menschliches Eingreifen auszuführen (International Federation of Robotics, 2022). Des Weiteren sind Roboter in der Lage, während der Therapie biomechanische Daten zu erfassen und automatisch zu speichern. Je nach Robotersystem können sie den Arbeitsbereich, die Bewegungsbereiche der Gelenke und die ausgeübte Kraft sowie die Qualität in Bezug auf die Präzision und Geschmeidigkeit der Bewegungsabläufe messen. Andere Maße sind Ausführungs- und Erledigungsgeschwindigkeit der Aufgaben sowie die Reaktionszeiten. Die Erfassung und Speicherung dieser Parameter erfolgt unmittelbar durch die inhärente Sensorik der Robotersysteme wie z.B. Encoder, Kraftsensoren oder Stromsensoren (Ona et al., 2018). Roboter verfügen über unterschiedliche Erscheinungsformen. Sie adressieren unterschiedliche Bedürfnisse und Funktionalitäten oder simulieren eine soziale und emotionale Aktion bzw. Reaktion in soziotechnischen Arrangements (Manzeschke, 2019). So werden Geräte zum Training (robotergestützte Therapien), zur Unterstützung (Exoskelette, Endeffektor) oder zum Ersatz (Prothesen) von beeinträchtigten Aktivitäten oder gestörten Körperfunktionen und -strukturen der Rehabilitationsrobotik zugeordnet (Ona et al., 2018).

Exoskelette zur Rehabilitation des Gangs, der Fortbewegung oder Armbewegung sind extern getragene motorisierte Geräte, die Menschen mit motorischen und funktionellen Beeinträchtigungen beim Aufstehen, Gehen und bei der Bewegung unterstützen (Hohl et al., 2022). Sie werden in zwei Gruppen von tragbaren Maschinen eingeteilt: passiv und aktiv. Passive Exoskelette verwenden Kombinationen aus Federn und Dämpfern, die Energie aus der menschlichen Bewegung speichern und bei Bedarf wiederverwenden können, um eine Haltung oder Bewegung zu verbessern. Aktive Exoskelette haben sogenannte Aktuatoren, die Energie (z. B. elektrische, pneumatische oder hydraulische Energie) in mechanische Kraft umwandeln, um die menschliche Bewegung zu unterstützen und zu verstärken (De Looze et al., 2016). Exoskelette kann es in unterschiedlichen Formen geben, wie z. B. als Oberkörper-, Unterkörper- oder Ganzkörper-Exoskelett, wobei auch Versionen mit nur einem Gelenk entwickelt werden und in verschiedenen Bereichen eingesetzt werden können (Toxiri et al., 2019). Ein Endeffektor hat im Allgemeinen nur Kontakt mit der Hand oder dem Fuß von Betroffenen und bewegt – oder unterstützt die Bewegung – den distalen Teil des Arms oder Beins, was zu einer Bewegung an proximaleren Teilen des Arms oder Beins führen kann, z. B. mittels Handgriff oder Fußplatte (Mehrholz et al., 2020).

Roboter entsprechen nicht mehr den verborgenen Aspekten des AAL-Modells. Es ist jedoch eine neue Generation von tragbaren Robotern entstanden, die eine wirksame Unterstützung in der Umgebung bieten können (Mohammed et al., 2012). Hassani et al. (2014) beschreiben ein solches System, wobei eine angetriebene Orthese sowohl aktive als auch passive Unterstützung für eine betroffene Gliedmaße leistet. Das Gerät ähnelt einem Exoskelett und arbeitet in zwei Modi: Es kann entweder die gesamte erforderliche Kraft aufbringen oder auf die von der Person ausgeübte Kraft reagieren. Die Sensoren können die Aktuatoren an die Bedürfnisse der Person im Rahmen des eigenen Rehabilitationsprogramms anpassen. Dieses Gerät ist sehr unauffällig und kann sogar unter der Kleidung getragen werden.

Zahlreiche Studien haben laufbandgestützte Gangtrainingsansätze untersucht, darunter körpergewichtsunterstütztes Laufbandtraining und robotergestütztes Gangtraining, beispielsweise für Personen mit Multipler Sklerose. Im Vergleich zum Gehen auf dem Boden bietet das Gehen auf dem Laufband den Betroffenen eine andere Trainingserfahrung. Es wurden erhebliche Unterschiede in der Gangkinematik zwischen dem Gehen auf dem Laufband und dem Gehen auf dem Boden festgestellt, da die Vorwärtsbewegung des Körpers beim Gehen auf dem Laufband räumlich eingeschränkt ist. Diese Art des Gangtrainings hat das Potenzial, dass Therapeuten und Therapeutinnen allein das Gehtraining durchführen können, wohingegen das traditionelle Gehtraining im Frühstadium, z. B. von Rückenmarksverletzungen, in der Regel mindestens zwei Personen erfordert, um Patienten und Patientinnen auszubalancieren und die Beine manuell zu bewegen (Afzal et al., 2020; Morawietz & Moffat, 2013). Allerdings zeigen Studien einen Mangel an qualitativ hochwertigen Daten zur Wirksamkeit von roboterunterstütztem Gangtraining nach Rückenmarksverletzungen. Die künftige Forschung sollte sich auf große randomisiert-kontrollierte Studien mit homogenen Stichprobenpopulationen konzentrieren und die Interventionen in verschiedenen Stadien der Genesung evaluieren. Stichproben und Interventionen sollten zu Beginn und während der Studie klar definiert werden. Es besteht auch Bedarf an der Entwicklung von standardisierten, sensitiven Ergebnismessungen zur Bewertung von Interventionen (Morawietz & Moffat, 2013). Mehrholz et al. (2020) kamen zu dem Schluss, dass Schlaganfallpatienten und -patientinnen, die roboterunterstütztes Gangtraining in Kombination mit Physiotherapie erhielten, eher selbstständiges Gehen erlangen als Patienten und Patientinnen mit einem Gangtraining ohne diese Geräte. Genauer gesagt werden Patienten und Patientinnen mit subakutem Schlaganfall und solche, die vor der Rehabilitation nicht gehen können, voraussichtlich mehr von roboterunterstütztem Gangtraining profitieren, mit signifikanten Verbesserungen von Ganggeschwindigkeit, funktioneller Gehfähigkeit und Balance, als Patienten und Patientinnen mit einem chronischen Schlaganfall.

Wegen der hohen Kosten von Exoskeletten sowie des erheblichen finanziellen, zeitlichen und energetischen Aufwands, der erforderlich ist, um den Gebrauch eines Exoskeletts zu erlernen, und angesichts der Vielzahl von Ergebnissen, die für Patienten und Patientinnen von großer Bedeutung sind (z.B. aufrechte Haltung, Mobilität, erweiterte Aktivitäten des täglichen Lebens, Knochengesundheit, andere physische und psychische Gesundheitskomponenten), haben Forschende und medizinisches Fachpersonal großes Interesse an diesen Studienergebnissen (Dijkers et al., 2021). Aufgrund unterschiedlicher Gerätefunktionen, des Studiendesigns und des Grades der Beeinträchtigung der Testperson ist es aber oft schwierig, die Literatur zu vergleichen, zumal die Gesamtqualität der Studien als gut bis mäßig beurteilt wird und die Ergebnisse somit mit Vorsicht zu interpretieren sind (Afzal et al., 2020; Whiting et al., 2016).

Eine Kombination mit virtueller Realität, die auf einem Computerbildschirm vermittelt wird, kann genutzt werden, um repetitive Bewegungsübungen in spannende Aufgaben mit spielerischen Elementen zu verwandeln, um der Motivationsmüdigkeit entgegenzuwirken und Betroffenen ein lebendigeres und interaktiveres Erlebnis zu bieten. Dieses System wurde von Merians et al. (2011) eingesetzt, die ein handschuhähnliches Exoskelett mit eingebauten Aktuatoren verwenden, um Personen zu unterstützen, während Handbewegungen von intelligenten Sensoren erfasst und in einer Virtual-Reality-Bildschirmschnittstelle nachgebildet werden. Der Einbezug von virtueller Realität ermöglicht es dem Betroffenen, mit Headset in einen virtuellen Körper zu schlüpfen. Auf diese Weise können Betroffene Körperbewegungen ausführen, die sie sonst nicht ausführen könnten, und so kritische Nervenbahnen stimulieren und wiederherstellen, während die haptische Robotik die Bewegungen der Gliedmaßen unterstützt. Es gibt Belege für die Wirksamkeit dieser Ansätze für die Rehabilitation der oberen Gliedmaßen bei Schlaganfallpatienten und -patientinnen (Saposnik et al., 2011). Obwohl virtuelle Umgebungen eingesetzt werden, um die Beteiligung und Motivation der Betroffenen zu erhöhen, ist das Gehen in einer realen Umgebung dennoch die größte Herausforderung (Bortole et al., 2015). Und während sich Spielsysteme problemlos in ein durchschnittliches Haus integrieren lassen, gilt die Integration von Robotern als eine große Herausforderung für allgegenwärtige Umgebungen und AAL (Middleton et al., 2014).

Fiorini et al. (2021) testeten in einer Mobilitätsbedürfnisstudie einen Roboter, der in häuslicher Umgebung und in Pflegeheimen zum Einsatz kommen kann. Dabei handelt es sich um eine intelligente Hilfsroboterplattform für Mobilität und Benutzerinteraktion, die Unterstützung beim Gehen, bei der Kommunikation und bei der Erinnerung bietet. Der Roboter ist an der Vorderseite mit einem Lasersensor ausgestattet, der zur Wahrnehmung der Umgebung und zur Hindernisvermeidung dient. Zusätzlich hat er einen passiven Haltegriff (Handlauf) auf dem Rücken, um die Senioren und Seniorinnen während des Gehens in Innenräumen zu unterstützen. Auf der Vorderseite befindet sich ein großer Bildschirm, über den die Senioren und Seniorinnen auf die Schnittstellen zugreifen und die Dienste verwalten können. Es konnte eine vorherrschende positive Einstellung festgestellt werden, die aus der Überzeugung resultierte, dass der Roboter die Selbstständigkeit und das Sicherheitsgefühl verbessert und die Belastung professionell Pflegender verringert. Ältere Menschen hielten sich auch für fähig, den Roboter richtig zu steuern, selbst wenn sie im Umgang mit anderen technischen Geräten wie Computern, Tablets oder Smartphones nicht sehr erfahren waren. Dieser Roboter kann in der Rehabilitationstherapie z.B. für das Gangtraining eingesetzt werden, um Personen mit Mobilitätsproblemen zu unterstützen. Durch die dynamische Anpassung des Steuergewichts der Betroffenen, orientiert an der unterschiedlich effizienten Steuerung durch die Betroffenen und an der Gehumgebung, kann dieser Roboter den Komfort bei der Verwendung des Geräts verbessern und sich automatisch an das Verhalten der Anwender*innen anpassen.

Ein Sonderfall der Rehabilitation ist die Behandlung von Problemen, die durch Störungen des Nerven- und neuromuskulären Systems verursacht werden, die sogenannte Neurorehabilitation. Die Rehabilitationsrobotik liefert auch hier vielversprechende Trainings- und Unterstützungsansätze (Moucheboeuf et al., 2020; Yuan et al., 2021). Erwachsene mit leichter kognitiver Beeinträchtigung, die ein Gedächtnistraining durch einen humanoiden sozialen Roboter erhielten, zeigten laut Pino et al. (2020) mehr visuelle Sichtbarkeit bzw. Aufmerksamkeit, weniger Depressionen und ein besseres therapeutisches Verhalten. Der Einsatz dieser Roboter als zugängliche, wirksame Werkzeuge für kognitives Training und kognitive Unterstützung in der Zukunft ist somit vielversprechend. Noch gibt es aber zahlreiche Herausforderungen bei der Anwendung von Robotern im kognitiven Training. So können beim robotergestützten kognitiven Training ethische Fragestellungen, welche die Sicherheit von Menschen und die Verletzung von sozialen Normen berühren, auftreten. Darüber hinaus sollte der Rehabilitationsroboter in der Lage sein, sich an die spezifischen individuellen Bedürfnisse anzupassen und diese zu personalisieren, und er sollte auch lernen, in Zukunft mit den Betroffenen zusammenzuarbeiten. Die jüngsten Fortschritte in der sozialen Kognition können die Mensch-Roboter-Interaktion während des kognitiven Trainings erleichtern. Und schließlich sollte der Rehabilitationsroboter auch in der Lage sein, mit den Betroffenen auf eine natürliche Art zu interagieren, ähnlich wie bei der Interaktion zwischen Menschen im kognitiven Training. Eine interdisziplinäre Zusammenarbeit ist notwendig, um diese Herausforderungen in Zukunft zu lösen (Yuan et al., 2021).

Diese Beispiele zeigen, dass Roboter in der stationären und häuslichen Umgebung Unterstützung und Überwachung bieten können. Im Bereich der Rehabilitationsrobotik herrscht allgemeines Verständnis darüber, dass robotische Rehabilitationsgeräte Therapeuten und Therapeutinnen bei der Durchführung von Aktivitäten und Übungen unterstützen können (Gerling et al., 2016; Ona et al., 2018). Experten und Expertinnen erwarten keine Verschlechterung der Therapiequalität beim Einsatz von robotischer Unterstützung im Vergleich zur manuellen Behandlung und sind sich einig, dass der unterstützende Einsatz von Robotik eine effektivere Behandlung ermöglicht (Waibel et al., 2022). Quantitative Umfragen in Deutschland ergaben, dass 40 % der über 70-Jährigen die Unterstützung durch Roboter grundsätzlich ablehnen, während 82 % der älteren Menschen sich den Einsatz von Robotern vorstellen können, solange sie dadurch länger zu Hause leben können. Diese und andere Ergebnisse von Befragungen aus der Forschung deuten auf eine nicht einheitlich positive Einstellung zu Robotern in der Gesundheitsversorgung hin (Rebitschek & Wagner, 2020). Für den Einsatz von Rehabilitationsrobotik lassen sich mehrere Bedenken feststellen. Da ist zum einen der Mangel an effektiver Kommunikation in der Entwicklungsphase von Robotik zwischen Ingenieurwissenschaft und medizinischem Fachpersonal. Des Weiteren sind manche Geräte sehr kompliziert, sowohl in technischer Hinsicht als auch in Bezug auf die Benutzerfreundlichkeit. Einfach zu bedienende Geräte werden von medizinischem Fachpersonal eher angenommen als solche, die lange Einrichtungszeiten oder mehr Personal und/oder Hilfsmittel benötigen (Hidler & Lum, 2011). Weitere bekannte Hindernisse sind die Kosten und die Verfügbarkeit und ihr Verhältnis zur Wirksamkeit der Behandlung und die Dauer der Roboterbehandlung. Mehrere Studienarbeiten befassen sich mit diesen Problemstellungen (Mehrholz et al., 2020; Nam et al., 2019; Ona et al., 2018). Acosta et al. (2011) zeigen z. B. auf, dass Videospiele eine motivierende Schnittstelle bieten können, aber am effektivsten sind, wenn sie auf spezifische Beeinträchtigungen ausgerichtet sind.

Die Kosten für den Entwurf und die Entwicklung der Hard- und Software von Exoskeletten, die für einen tragbaren Roboter benötigt werden, können erheblich sein, und dieser Prozess kann viel Zeit in Anspruch nehmen. Außerdem bedeutet der rasche technologische Wandel, dass Geräte schnell veralten und durch neuere Geräte ersetzt werden (O'Connor, 2021). Da die Technologie- und Softwareentwicklung oft schneller ist als die wissenschaftliche Forschung, kann es sich bei dem untersuchten Gerät um eine ältere Version mit weniger Funktionen oder Modi handeln als bei dem aktuell verfügbaren (Hohl et al., 2022). Insbesondere in der häuslichen Umgebung können Barrieren durch Schwellen, Stufen oder Treppen bestehen, die nicht nur Betroffene und professionell Pflegende überwinden müssen, sondern auch Roboter (Elsbernd et al., 2014). Auch in stationären Einrichtungen können die räumlichen Voraussetzungen den Einsatz von Technologien einschränken. Wenn Betroffene stürzen oder eine falsche Therapie durchführen, können Verletzungen durch die zusätzliche Masse gravierender ausfallen. Ebenso könnten von Exoskeletten selbst Gefährdungen ausgehen aufgrund von Fehlfunktionen der Motoren oder ihrer Steuerung (Deutsche Gesetzliche Unfallversicherung, 2017). Es ist nicht klar, ob ein Roboter, der beispielsweise in der neurologischen Frührehabilitation eingesetzt wird, eher als pflegerische oder therapeutische Anwendung zu betrachten ist (oder möglicherweise beides) (Waibel et al., 2022). Für professionell Pflegende stellt sich aber noch eine ganz andere Frage, nämlich ob Robotik die menschliche Zuwendung verdrängt. Dies zeigt die Notwendigkeit der ethischen Betrachtung von Robotik im Pflege- und Gesundheitswesen. Entscheidend ist die Form der Unterstützung, wer wen worin unterstützt und mit welchem Ziel (Manzeschke, 2019). Wenn überhaupt sind die meisten Produkte bislang nur als Prototypen im Rahmen von Forschungsvorhaben im Bereich der Rehabilitation getestet worden. Somit steht ein eindeutiger Nutzennachweis für die pflegerische Arbeit noch aus und eine nennenswerte Entlastung im Regelbetrieb ist noch nicht endgültig absehbar (DAA-Stiftung Bildung und Beruf, 2017).

### 6.16.4 Kritische Betrachtung

Wie im letzten Abschnitt aufgezeigt wurde, sind auf dem Weg zur routinierten Nutzung von AAL-Systemen und Robotern noch etliche Hindernisse wie u.a. Akzeptanzprobleme oder die mangelnde Verfügbarkeit zu überwinden, die einen gewinnbringenden Einsatz verhindern. Die Skepsis oder Ablehnung aufseiten des medizinischen Fachpersonals gegenüber diesen Systemen lässt sich mit der Befürchtung, den Kontakt zu den Patienten und Patientinnen zu verlieren, erklären (Kuhlmey et al., 2019; Waibel et al., 2022). Ein Blick in die Praxis bestätigt, dass autonom agierende robotische Systeme laut Umfragen noch nicht nennenswert in deutschsprachigen stationären und häuslichen Einrichtungen verbreitet sind. Eine angemessene Zusammenarbeit zwischen dem interdisziplinären Team und den automatisierten Systemen ist für einen effektiven, auf die Betroffenen ausgerichteten Rehabilitationsprozess unerlässlich (Ona et al., 2018). Dafür ist die Einbeziehung von professionell Pflegenden in die Entwicklungsphase unerlässlich, da Ingenieure und Ingenieurinnen (und die Betroffenen) von deren Perspektive profitieren und die Verbindung zwischen Bedarf und Dienstleistung optimieren können. Co-Creation-Sitzungen können dafür den Ort schaffen, an dem medizinisches Fachpersonal, Robotikingenieure und -ingenieurinnen sowie Betroffene und Angehörige gemeinsam diskutieren und entwickeln, wobei kreative Techniken wie Mindmapping, Rollenspiele und Prototypentests eingesetzt werden. Zwischen den Co-Creation-Sitzungen würden die Ingenieure und Ingenieurinnen dann in kleinen Zyklen mit dem erhaltenen Feedback weiterarbeiten

(Fiorini et al., 2021; Gerling et al., 2016; Mesquita et al., 2016).

Speziell Forschung und Innovation im Bereich der Robotik im Pflege- und Gesundheitswesen zeigen auf, dass es eine Lücke zwischen ethischer Forschung und der Praxis gibt (die zu einer unzureichenden Berücksichtigung der tatsächlichen Probleme der Betroffenen führt) und dass Risiken mit den von der Technologie betroffenen Personen besprochen werden müssen (Nielsen et al., 2022). Die Abstimmung des klinischen Bildes von Patienten und Patientinnen mit dem Design und der Funktionalität des Geräts ist ein wichtiger Schritt bei der effektiven Nutzung z.B. eines Exoskeletts. Eine gute Übereinstimmung kann für die Patienten und Patientinnen von erheblichem Nutzen sein, während eine unsachgemäße Abstimmung keine positiven Ergebnisse bringt, sondern eher schadet. Um die Situation von Patienten und Patientinnen effektiv mit dem passenden Gerät abzustimmen, muss medizinisches Fachpersonal die einzelnen verfügbaren Exoskelette und ihre Eigenschaften kennen. Demnach müssen ausreichend Kenntnisse über Merkmale, wie z.B. Softwareprogramme, individuelle Anpassung der Fuß-, Tritt- und Stützeigenschaften und über die Entwicklungsstrategien vorhanden sein. Die Verwendung einer Einheitsgröße von Geräten verringert die Wahrscheinlichkeit, dass die Technologie wirksam zur Erreichung der festgelegten Ziele der Patienten und Patientinnen beiträgt. Jede Situation oder Behandlung, in der die Technologie mit Bedacht eingesetzt wird, kann eine Einsicht in die Ausweitung der Anwendung bei zukünftigen Patienten und Patientinnen mit ähnlichen Mustern oder Diagnosen eröffnen. Außerdem könnte dies zu einer Übertragung auf andere Patientengruppen mit ähnlichen Beeinträchtigungen führen, die aber noch nicht untersucht worden sind (Hohl et al., 2022). Eine kritische Bewertung von Studienergebnissen ist unerlässlich, z.B. bei der schnell wachsenden Literatur über die Verwendung von Exoskeletten zur Verbesserung des Gangbildes und der Mobilität von Personen mit neurologischen Störungen wie Rückenmarksverletzung oder Schlaganfall. Noch sind Schwächen im Design und in der Ausführung festzustellen, die zur Vorsicht bei Entscheidungen über den Einsatz von Exoskeletten mahnen sollten (Dijkers et al., 2021).

Ein anderer Aspekt, welcher die Einführung von AAL und Robotik erschwert, betrifft die Aus- und Weiterbildung des medizinischen Fachpersonals im Hinblick auf die bereits erwähnte ordnungsgemäße Nutzung und ständige Aktualisierung der Instrumente zur Regulierung oder Zertifizierung neuer Produkte und die Notwendigkeit von laufenden Investitionen in eine geeignete physische Infrastruktur (Koerich et al., 2011). Fehlfunktionen können therapeutische oder Pflegeroutinen verhindern und erfordern daher sofortiges Handeln, um die normale Funktion des AAL-Systems oder Roboters wiederherzustellen. Komplexe technische Probleme könnten erst nach Stunden oder sogar Tagen behoben werden. Wenn jedoch die Gesundheit oder das Leben eines Betroffenen auf dem Spiel stehen, muss medizinisches Fachpersonal in der Lage sein, ein einfaches technisches Problem sofort lösen zu können, z.B. einen Roboter neu starten oder Hindernisse beseitigen, die seinen Betrieb behindern können (Phelan & Kirwan, 2020). Professionell Pflegende sind dementsprechend auf einen sachgerechten Umgang mit AAL-Systemen und Robotik professionell vorzubereiten – ein Punkt, der in der Aus-, Fort- und Weiterbildung noch nicht ausreichend verankert ist. Es geht dabei nicht nur um die Vermittlung von Technikkompetenz, professionell Pflegende müssen auch zu einem selbstbewussten und cokreativen Umgang befähigt werden. Die soziotechnischen Herausforderungen und Chancen stehen in diesem Zusammenhang im Vordergrund, damit AAL-Systeme und Robotik weder als Bedrohung noch als Allheilmittel gesehen werden (Lipp & Maasen, 2019).

Beratungskompetenz für den Einsatz von AAL-Systemen und Robotik ist notwendig, um die Bedarfe und Bedürfnisse von Betroffenen und deren Angehörigen individuell in die Entscheidungen für Lösungen einzubeziehen (DAA-Stiftung Bildung und Beruf, 2017). Professionell Pflegende haben bei durchschnittlich hoher Nutzungsbereitschaft eine eher differenzierte Einstellung zum Einsatz neuer technischer Möglichkeiten in der Pflege. Zum einen werden AAL- und Robotik-Lösungen gefeiert, zum anderen aufgrund potenziell entmenschlichender Auswirkungen gefürchtet. Der Einsatz von Technik sollte dazu beitragen, absehbare Probleme in Umfang und Qualität pflegerischer Versorgung abzumildern, gleichzeitig jedoch nicht den Kern eines professionellen pflegerischen Selbstverständnisses beschädigen (Kuhlmey et al., 2019). Experten und Expertinnen sowie die Literatur sind sich einig darin, dass Technik menschliche Zuwendung nicht ersetzen darf und dass ein Roboter niemals die mehrstufigen Interaktionen zwischen der betroffenen Person und den professionell Pflegenden sowie die manuellen Fähigkeiten z. B. von therapeutischem und pflegerischem Personal ersetzen kann. Die Hände arbeiten sensibler und individueller als ein Robotergerät. Betroffene Personen sind in hohem Maße auf Interaktion und Berührung angewiesen, einschließlich der emotionalen und sozialen Aspekte einer Rehabilitationstherapie (Manzeschke, 2019; Poli et al., 2013).

# 7 Strategien zur Steigerung der Technikakzeptanz

Georg Deix

Dieses Kapitel befasst sich mit unterschiedlichen Strategien zur Steigerung der Technikakzeptanz, wobei der Fokus auf den digitalen Technologieeinsatz in der professionellen Gesundheits- und Krankenpflege liegt.

## 7.1 Pflege und neue Technologien

Das Verhältnis zwischen Pflege und Digitalisierung scheint in vielerlei Hinsicht ambivalent zu sein. Skepsis, Zurückhaltung und Angst vor nachteiligen Auswirkungen stehen im Kontrast zu Neugierde, einer positiven Grundeinstellung sowie der damit einhergehenden Hoffnung auf Veränderung bestehender Strukturen. Akzeptanz nimmt auf das Phänomen der Wahrnehmung Bezug, bei der ein neues Erlebnis hinsichtlich des Nutzens bzw. Schadens evaluiert wird, um zu einem finalen Werturteil zu gelangen. Das Ergebnis wird dabei von den Einstellungen oder Handlungen der Person beeinflusst. Daraus lässt sich ableiten, dass Akzeptanz ein schwer vorhersehbares Konstrukt darstellt. Das Phänomen Akzeptanz ist bei der Implementierung neuer Technologien jedoch von essenzieller Bedeutung und kann im Zusammenhang mit dem Heranziehen neuer Technologien als Katalysator oder entsprechend als Hindernis angesehen werden. Einflussfaktoren auf die Akzeptanz der Endanwender*innen gilt es daher möglichst früh zu identifizieren, um einer potenziellen Ablehnung proaktiv entgegenwirken zu können (Safi et al., 2018; Zhang et al., 2010).

Die Implementierung neuer Technologien im Pflege- und Gesundheitswesen kann die Pflegequalität und -sicherheit nachweislich positiv beeinflussen. Dementsprechend steigt das Angebot am Markt kontinuierlich an, wobei die Implementierung neuer Technologien in der Praxis teilweise langsam und selektiv voranschreitet. Studien weisen darauf hin, dass die professionelle Gesundheits- und Krankenpflege neuen Technologien offen gegenübersteht, sofern der Einsatz keine nachteiligen Auswirkungen auf die Pflegequalität und -sicherheit, bestehende Prozessabläufe sowie die pflegerisch-medizinische Beziehung zwischen dem Fachpersonal und den zu versorgenden Patienten und Patientinnen hat. Die angeführten Aspekte nehmen insofern entscheidend Einfluss auf die Technikakzeptanz, da für Pflegende traditionelle Ideale wie Empathie und die Fokussierung ganzheitlicher Versorgungskonzepte immer noch einen hohen Stellenwert einnehmen. Lassen sich diese Ideale mit dem Heranziehen digitaler Technologien nicht vereinbaren, so zeichnet sich eine reduzierte Akzeptanz ab. Hinzu kommt noch, dass die professionelle Gesundheits- und Krankenpflege im zeitlichen Verlauf anderen Professionen untergeordnet wurde und bei der Implementierung neuer digitaler Lösungen vergleichsweise wenig Berücksichtigung in der Konzeption fand. Änderungen des pflegerischen Rollenverständnisses in der Gesellschaft haben hier zu einem Umdenken geführt. Negative Erfahrungen aus der Vergangenheit haben dennoch nachteilige Auswirkungen auf die Akzeptanz Pflegender gegenüber neuen Technologien genommen (Booth et al., 2021; Seibert et al., 2020; Strutz et al., 2020).

Auch wenn die Anwendung neuer Technologien im Pflege- und Gesundheitswesen voranschreitet und der jeweilige Funktionsumfang zunimmt, so sind es letztendlich die Nutzer*innen selbst, welche anhand ihrer subjektiven Wahrnehmungen, Meinungen und Empfindungen den Wert von digitalen Lösungen bestimmen. Das bloße Vorhandensein von Technologie führt dabei noch nicht zu deren Verwendung. Wenn Pflegende für neue Technologien keine Akzeptanz entwickeln, werden sie einen Weg finden, den alltäglichen Gebrauch auf ein Minimum zu reduzieren oder sich aktiv dagegen auszusprechen. Mögliche Folgen einer suboptimalen Userinteraktion stellen Frustration, Angst, Erschöpfung oder ein Gefühl von Ineffektivität bei der Pflegeperson selbst dar. Aus Sicht des Krankenhausmanagements oder der Hersteller wäre als zentrale Konsequenz wiederum das Scheitern der gewünschten Implementierung anzuführen (Escobar-Rodríguez & Romero-Alonso, 2013; Farokhzadian et al., 2020; Gagnon et al., 2012; Holden et al., 2016).

## 7.2 Technologie-Akzeptanz-Modelle

Das am häufigsten herangezogene Modell zur Untersuchung sowie Erläuterung von Technikakzeptanz stellt das sogenannte Technology Acceptance Model (TAM) dar (**Abb. 7-1**). Das TAM geht davon aus, dass die Anwendung von Technologien von zwei zentralen Faktoren beeinflusst wird. Diese beziehen sich zum einen auf den subjektiv wahrgenommenen Nutzen und zum anderen auf die Benutzerfreundlichkeit. Nutzen meint in diesem Zusammenhang die individuelle Einschätzung, in welchem Ausmaß eine neue Technologie die Arbeitsleistung verbessern kann. Benutzerfreundlichkeit fokussiert die Bewertung hinsichtlich des zu investierenden Aufwands, um Technologien zu erlernen sowie entsprechend heranziehen zu können. Somit soll anhand des Technologie-Akzeptanz-Modells von Davis (1989) eruiert werden, warum Technologien im Allgemeinen auf Akzeptanz oder Ablehnung stoßen. Seit seiner Veröffentlichung wurde das Modell auf verschiedene Anwendergruppen ausgeweitet; es stellt mittlerweile ebenso die Basis für Forschungsvorhaben zur Technikakzeptanz im Pflege- und Gesundheitswesen dar. Unabhängig davon ist das Modell als allgemeines Rahmenwerk zu verstehen, welches durch beliebige Variablen erweitert werden kann, um die Technikakzeptanz in den Mittelpunkt zu rücken (Strudwick, 2015; Tubaishat, 2017).

Der Faktor Nutzen stellte sich in empirischen Studien zum TAM als besonders entscheidend für die Anwendung einer Technologie heraus, während für die Benutzerfreundlichkeit weniger konstante Ergebnisse vorliegen. Um das Konstrukt des Nutzens noch genauer zu verstehen, erweiterten Venkatesh und Davis das TAM um dessen Einflussfaktoren und veröf-

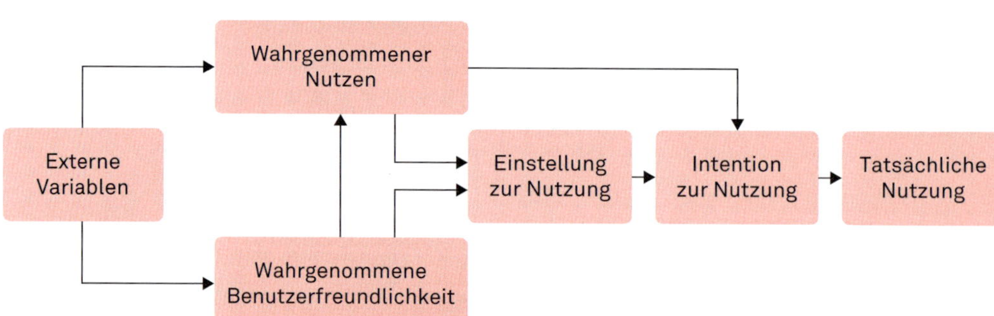


**Abbildung 7-1:** Technology Acceptance Model (Quelle: Davis, 1989, o.S.)

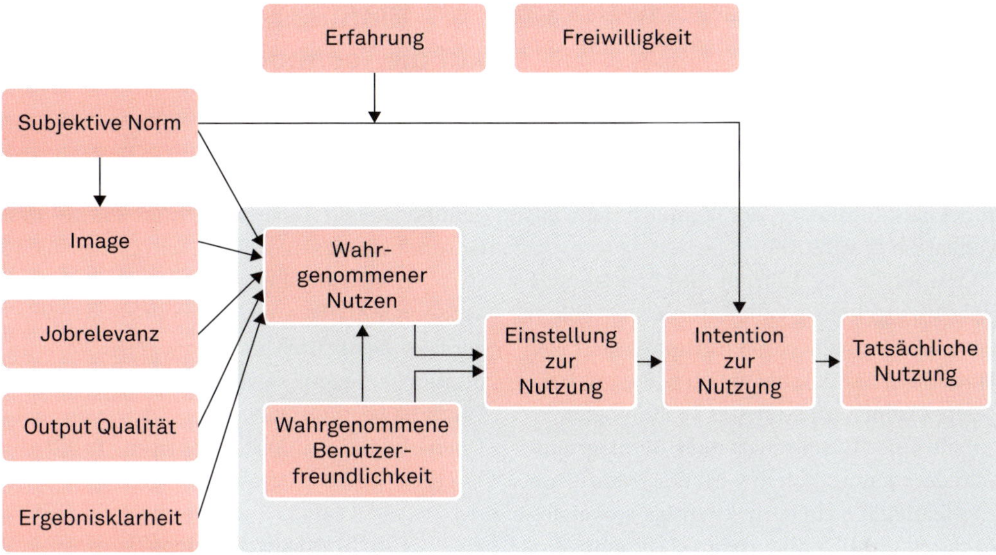


**Abbildung 7-2:** Technology Acceptance Model 2 (Quelle: Venkatesh et al., 2000, o.S.)

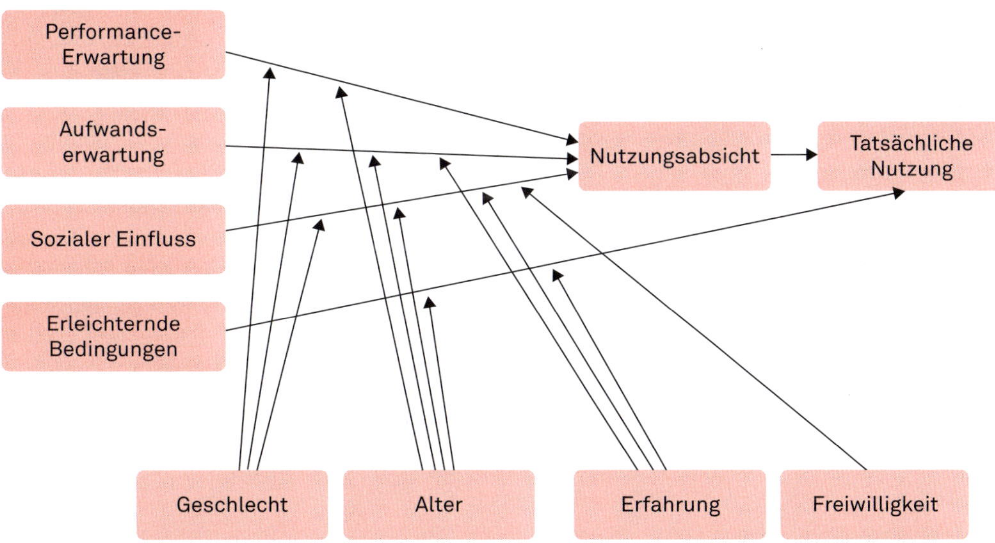


**Abbildung 7-3:** UTAUT (Quelle: Venkatesh et al., 2003, o.S.)

fentlichten diese Version unter der Bezeichnung TAM 2 (**Abb. 7-2**). Unterschieden wird dabei zwischen sozialen Determinanten wie Freiwilligkeit der Anwendung und kognitiven Bestimmungsfaktoren wie Relevanz für den jeweiligen Beruf (Venkatesh & Davis, 2000). Natürlich existieren noch weitere Modelle in der Akzeptanzforschung zu Informationstechnologien. Venkatesh et al. (2003) haben acht bekannte Modelle analysiert und Elemente daraus in einem gemeinsamen Modell vereinigt, dem UTAUT-Modell (Unified Theory of Acceptance and Use of Technology) (**Abb. 7-3**). Es besteht aus vier in dem Modell vertikal dargestellten Dimensionen: Erwartung in Hinblick auf Performanz, Erwartung in Hinblick auf Aufwand, sozialer Einfluss und erleichternde Bedingungen. Die vier weiteren horizontalen Faktoren Geschlecht, Alter, Erfahrung und Freiwilligkeit der Anwendung wirken sich auf die Stärke des Einflusses der Dimensionen aus (Venkatesh et al., 2003).

Obwohl die angeführten Akzeptanzmodelle als aussagekräftig gelten, findet der Faktor Zeit kaum Aufmerksamkeit. Daraus lässt sich als zentraler Kritikpunkt ableiten, dass sich die Akzeptanz im Kontext neuer Technologien innerhalb einer Gesellschaft oder Berufsgruppe verändern kann. Zudem wird der Faktor Kosteneffektivität nicht berücksichtigt, wobei dieser durch die sich ändernden Rahmenbedingungen im Pflege- und Gesundheitswesen immer mehr an Bedeutung gewinnt. Studien weisen darüber hinaus auf einen unterschiedlich starken Einfluss von Nutzen oder Benutzerfreundlichkeit in der Implementierungs- und der Post-Implementierungsphase hin. Akzeptanzforschung im Allgemeinen wird zudem dafür kritisiert, sich zu stark auf TAM zu verlassen und andere essenzielle Determinanten zu übersehen (Berglund et al., 2007; Hennemann et al., 2017; Hielscher et al., 2015; Peek et al., 2014; Strudwick, 2015).

## 7.3 Einflussfaktoren auf die Technologieakzeptanz Pflegender

Hinsichtlich der Akzeptanz Pflegender gegenüber neuen Technologien im Pflege- und Gesundheitswesen lassen sich Unterschiede zwischen den jeweiligen Ländern und Organisationen identifizieren. Technologieakzeptanz wird vor allem durch soziodemografische, organisationsbezogene sowie technologiebezogene Faktoren beeinflusst, welche sich wiederum in Unterkategorien unterteilen lassen (**Tab. 7-1**).

### 7.3.1 Einflussfaktor „Alter“

Die Kooperation unterschiedlicher Generationen im beruflichen Alltag ist ein wichtiger Faktor für den Erfolg eines Unternehmens. Aus Sicht der Pflegenden geht eine enge Zusammenarbeit mit einem hohen Maß an Vertrauen einher. Während ältere Pflegekräfte über mehr Erfahrung und implizites Wissen verfügen, gelten jüngere Generationen als tendenziell technikaffiner. Obwohl Technologien von allen Altersgruppen genutzt werden sollten, fühlen sich jene, deren Berufseinstieg weniger lange zurückliegt, im Umgang oft sicherer und wohler. Zwischen der jungen und älteren Belegschaft kann sich somit eine digitale Kluft abzeichnen,

**Tabelle 7-1:** Einflussfaktoren auf die Technikakzeptanz (Quelle: Eigene Darstellung)

| Hauptkategorie | Unterkategorien |
|---|---|
| Soziodemografische Faktoren | • Alter<br>• Geschlecht<br>• Bildung und Wissen<br>• Persönliche Eigenschaften |
| Organisationsbezogene Faktoren | • Zeitressourcen<br>• Vorhandene Infrastruktur<br>• Kosten |
| Technologiebezogene Faktoren | • Vorhandene Evidenz<br>• Funktionsbereich |

welche es seitens des Unternehmens in enger Zusammenarbeit mit allen beteiligten Personen zu überwinden gilt. Während diese Hypothese in Studien (Holt et al., 2020; Laramee et al., 2012; Perrigino et al., 2017) generell bestätigt wird, betonen deren Verfasser*innen auch, dass diese stark kontextabhängig ist. Die Unterschiede scheinen vor allem auf die Implementierungsphase zuzutreffen, nähern sich jedoch im zeitlichen Verlauf an. Bei über 50-jährigen Pflegepersonen, welche laut einer Befragung anfangs noch negativ gegenüber einer bestimmten neuen Technologie eingestellt waren, wurden nach drei Jahren im Vergleich zur jüngeren Studiengruppe keine Unterschiede identifiziert. Auch stellt sich die Reflexionsfrage, welche Individuen als alt bzw. jung gelten. Darüber hinaus wird das Akzeptanzverständnis von kontinuierlichem Support sowie Trainings beeinflusst. Bezugnehmend auf diese Tatsachen lässt sich festhalten, dass ältere Pflegepersonen neue Technologien weniger positiv auslegen, wenn Support und Training-Sessions als zu gering wahrgenommen werden (Laramee et al., 2012; Perrigino et al., 2017).

### 7.3.2 Einflussfaktor „Geschlecht"

Auch zwischen Männern und Frauen zeichnet sich beim Zugang zu neuen Technologien sowie dem Verständnisgrad eine digitale Kluft ab. Dies trifft vor allem auf Individuen mit geringerem bis mittlerem Einkommen oder in ländlichen Gebieten zu. Trotz des bestehenden Zugangs zu neuen Technologien verfügen Frauen im Vergleich zu Männern über eine 25 % reduzierte Wahrscheinlichkeit, digitale Kompetenzen vorzuweisen. Zudem ist die Wahrscheinlichkeit, Cybercrime-Straftaten oder Cyberviolence (digitale Gewalt) zu erfahren, bei Frauen tendenziell erhöht (Troncoso & Breads, 2021). Die Evidenz hinsichtlich der Auswirkung des Geschlechts auf die Technologieakzeptanz ist jedoch unzureichend. Während manche Studien auf ein technologiefreundlicheres Umfeld bei Männern verweisen (Hennemann et al., 2017), konnten in anderen wissenschaftlich geführten Untersuchungen keine Unterschiede identifiziert werden. Als Beispiel kann die Bewertung assistiver Roboter vonseiten der Pflege angeführt werden. Frauen bewerteten die Aufbereitung sowie den Nutzen für die Pflege deutlich negativer als Männer. Die Verfasser*innen der Studie begründeten dies jedoch weniger mit dem Geschlecht als vielmehr mit dem Grad der bestehenden Berufserfahrung. Negative Erfahrungen mit digitalen Technologien könnten im Laufe der Dienstjahre die Einstellung gegenüber fachlichen Anforderungen und der technischen Realisierbarkeit entscheidend beeinflussen. Pfleger*innen, die demnach bereits mehrere Jahre im klinischen Setting tätig waren, bewerteten die Nützlichkeit verschiedener digitaler Technologien tendenziell kritischer. Aufgrund der ungleichmäßigen Geschlechterverteilung in der professionellen Gesundheits- und Krankenpflege kommt es somit auch dazu, dass Frauen negativer abschneiden (Rebitschek & Wagner, 2020; Strudwick, 2015).

### 7.3.3 Einflussfaktor „Bildung und Wissen"

Vorhandene IT-Kenntnisse können sich nachweislich positiv auf die Akzeptanz sowie das Anwenderverhalten in Bezug auf digitale Technologien auswirken. Studien in diesem Bereich haben aufgezeigt, dass Bildung als zentraler Schlüssel zum Erfolg angesehen werden kann. Bildungsärmere Bevölkerungsschichten weisen demnach tendenziell geringer vorhandene Technikkenntnisse vor (Hennemann et al., 2017; Ifinedo, 2017). Fehlende Erfahrungswerte können darüber hinaus zu einem subjektiv wahrgenommenen Gefühl von Unsicherheit oder Abneigung führen. In der Folge wird von einem regelmäßigen Gebrauch digitaler Technologien abgesehen. Im Kontext der professionellen Gesundheits- und Krankenpflege hat dies wiederum nachteilige Auswirkungen auf die Pflegequalität und -sicherheit. Das bezieht sich neben dem Heranziehen elektronischer Geräte im Diagnose- und Therapieprozess vor allem auf die Dokumentation (Barzekar et al., 2019).

Hervorzuheben ist jedoch, dass fehlende Technikkenntnisse nicht ausschließlich mit bildungsferneren Bevölkerungsschichten in Zusammenhang gebracht werden sollten. Ein unausgewogenes Verhältnis zwischen technischem Fortschritt und entsprechenden Schwerpunkten in der Aus-, Fort- und Weiterbildung kann ebenso zu einer reduzierten Technikakzeptanz sowie -anwendung führen. Das Fehlen einer systematischen Ausbildung im Bereich E-Health und eigens dafür im Curriculum vorgesehener Fächer sind als wesentliche Barriere für die Digitalisierung in der Pflege anzusehen (Edirippulige et al., 2006). Reduzierte E-Health-Kenntnisse können zudem nachteilige Auswirkungen auf die eigene Gesundheit nehmen. Personen, welche Probleme haben, eine Suchanfrage zu formulieren, eine Website auf relevante Informationen zu scannen oder die Qualität der erhaltenen Daten zu evaluieren, haben ein höheres Risiko für nachteilige gesundheitsrelevante Outcomes. Hierzu zählen beispielsweise verspätete Diagnosen, unzureichend konsequente Einhaltung von Therapien, erhöhte Hospitalisierungsraten sowie erhöhte Morbidität und Mortalität. Bestehende E-Health-Fähigkeiten können andererseits dabei unterstützen, Krankheiten vorzubeugen und eine aktivere Rolle im eigenen Gesundheitsverhalten einzunehmen und so auch gegenüber Patienten und Patientinnen sowie Kollegen und Kolleginnen als Vorbild zu fungieren. Pflegefachkräfte sollten dabei in der Lage sein, Patienten und Patientinnen und deren Angehörigen E-Health-relevante Aspekte nahezubringen, um einen nachhaltigen Gebrauch in der Zukunft zu gewährleisten. Hierzu zählt vor allem die Fähigkeit, Daten zu einem bestimmten Thema zu selektieren, ihre Qualität adäquat einzuschätzen und daraus schlussfolgernd entsprechende Handlungen abzuleiten. Fertigkeiten in diesem Bereich geben auch Aufschluss über das Gesundheitsverhalten der Pflegekräfte im Allgemeinen. Individuen mit höheren E-Health-Kenntnissen verfügen tendenziell über ein gutes Stressmanagement, pflegen bedeutungsvolle Beziehungen zu Mitmenschen und sind sich der Verantwortung für das eigene Wohlbefinden sowie hinsichtlich der Entwicklung von Gesundheitsressourcen bewusst (Cho et al., 2018; Park & Lee, 2014).

### 7.3.4 Einflussfaktor „Persönliche Eigenschaften"

Mit persönlichen Eigenschaften sind vor allem die Innovationswilligkeit, die Erwartungshaltung und das Vertrauen in die eigenen Fähigkeiten gemeint. Eine hohe Innovationsfreudigkeit wirkt sich signifikant positiv auf die wahrgenommene Benutzerfreundlichkeit aus. Die subjektiv wahrgenommene Nützlichkeit ist davon ausgenommen. Innovative Pflegepersonen können sich besser an Veränderungen anpassen und mit Unsicherheit professioneller umgehen und so eine positive Einstellung gegenüber digitalen Technologien entwickeln. Letzteres lässt sich anhand der Adaption digitaler Technologien veranschaulichen. Pflegende mit bestehender Innovationswilligkeit geben tendenziell früher Impulse für Veränderungen, auch wenn der daraus resultierende Nutzen noch nicht vollständig ableitbar ist (Strudwick, 2015; Sun et al., 2019). Die individuelle Erwartungshaltung nimmt ebenso entscheidend Einfluss auf die Technikakzeptanz. Wurden neue Technologien aufgrund des fortschreitenden Entwicklungsprozesses und kurzlebiger Produktzyklen unzureichend getestet, kann dies die Fehleranfälligkeit erhöhen bzw. zu einer unzureichenden Bedarfsorientierung führen. Entspricht der daraus resultierende Ist-Zustand nicht den Anforderungen der Nutzer*innen, so kann dies zur Ernüchterung sowie reduzierter Nutzung führen (Seibert et al., 2020).

Fehlendes Vertrauen in sich selbst stellt eine weitere Barriere im Zusammenhang mit der

Technikakzeptanz dar. Hierbei lassen sich Parallelen zwischen der professionellen Gesundheits- und Krankenpflege sowie Lehrkräften im Bildungswesen identifizieren. Das Modell nach Fuller unterteilt die Entwicklung von Lehrkräften in drei Phasen: die Self-, Task- und Impact-Phase. Demnach sind Lehrende zu Beginn vorrangig mit der eigenen Person und dem Auftreten beschäftigt (Self-Phase). Mit steigender Routine werden zunehmend die zu absolvierenden Aufgaben im Unterricht fokussiert (Task-Phase). Eine intensivere Auseinandersetzung mit den Auswirkungen der eigenen Person sowie den kommunizierten Tasks auf das Umfeld und die Qualität erfolgt in der Impact-Phase. Bezugnehmend auf die Technologieakzeptanz Pflegender würde dies bedeuten, je häufiger Individuen digitale Technologien heranziehen, desto eher erfolgt ein Voranschreiten in den drei angeführten Phasen. Kommen Pflegende jedoch nicht über die Self-Phase hinaus, kann dem Nutzen sowie den Auswirkungen digitaler Technologien im alltäglichen Tun keine Aufmerksamkeit zuteil werden. Der subjektiv wahrgenommene Stresslevel steigt an, wobei der Nutzen digitaler Technologien negativ beurteilt wird (Berglund et al., 2007).

### 7.3.5 Einflussfaktor „Zeit"

Aufgrund des breitgefächerten eigen- und mitverantwortlichen Tätigkeitsbereiches der professionellen Gesundheits- und Krankenpflege stellen Zeitressourcen eine zentrale Komponente dar. Die Implementierung und Weiterentwicklung digitaler Technologien soll dabei helfen, diese möglichst effizient zu nutzen. Pflegende bewerten den Einsatz digitaler Technologien im Kontext Zeitressourcen jedoch nicht nur positiv. Trotz der Tatsache, dass beispielsweise E-Health-Lösungen ein schnelleres In-Kontakt-Treten sowie die zeit- und ortsunabhängige Kommunikation mit Patienten und Patientinnen ermöglichen, weisen Pflegende vermehrt daraufhin, dass vor allem zu Beginn eine zeitliche Mehrbelastung besteht. Ursächlich hierfür ist der zu investierende Aufwand, sich mit der jeweiligen Applikation vertraut zu machen. Für Lösungen, welche ebenso Patienten und Patientinnen als Anwendergruppe identifizieren, bedarf es darüber hinaus geeigneter Schulungsmaßnahmen. Diese Tätigkeiten werden oftmals dem Aufgabenbereich der professionellen Gesundheits- und Krankenpflege zugesprochen. In der Folge entfallen durch digitale Lösungen gewonnene Zeitressourcen. Darüber hinaus kann bei Pflegenden das Gefühl entstehen, dass der zwischenmenschliche Kontakt zu den Patienten und Patientinnen abnimmt. Die Technikakzeptanz Pflegender reduziert sich dadurch wiederum (DAA-Stiftung Bildung und Beruf, 2017; Gagnon et al., 2016).

### 7.3.6 Einflussfaktor „Infrastruktur und Kosten"

Auch die vorhandene technische Infrastruktur hat Auswirkungen auf die Technikakzeptanz sowie den regelmäßigen Gebrauch. Das manuelle Sammeln und Übertragen von Daten geht mit einem höheren Fehlerrisiko sowie einem zeitlichen Mehraufwand einher. Das Potenzial von E-Health-Anwendungen bleibt dadurch großenteils ungenutzt. Darüber hinaus wirkt sich eine unzureichende technische Infrastruktur (z.B. langsame Breitbandanbindung, Hardware-Anzahl) nachteilig auf Arbeitsprozesse aus. Untersuchungen haben gezeigt, dass Stakeholder, welche mit der bestehenden technischen Infrastruktur nicht zufrieden sind, eine reduzierte Akzeptanz hinsichtlich des regelmäßigen Gebrauchs vorweisen (Hennemann et al., 2017; Safi et al., 2018; ZQP, 2019). Unabhängig davon geht die Implementierung digitaler Technologien mit hohen Kosten einher. Regelmäßige Wartungen, Versionierungen sowie notwendige Schulungsmaßnahmen stellen neben den Personalkosten mitunter die größte Ausgabenposition dar. Als Folge kann es bei der Anschaffung neuer digitaler Technologien vonseiten des Pflegemanagements zu einer ablehnenden Haltung kommen. Studien weisen jedoch darauf hin, dass die vollumfängliche Digitalisierung des klinischen Settings dabei unterstützen kann, die Effizienz pflegerischer Prozessabläufe zu steigern und so Kosten einzusparen. Dieses Kostenersparnispotenzials durch Digitalisierung sind sich demnach nicht alle beteiligten Stakeholder bewusst. Alternativen, wie beispielsweise die Kombination aus digital- und papierbasierter Dokumentation, können durch den damit einhergehenden organisatorischen Mehraufwand in der Praxis jedoch ebenso auf Ablehnung stoßen und die Kosten in die Höhe treiben (Gagnon et al., 2016; Kruse et al., 2015).

### 7.3.7 Einflussfaktor „Bestehende Evidenz“

Dem wissenschaftlich basierten Nachweis des Nutzens digitaler Technologien kann im Zusammenhang mit der Technikakzeptanz ein hoher Stellenwert zugesprochen werden, zumal das Vertrauen in täglich heranzuziehende Lösungen dadurch gesteigert wird. Eine nicht nachgewiesene Evidenz könnte die Sinnhaftigkeit einer technischen Lösung seitens der Anwender*innen in Frage stellen. Obwohl sich die Pflegewissenschaft im Pflege- und Gesundheitswesen etabliert hat, kann die Evidenz hinsichtlich technologischer Neuerungen im Bereich der professionellen Gesundheits- und Krankenpflege teilweise noch als nur unzureichend beschrieben werden. Wird die gegebene Studienlage fokussiert, so fällt auf, dass eine große Bandbreite an Studien zu neuen digitalen Technologien besteht. Die Generalisierbarkeit hinsichtlich vorhandener Evidenz ist durch qualitative Mängel jedoch reduziert. Zudem sind die Resultate stark ambivalent und heterogen. Das Beschreiben ausschließlich negativer Erkenntnisse im Zusammenhang mit neuen digitalen Technologien findet sich kaum in der internationalen Literatur. Dies könnte wiederum auf einen Publikations-Bias hindeuten, wobei negativ ausgelegte Studienergebnisse nicht oder in einer nur abgeschwächten Form veröffentlicht werden. Daraus resultierende Erkenntnisse würden jedoch einen wertvollen Beitrag zur Optimierung von digitalen Technologien und somit auch indirekt zur Technikakzeptanz leisten. Den Goldstandard für Effektivitätsstudien im Pflege- und Gesundheitswesen stellen randomisiert-kontrollierte Fallstudien dar. Für digitale Technologien können sich diese aufgrund der langanhaltenden Studienvorbereitungs- und Durchführungszeit als herausfordernd erweisen. Demnach gilt es, die Abhängigkeiten zwischen Vorbereitung, Durchführung sowie der Weiterentwicklung digitaler Lösungen zu eruieren und im Studienkonzept entsprechend zu berücksichtigen (Huter et al., 2020).

### 7.3.8 Einflussfaktor „Funktionsbereich“

Nicht alle neuen digitalen Technologien erfahren vonseiten der professionellen Gesundheits- und Krankenpflege eine ausreichende Akzeptanz. Als zentraler Einflussfaktor kann hierbei der jeweilige Funktionsbereich angesehen werden. Besonders gut schneiden Technologien ab, die zur Unterstützung körperlich schwerer Arbeit und zur Dokumentation pflegerischen Handelns dienen sowie Anwendungen im Bereich des Monitorings von Patienten und Patientinnen. In diesem Zusammenhang wird die automatisierte Datenübertragung in die Dokumentation genannt. Skepsis besteht hingegen bei Hilfsmitteln, welche emotionale Nähe vermitteln und soziale Unterstützung bieten sollen. Diese werden als wesentliche Kernelemente des pflegerischen Handelns angesehen und stehen zu stark in Konkurrenz mit dem Berufsbild der professionellen Gesundheits- und Krankenpflege. Aspekte der Fürsorge und Zwischenmenschlichkeit sollten daher tendenziell nicht digital gestützt werden. Auch sind sich Pflegekräfte und Patienten und Patientinnen einig, dass beispielsweise eine Technologie wie die Telemedizin nicht den direkten Kontakt ersetzen kann und dass manche gesundheitsbezogene Themen und Fragen besser im persönlichen Gespräch besprochen werden (Moore et al., 2015; ZQP, 2019).

## 7.4 Strategien zur Steigerung der Technikakzeptanz

Die Digitalisierung hat einen entscheidenden Einfluss auf die im Pflege- und Gesundheitswesen bestehenden Rahmenbedingungen. Pflegende nehmen in diesem Zusammenhang als größte Berufsgruppe eine wichtige Rolle ein, wobei mangelnde Technikakzeptanz negative Auswirkungen auf den Implementierungserfolg von neuen digitalen Technologien haben kann. In der Folge sind angestrebte Änderungen nicht oder nur teilweise möglich. Dem Wissenstransfer zur Steigerung der Technikakzeptanz Pflegender sollte somit ein hoher Stellenwert beigemessen werden. Hierfür bedarf es wiederum geeigneter Strategien auf der Meso- wie auf der Makroebene (Booth et al., 2021). In diesem Abschnitt sollen sieben literaturbasierte Strategien zur Steigerung der Technikakzeptanz bei Pflegepersonen vorgestellt werden. Sie beziehen sich auf Schulung und Support (1), Partizipation (2), Change-Champions (3), Change-Management (4), Ausbildung (5), Interoperabilität (6) und E-Health-Kompetenz (7).

### 7.4.1 Schulung und Support

Strukturierte Schulungen sind bei der Implementierung neuer digitaler Technologien von essenzieller Bedeutung. Hierbei sollte darauf geachtet werden, dass die Fähigkeiten im Umgang mit digitalen Technologien zwischen den Anwendern und Anwenderinnen voneinander abweichen können. Daraus ergibt sich die Empfehlung, Basis-Schulungsunterlagen im Verständnis einfach zu halten und durch spezifische Schulungen schrittweise das Niveau anzuheben. Dadurch wird gewährleistet, dass zukünftige Anwender*innen mit geringeren Technikkenntnissen dennoch die Möglichkeit erhalten, von Beginn an in Schulungsmaßnahmen integriert zu werden, ohne dass die Teilnahme mit Stresswahrnehmungen verknüpft wird. Die Schulungsmaßnahmen sollten bereits vor der Implementierung der digitalen Lösung erfolgen. In diesen Trainings können anhand von Testsystemen oder eigens dafür erstellten Mockups die zukünftige Arbeitsumgebung veranschaulicht und Änderungen im Prozessablauf erläutert und spezifiziert werden. Außerdem kann es hilfreich sein, zu Beginn zu betonen, dass die zu implementierende Lösung auf die Unterstützung von Pflegeprozessen zielt und nicht als Ersatz für professionelles Handeln angesehen wird. Darüber hinaus sollte stets auf den hohen Stellenwert von Verständnisfragen und weiteren Schulungsfragen hingewiesen werden.

Auch nach erfolgter Implementierung gilt es, Mitarbeiter*innen in regelmäßigen Abständen zu schulen und dafür notwendige Informationsmaterialien digital oder papierbasiert zur Verfügung zu stellen. Dies ist vor allem aufgrund der regelmäßig stattfindenden Updates und wegen Personalwechseln (z. B. neue Mitarbeiter*innen) zu gewährleisten. Anhaltender und leicht zugänglicher technischer Support erhöht ebenfalls die Technikakzeptanz. Im Zuge von Schulungsmaßnahmen sowie der Supportanfragen sollte die bestehende digitale Lösung in regelmäßigen Abständen evaluiert und die daraus resultierenden Erkenntnisse mit den Anwendern und Anwenderinnen sowie Herstellern diskutiert werden. Die damit verbundene Reflexionsarbeit kann als Zeichen für Aufgeschlossenheit verstanden werden und so die Akzeptanz Pflegender positiv beeinflussen. Das Pflegemanagement sollte mit der Applikation ebenso vertraut sein und entsprechend verpflichtet werden, Schulungsmaßnahmen zu absolvieren. Die losgelöste Anweisung von Führungskräften, neue digitale Technologien heranzuziehen, reicht nicht aus, um das Interesse und Engagement von Mitarbeitern und

Mitarbeiterinnen zu gewinnen. Im Vordergrund sollte daher vielmehr die Vermittlung zentraler Informationen, die Auswirkungen auf das alltägliche Tun sowie den damit einhergehenden Verantwortungsbereich betreffend, stehen. Der aktive Gebrauch könnte eine Vorbildfunktion haben und dabei förderlich sein, den Kollegen und Kolleginnen Vertrauen und Sicherheit zu vermitteln. Bei Pflegekräften, welche sich verstärkt an den Vorgesetzten orientieren, kann dies die Anwendungswilligkeit erhöhen (Safi et al., 2018; WHO, 2019c).

### 7.4.2 Partizipation der Anwender*innen

Wie bereits im vorigen Abschnitt angedeutet, geht die bloße Anordnung gegenüber Pflegenden, neue digitale Technologien zu nutzen, nicht automatisch mit Akzeptanz einher. Es bedarf demnach eines Implementierungsprozesses, welcher nach dem Bottom-up-Ansatz sämtliche Anwender*innen integriert. Nur wenn sich die Mitarbeiter*innen aller Stufen aktiv in den Gestaltungs- und Anwendungsprozess einbringen, kann ein langfristig starkes Engagement gesichert werden (Safi et al., 2018). Eine wichtige Grundvoraussetzung für erfolgreiches Change-Management bezieht sich auf die Möglichkeit, Anwender*innen aktiv am Implementierungsprozess teilhaben zu lassen. Wenn Benutzer*innen die Chance erhalten, Input hinsichtlich von Funktionsumfang, Design und Benutzerfreundlichkeit zu geben, steigt erfahrungsgemäß die Wahrscheinlichkeit der Akzeptanz. Anhand der partizipativen Teilhabe können Pflegende zudem eigenständig Informationen über neue digitale Lösungen sammeln. Aufgrund der damit einhergehenden intensiven Auseinandersetzung kann ein besseres Verständnis für die Funktionsweisen technischer Lösungen und ihre mögliche Integration in die Pflegepraxis generiert werden (Carayon et al., 2011).

Die Bereitschaft der professionellen Gesundheits- und Krankenpflege, konstruktives Feedback zu geben, ist vorhanden. Vor allem das Pflegemanagement sieht das Potenzial einer intensiveren Integration von engagiertem Pflegepersonal in den Entwicklungs- und Gestaltungsprozess. Ziel sollte sein, hinderliche Faktoren für die Akzeptanz der Technologie so früh wie möglich zu identifizieren und entsprechende Gegenmaßnahmen einzuleiten. Möglichkeiten, ein strukturiertes Feedback zu erhalten, sind beispielsweise die Etablierung von Fokusgruppen oder die Aufbereitung eines digitalen Mediums, um anonym, orts- und zeitunabhängig Rückmeldungen einzuholen. Beide Bereiche könnten auch multiprofessionell ausgelegt werden, was wiederum für die berufsgruppenübergreifende Wahrnehmung und daraus resultierende Optimierungen dienlich sein kann. Je stärker Pflegepersonen am Veränderungsprozess beteiligt sind, desto höher ist die Wahrscheinlichkeit, stetige Veränderungen im Zusammenhang mit neuen digitalen Technologien positiv wahrzunehmen (Hochmuth et al., 2020; Koivunen & Saranto, 2018; Laramee et al., 2012; Safi et al., 2018; Seibert et al., 2020).

### 7.4.3 Einsatz von Change-Champions

Change-Champions sind Personen innerhalb einer Organisation, welche sich auf freiwilliger Basis zur Verfügung stellen oder vom Management bewusst ausgewählt werden, um bestimmte Veränderungsprozesse innerhalb einer Organisation oder Firma zu unterstützen. Die Rolle kann von Mitarbeitern und Mitarbeiterinnen sämtlicher Hierarchieebenen eingenommen werden. Ein spezieller beruflicher Fokus im Kontext Pflege- und Gesundheitsmanagement oder Pflegeinformatik ist nicht relevant (Warrick, 2009), wobei vor dem Hintergrund, die Technikakzeptanz Pflegender im klinischen Setting zu steigern, vorhandene technische Erfahrungen sowie eine positive Grundeinstellung gegenüber neuen digitalen Technologien von Vorteil sind. Change-Champions unterstützen andere Pflegekräfte im Zuge der Implementierung neuer digitaler Technologien sowie ihrer Anwendung und fungieren dadurch als konkrete Ansprechpersonen innerhalb der gleichen Berufsgruppe. Weitere Aufgabenbereiche beziehen sich u.a. auf das Bewerben notwendiger Veränderungen, die Förderung des Austausches zwischen Informatikabteilungen und der professionellen Gesundheits- und Krankenpflege, Teammotivation durch Zuspruch sowie die Förderung eines aktiven Austausches mit sämtlichen beteiligten Akteuren. Während des gesamten Veränderungsprozesses soll der Change-Champion zudem dabei unterstützen, Eindrücke, Wahrnehmungen und Meinungen der Nutzer*innen zu bündeln sowie daraus resultierende beschriebene Herausforderungen in eine adäquate Problembeschreibung zu überführen. Dadurch soll ein anhaltender und möglichst effizienter Austausch gewährleistet werden, ohne dass Anwender*innen dies als weitere berufsbezogene Belastung empfinden. Das schnellstmögliche Herbeiführen von Lösungen fördert wiederum positive Erlebnisse und folglich auch die Technikakzeptanz (Berglund et al., 2007; Laramee et al., 2012; Moore et al., 2015).

### 7.4.4 Change-Management und Führung

Häufig stehen bei der Implementierung neuer digitaler Technologien vorrangig technische Aspekte im Vordergrund. Hierbei gilt es jedoch zu beachten, dass Inbetriebnahmen neuer digitaler Lösungen für die Mitarbeiter*innen nicht nur im alltäglichen Tun, sondern auch auf unternehmenskultureller Ebene mit Veränderungen einhergehen. Diese Veränderungen können durch den Einsatz von Change-Management erleichtert werden, indem umzusetzende Maßnahmen auf der Mitarbeiterebene eine strukturierte Planung erfahren, um das angestrebte Ziel gemeinsam als Organisation oder Firma zu erreichen. Als solide Basis kann ein positives und innovatives Arbeitsumfeld verstanden werden. Dem Pflegemanagement steht hierbei durch Change-Management eine Reihe von Interventionen zur Verfügung, um eine solche Umgebung zu erzeugen bzw. aufrechtzuerhalten (Huryk, 2010; Koivunen & Saranto, 2018):

- bestmögliche Allokation bestehender Ressourcen
- bewusste Auswahl von Mitarbeitern und Mitarbeiterinnen für die Auswahl, Implementierung oder Adaption neuer digitaler Technologien
- Vermeiden von Roadshows zur Präsentation von Teil- oder Endergebnissen im ganzen Betrieb
- Definition eines konkreten Schulungsplans
- Feedbackschleifen und -auswertungen sowie das Weiterleiten zentraler Erkenntnisse an die entsprechenden Stabsstellen, um eine kontinuierliche Optimierung zu gewährleisten
- offener Umgang mit beteiligten Personen hinsichtlich statistischer Auswertungen und Feedback im Allgemeinen
- bewusste Auswahl von Change-Champions.

### 7.4.5 Ausbildung

Im National E-Health Strategy Toolkit der World Health Organization wurde bereits im Jahr 2012 empfohlen, digitalisierungsbezogene Inhalte in Ausbildungs- und Trainingspläne für Pflege- und Gesundheitspersonal zu integrieren. Ziel ist es, Fähigkeiten, Erfahrungen und Hintergrundwissen im Zusammenhang mit neuen digitalen Technologien im Berufsalltag zu erlernen sowie zu festigen. Hierfür sollten die einzelnen Länder mit Bildungseinrichtungen zusammenarbeiten, um E-Health-Aspekte in den unterschiedlichen Curricula zu verankern. Gleiches gilt für Berufsgruppen, die in die Entwicklung neuer digitaler Technologien involviert sind (WHO, 2012). Ein Blick nach Deutschland zeigt, dass die Durchführung der

Empfehlung entsprechend Zeit in Anspruch nimmt. Gesetzlich verankert ist das Thema Digitalisierung im deutschen Pflegeberufereformgesetz (PflBG) jedoch nur im Kontext der Hochschulausbildung. Darin wird als Zielkompetenz das Einbinden von neuen Technologien in das berufliche Handeln angeführt (§ 37 Absatz 3 Nummer 3 PflBG). In der deutschen Ausbildungs- und Prüfungsverordnung taucht das Thema E-Health hingegen nur an wenigen Stellen auf. Für jene Kompetenzen, welche in der Pflegepraxis für eine kritisch-konstruktive Anwendung von neuen Technologien nötig sind, bräuchte es dennoch eine intensivere themenbezogene Auseinandersetzung, um das Potenzial der Digitalisierung vollumfänglich nutzen zu können. Dabei sollten auch ethische Überlegungen und Beratungskompetenzen eine Rolle spielen. Eine entsprechende Kombination unterschiedlicher Inhalte im Kontext Digitalisierung hat gezeigt, dass Absolventen und Absolventinnen das Heranziehen neuer digitaler Technologien tendenziell begrüßen und positiv bewerten (Ifinedo, 2017).

### 7.4.6 Interoperabilität verbessern

E-Health-Lösungen haben das Potenzial, zukünftigen Herausforderungen im Pflege- und Gesundheitswesen proaktiv zu begegnen – vor allem dann, wenn es um die effiziente Kommunikation zwischen einzelnen Stakeholdergruppen geht. Die Verarbeitung bereits bestehender Daten kann hierbei als essenzielle Strategie gewertet werden. Durch den Austausch zwischen unterschiedlichen Systemen (Interoperabilität) können Gesundheitseinrichtungen administrative, zeitliche sowie finanzielle Ressourcen einsparen. Darüber hinaus werden Datenanalytik und Benchmarking ebenso optimiert. Unregelmäßigkeiten lassen sich am Beispiel elektronischer Fieberkurven darlegen. Hersteller elektronischer Fieberkurven fokussieren als Zielgruppe vorrangig Akteure im Akutsetting. Langzeitpflegeeinrichtungen oder Primärversorgungszentren haben in dieser Hinsicht andere Anforderungen, die es zu erfüllen gilt. Wünschenswert wäre daher ein standardisiertes System, welches von sämtlichen Einrichtungen, unabhängig vom Setting, herangezogen werden kann. Dies würde beispielsweise bei settingübergreifenden Verlegungen die Nutzung der vorhandenen gesundheits- oder krankheitsspezifischen Datenmengen effizienter gestalten. Angeführte Überlegungen stehen jedoch zahlreichen Limitationen gegenüber. Neben den damit einhergehenden technischen sowie organisatorischen und finanziellen Herausforderungen gäbe es vor allem datenschutzrechtliche Aspekte zu klären. Der Komplexitätsgrad könnte hierbei bei einer länderübergreifenden Interoperabilität zunehmen. Darüber hinaus müssten technische Richtlinien für Hersteller erarbeitet und ihre Bereitschaft zur Zusammenarbeit gestärkt werden. Fehlende Anreize hinsichtlich der Verwirklichung, Konkurrenzdenken sowie träge Strukturen im Pflege- und Gesundheitswesen erschweren dies jedoch noch (Khanbhai et al., 2019; Kruse et al., 2015; Safi et al., 2018).

### 7.4.7 E-Health-Kompetenz erhöhen

Die Stärkung von E-Health-Kenntnissen bei den Anwendern und Anwenderinnen kann ebenfalls zu einer Verbesserung der Technikakzeptanz und -nutzung beitragen. Durch Fort- und Weiterbildungen können beispielsweise die Fertigkeiten Pflegender hinsichtlich des adäquaten Umgangs mit digitalen Technologien im klinischen Setting gestärkt werden. Darüber hinaus erhalten Anwender*innen Schulungen zur Recherche seriöser Quellen sowie ihrer inhaltlichen Bewertung. Diese Kenntnisse können in der Folge auch an Patienten und Patientinnen weitergereicht werden, wenn es z. B. um die Identifikation geeigneter Gesundheitsplattformen oder -apps geht. Betroffene Personen sollen sich dadurch bewusst mit dem Bereich der digitalen Technologien auseinandersetzen und weniger empfänglich für Falschinformationen oder qualitativ unzureichende technische Aufbereitungen sein. Zur Steigerung der Akzeptanz könnte ebenso die Errichtung von sogenannten E-Health-Zentren angedacht werden. Durch gezielte Kampagnen würde die Möglichkeit bestehen, E-Health-Kenntnisse zu vermitteln und durch Informationsseminare Stakeholder über technologische Neuerungen zu informieren. Skepsis und Verunsicherungen gegenüber technologischen Innovationen könnten dadurch abgebaut werden (Gartrell et al., 2020; Safi et al., 2018).

# 8 Ethik und E-Health-Anwendungen

Michael Klösch

In diesem Kapitel stehen ethische Aspekte im Zusammenhang mit der Etablierung von E-Health-Anwendungen im Mittelpunkt der Auseinandersetzung.

## 8.1 Hintergrund

Eine nähere Auseinandersetzung mit den Termini „Digitalisierung" und „E-Health" erfolgte bereits in Kapitel 4. Um mit E-Health-Anwendungen einhergehende ethische Konfliktfelder im Pflege- und Gesundheitswesen sowie den Stellenwert der Ethik im Bereich der Pflege darzulegen, sei vorab auf die Begriffsdefinition sowie Handlungsfelder von Ethik im Allgemeinen hingewiesen. Ethik versteht sich als Teilgebiet der Philosophie und stellt das menschliche Handeln in den Mittelpunkt des Interesses. Mithilfe von (Gruppen-)Diskussionen und (Selbst-) Reflexionen werden Gründe und Ursachen, welche individuelles Tun hervorrufen, damit einhergehenden (potenziellen) Herausforderungen, Konfliktfeldern und vor allem Konsequenzen für den betroffenen Menschen sowie sein Lebensumfeld gegenübergestellt. Der Frage nach der moralischen Vertretbarkeit einer bestimmten Handlung, Reaktion oder Verhaltensweise wird in diesem Zusammenhang ebenso ein hoher Stellenwert beigemessen. Hierbei werden die Sitten, Gebräuche, Werte und Regeln innerhalb einer Gesellschaft fokussiert. Ethik befasst sich somit auf wissenschaftlicher Ebene mit der Moral, wobei argumentative Begründungen für bestimmte Handlungen bzw. Verhaltensweisen von Personen erarbeitet werden sollen, ohne dass es zur Idealisierung oder Moralisierung kommt. Die daraus resultierenden Erkenntnisse spiegeln sich in dem Anspruch der intersubjektiven Nachprüfbarkeit wider. Weitere Zielsetzungen von Ethik meinen die Erhebung der moralischen Qualität sowie die Förderung der Einsicht, dass moralisches (vertretbares) Handeln nicht willkürlich erfolgt und wesentlich auf die Humanität einwirkt (Pieper, 2017; Suchanek & Lin-Hi, 2022). Es existieren unterschiedliche Ethik-Modelle; sie lassen sich unterscheiden nach der methodischen Vorgehensweise (z. B. normative oder deskriptive Ethik), der jeweiligen Begründung (z. B. theologische oder religiös-philosophische Ethik), der Zielgruppe (z. B. Individual- oder Sozialethik), dem Anwendungsbereich (z. B. Wissenschafts- oder Informationsethik) sowie den Werten (z. B. Erfolgs- oder Tugendethik). Allen Ethik-Modellen gemeinsam ist die grundsätzliche Auseinandersetzung mit der Moral im jeweiligen Kontext (Korff & Vogt, 2016; Nida-Rümelin et al., 2017; Schewior-Popp et al., 2017; Werner, 2020).

Eng mit der Ethik verbunden sind die beiden Begriffe „Menschenwürde" und „Menschenrechte", die eine wichtige Grundlage für ethische Diskussionen oder Reflexionen bilden und sämtliche Teilbereiche tangieren. Man könnte diese somit auch als Grundprinzipien erachten. Der Terminus „Menschenwürde" bringt die Gleichheit aller Menschen, unabhängig von Alter, Geschlecht, Religion, Bildungsstatus, sexueller Orientierung oder Weltanschauung, zum Ausdruck. Hierfür ist keine bestimmte Eigenschaft von Personen erforderlich. Demnach besteht der Anspruch auf Menschenwürde allein aufgrund der Tatsache, dass wir menschliche Lebewesen sind. Es gilt, jedes Individuum sowie dessen Lebensumfeld in seiner Gesamtheit zu betrachten (Amnesty International Österreich, 2022; Staub-Bernasconi, 2019). Dass die Förderung und der Schutz der Menschenwürde nicht nur Aufgabe jedes einzelnen Individuums, sondern auch des Staates ist, verdeutlicht das in Artikel 1 des Grundgesetzes für die Bundesrepublik Deutschland dargelegte Grundrecht der Unantastbarkeit der Würde des Menschen, die zu achten und zu schützen Verpflichtung aller staatlichen Gewalt ist (Art. 1 Absatz 1 GG). Dem Staat ist es somit untersagt, Menschen als Objekte zu betrachten oder gesetzliche Rahmenbedingungen zu schaffen, welche die Menschenwürde einschränken oder verletzen. Letzteres bezieht sich beispielsweise auf die Anwendung von Foltermethoden in einem Verhör eines nicht geständigen Verdächtigen, die fehlende Aussicht auf Straflinderung oder eine unverhältnismäßige Überwachung des privaten Lebensraums. Darüber hinaus ist der Staat verpflichtet, schädliche Noxen, welche die Menschenwürde gefährden, abzuwenden (Janssen, 2020). Das Prinzip der Menschenwürde wurde bereits durch den Philosophen Immanuel Kant (1724–1804) näher beleuchtet, welcher davon ausging, dass jeder Gegenstand einen bestimmten Wert vorweist, wobei der alltägliche Gebrauch nachteilig darauf einwirken kann (z. B. das Tragen von Schuhen). Diese Überlegung kann jedoch nicht auf den Menschen übertragen werden, da dieser natürlich auch bei bestehender Krankheit oder einem Fehlverhalten einen Wert vorweist. Daraus schlussfolgert Kant: „Alles hat einen Wert, der Mensch aber hat eine Würde“ (Bundeszentrale für politische Bildung, 2022, o. S.).

Im Zusammenhang mit der Würde wird in der Literatur vor allem auf die Menschenrechte Bezug genommen. Diese sind insofern von hoher Relevanz, als rechtliche Rahmenbedingungen die Würde von Individuen aufrechterhalten und schützen sollen. Die Grundlage hierfür bilden international gültige Wertesysteme. Das erste weltweit gültige Menschenrechtsdokument, die Allgemeine Erklärung der Menschenrechte, trat 1948 in Kraft; es wurde von den Vereinten Nationen verabschiedet und stellt eine essenzielle Grundlage für international gültige Menschenrechte dar. Trotz der Tatsache, dass keine rechtlichen Verpflichtungen mit der Erstellung des Dokuments einhergehen, kann diesem dennoch ein hoher moralischer und wertebezogener Stellenwert beigemessen werden, denn vor seinem Inkrafttreten wurden Menschenrechte stets auf nationaler Ebene definiert. Die Allgemeine Erklärung der Menschenrechte setzt sich aus 30 Artikeln zusammen, welche politische, bürgerliche und soziale Menschenrechte darlegen (Bundesministerium für europäische und internationale Angelegenheiten, 2022; humanrights.ch, 2022; Vereinte Nationen, 2022). Bezugnehmend auf humanrights.ch (2022, o. S.) zählen hierzu:

- Artikel 1: Recht auf Freiheit, Gleichheit, Solidarität
- Artikel 2: Verbot der Diskriminierung
- Artikel 3: Recht auf Leben und Freiheit
- Artikel 4: Verbot der Sklaverei und des Sklavenhandels
- Artikel 5: Verbot der Folter
- Artikel 6: Anerkennung als Rechtsperson
- Artikel 7: Gleichheit vor dem Gesetz
- Artikel 8: Anspruch auf Rechtsschutz
- Artikel 9: Schutz vor willkürlicher Verhaftung und Ausweisung
- Artikel 10: Anspruch auf rechtliches Gehör
- Artikel 11: Unschuldsvermutung; keine Strafe ohne Gesetz
- Artikel 12: Schutz der Freiheitssphäre des Einzelnen
- Artikel 13: Freizügigkeit und Auswanderungsfreiheit
- Artikel 14: Recht auf Asyl
- Artikel 15: Recht auf Staatsangehörigkeit
- Artikel 16: Ehefreiheit und Schutz der Familie
- Artikel 17: Eigentumsgarantie
- Artikel 18: Gedanken-, Gewissens- und Religionsfreiheit

- Artikel 19: Meinungs- und Informationsfreiheit
- Artikel 20: Versammlungs- und Vereinigungsfreiheit
- Artikel 21: Allgemeines und gleiches Wahlrecht; Zulassung zu öffentlichen Ämtern
- Artikel 22: Recht auf soziale Sicherheit
- Artikel 23: Recht auf Arbeit und gleichen Lohn; Koalitionsfreiheit
- Artikel 24: Recht auf Erholung und Freizeit
- Artikel 25: Recht auf einen angemessenen Lebensstandard
- Artikel 26: Recht auf Bildung, Erziehungsziele, Elternrecht
- Artikel 27: Freiheit des Kulturlebens
- Artikel 28: Angemessene Sozial- und internationale Ordnung
- Artikel 29: Grundpflichten und Einschränkungen
- Artikel 30: Auslegungsvorschrift.

## 8.2 Informationsethik und digitale Ethik

Setzt man sich mit ethischen Herausforderungen im Kontext von E-Health-Anwendungen auseinander, so ist vor allem das Modell der Informationsethik von Interesse. Die Informationsethik zählt zu der Bereichsethik und fokussiert die Moral bzw. die Sitten der Nutzer*innen oder Anbieter*innen von Informations- und Kommunikationstechnologien (IKT) sowie internetbasierten Medien. Es geht also darum zu analysieren, wie sich Individuen, Organisationen und Unternehmen durch den Gebrauch von IKT moralisch oder sittlich verhalten bzw. verhalten sollen. Dies impliziert ebenso Personen, welche nur indirekt an der Generierung von IKT beteiligt sind oder deren Auswirkungen im alltäglichen Leben spüren. Darüber hinaus stellen die Verbreitung von IKT sowie die Akzeptanz gegenüber digitalen Technologien und bestehende kulturelle oder gesellschaftliche Unterschiede wichtige Diskussionsgrundlagen in der Informationsethik dar. Weitere zentrale Themenfelder bilden mitunter:

- Kommunikation
- Datenschutz und Datensicherheit
- Umgang mit Wissen und Informationen
- freier Wissens- und Informationszugang
- selbstbestimmter Umgang mit persönlichen Daten
- Barrieren für die Wissens- und Informationsgenerierung.

Aufgrund des digitalen Fortschritts in den vergangenen Jahrzehnten und der daraus resultierenden Dynamik in Veränderungsprozessen fällt eine Abgrenzung hinsichtlich eines konkreten Zuständigkeitsbereichs der Informationsethik zunehmend schwer. Die Übergänge sind oftmals fließend, und die Tatsache, dass Digitalisierung unterschiedliche Lebensbereiche parallel betreffen kann, veranschaulicht wiederum die hohe Komplexität. Ein möglicher Ansatz der Systematisierung bezieht sich auf die Unterteilung in Netz-, Medien- und Computerethik, wobei anhand des Beispiels der sozialen Medien bereits Grenzen aufgezeigt werden können. International gültigen Definitionen und Systematisierungen kann demnach ein hoher Stellenwert zugesprochen werden. Gleiches gilt für die Verteilung von fachlichen Zuständigkeiten oder für das Identifizieren von Überschneidungen und Lücken. Zudem können einzelne Aspekte im Kontext der jeweiligen Unterteilung gegebenenfalls ethisch nicht relevant sein. Unabhängig davon stellt sich die Frage, ob Informationsethik ausschließlich im Zusammenhang mit IKT zu betrachten ist, zumal sich dieser Schwerpunkt vorrangig durch die Telemediatisierung ergeben hat. Moralische Fragestellungen nach dem Umgang mit Wissen sowie Information im Allgemeinen bilden hier den Ursprung. Daraus lässt sich schlussfolgern, dass diese beiden Komponenten den Kern der Informationsethik bilden, welche durch die zunehmende Digitalisierung unserer Lebensbereiche Veränderungen im Kontext moralisch-sittlicher Fragestellungen erfährt. Der Aufgabenbereich der Informationsethik sollte daher weder auf Wissen oder Information noch auf IKT begrenzt werden (Bendel, 2019; Heesen, 2016; Kuhlen, 2004; Spiekermann, 2019).

Digitale Ethik als solche gewann in den vergangenen Jahren zunehmend an Bedeutung, wobei sich Autoren und Autorinnen uneins darüber sind, ob es sich hierbei um ein eigenständig zu betrachtendes Ethik-Modell handelt. Oftmals wird diese als Subbereich der Informationsethik angesehen, welche ebenso Verknüpfungen zur Netz-, Medien- und Computerethik vorweist. Auch kann unter digitaler Ethik die Entwicklung von Regelwerken verstanden werden (normativer Ansatz). Aufgrund der zahlreichen Anwendungsbereiche und Einflussfaktoren, wie z.B. Datenschutz und -sicherheit, die Ökonomisierung oder das soziale Lebensumfeld eines Individuums, ist der Handlungsspielraum hinsichtlich einer einheitlich gültigen Definition groß (Bendel, 2019; Nemat & Becker, 2022). Dennoch sei an dieser Stelle auf die treffende Formulierung des Bundesverbands Digitale Wirtschaft (BVDW) aus Deutschland verwiesen:

**Begriffserklärung**

Digitale Ethik fragt nach dem guten und richtigen Leben und Zusammenleben in einer Welt, die von digitalen Technologien geprägt ist. Sie formuliert Regeln für das richtige Handeln in Konfliktsituationen, die von der Digitalisierung aufgeworfen werden, und beschäftigt sich mit dem gesellschaftlichen Konzept von Freiheit und Privatsphäre, von Solidarität und Gerechtigkeit. Als Teildisziplin der Moralphilosophie stellt sie nicht zwangsläufig neue ethische Maßstäbe auf, sondern übersetzt bestehende ethische Maßstäbe für eine digital geprägte Gesellschaft (Bundesverband Digitale Wirtschaft, 2019, S. 4).

Daraus lassen sich u.a. die nachfolgend angeführten Themenfelder für ethische Diskussionen bzw. Reflexionen ableiten:

- Robotik
- künstliche Intelligenz
- Falschnachrichten (Fake News)
- Mensch-Maschine-Beziehungen
- Analyse- und Entscheidungssysteme
- der Wert des Menschen als Arbeitskraft.

Trotz des bestehenden Handlungs- und Deutungsspielraums unterschiedlicher Ethik-Modelle sowie den daraus resultierenden Verknüpfungen auf moralischer oder digital-technischer Ebene können zentrale Kernaussagen generiert werden. Diesen ist, unabhängig vom jeweiligen Einsatzbereich von IKT, im Zuge von ethischen Diskussionen ein hoher Stellenwert zuzuspre-

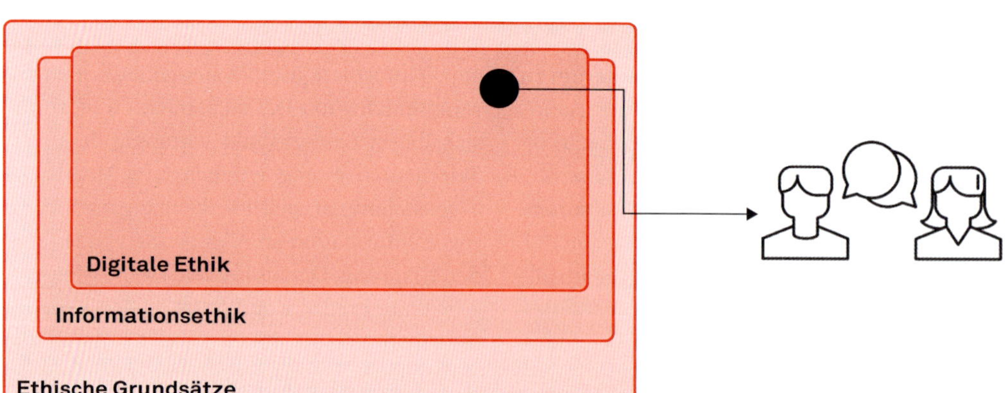


**Abbildung 8-1:** Ethik-Modelle im Kontext von Digitalisierung (Quelle: Eigene Darstellung)

chen. So ist die Menschenwürde als unantastbares Gut zu werten, welches es anhaltend durch Staat und Mitmenschen zu schützen gilt. IKT nehmen Einfluss auf den Wissens- bzw. Informationszugriff, wirken auf das Interaktionsverhalten zwischen Individuen ein und können dadurch auch nachteilige Konsequenzen nach sich ziehen. In der Folge sind IKT-Implementierungen und der damit einhergehende Datenverarbeitungsprozess stets nach bestem ethisch-moralischem (Ge-)Wissen durchzuführen. Das trifft auch auf die Anwendungsbereiche des Pflege- und Gesundheitswesens zu. Der Umgang mit personenbezogenen Daten, das Recht auf deren Einsicht sowie die Verweigerung der Datenfreigabe stellen in diesem Zusammenhang sowohl für Patienten und Patientinnen als auch für IKT-Anbieter*innen sensible Angelegenheiten dar (**Abb. 8-1**) (Bendel, 2019; Hengstschläger, 2020).

## 8.3 Ethische Konfliktfelder und E-Health-Anwendungen

Betrachtet man ethische Konfliktfelder im Zusammenhang mit E-Health-Anwendungen, so stellen der Datenschutz und die Datensicherheit ein vieldiskutiertes Thema dar. Damit einhergehende Debatten sind in den modernen Medien durch den Entwicklungsfortschritt digitaler Technologien im Pflege- und Gesundheitswesen omnipräsent und können nicht nur Auswirkungen auf die bestehenden rechtlichen Rahmenbedingungen, sondern auch auf die persönliche Akzeptanz und den alltäglichen Gebrauch dieser Technologien nehmen (National Telecommunications and Information Administration, 2016; Thielsch et al., 2018). Negativbeispiele aus anderen Settings verstärken den Stellenwert von Datenschutz und Datensicherheit. Hier können u.a. die drei höchsten verhängten Strafmaße von Datenschutzbehörden für die Zahlung einer Geldstrafe bei einer Fluglinie (205 Mio. Euro) (Frankfurter Allgemeine, 2019), einer Hotelkette (110 Mio. Euro) (Der Spiegel, 2019) sowie bei einem Internetkonzern (50 Mio. Euro) (Der Standard, 2020) nach Verstößen gegen die Datenschutz-Grundverordnung angeführt werden.

Doch wie definieren sich Datenschutz und Datensicherheit und welche Verbindung zur Ethik gibt es? Die Begriffe Datenschutz und Datensicherheit sind eng miteinander verknüpft, wobei diese dennoch voneinander zu trennen sind. Datenschutz ist im Grundrecht verankert und nimmt auf den Schutz personenbezogener oder schützenswerter Daten im Allgemeinen Bezug. Dadurch soll die Privatsphäre von Individuen gesichert und ein selbstbestimmter Umgang mit sensiblen Informationen gewährleistet werden. Die Erhebung, Weiterverarbeitung und Auswertung von Daten sowie das Einholen der hierfür notwendigen Einwilligung vonseiten der betroffenen Personen stehen im Mittelpunkt. Die Grundlage für den Datenschutz in der Europäischen Union bildet die 2018 in Kraft getretene Datenschutz-Grundverordnung (DSGVO) (Bundesministerium für Digitalisierung und Wirtschaftsstandort, 2021; Petrlic & Sorge, 2017; Witt, 2010). Datensicherheit hingegen fokussiert Maßnahmen, um Daten in einer adäquaten Form vor Diebstahl, Missbrauch oder Verlust zu schützen. Als Beispiele sind die Definition von Zugriffsrechten, Backups, die Installation von Firewalls oder Passwortvorgaben anzuführen. Vor diesem Hintergrund zeigt sich, dass Datenschutz eine Grundvoraussetzung für die Datensicherheit darstellt. Datensicherheit wiederum unterstützt dabei, den durch den Datenschutz definierten Ansprüchen gerecht zu werden (Lenhard, 2017).

Die ethische Relevanz ergibt sich bereits aufgrund der Tatsache, dass personenbezogene Daten im Kontext digitaler Technologien anhaltend zu schützen sind und dass deren Bekanntgabe für betroffene Individuen zu keinem Zeitpunkt einen Nachteil darstellen darf. Demnach darf die Datenerhebung sowie -verarbeitung erst stets nach erfolgter Einwilligung durchgeführt werden und muss für Personen transparent sowie laienverständlich dargelegt werden. Vor allem im Zusammenhang mit gesundheits-

oder krankheitsspezifischen Daten, welche u.a. den sogenannten sensiblen Daten zugeordnet werden können, zeigt sich die Relevanz von Datenschutz und Datensicherheit. Der zunehmende Einsatz digitaler Technologien im Pflege- und Gesundheitswesen geht jedoch mit einer Verringerung des individuellen Handlungsspielraums betreffend die Datenverarbeitung für Patienten und Patientinnen einher. Daraus resultiert wiederum ein Abhängigkeitsverhältnis gegenüber den Sicherheitskonzepten der Gesundheitsdienstleister. Die Verlagerung von der physischen zur digitalen Datensammlung und -verarbeitung macht diese anfälliger für Missbrauch. Hierzu zählen u.a. Datendiebstahl durch Hacking oder das externe Einspielen von schädlicher Software. Patienten und Patientinnen sind kriminellen Bemühungen somit schutzlos ausgeliefert. Sensible Daten können unerlaubt veröffentlicht, verkauft oder als Druckmittel herangezogen werden. Die Privatsphäre ist nicht mehr gewährleistet, wobei eine entsprechende Kontrolle aus der Perspektive der Patienten und Patientinnen nur eingeschränkt möglich und der Grad der Selbstbeststimmung limitiert ist. Ein weiteres Konfliktfeld bezieht sich auf unwissentlich groß angelegte Datenanalysen, welche auf personenbezogenen Informationen basieren und die Generierung von gruppenspezifischen Merkmalen zum Ziel haben. Daraus resultierende Erkenntnisse und gegebenenfalls auch abzuleitende Maßnahmen können mit einer Stigmatisierung oder Exklusion einzelner Individuen im Pflege- und Gesundheitswesen einhergehen (Al-Issa et al., 2019; Deutscher Ethikrat, 2017; Garstka, 2019; Househ et al., 2018; Nittari et al., 2020).

Unabhängig davon besteht die Möglichkeit der eingeschränkten Anonymisierung sowie Pseudonymisierung. Die vielfältige Bekanntgabe von personenbezogenen Daten, wie z.B. Name, Alter, Geschlecht oder religiöses Bekenntnis, kann in Kombination mit gesundheits- oder krankheitsspezifischen Informationen eine missbräuchlich angestrebte Identifikation eines Individuums begünstigen. Dies ist vor allem dann der Fall, wenn die betroffene Patientengruppe eine vergleichsweise seltene Erkrankung vorweist. In Bezug auf geeignete Verschlüsselungstechniken oder den Anspruch, Daten zu trennen und an unterschiedlichen Orten zu sichern, sind Patienten und Patientinnen abermals von den Gesundheitsdienstleistern abhängig. Auch der Bereich der Datensouveränität kann ein ethisches Konfliktfeld darstellen. Datensouveränität meint die selbstbestimmte Kontrolle hinsichtlich der eigenen Daten. Demnach sollen Patienten und Patientinnen auch nach der Bekanntgabe von sensiblen Informationen festlegen können, welche Dienstleister darauf Zugriff haben. Gleiches gilt für den angestrebten Verwendungsgrund oder den Wunsch, bestimmte Daten nach der Verarbeitung zu löschen. Durch Datenmissbrauch wird Patienten und Patientinnen dieses Recht genommen und die Entstehung einer Hierarchie gefördert. In den jeweiligen Gesundheitszustand kann so Einsicht genommen oder das subjektiv wahrgenommene Wohlbefinden nachteilig beeinflusst werden (Hummel et al., 2021; Kataria & Ravindran, 2020; Mühlbauer, 2018; Neubauer & Heurix, 2011; Neubauer & Riedl, 2008; Schnell & Dunger, 2018).

Im Allgemeinen sei auf die Diskrepanz zwischen dem Anspruch eines selbstbestimmten Umgangs mit sensiblen Daten und der parallel notwendigen Veröffentlichung von sensiblen Daten im Zuge des Gebrauchs von E-Health-Anwendungen verwiesen. Der Druck auf Patienten und Patientinnen könnte zukünftig ansteigen, da digitale Technologien im Pflege- und Gesundheitswesen zunehmend Anklang finden und einen zentralen Bestandteil der Gesundheits- sowie Krankheitsversorgung darstellen. Individuen können sich somit der Bekanntgabe nicht vollständig entziehen. Es entsteht gewissermaßen ein Abhängigkeitsverhältnis und das Recht auf Privatsphäre ist eingeschränkt, da situationsbedingt ein bestimmter Umfang an gesundheits- oder krankheitsspezifischen Daten preisgegeben werden muss. In der Literatur wird in diesem Zusammenhang oftmals von sogenannten „gläsernen Patienten und Patientinnen“ gesprochen. Es sei jedoch darauf verwiesen, dass der Ausdruck im Kontext Datenschutz überwiegend negativ ausgelegt wird. Es bedarf vonseiten der Gesundheitsdienstleister wie der Patienten und Patientinnen stets eines Abwägens zwischen Nutzen und Risiko. Eine pflegerisch-medizinische Behandlung ohne Datengenerierung kann nicht die angestrebte Lösung sein. Dennoch unterstützen Debatten wie die über den gläsernen Patienten die adäquate Berücksichtigung von Datenschutz und Datensicherheit. So sollten Patienten und Patientinnen eigenständig bestimmen können, welche Gesundheitsdienstleister Zugriff zu sensiblen Daten erhalten. Die notwendige Bekanntgabe sensibler Daten fördert jedoch bei deren missbräuchlicher Verwendung die Möglichkeit, Rückschlüsse auf den Ist-Zustand von Patienten und Patientinnen sowie deren Lebensumfeld zu ziehen, ohne dass diese ein Veto einlegen können (Caine & Tierney, 2015; Hien, 2005; Mold et al., 2015; Rosenbach et al., 2015).

Dessen ungeachtet gewährleistet die Auswertung von gesundheits- oder krankheitsspezifischen Daten das Erstellen von Risikoprofilen. Diese unterstützen beispielsweise bei der Gestaltung von Präventionsmaßnahmen. Gleichermaßen könnten die Profile von Versicherungen genutzt werden, um eine Umverteilung von Dienstleistungen sowie Tarifen zum Nachteil von Patienten und Patientinnen zu bewirken. Daraus schlussfolgernd würde es durch solch eine Entwicklung nicht nur zu Veränderungen des Solidaritätsprinzips, sondern auch zu wesentlichen Einschränkungen des Rechts der freien Lebensgestaltung kommen. Nikotinkonsum und damit einhergehende Erkrankungen sowie notwendige Therapiemaßnahmen lassen sich an dieser Stelle zur Veranschaulichung des Problems anführen. Dem Recht, selbstbestimmt Zigaretten zu konsumieren, stehen durch Folgeerkrankungen hervorgerufene hohe Therapiekosten gegenüber, welche von der Allgemeinheit getragen werden. Die Umverteilung von Dienstleistungen sowie Tarifen hätte entschieden nachteilige Auswirkungen auf betroffene Personen. Gegebenenfalls müssten diese höhere Beiträge in Form von Risikoprämien bezahlen oder mit einem geringeren Umfang an Dienstleistungen rechnen (z. B. höherer Selbstbehalt nach einem Krankenhausaufenthalt). Genauso verhielte es sich mit Erkrankungen, welche nicht auf ein für die Gesundheit schädliches Verhalten zurückzuführen sind, jedoch ebenso mit einem erhöhten Therapiekostenaufwand einhergingen (Deutscher Ethikrat, 2017).

Auch der Bereich der digitalen Gesundheitskompetenz kann ein ethisches Konfliktfeld darstellen. E-Health-Anwendungen sollen u. a. dabei unterstützen, Prozesse im Pflege- und Gesundheitswesen effizienter zu gestalten. Hierfür wird jedoch von den Anwendern und Anwenderinnen ein gewisses Maß an digitaler Gesundheitskompetenz vorausgesetzt. Letztere knüpft an das Konzept der allgemeinen Gesundheitskompetenz an, wobei diese um den Faktor Digitalisierung erweitert wird. Wie bereits in Kapitel 6.3.3 ausgeführt wurde, nehmen u. a. Alter, Geschlecht, Bildungsstatus oder sozioökonomische Faktoren im Allgemeinen Einfluss auf den Grad der digitalen Gesundheitskompetenz. Somit könnte sich eine unbewusst herbeigeführte Selektion von Anwendern und Anwenderinnen ergeben, da die Teilhabe durch die jeweilig bestehenden Rahmenbedingungen nicht oder nur eingeschränkt möglich ist. Werden keine adäquaten Alternativen angeboten, kommt es zur Benachteiligung jener Patientengruppen, welche E-Health-Anwendungen nicht bedienen können. Unmittelbar damit verknüpft sind ebenso ethische Diskussionen hinsichtlich der Ressourcenverteilung innerhalb einer Gesellschaft. Individuen mit Zugriff auf digitale Technologien, Bildungseinrichtungen, ein regelmäßiges Einkommen oder Krankenversicherungen sind hier klar im Vorteil (Kim & Xie, 2017; Levin-Zamir & Bertschi, 2018; Sørensen et al., 2015).

Beeinträchtigungen oder starke Schwankungen des Gesundheitszustandes können für Individuen mit einer physischen und psychischen Mehrbelastung einhergehen. Die Lebensqualität wird dadurch nachteilig beeinflusst. Studien weisen bisweilen darauf hin, dass E-Health-Anwendungen im Zuge von Therapiemaßnahmen vonseiten der Patienten und Patientinnen als zusätzlicher Stressfaktor wahrgenommen werden können. Dies ist beispielsweise dann der Fall, wenn es zur emotionalen Überforderung durch das Führen eines digitalen Krankentagebuches oder zur Ablehnung der Anwendung wegen einer unübersichtlichen Benutzeroberfläche kommt. In der Folge wird der tägliche Gebrauch mit etwas Negativem assoziiert und der Schutz sowie die Unversehrtheit des Individuums können nicht mehr gewährleistet werden (Ebner-Priemer & Bohus, 2008; Steindal et al., 2020; Wintner et al., 2015). Dass eine Teleanwendung ausschließlich negative Auswirkungen auf den Gesundheitszustand von Patienten und Patientinnen haben kann, zeigte die Studie von Hoek et al. (2017). Patienten und Patientinnen mit fortgeschrittener Tumorerkrankung erhielten über einen Zeitraum von zwölf Wochen Telekonsultationen, um u. a. die Auswirkungen auf das Stress- und Angstempfinden zu untersuchen. Die Analyse zeigte, dass Stress ($p = 0{,}04$) und Angst ($p = 0{,}03$) in der Interventionsgruppe signifikant zunahmen (Hoek et al., 2017). In diesem Zusammenhang besteht die Möglichkeit, dass Patienten und Patientinnen Unbehagen im täglichen Gebrauch der E-Health-Anwendung bewusst nicht äußern, aus Angst, von der Intervention abgesetzt zu werden oder durch Kritik negativ aufzufallen bzw. keinen adäquaten Ersatz zu erhalten und dadurch im Nachteil zu sein. Dies kann wiederum zu einem gesteigerten Stressempfinden führen und den Eindruck eines Abhängigkeitsverhältnisses erwecken (Chaet et al., 2017).

Die Verschiebung von Face-to-Face-Kommunikation zum onlinebasierten Austausch zwischen Pflegenden und Patienten und Patientinnen kann mit Einschränkungen im Bereich der nonverbalen Kommunikation einhergehen. Pflegende nehmen diese teilweise nur mehr in einem eingeschränkten Ausmaß wahr. Vor allem bei Patienten und Patientinnen mit eingeschränkten Ressourcen hinsichtlich verbaler Kommunikation kann dies einen entscheidenden Nachteil darstellen. In der Folge gehen essenzielle Informationen für die pflegerische Versorgung verloren oder werden unter Umständen falsch interpretiert. Die Pflegequalität und -sicherheit sind dadurch beeinträchtigt (Neergaard et al., 2014).

Ethische Konfliktfelder im Kontext künstlicher Intelligenz (KI) gewannen durch den technischen Fortschritt in den vergangenen Jahren zunehmend an Bedeutung. Basierend auf großen Datenmengen wirken Algorithmen in Entscheidungsprozessen mit. Hier stellt sich zu Beginn die Frage nach der Datenqualität, auf welcher die Berechnungsmodelle beruhen. Erfahren gender- oder kulturbezogene Faktoren keine Aufmerksamkeit, könnten einzelne Bevölkerungsgruppen unzureichend berücksichtigt und Ergebnisse falsch interpretiert werden. Zwischenmenschliche Aspekte, welche vor allem im Bereich der pflegerisch-medizinischen Versorgung von essenzieller Bedeutung sind, finden in den Algorithmen zudem kaum Beachtung. Eine in der Literatur vieldiskutierte Grundüberlegung lautet demnach, ob das Wohl von Patienten und Patientinnen bereits in den Verantwortungsbereich von KI gelegt werden darf. KI befindet sich trotz des rasanten Wachstums immer noch in einem Entwicklungsstadium. Unzureichend ausgereifte Implementierungen können demnach die pflegerisch-medizinische Versorgungsqualität und -sicherheit gefährden. Patienten und Patientinnen sind diesem Umstand schutzlos ausgeliefert, da in der jeweiligen Situation ein Abhängigkeitsverhältnis hinsichtlich benötigter Dienstleistungen besteht. Die Autonomie von Systemen kann darüber hinaus zur Folge haben, dass sich diese der Kontrolle von pflegerisch-medizinischem Fachpersonal entziehen. Entscheidungsfindungen sind somit nicht mehr adäquat nachvollziehbar und daraus resultierende Handlungen werden fälschlicherweise als korrekt eingestuft. Eine fehlende Technikkompetenz der Anwender*innen könnte diesen Risikofaktor noch verstärken. Demnach tangiert die zunehmende Implementierung von KI im Pflege- und Gesundheitswesen ebenso den Aus-, Fort- und Weiterbildungssektor. Dieser muss, in Zusammenarbeit mit der Wirtschaft, wissenschaftsbasierte Inhalte für Endanwender*innen nachvollziehbar aufbereiten, wobei die Bandbreite von KI umfangreich ist. Diese Tatsache stellt eine Herausforderung dar, zumal KI nicht nur im Kontext von Bettenmanagement oder Beatmungszeit, sondern auch in Form eines Avatars Anwendung findet. Ethische und strukturelle Rahmenbedingungen müssen hierfür teilweise erst entstehen. Der Entwicklungsprozess darf jedoch zu keinem Zeitpunkt die Menschenwürde sowie die Sicherheit gefährden, indem der Mensch zum Objekt degradiert wird (Bundesverband Digitale Wirtschaft, 2019; Kudina, 2021; Liyanage et al., 2019; Morley et al., 2020; Stanfill & Marc, 2019).

Das Zur-Verfügung-Stellen von Informationen durch E-Health-Anwendungen kann ebenso ethische Konfliktfelder generieren. Vor allem dann, wenn diese einen Vertrauensmissbrauch oder eine bewusst herbeigeführte Täuschung von Patienten und Patientinnen nach sich ziehen. Hierbei handelt es sich für gewöhnlich nicht um Systeme, welche durch offiziell anerkannte Gesundheitsdienstleister angeboten bzw. herangezogen werden. Vielmehr geht das zentrale Risiko von der Möglichkeit aus, Anwendungen über das Internet für das häusliche Setting zu erwerben. Beispielsweise kann es sich um eine App oder eine Plattform zur Optimierung des Krankheitsmanagements (z. B. Diabetes, Parkinson, Multiple Sklerose) handeln. Eine bewusst herbeigeführte Täuschung ist demnach insofern ethisch verwerflich, als der bestehende Unterstützungsbedarf bzw. die Unwissenheit von Patienten und Patientinnen zu deren Nachteil ausgenutzt wird. So besteht u. a. das Risiko, Anwender*innen durch Falschinformationen zu verunsichern oder gezielt zum Kauf eines bestimmten Heilmittels zu animieren. Vorab durchgeführte pflegerisch-medizinische Abklärungen finden nicht statt. Zudem könnten dargelegte Inhalte nicht mehr dem aktuellen Stand der Forschung entsprechen oder eine erweiterte Informationseinsicht an die Freigabe von gesundheits- oder krankheitsspezifischen Daten gebunden sein. Qualitäts- und Sicherheitslücken wiederum begünstigen das Auftreten von Datenmissbrauch (Institut für Digitale Ethik & Hochschule der Medien, 2021; Klösch et al., 2021; Naeem et al., 2021; Tsirintani, 2021). Hinsichtlich der digitalen Verbreitung von Falschinformationen im Kontext Gesundheit und Krankheit spricht die World Health Organization im Zusammenhang mit der Covid-19-Pandemie bereits von einer „Infodemie". Demnach beeinflusst der Konsum von unzureichend qualitativen Informationen die Entstehung von Angstzuständen, Depressionen oder Stigmatisierungen und fördert gesundheitsschädliches Verhalten wie Nikotin- und Alkoholkonsum oder die fehlende Inanspruchnahme von Gesundheitsdienstleistungen im Alltag (WHO, 2020).

Abschließend sei noch auf die Grundproblematik der unzureichenden Aufbereitung ethischer Fragestellungen im Kontext der E-Health-Anwendungen verwiesen. Sich ständig verändernde Rahmenbedingungen im Pflege- und Gesundheitswesen, die Entwicklung neuer technischer Lösungen sowie die unterschiedlichen Ansprüche der im jeweiligen Setting zu versorgenden Patienten und Patientinnen erschweren eine effiziente Vorgehensweise. Das Fehlen strukturierter Auflistungen über die einzelnen Implementierungen nach Gruppe sowie deren Funktionsumfang verstärkt diese Tatsache. In der Folge fehlt die Grundlage für ethische Auseinandersetzungen bzw. können Grundlagenarbeiten im theoretischen Konstrukt voneinander abweichen, was wiederum zur Folge hat, dass die Vergleichbarkeit ethischer Abhandlungen erschwert wird. Dies kann unweigerlich nachteilige Auswirkungen auf die Qualität und Sicherheit von E-Health-Anwendungen bzw. deren Einsatzbereiche haben, zumal ethische Reflexionsarbeit in den Hintergrund gerät (Beirat Junge Digitale Wirtschaft, 2017; Korhonen et al., 2015).

## 8.4 Ethische Verantwortung der Pflege

Die professionelle Gesundheits- und Krankenpflege trägt durch die Interaktion mit Patienten und Patientinnen, unabhängig vom Heranziehen von E-Health-Anwendungen, eine ethische Verantwortung. Die Basis ethischen Verhaltens und Handelns in der Pflege stellt der ICN-Pflegekodex dar. Das Katalogwerk setzt sich aus vier Elementen zusammen und bietet einen Überblick über Rahmenbedingungen sowie geeignete Interventionen, welche an gesellschaftlichen Werten sowie Normen ausgerichtet sind. Die professionelle Gesundheits- und Krankenpflege wird hierbei in mehreren Kontexten – Patienten und Patientinnen oder pflegebedürftige Individuen, Praxis, Beruf und globale Gesundheit – betrachtet (International Council of Nurses, 2021). Vor dem Hintergrund der zunehmenden Implementierung von E-Health-Anwendungen im Pflege- und Gesundheitswesen scheinen vor allem die nachfolgend angeführten drei Leitsätze von Bedeutung zu sein (Hervorhebungen im Original).

Absatz 1.4: Pflegefachpersonen behandeln personenbezogene Daten vertraulich. Sie respektieren die Privatsphäre, Vertraulichkeit und die Interessen der Patientinnen bei der rechtmäßigen Erhebung, der Verwendung, dem Zugriff auf personenbezogene Daten, sowie ihrer Übermittlung, Speicherung und Offenlegung (International Council of Nurses, 2021, S. 9).
Absatz 1.7: Pflegefachpersonen setzen sich für Chancengerechtigkeit und soziale Gerechtigkeit bei der Ressourcenzuteilung, dem Zugang zu Gesundheitsversorgung und anderen sozialen und wirtschaftlichen Dienstleistungen ein (International Council of Nurses, 2021, S. 10).
Absatz 1.11: Pflegefachpersonen stellen sicher, dass der Einsatz von Technologie und wissenschaftlichen Fortschritten mit der Sicherheit und den Rechten von Menschen vereinbar sind. Bei künstlicher Intelligenz oder Geräten wie Robotern oder Drohnen sorgen Pflegefachpersonen dafür, dass die Pflege personenzentriert bleibt und solche Geräte menschliche Beziehungen unterstützen und nicht ersetzen (International Council of Nurses, 2021, S. 10).

Zudem lassen sich zentrale Aspekte ethischer Kernkompetenzen von Pflegenden identifizieren. Zu diesen zählen laut Riedel et al. (2016):

- bestehendes Wissen hinsichtlich essenzieller ethischer Rahmenbedingungen
- Reflexions-, Kommunikations- und Konfliktbereitschaft für die systematische Aufbereitung ethischer Belange
- Empathie und Flexibilität in der Erarbeitung ethischer Belange
- die Fähigkeit, ethische Fragestellungen zu identifizieren und diese adäquat zu bearbeiten
- das Bewusstsein für das eigene pflegerische Tun vor dem Hintergrund ethischer Leitlinien.

Wie kann die professionelle Gesundheits- und Krankenpflege jedoch im Hinblick auf ethische Problem- und Fragestellungen sensibilisiert werden? Eine zentrale Grundvoraussetzung stellt die teilweise notwendige Umstrukturierung des Curriculums in der Grundausbildung dar. Dem technischen Fortschritt geschuldet, bedarf es entsprechender Lehrfächer, welche die beiden Bereiche Ethik und Digitalisierung fokussieren und bewusst gegenüberstellen. Nur so kann ein Bewusstsein für die hohe Relevanz geschaffen werden, zumal die professionelle Gesundheits- und Krankenpflege durch die unterschiedlichen Berufsfelder stets mit ethischen Problem- und Fragestellungen bei der Digitalisierung konfrontiert wird (Gartz & O'Rourke, 2020; Riedel et al., 2016; Rutledge et al., 2017; Villegas et al., 2021). Die Bandbreite der zu kommunizierenden ethikrelevanten Inhalte ist groß. Nachfolgend findet sich ein Auszug:

- E-Health Literacy
- Statistik und Big Data
- Aufbereitung von Studien
- Datenschutz und Datensicherheit
- Ethik im Kontext von E-Health-Anwendungen
- Kategorisierung von E-Health-Anwendungen.

Dass das Pflege- und Gesundheitswesen auf die neuen Rahmenbedingungen reagiert, ist u.a. an den innerhalb der letzten Jahre neu implementierten Studiengängen (z.B. Digital Health Care/Management) oder Lehrfächern (z.B. Big Data) zu erkennen. Umstrukturierungen der Curricula betreffen jedoch ebenso den Bereich der Fort- und Weiterbildung. Auch hier gilt es, das Portfolio entsprechend zu adaptieren bzw. zu erweitern. Um das Grundverständnis Pflegender gegenüber Ethik und Digitalisierung zu schärfen, könnten auch verpflichtende Fortbildungen zu diesem Thema angedacht werden, in Abhängigkeit von Grundausbildung, Berufsumfeld und -erfahrung sowie dem Gebrauch von E-Health-Anwendungen. Dementsprechend bedarf es auch geeigneter Lernkonzepte, welche eine Vereinbarkeit mit dem beruflichen sowie privaten Alltag Pflegender ermöglichen. Online oder in Präsenz abgehaltene Veranstaltungen, welche im besten Fall bestehende E-Health-Anwendungen aus dem Berufsumfeld der Teilnehmer*innen berücksichtigen und im Kontext Ethik betrachten, können hier als probates Mittel der Wahl angesehen werden (Falcó-Pegueroles et al., 2021; Mackavey & Cron, 2019; Topaz & Pruinelli, 2017).

Das Verständnis Pflegender hinsichtlich Ethik und E-Health-Anwendungen kann jedoch auch durch ein aktives Miteinbeziehen der Berufsgruppe im Zusammenhang mit der Entwicklung ethischer Leitlinien forciert werden. Dadurch wird die Profession angehalten, das eigene Tun im Handlungsfeld Digitalisierung kritisch zu hinterfragen, potenzielle ethisch-digitale Konfliktfelder entsprechend zu bewerten und basierend auf diesen Erkenntnissen Rahmenbedingungen für korrektes pflegeethisches Verhalten zu generieren. Parallel dazu wird verhindert, dass die Berufsgruppe unzureichend bei der Identifikation ethischer Konfliktfelder berücksichtigt wird. Pflegende sollten zudem konkrete Ansprechpersonen zur Unterstützung bei ethischen Herausforderungen im digitalen Umfeld haben. Das kann z.B. im Rahmen von Peergroups oder ethischen Fallbesprechungen erfolgen (Asare et al., 2022; Doody & Noonan, 2016; Fowler, 2017; Riedel et al., 2016; Rouleau et al., 2017; Van Houwelingen et al., 2016).

Darüber hinaus bedarf es geeigneter Strategien, um Edukationsskills sowie die E-Health Literacy und das Technikverständnis von Pflegenden systematisch zu stärken. Alle drei angeführten Teilbereiche weisen Überschneidungen auf und können maßgeblich dazu beitragen, ein ganzheitliches Verständnis von Ethik im Kontext von E-Health-Anwendungen zu lukrieren. Das Abhalten von Edukationsgesprächen stellt einen zentralen Tätigkeitsbereich der professionellen Gesundheits- und Krankenpflege dar. Patienten und Patientinnen müssen über die heranzuziehende E-Health-Anwendung in einer adäquaten Form aufgeklärt werden. Dies impliziert ebenso den Anspruch, mögliche Risiken zu kommunizieren, Fragestellungen der Patienten und Patientinnen zu beantworten oder – unter Berücksichtigung des bestehenden Gesundheitszustandes – eine Nutzen-Aufwand-Analyse durchzuführen. Eine bewusste Entscheidung für bzw. gegen eine bestimmte E-Health-Anwendung fällt ebenso in den Edukationsbereich, wobei die Schadensabwendung von Patienten und Patientinnen im Mittelpunkt steht. Die hierfür notwendigen Fertigkeiten im Kommunizieren und Zuhören müssen von den Pflegenden erlernt werden. Sich mit dem technischen Fortschritt ändernde Rahmenbedingungen gehen auch mit einem Verschieben der Schwerpunkte (z.B. Apps, Gesundheitsportale, E-Learning-Applikationen etc.) einher. Daraus schlussfolgernd bedarf es regelmäßiger Trainings, welche auf den jeweiligen Schwerpunkt ausgerichtet sind. Der E-Health Literacy kann in Kombination mit Edukationsskills insofern ein hoher Stellenwert beigemessen werden, als Pflegende an die potenziellen Anwender*innen nur solches Wissen kommunizieren können, das sie selbst verinnerlicht haben. Ein gutes Technikverständnis kann dabei unterstützen, die Reichweite von E-Health-Anwendungen zu begreifen und in der Folge auch ethische Herausforderungen zu identifizieren (Gartz & O'Rourke, 2020; Houwelingen et al., 2016; Kritsotakis et al., 2021; Rutledge et al., 2021; Souza et al., 2019; Villegas et al., 2021; Wittenberg et al., 2018).

## 8.5 Forschungsethik und Pflege

Pflegende können im Zusammenhang mit einem Forschungsprojekt unterschiedliche Rollen einnehmen. In der Rolle als Vermittler*in besteht kein direkter Bezug zum Forschungsprojekt. Dennoch unterstützen sie Forscher*innen und Patienten und Patientinnen (= Probanden und Probandinnen) gleichermaßen. Anforderungen an das Forschungsprojekt werden erhoben und Patienten und Patientinnen bei der Teilnahme begleitet. Dies bezieht sich beispielsweise auf die Vermittlung von weiteren Hintergrundinformationen, Hilfestellungen beim Ausfüllen von Formularen oder das Beobachten sowie Dokumentieren des Gebrauchs einer neuen E-Health-Anwendung. Pflegende können jedoch auch als Forscher*in tätig sein und somit eine Doppelfunktion erfüllen. Gleiches gilt, wenn sie das Forschungsprojekt leiten, wobei parallel dazu in den meisten Fällen der Abstand zu den Patienten und Patientinnen wächst. Pflegende als Proband oder Probandin stellen wiederum selbst den interessierenden Gegenstandsbereich dar. Hierbei wird die fachliche Expertise in den Mittelpunkt gerückt (Dunger, 2021; Körtner, 2022). In diesem Abschnitt sollen Pflegende in der Rolle als Forscher*in fokussiert werden.

Geht es um die Umsetzung von pflegewissenschaftlichen Studien im Kontext von E-Health-Anwendungen, so ist für Pflegende neben der Informations- und digitalen Ethik vor allem auch die Forschungsethik von Interesse. Diese unterscheidet sich in ihrem Schwerpunkt jedoch nicht gegenüber anderen Themenbereichen. Im Allgemeinen gilt es, zu untersuchende Probanden und Probandinnen vor nachteiligen Auswirkungen durch die Studienteilnahme zu schützen. Wissenschaftliche Forschung darf demnach nicht losgelöst von Normen, Werten oder Regeln durchgeführt werden. Datenerhebung und -auswertung stehen hierbei im Mittelpunkt, wobei diese im Kontext von E-Health-Anwendungen auf zwei Ebenen betrachtet werden müssen. Zum einen erfolgt die Generierung sensibler Informationen sowie deren Verarbeitung bereits durch das bloße Heranziehen einer Applikation. Zum anderen geht die Datenerhebung und -auswertung mit dem Forschungsprojekt einher, um beispielsweise subjektive Wahrnehmungen der Anwender*innen oder Auswirkungen auf den individuellen Gesundheitszustand zu erheben. Ethische Rahmenbedingungen beziehen sich stets auf den gesamten Verlauf von Datenmaterialien. Dies impliziert die digitale oder manuelle Erhebung, Sicherung, Verarbeitung, Auswertung, Archivierung oder erweiterte Nutzung, unabhängig davon, ob es sich um Daten einer E-Health-Anwendung oder einer wissenschaftlichen Studie handelt (Langarizadeh et al., 2017; Monteverde, 2020; Riedel et al., 2017; Riedel & Linde, 2018; Schnell & Dunger, 2018).

Die Grundlage eines Forschungsvorhabens im Bereich von E-Health-Anwendungen stellt, wie bei anderen Studien auch, ein positives Ethikvotum dar. Eine Zustimmung der Kommission bescheinigt die ethische Unbedenklichkeit der bevorstehenden Studie, wobei neben rechtlichen oder technisch-qualitätssichernden Rahmenbedingungen ebenso die Deklaration von Helsinki Beachtung findet.

Die Antragstellung kann sich mitunter als zeitintensives Unterfangen erweisen, vor allem dann, wenn es um die Erforschung von E-Health-Anwendungen geht, welche sich nach wie vor in der Entwicklungs- bzw. Implementierungsphase befinden. In diesem Fall müssen gegenüber der Ethikkommission Angaben zur Prüfung eines Medizinproduktes mit oder ohne CE-Kennzeichnung gemacht werden. Eine konkrete Produktbezeichnung (ggf. inkl. Broschüre), Referenz- und Herstellerangaben, durchlaufene Zertifizierungen, Beschreibungen der technischen Sicherheit oder das Abweichen von Normen im Allgemeinen stellen ebenso verpflichtende Informationen dar (Druml, 2010; Sulmasy et al., 2017).

Als weiterer zentraler Eckpfeiler kann die informierte Zustimmung, auch Informed Consent genannt, angesehen werden. Hierbei handelt es sich um die offizielle Zusage vonseiten der Teilnehmer*innen bzw. ihrer Vertreter*innen, an dem Studienvorhaben als Proband*in mitzuwirken. Im Zusammenhang mit E-Health-Anwendungen muss diesem Prozessschritt ein hoher Stellenwert eingeräumt werden, da die Generierung sensibler Daten zum einen durch die studienbezogene Befragung oder Beobachtung und zum anderen anhand der E-Health-Anwendung an sich erfolgen kann. Hervorzuheben ist, dass die Aufklärung von Probanden und Probandinnen sowie die Unterfertigung der informierten Einwilligung stets in zwei voneinander unabhängigen Schritten (E-Health-Anwendung und Forschungsvorhaben) zu erfolgen hat. Die Durchführung von pflegerisch-medizinischen Studien an Patienten und Patientinnen ohne vorab eingeholte informierte Zustimmung ist demnach als unseriös und ethisch verwerflich anzusehen. Die Gültigkeit eines Informed Consent wird an bestimmte Gütekriterien geknüpft. So müssen Probanden und Probandinnen ausreichend über das Forschungsvorhaben aufgeklärt werden sowie genügend Zeit erhalten, die daraus resultierenden Erkenntnisse zu verarbeiten, um auf dieser Basis eine Entscheidung zu treffen. Forscher*innen dürfen zu keinem Zeitpunkt eine Zusage durch Gewalteinwirkung, bewusste Täuschung oder Ausüben von Druck erzwingen wollen. Zudem darf die Teilnahme an einer Studie oder eine Absage mit keinen Nachteilen für die Patienten und Patientinnen einhergehen. Handelt es sich um Personen mit einem eingeschränkten Bewusstsein oder um Patienten und Patientinnen im Koma, so hat die informierte Zustimmung durch Vertreter*innen (z. B. Eltern, Erziehungsberechtigte, Sachwalter*innen etc.) zu erfolgen. Auch diese können eine Studienteilnahme nichteinwilligungsfähiger Personen ablehnen. Der informierten Zustimmung sollte eine schriftliche sowie mündliche Aufklärung vorangehen (Lenk et al., 2014). Die nachfolgend angeführten Inhalte sind hierbei als essenziell zu erachten.

- Hintergrundinformationen: Zu Beginn sollten in wenigen kurzen Sätzen jene Personen bzw. Organisationen (z. B. Forscher*innen, Universität, Firmen, Krankenhäuser etc.) vorgestellt werden, die in das Forschungsvorhaben involviert sind. Zudem finden sich hier die studienbezogene Zielsetzung und die Rollenbeschreibung der Probanden und Probandinnen wieder.
- E-Health-Anwendung: Informationen können sich sowohl auf Systeme als Intervention als auch Erhebungsinstrumente beziehen. Der Aufbau, das Einsatzgebiet, die Verbreitung, Zielgruppe sowie Datenverarbeitung sollten beschrieben werden. Weitere Informationen beziehen sich auf die Qualitätssicherung (z. B. Zulassung laut Medizinprodukte-Verordnung – engl. Medical Device Regulation, MDR), den Hersteller, durchlaufene Zertifizierungen, Angaben zur CE-Kennzeichnung und gegebenenfalls Wert- oder Versicherungsangaben.
- Methodik: Den oben angeführten Informationen folgen Anmerkungen zur methodischen Herangehensweise. Anzuführen sind der Untersuchungszeitraum, die Ein- und Ausschlusskriterien, der interessierende Gegenstandsbereich, die Intervention, die Erhebung und Auswertung der Daten sowie

deren weiterführende Nutzung. Teilweise kann es zu Überschneidungen mit bereits angeführten Informationen kommen, wobei diese nun noch einmal im Kontext der Methodik konkretisiert werden müssen.

- Ethik und Datenschutz: Es sollte explizit darauf hingewiesen werden, dass die zuständige Ethikkommission dem Forschungsvorhaben zugestimmt hat oder sich der Ethikantrag gerade im Prüfverfahren befindet. Im Zusammenhang mit der Datenverarbeitung sollte ein Bezug zu den jeweils geltenden rechtlichen Rahmenbedingungen und angewendeten Datenschutzmaßnahmen hergestellt werden. In diesem Bereich des Schreibens sollten auch die Kontaktdaten der Datenschutzbeauftragten des Gesundheitsdienstleisters (z. B. Krankenhaus, Mobile Pflege etc.) sowie des Forscherteams oder Herstellers kommuniziert werden.
- Widerrufsrecht: Hierbei handelt es sich um den Hinweis, dass Patienten und Patientinnen auch nach der Zustimmung jederzeit und ohne Angabe von Gründen aus dem Forschungsprojekt aussteigen können. In der Folge werden die bereits erhobenen Daten vollständig gelöscht und die Teilnahme mit sofortiger Wirkung beendet. Dies kann auch erfolgen, wenn die Datenerhebung und -auswertung (exkl. Publikation) bereits erfolgt ist. Wurden Ergebnisse bereits in einem Journal veröffentlicht, kann zumindest die weitere Nutzung der Daten abgewendet werden.
- Kontaktdaten: Für Patienten und Patientinnen muss ständig eine Kontaktperson zur Verfügung stehen. Es ist von Vorteil, wenn die Ansprechperson nach Möglichkeit Teil des Kernstudienteams und nicht eine Fachkraft vor Ort (z. B. Pflegeperson) ist. Kommunikationswege können dadurch effizienter gestaltet werden. Probanden und Probandinnen sollten außerdem unterschiedliche Kommunikationswege (z. B. E-Mail, SMS, Telefonat, postalischer Weg) angeboten werden.
- Einwilligungserklärung: Die Einwilligungserklärung bildet den Abschluss des Schreibens und ermöglicht den Probanden und Probandinnen, den oben angeführten Informationen und daraus resultierenden Rahmenbedingungen aktiv via Signatur zuzustimmen. Vonseiten der Forscher*innen sollte eine Kopie oder Durchschlagseite der unterfertigten Einwilligungserklärung (inkl. Hintergrundinformationen und Kontaktdaten) ausgehändigt werden (Druml, 2010; Schnell & Dunger, 2018; Sulmasy et al., 2017).

Die informierte Einwilligung kann auch als wichtiger Teilbereich der forschungsethischen Prinzipien angesehen werden. Bezugnehmend auf die oben angeführten Inhalte zählen hierzu die übersichtliche und verständliche Kommunikation von Hintergrundinformationen, die freiwillige Entscheidung, an der Studie als Proband*in mitzuwirken sowie die Form der Einwilligung an sich (z. B. mündlich oder schriftlich). Weitere forschungsethische Prinzipien beziehen sich auf den Datenschutz sowie das Abwenden von potenziellen Schädigungen der Probanden und Probandinnen durch vorab durchgeführte Nutzen-Risiko-Analysen. E-Health-Anwendungen könnten, je nach Funktionsumfang und Rahmenbedingungen, mit physisch, psychisch, sozial, finanziell oder rechtlich nachteiligen Auswirkungen für die Probanden und Probandinnen einhergehen. Betroffene Personen gilt es demnach entsprechend aufzuklären, wobei gegebenenfalls auch deren Umfeld berücksichtigt werden muss. Hinsichtlich des Datenschutzes sei auf die geltenden gesetzlichen Regelungen verwiesen. Die Pseudonymisierung und Anonymisierung von Daten verhindert, Rückschlüsse auf einzelne Individuen zu ziehen (Andelfinger & Hänisch, 2016; Bauer & Deinzer, 2020; Becker, 2019; Hoek et al., 2017).

Forschungsethische Prinzipien können jedoch auch die Interaktion zwischen den Forschenden und die professionelle Umsetzung von Prozessabläufen im jeweiligen Arbeitsumfeld (u. a. die Berücksichtigung allgemeingültiger Standards) betreffen. Den Studien zugrunde liegende methodische Vorgehensweisen sollten an die Zielsetzungen der Forschungsvorhaben angepasst werden. Studienziele und die jeweilige Rolle der Probanden und Probandinnen sowie der Nutzen von wissenschaftlichen Erkenntnissen müssen ebenfalls offengelegt werden. Auch gilt es eine ethische Prognose abzugeben. Diese definiert mögliche positive oder negative Auswirkungen durch die Studienteilnahme seitens der Probanden und Probandinnen. In der Folge sind bereits vorab (z.B. im Zuge des Ethikvotums) geeignete Präventionsmaßnahmen und Interventionen beim Auftreten von unerwünschten Auswirkungen zu definieren. Zudem ist auf die Qualität der Wissenschaft sowie deren Einfluss auf die Bevölkerung und die Verantwortung gegenüber Probanden und Probandinnen im Allgemeinen zu achten. Standards guter wissenschaftlicher Praxis bieten hierfür wichtige Anhaltspunkte (Deutsche Forschungsgemeinschaft, 2021; Rat für Sozial- und Wirtschaftsdaten, 2017; Schnell & Dunger, 2018).

Die Integrität von Forschenden zählt ebenso zu den forschungsethischen Prinzipien. Demnach müssen Interessenkonflikte, Fördermittel, Kooperationspartner*innen oder Auftraggeber*innen offengelegt werden. Vor allem im Zusammenhang mit Auftragsstudien für IT-Konzerne ist dies von großer Bedeutung, da wissenschaftliche Erkenntnisse aus diesem Bereich in der Vermarktung Anwendung finden und entsprechend auf das Vertrauen und auf die Gesundheit von Nutzern und Nutzerinnen einwirken. Unabhängig davon geht es aus wissenschaftlicher Perspektive darum, die erhobenen Daten für die Öffentlichkeit zugänglich zu machen oder diese nicht bewusst zu verfälschen, um Vorteile (z.B. Anerkennung, Imageaufwertung, Produktplatzierung, Lukrieren von Folgeaufträgen etc.) zu generieren. Eng damit verknüpft ist das forschungsethische Prinzip der entsprechenden Dokumentation sowie der Sicherung und Weiterverarbeitung von wissenschaftlich erhobenen Daten. Der gesamte Erhebungs- und Auswertungsprozess sollte möglichst präzise dargelegt und für Außenstehende in einer adäquaten Form nachvollziehbar sein. Auch gilt es, Datensätze für die Sekundärnutzung innerhalb der wissenschaftlichen Community aufzubereiten und eine Publikationsvervielfältigung durch das Kernautorenteam (z.B. Fragmentation, Veröffentlichung in unterschiedlichen Journalen) zu vermeiden (Arbeitskreis Medizinischer Ethikkommissionen in der Bundesrepublik Deutschland, 2022; Franz & Unterkofler, 2021; Schnell & Dunger, 2018).

# 9 Change-Process am Beispiel Pflegedokumentation

Viktoria Redl

In diesem Kapitel wird der Change-Prozess am Beispiel der Pflegedokumentation näher beleuchtet.

## 9.1 Hintergrund

Das pflegerische Handeln ist vom Pflegeprozess sowie von einer vorhandenen Qualitätssicherung geprägt. Die Pflegedokumentation unterstützt die professionelle Gesundheits- und Krankenpflege und ermöglicht durch eine strukturierte Informationserfassung einen Wissenstransfer pflegerelevanter Daten (Keller, 2021). Es ist dabei von essenzieller Bedeutung, dass der gesamte Pflegeprozess digital abgebildet und eine Unterstützung der Arbeitsabläufe und Einhaltung der hausinternen sowie internationalen Standards gewährleistet wird. Die erfassten Informationen dienen den beim pflegerisch-medizinischen Behandlungspfad involvierten Personen. Um den Übergang von einer Papier- zu einer EDV-gestützten Pflegedokumentation so reibungslos wie möglich zu gestalten, können bereits im Zuge der Vorbereitungen wichtige Punkte beachtet werden. Auch während der Umstellungsphase sowie nach dem Rollout führen spezifische Maßnahmen zu einer erfolgreichen Nutzung der Software. Hier greift u.a. auch die Sozioinformatik, welche sich damit beschäftigt, wie Individuen und Organisationen mit Software interagieren. Aus einem sozialen System wird ein soziotechnisches System, sobald Kommunikationsprozesse von zumindest einem technischen System unterstützt werden. Die Kommunikation der sozialen Akteure erfolgt über das technische System. Soziales und technisches System beeinflussen sich gegenseitig (Zweig et al., 2021).

Dieses Kapitel dient als Hilfestellung im Rahmen eines Umstellungs- bzw. Implementierungsprojektes und fasst somit einige Anregungen zusammen, welche die Pflege fördern soll. Die Aspekte der Planung einer Softwareintegration bis hin zur Inbetriebnahme der Software werden in die Abschnitte Konzeption, Beschaffung, Implementierung und Abnahme gegliedert. Ebenfalls wird auf den Mehrwert der Datennutzung und der Datenqualitätssicherung Bezug genommen, denn ein wichtiger Nebeneffekt einer digitalen Dokumentation und der damit zur Verfügung stehenden Daten ist die Möglichkeit einer schnellen und einfachen Auswertbarkeit. Mit der zunehmenden Digitalisierung im Pflege- und Gesundheitswesen wandelt sich auch das digitale Dokumentationssystem in ein universales Wissenssystem. Diese Welt sollte nicht außer Acht gelassen werden (Lehner, 2021). Als Sekundärdaten sind prozessorientierte Daten zu verstehen, welche aus einem anderen primären Verwendungszweck erfasst und zu einer zweiten – sekundären – Nutzung herangezogen werden (Gothe et al., 2021). Mit der sekundären Nutzung von erfassten Daten können Fragestellungen im Kontext qualitätssichernder und wirtschaftlicher Aspekte beantwortet werden. Die Wissensziele stehen im Sinne der Weiterentwicklung der professionellen Gesundheits- und Krankenpflege und fördern somit die Steigerung des Qualitätsniveaus in der Betreuung und Pflege der Patienten und Patientinnen (Schiemann et al., 2017).

## 9.2 Konzeption

Um eine Software erfolgreich zu implementieren, sollte bereits zu Projektbeginn folgende Frage beantwortet werden: Was benötigen wir? Je umfangreicher die Prozessanalyse in einer Einrichtung und damit die Ableitung der Anforderungen an ein System ausfällt, desto positiver können IT-Projekte umgesetzt werden. Die Bereiche der IT und des Pflege- und Gesundheitswesens – in diesem speziellen Fokus Mitarbeiter*innen der Gesundheits- und Krankenpflege – müssen eng zusammenarbeiten. Die IT ist gefordert, die Prozesse adäquat zu unterstützen, sodass auch effektiv mit der Software gearbeitet werden kann. Hierbei zeigt sich ein Kreislauf der fünf Schritte: Prozessdefinition, Systemspezifikation, Systementwicklung, Einführung des Systems und laufende Evaluierungen. Dieser 5-Schritte-Kreislauf bildet das Zusammenspiel zwischen IT sowie Pflege- und Gesundheitswesen ab. Korrekt abgebildete Prozesse in einem System müssen im Arbeitsalltag Schritt für Schritt integriert werden. Wenn die strategischen Ziele definiert sind und ein gemeinsames Zukunftsbild geschaffen wurde, folgt die Identifikation der vorhandenen Prozesse im Hinblick auf die Digitalisierung in dem Unternehmen. Jede Einrichtung benötigt Prozesse zur Leistungserfüllung. Diese Prozesse müssen effektiv sowie effizient aufgesetzt und gelebt werden, sodass der Betrieb reibungslos funktionieren kann. Mittels einer Prozessanalyse können die hauseigenen Prozesse bei Bedarf optimiert werden. Vereinfachte Modelle oder Skizzen als Abbild der Alltagswirklichkeit geben einen verständlichen und überschaubaren Blick auf die Unternehmensprozesse. Dies unterstützt eine möglichst einheitliche Betrachtungsweise, wie die Organisation aktuell funktioniert und was bei den einzelnen Prozessen und deren Zusammenwirken tatsächlich passiert. Das gemeinsame Bild der Alltagsrealität ist eine wichtige Voraussetzung für die weitere Bearbeitung und Lösungsakzeptanz. In nachfolgenden Workshops können Verbesserungspotenziale identifiziert und entsprechend Maßnahmen definiert werden. Es ist wichtig, dass möglichst viele Personen an den Prozessen beteiligt werden, um die Prozesse so zu verbessern, dass sie auch akzeptiert und gelebt werden können. Wurden die Prozesse neu definiert, sind diese im Unternehmen umzusetzen. Das Mobilisieren und Qualifizieren von Mitarbeitern und Mitarbeiterinnen bei prozessorientierten Veränderungsprojekten ist ein integraler Bestandteil der Umsetzung. Die Prozesse können anhand von ereignisgesteuerten Prozessketten (EPK) oder erweiterten ereignisgesteuerten Prozessketten (eEPK) modelliert bzw. beschrieben werden. Diese sind aufgrund der wenigen und schnell erlernbaren Notationselemente gut geeignet. Mit der eEPK steht zur Prozessmodellierung auch eine Organisations- und Datensicht zur Verfügung (Johner & Haas, 2009; Zapp & Ahrens, 2017).

Um zu erheben, was genau benötigt wird, können Herangehensweisen aus dem Requirements Engineering angewendet werden. Das Requirements Engineering ist ein systematischer Ansatz, um Anforderungen zu spezifizieren und zu managen. Eine Anforderung ist u. a. als eine Bedingung oder eine Fähigkeit zu verstehen, die von Benutzern und Benutzerinnen zur Lösung eines Problems oder zur Erreichung eines Ziels benötigt wird. Dabei gilt es zwischen „funktionalen Anforderungen“ und „Qualitätsanforderungen“ zu unterscheiden. Funktionale Anforderungen liefern ein erwünschtes Ergebnis eines Verhaltens, welches von einer Funktion des Systems bereitgestellt werden soll. Qualitätsanforderungen haben beispielsweise Bezug auf Performanz, Verfügbarkeit und Zuverlässigkeit des Systems. Hinzu kommen Rand- oder Rahmenbedingungen, welche von den Projektbeteiligten nicht beeinflusst werden können. Diese haben aber Einfluss auf die Anforderungen und können eventuell den Lösungsraum einschränken. Randbedingungen wären gegebenenfalls gesetzliche Vorgaben oder bestimmte Unternehmensstrukturen. Es

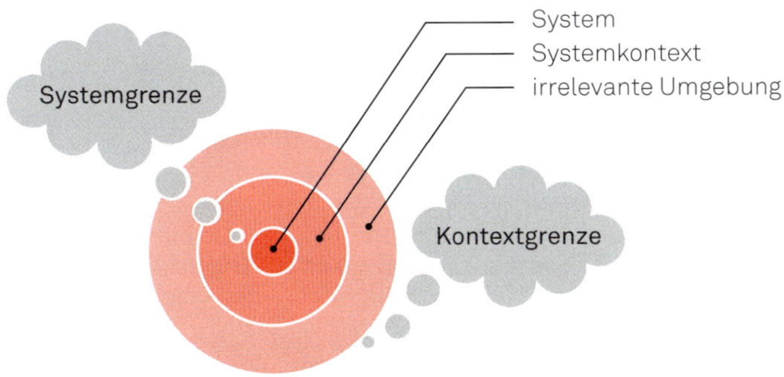


**Abbildung 9-1:** Systemgrenze und Kontextgrenze eines Systems (Quelle: Pohl & Rupp, 2015, S. 15)

gilt sämtliche Aspekte zu identifizieren, die eine Beziehung zum System haben. Mittels einer Sollperspektive wird eine Annahme getroffen, wie das geplante System in die Realität integriert wird. Ausschnitte aus der Realität müssen identifiziert werden, denn daraus resultieren wiederum die Anforderungen an das System. Dies wird auch als Systemkontext bezeichnet. Dazu gehören Personen (z. B. künftige Anwender*innen, unterschiedliche Berufsgruppen), bereits vorhandene Systeme im Betrieb, Prozesse, Ereignisse und Dokumente (z. B. Standards). Parallel dazu gibt es die Systemgrenze, welche das geplante System von dessen Umgebung separiert. Daher ist es wichtig, jeden vorhandenen Prozess und dessen Schnittstellen zu beleuchten. Die Ist-Soll-Analyse ist für die weitere Systemauswahl sowie Systementwicklung Voraussetzung (**Abb. 9-1**) (Pohl & Rupp, 2015).

Als Quellen von Anforderungen dienen Nutzer*innen des Systems, Dokumente wie beispielsweise Gesetze sowie hausinterne Standards und andere Systeme, die eventuell bereits in Betrieb sind, wie auch Konkurrenzsysteme. Anforderungen an das IT-System einer Einrichtung werden vor allem durch die Aufgaben der Personen bestimmt, welche mit dem IT-System arbeiten und deren Prozesse unterstützt werden sollen. Daher müssen alle Zielgruppen identifiziert werden. Dies ist die Basis der Anforderungsanalyse (Johner & Haas, 2009; Rupp & die SOPHISTen, 2021). Sind alle betroffenen, künftigen Anwender*innen identifiziert, können die Anforderungen ermittelt werden. Hierzu gibt es verschiedene Methoden, die angewendet werden können. Es ist wichtig, nicht nur die bewussten Anforderungen zu erheben, sondern auch unbewusste und unterbewusste Anforderungen. Das Führen von Interviews oder das Ausarbeiten von Fragebögen sind klassische Vorgehensweisen bei der Befragungstechnik. Aber auch Kreativitätsmethoden finden hier Anwendung, wie beispielsweise das klassische oder paradoxe Brainstorming, Perspektivenwechsel und Analogietechniken. Im Falle einer Ablösung des bestehenden Systems können auch dokumentenzentrierte Techniken herangezogen werden. Einmal verfasste Dokumente finden hier eine Wiederverwendung, oder bereits vorhandene Funktionen eines Systems geben Anhaltspunkte für neue Anforderungen. Beobachtungstechniken wie Feldbeobachtungen oder Apprenticing können sehr gut genutzt werden, um Anforderungen zu identifizieren. Zu den unterstützenden Techniken zählen Mindmapping, Workshops, Use-Case-Modellierungen und eventuell zur Verfügung stehende Prototypen (Pohl & Rupp, 2015). Zumindest soweit möglich, sollte dies bereits vorab vom Unternehmen vorgenommen werden.

Eine weitere Möglichkeit ist das Führen von Kontextinterviews mit Nutzergruppen. Diese werden als Kontext-Szenarien dokumentiert. Aus diesen Szenarien folgt die Definition der Anforderungen und die Strukturierung nach Kernaufgaben. Diese können anschließend mit

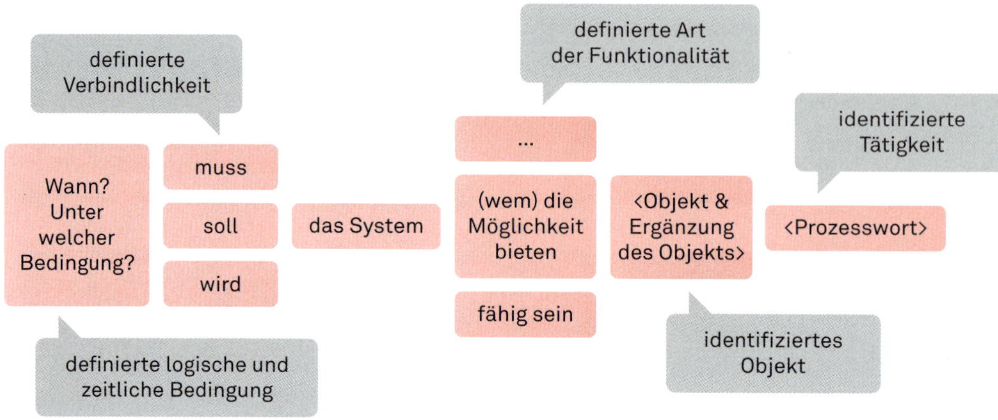


**Abbildung 9-2:** Aufbau einer natürlichsprachlichen Satzschablone (Quelle: Hruschka, 2019, S. 94)

Nutzergruppen validiert werden (Geis & Polkehn, 2018; Johner & Haas, 2009). Die erhobenen Anforderungen sind in einem sogenannten Anforderungsdokument (auch als Lastenheft bezeichnet) zusammenzufassen. Dies kann in natürlicher Sprache oder modellbasiert erfolgen. Für die Modellierung eignen sich beispielsweise Use-Case-, Klassen-, Aktivitäts- oder Zustandsdiagramme. Wichtig ist, dass die einzelnen Anforderungen bestimmte Qualitätskriterien erfüllen; u.a. sollen sie eindeutig sowie verständlich formuliert und notwendig, widerspruchsfrei wie auch prüfbar sein. Jede Anforderung ist so kurz und präzise wie möglich zu verfassen und bezieht sich immer nur auf eine Funktion. Es ist zu vermeiden, mehrere Anforderungen in einem Satz unterzubringen. Zur Hilfestellung können sogenannte Satzschablonen angewendet werden. Diese dienen der syntaktischen Struktur von einzelnen Anforderungen (Pohl & Rupp, 2015). Die Anwendung von natürlichsprachlichen Satzschablonen ist für alle Anforderungsarten möglich sowie einfach und schnell zu lernen. Die daraus definierten Anforderungen sind meist leichter zu verstehen als grafische Modelle (**Abb. 9-2**) (Hruschka, 2019).

Vor allem zu Beginn sind Satzschablonen eine Hilfestellung, was bei der Formulierung von Anforderungen zu beachten ist, sodass Missverständnisse weitestgehend ausgeschlossen werden können. In der Regel werden komplexe Anforderungen gemeinsam mit Consultants einer Softwarefirma definiert, falls bereits ein Hersteller ausgewählt wurde. Aber auch vor der Systemauswahl sollten die Anforderungen spezifisch definiert sein, sodass die Systeme vonseiten des Kunden besser bewertet und aus Sicht der Hersteller die Ausschreibung präzise beantwortet werden kann. Es ist klar zu dokumentieren, welche Anforderungen die Software erfüllen muss. Dies hilft bei der Formulierung von Ausschreibungen und bei der Systemauswahl. Die erhobenen Anforderungen müssen inhaltlich geprüft und unter den Stakeholdern abgestimmt werden. Dieses Vorgehen kommt ebenfalls aus dem Requirements-Engineering. Die Einhaltung des Schrittes der Durchsicht ist aber auch für Einrichtungen, welche eigenständig an der Anforderungsanalyse arbeiten, von Vorteil. Folgende Kriterien werden im Rahmen der Verifikation geprüft:

- Inhalt: Erfüllen alle Anforderungen den erforderlichen Detaillierungsgrad?
- Dokumentation: Wurden Dokumentations- und Spezifikationsvorschriften eingehalten?
- Abgestimmtheit: Stimmen alle Stakeholder-/Benutzergruppen mit den Anforderungen überein und wurden Konflikte aufgelöst?

Einige Methoden können dieses Prüfverfahren unterstützen, wie beispielsweise eine Stellungnahme. Hierbei liest ein Dritter die Anforderungen und kontrolliert auf Qualitätsmängel. Während einer Inspektion kann die Fehlersuche durch einzelne Personen oder durch ein Team erfolgen. Beim sogenannten perspektivenbasierten Lesen werden die Anforderungen mehrmals, aber immer mit wechselndem Fokus der Perspektive gelesen. Bei einem Walkthrough werden die Anforderungen in einer Besprechung vorgestellt, um gemeinsam Qualitätsmängel zu identifizieren (Nunkesser, 2022). Es ist zu empfehlen, sogenannte Key-User und -Userinnen in einem Unternehmen zu definieren. Von Vorteil ist, wenn jeder Fachbereich bzw. jede Station durch eigene Key-User und -Userinnen vertreten ist. Diese sollten über fachliche Kenntnisse und Erfahrungen verfügen sowie dem digitalen Wandel gegenüber positiv eingestellt sein. Key-User und -Userinnen sind als Multiplikatoren anzusehen und unterstützen das Projekt. Sie geben fachlichen Input bei der Anforderungsanalyse sowie bei der Systemkonfiguration, unterstützen bei den Schulungen und leiten die Kollegen und Kolleginnen im Praxisbetrieb bei der Anwendung des Systems an. Außerdem können Key-User und -Userinnen Anforderungen aus der Praxis an die Hersteller weiterleiten (Reinke et al., 2020). Wenn es dem Unternehmen möglich ist, wäre es empfehlenswert, eine Stabsstelle Pflegeinformatik zu implementieren. Laut der American Nurses Association kombiniert die Pflegeinformatik das Spezialgebiet der Pflege mit den Skills von Informations- und Analysewissenschaften. Das Ziel in der Pflegeinformatik ist es, Daten, Informationen und Wissen der Pflegepraxis zu identifizieren, zu managen und zu kommunizieren. Zu diesem Themenfeld gibt es bereits unterschiedliche Aus- und Weiterbildungsangebote (ANA, 2015).

## 9.3 Beschaffung

In der heutigen Zeit müssen moderne Informationssysteme für das Pflege- und Gesundheitswesen mehr als eine reine Dokumentationsfunktion bieten. Mit einer vorangegangenen Anforderungsspezifikation ist für das Unternehmen klar definiert, was ein System können muss, um die Bedürfnisse und Arbeitsprozesse abzudecken. Auch das zur Verfügung stehende Budget ist ein relevanter Faktor, welcher unbedingt vorab zu klären ist. Des Weiteren muss bedacht werden, dass es sich meist nicht um eine einmalige Investition handelt. Das angeschaffte System ist kontinuierlich zu betreuen und weiterzuentwickeln. Ebenso sind Hardware und Betriebssysteme nicht außer Acht zu lassen (Johner & Haas, 2009). Systemvoraussetzungen des Herstellers, benötigte Computerarbeitsplätze, eventuelle mobile Devices und notwendige Laptopwägen sowie ausreichend Ersatz unterschiedlichster Hardware sind zu berücksichtigen. Auch eine stabile WLAN-Versorgung muss zur Verfügung stehen. Beispielsweise sollte beim Fortbewegen eines Visitenwagens die Verbindung nicht abbrechen. Auch an Maßnahmen bezüglich Datensicherheit und Datenschutz muss gedacht werden (Oesterhoff et al., 2021). Bei der Beschaffung von Software sind nicht nur die ausgearbeiteten unternehmensspezifischen Anforderungen relevant, sondern auch formale Rahmenbedingungen der nationalen und EU-Beschaffungsrichtlinien zu beachten (Johner & Haas, 2009; Lopp, 2018). Die Ausschreibung erfolgt für öffentliche Einrichtungen unter Einhaltung der rechtlichen Rahmenbedingungen. Der Wettbewerb der Anbieter soll fair und transparent ablaufen. In Österreich wird das Bundesvergabegesetz (BVergG) schlagend und in Deutschland die Vergabeverordnung (VgV) auf Basis des Gesetzes gegen Wettbewerbsbeschränkungen (GWB). Diese Grundlagen basieren auf den entsprechenden EU-Vergaberichtlinien. Die Vergabegesetze unterscheiden folgende Ausschreibungsarten (Ammenwerth et al., 2015):

- offenes Verfahren
- nicht offenes Verfahren mit Bekanntmachung
- nicht offenes Verfahren ohne Bekanntmachung
- Verhandlungsverfahren mit Bekanntmachung
- Verhandlungsverfahren ohne Bekanntmachung
- Direktvergabe.

Da die Beschaffung von komplexer Informations- und Medizintechnik die einzelnen Unternehmen vor eine große Aufgabe stellt, haben der Verband der Beratungsunternehmen im Gesundheitswesen (VBGW), der Verband der Hersteller von IT-Lösungen für das Gesundheitswesen (VHitG) und der Medizintechnik-Branchenverband Spectaris im Rahmen einer gemeinsamen Initiative Grundsätze zur ordnungsgemäßen Beschaffung von IT-Lösungen und Medizintechnik im Gesundheitswesen (GoITG) erarbeitet. Eine bewährte strategische Vorgehensweise bei soziotechnischen Projekten ist es, strukturelle und ökonomische Zielsetzungen vorab zu klären. Diese Zielsetzungen werden mittels des strategischen Planungsmodells bestehend aus den Ebenen Leitbild, Einsatz-, System-, Organisations- und Ressourcenstrategie erhoben. Das Leitbild und die Zieldefinition ergeben sich aus den Anforderungen der Stakeholder und sind verbindlich zu verabschieden. Um zukünftige Investitionen und Leistungsfelder abstecken zu können, sollte die Einsatzstrategie geklärt werden. Basierend auf der Einsatzstrategie definiert die Systemstrategie die Konzeption und Implementierung der Infrastruktur wie auch der Anwendungssysteme. Die Organisationsstrategie klärt den optimalen Einsatz der vorhandenen Mitarbeiter*innen für die zu erbringenden Dienstleistungen. Daraus resultiert die Ressourcenstrategie. Diese definiert, welche Dienstleistungen vom eigenen Unternehmen erbracht werden können und welche extern zu vergeben sind. Die Beschaffung von komplexen Softwaresystemen stellt nicht nur Einkäufer, sondern auch Hersteller vor große Herausforderungen. Das liegt an folgenden unternehmenskritischen Eigenschaften eines Systems: Es ist eine Investition mit hohen Folgekosten, es soll eine wesentliche Prozessunterstützung gewährleisten und es ist ein Werkzeug zur operativen und ökonomischen Qualitätssicherung. Hinzu kommt, dass immer mehr Informationssysteme zu Medizinprodukten werden und Neuausrichtungen von Herstellern wie auch Gesundheitseinrichtungen jederzeit Einfluss auf die Softwaresysteme und Beschaffungsprozesse haben (Bundesverband Gesundheits-IT, 2022; Hastenteufel & Renaud, 2019; Johner & Haas, 2009).

Laut Begriffsbestimmung der Medical Device Regulation (MDR) ist auch eine Software ein Medizinprodukt, wenn die Software spezifische medizinische Zwecke erfüllen soll, wie beispielsweise Überwachung, Diagnostik und Vorhersage von Krankheiten. Die Zweckbestimmung des Herstellers definiert den genauen Gebrauch der Software und somit die Klassifizierung als Medizinprodukt (Hastenteufel & Renaud, 2019). Betrieb, Instandhaltung und Anwendung von Medizinprodukten sind durch die Medizinprodukte-Betreiberverordnung geregelt. Daher ist auch dieser Faktor bei der Anschaffung zu berücksichtigen (Johner & Haas, 2009; Johner et al., 2021). Die Systemauswahl kann als generisches Vorgehensmodell beschrieben werden. Auf Basis des Soll-Konzeptes und Lastenheftes folgt die Marktanalyse. Dies kann über Artikel und Anzeigen in Fachzeitschriften, Internetrecherchen, Besuche von Fachmessen oder Referenzbesuche in anderen Einrichtungen erfolgen. Eine Art Checkliste als Erhebungsbogen kann die Erkundung des Marktes unterstützen und fasst die einzelnen Ergebnisse übersichtlich zusammen. Um die Auswahl eines Systems einfacher zu gestalten, kann die Gewichtung von Anforderungen herangezogen werden. Die einzelnen Anforderungen werden mit einem Bewertungsverfahren beurteilt. Das hilft bei der Bewertung eines Systems bzw. um Systeme und deren Funktionalitäten gegenüberzustellen. Dies kann mit absoluten Gewichten auf Basis einer zuvor definierten Skala, wie beispielsweise „1 bis 3" (Kann-, Soll-, Muss-Kriterium), erfolgen. Eine andere Möglichkeit wäre die Vergabe von relativen Gewichten in Form von Prozenten. Das Ergebnis zeigt, welche und wie viele Anforderungen der einzelnen Gewichtungen erfüllt sind, und kann so zur Entscheidung beitragen. Des Weiteren können Produktpräsentationen, Kostenanalysen und Testinstallationen zur Erhebung weiterer Informationen herangezogen werden. Auf der Basis aller Ergebnisse und deren Vergleiche wird die Entscheidung zum Kaufvertrag gefällt (Ammenwerth et al., 2015).

## 9.4 Implementierung

Wurde ein System ausgewählt, folgt in der Regel ein sorgfältig vorbereiteter Einführungsprozess. Er umfasst die Bereitstellung technischer Infrastruktur, die Planung und Durchführung von Schulungen, die Klärung der künftigen Systembetreuung und die Feinjustierung der Software. Diese Phase profitiert von zuvor genau analysierten Prozessen und einer detaillierten Systemspezifikation. Die Systemeinführung beginnt mit der Festlegung einer Einführungsstrategie. Je nach strategischen Schwerpunkten wird die Einführung vorbereitet. Diese beinhaltet vor allem die Adaptierung der Software und das Abhalten von Schulungen. Es folgt die eigentliche Inbetriebnahme und schließlich die Abnahme, welche definiert, dass die Software nun im Regelbetrieb ist. Die Einführungsstrategie beschreibt das Vorgehen, wann und wie das System implementiert werden soll. Alle Module eines Systems gleichzeitig in Betrieb zu nehmen, scheint auf den ersten Blick weniger aufwendig, ist jedoch mit Risiken verbunden. Daher könnte entschieden werden, die einzelnen Module nacheinander zu implementieren. Des Weiteren ist zu definieren, ob die Einführung auf allen Stationen gleichzeitig erfolgt oder ob schrittweise vorgegangen wird. Ein Stufenkonzept zur Implementierung einer Software erfordert einen längeren Zeitraum und viel Geduld von den Mitarbeitern und Mitarbeiterinnen. Es kann beispielsweise vorübergehend zu Medienbrüchen und Doppelerfassungen kommen. Andererseits können durch dieses Vorgehen zahlreiche Erfahrungen gesammelt werden. Nachgelagerte Stationen profitieren von den Stolpersteinen der vorherigen. Die Ressourcen können möglicherweise besser aufgeteilt werden und ein Abbruch der Inbetriebnahme wäre einfacher durchführbar. Eine sogenannte Schlagumstellung reduziert notwendige Aufwände und beschleunigt die Einführung. Ein großer Nachteil ist die hohe Komplexität durch beispielsweise große Personalressourcen, intensive Schulungs- sowie Betreuungsaufwände und die damit verbundenen Risiken. Schlagumstellungen sind daher eher bei kleineren Projekten vorstellbar. Jedoch können auch technische oder gesetzliche Rahmenbedingungen eine Schlagumstellung veranlassen (Ammenwerth et al., 2015).

Da sich zahlreiche Detailprobleme erst im Alltag zeigen, ist es von Vorteil, wenn für einen gewissen Zeitraum ein Probebetrieb eingeplant wird. Es wird zwischen zwei Formen des Probebetriebs unterschieden: Test- und Pilotbetrieb. Im Testbetrieb arbeiten für einen bestimmten Zeitraum in einem definierten Bereich ausgewählte Mitarbeiter*innen mit der neuen Software (Kreidenweis, 2020). Es ist wichtig, dass zuvor festgelegt wird, was getestet und wie beurteilt werden soll (Ammenwerth et al., 2015). Empfehlenswert ist, die Software mit allen üblichen Anwendungsfällen zu testen. Es ist darauf zu achten, dass notwendige Daten erfasst werden können und die erwarteten Ergebnisse eintreten. Ebenso ist die Anwendung im Zusammenspiel mit anderen Systemen zu testen, falls hier Schnittstellen bestehen, wie beispielsweise mit einem Radiologieinformationssystem (RIS), Laborinformationssystem (LIS) oder Patientendatenmanagementsystem (PDMS) (Johner & Haas, 2009; Spillner & Linz, 2019). Nach einer Testphase oder in Kombination mit der Testphase erfolgt bei einem Stufenkonzept in der Regel die Pilotierung. Ausgewählte Abteilungen arbeiten bereits im Echtbetrieb mit der Software, während die restliche Einrichtung unberührt bleibt (Kreidenweis, 2020). Das System und die Einführungsstrategie werden hier auf die Probe gestellt, es eignen sich daher überschaubare und repräsentative Bereiche. Von Vorteil ist, wenn der ausgewählte Bereich motivierte Mitarbeiter*innen beschäftigt und eine überschaubare Aufbau- und Ablauforganisation hat. Die Ergebnisse der Pilotierung liefern wichtige Erkenntnisse für das weitere Vorgehen. Sie geben Signale auf die nachfolgenden Bereiche und die Stimmungslage der künftigen Anwender*innen. Nach einem positiven Pilotbetrieb wird der sogenannte Rollout für die weiteren Bereiche freigegeben. Ein weiterer wichtiger Schritt in der Systemeinführung ist die Adaptierung der angeschafften Software. Zahlreiche Systeme können per Parametrisierung an den einzusetzenden Bereich individuell angepasst werden. Durch diese Konfigurationen entsteht aus der Software das zu nutzende Anwendungssystem. Je mehr Konfigurationsmöglichkeiten der Hersteller anbietet, umso höher könnte der Aufwand für die Adaptierung sein. Je mehr die Software an die individuellen Organisationsstrukturen und Arbeitsabläufe angepasst werden kann, umso höher ist die Akzeptanz der Anwender*innen. Die Adaptierung sollte daher so spezifisch wie notwendig, aber so einheitlich wie möglich auf das Haus gesehen erfolgen, sodass Anwender*innen in jedem Bereich die Software nutzen können. Jegliche Änderungen des Systems sollten realitätsnah getestet und dokumentiert werden (Ammenwerth et al., 2015).

Auch Schulungen sind ein wichtiger Faktor während der organisatorischen Vorbereitungen. Diese sind rechtzeitig einzuplanen, kompetent und sicher abzuhalten und mit allen betroffenen Benutzergruppen durchzuführen. In den Schulungen sollen notwendige Kompetenzen zur Anwendung des Systems, aber auch Ziele und erwartete Auswirkungen vermittelt werden. Dies kann Ängste und Sorgen der Mitarbeiter*innen abbauen. Für die Schulungen sollte ein stabiles Schulungssystem verwendet und realitätsnahe Testfälle präsentiert werden. Ein vorab erstelltes Schulungskonzept kann diese Phase unterstützen (Ammenwerth et al., 2015). Im Rahmen dieser Schulungen kann auch ein weiteres wichtiges Thema behandelt werden, die Informationssicherheit. Details wie beispielsweise Benutzerauthentifizierung, Berechtigungsschema, Zugriffsprotokollierungen und Bildschirmsperren schaffen ein Verständnis gegenüber bestimmten Vorgehensweisen und Verhaltensmaßnahmen. Regelmäßige Awareness-Programme, die z. B. über den Umgang mit Passwörtern, Mails oder Hackerangriffen aufklären, können Mitarbeitern und Mitarbeiterinnen im Routinebetrieb helfen, unplausible Zustände zu erkennen. Diese Auffälligkeiten können dann schnellstmöglich an die zuständigen Stellen gemeldet und bearbeitet werden. Auch Mitarbeiter*innen von externen Dienstleistern oder Lieferanten sollten für die Themen Datenschutz und Datensicherheit sensibilisiert werden, vor allem dann, wenn sie mit vertraulichen Patientendaten oder direkt mit Patienten und Patientinnen in Kontakt kommen (Darms et al., 2019).

## 9.5 Inbetriebnahme und Abnahme

Je nach festgelegter Einführungsstrategie erfolgt nach den organisatorischen und technischen Vorbereitungen sowie abgeschlossenen Schulungen die eigentliche Inbetriebnahme: der Go-live. Der Termin für den Zeitpunkt der Inbetriebnahme sollte vorab klar definiert und allen Betroffenen kommuniziert werden (Ammenwerth et al., 2015). Die Phase des Rollouts sollte gut im Blick behalten werden, da sie in viele bestehende Prozesse eingreift. Bis die bisherige Dokumentation (Papier oder andere Software) vollständig abgelöst ist, herrscht ein sogenannter Hybridzustand. Es ist von Vorteil, wenn in dieser anspruchsvollen Zeit ausreichend geschultes Personal zur Verfügung steht. Eine gute Betreuung und schnelle Verfügbarkeit von Key-Usern und -Userinnen, IT-Personal und Consultants des Herstellers nimmt den Mitarbeitern und Mitarbeiterinnen die Angst und den Stress, im klinischen Alltag mit einem neuen System arbeiten zu müssen (Klauber et al., 2019). Trotz gewissenhafter und intensiver Vorbereitungen kann es im Echtbetrieb zu Schwierigkeiten kommen. Es ist daher vorab zu klären, wie mit Meldungen von Problemen umzugehen ist. Das sogenannte Change-Management-Verfahren kann durch ein Ticketsystem oder eine angelegte Liste unterstützt werden. Die Meldungen können in Fehler, Änderungen und Wünsche kategorisiert werden. Systemfehler sind rasch an die Herstellerfirma zur Behebung zu melden. Es könnte auch notwendig sein, gewisse Umgehungsmöglichkeiten, sogenannte Work-Arounds, bis zur Behebung des Problems zu nutzen. Werden Probleme gemeldet, die negative Auswirkungen auf die Anwendung des Systems oder sogar auf Patienten und Patientinnen haben können, müssen Entscheidungen über das weitere Vorgehen getroffen werden. Eventuell sind Nachschulungen oder weitere Systemkonfigurationen nötig. Es könnte auch ein Rollback der Systemeinführung notwendig sein. Es ist hilfreich, wenn bereits vorab Entscheidungskriterien definiert werden. Bei Äußerungen von Änderungen und Wünschen sollte geprüft werden, ob diese auf fehlender Gewöhnung an das System beruhen oder eine sinnvolle Umsetzung sein können.

Der Einführung oder dem Wechsel von Informationssystemen liegen in der Regel bestimmte Ziele zugrunde. Mithilfe einer Systemevaluation kann erhoben werden, ob die Erwartungen für die Einrichtung erfüllt wurden. Dieser Schritt ist auch wichtig, um mögliche Schwachstellen rechtzeitig zu erkennen und deren Ursachen sowie Lösungsmöglichkeiten ausarbeiten zu können. Die Phase der Systemevaluierung kann parallel oder nach der Systemeinführung erfolgen. Jedoch ermöglicht erst eine längerfristige Evaluation des Systems im Betrieb eine verlässliche Aussage über die Zielerreichung und mögliche unerwünschte Auswirkungen. Typische Schritte einer Systemevaluation sind Evaluationsplanung, Informationsbeschaffung, Aufbereitung der Ergebnisse und Verifikation. Das Endergebnis ist der Evaluationsbericht. Bei Systemevaluationen sollte sichergestellt sein, dass zu vergleichende Situationen fair bewertet werden können. Bewährte Methoden hierfür sind eine Randomisierung, ein Vorher-Nachher-Vergleich oder ein Matching mit gut vergleichbaren Kontrollgruppen.

Wurde die Inbetriebnahme erfolgreich überstanden, ist die Phase des Routinebetriebes erreicht. Läuft der Routinebetrieb zufriedenstellend, so kann nach einer festgelegten Dauer das System vom Hersteller abgenommen und an den Betreiber übergeben werden (Ammenwerth et al., 2015). Hierzu ist vom Hersteller und Kunden eine Abnahmeperiode zu definieren. In diesem Zeitraum wird vom Kunden das System verwendet und getestet. Allfällige Mängel sind dem Hersteller zu melden. Bei großen Projekten können auch Teilabnahmen vereinbart werden. Bei jeder einzelnen Abnahme wie auch bei der endgültigen Schlussabnahme ist gemeinsam ein Abnahmeprotokoll zu erstellen. Bei einer Nicht- oder Schlechterfüllung sollte die Software nicht abgenommen werden. Der Hersteller erhält allerdings die Möglichkeit, die betreffenden Punkte in einer definierten Frist nachzuliefern. Kleinere Mängel sind im Abnahmeprotokoll festzuhalten und zu klassifizieren. Auch hier werden zu allen Punkten Liefertermine festgesetzt, sodass diese Punkte für den Kunden künftig zufriedenstellend integriert sind (Sury, 2021).

Die Systemabnahme bestätigt somit, dass die Punkte des Lastenheftes erfüllt sind bzw. welche Punkte vom Hersteller noch nachgeliefert werden. Mit diesem Schritt geht das Anwendungssystem formal in die Verantwortung des Kunden über. In einem Übergabeprotokoll wird festgehalten, wer künftig die Verantwortung für den Betrieb hat. Die Details können mittels eines Betriebs- und Betreuungskonzeptes ausgearbeitet werden. Nach Abnahme und Übergabe befindet sich das System im sogenannten Routinebetrieb. Auch im Routinebetrieb müssen die ständige Einsatzbereitschaft sichergestellt, die User*innen betreut und Probleme möglichst schnell behoben werden. Im Betriebskonzept sind technische und organisatorische Abmachungen wie auch die vereinbarten Service Level Agreements enthalten. Für die einzelnen Tätigkeiten gibt es unterschiedliche Rollen, wie beispielsweise Anwendungs- und Systembetreuer*innen (Ammenwerth et al., 2015). Des Weiteren müssen auch Client- und Serverbetreuung, Rechenzentrumsleistungen und Infrastrukturkomponenten geregelt sein (Klauber et al., 2019). Gewisse Aufgaben können aber auch an externe IT-Dienstleister ausgelagert werden. Im Rahmen eines Betreuungskonzepts sind die definierten Tätigkeiten den jeweiligen Rollen und somit dahinterstehenden Personen zugeordnet. Ein Betreuungskonzept auf drei Ebenen (First-, Second-, Third-Level-Support) hat sich bereits bewährt. Softwaresysteme müssen regelmäßig gewartet und upgedatet werden. Dies kann Fehlerbehebungen und den Bedarf nach Änderungen beinhalten. Ein zuvor definiertes Change-Management klärt und unterstützt nicht nur die Vorgehensweise, sondern bietet auch einen Überblick über die gemeldeten Störungen und Anforderungsanfragen. Gerade im Pflege- und Gesundheitswesen müssen die Anwendungssysteme eine gewisse Ausfallsicherheit gewährleisten. Dennoch können jederzeit Systeme teilweise oder ganzheitlich ausfallen. Für diese Fälle sind Ausfallkonzepte für das Unternehmen zu erstellen. So wissen die Mitarbeiter*innen, wie sie mit der Dokumentation in diesen Situationen umgehen müssen (Ammenwerth et al., 2015).

## 9.6 Datenqualitätssicherung

Durch die Eingabe von Informationen in eine Software während des Dokumentationsprozesses werden Daten erzeugt. Der Begriff „Daten" kann als Rohstoff zur Herstellung von Datenprodukten bezeichnet werden. Diese Informationen haben für Empfänger*innen der Daten spezifische Bedeutungen und sind das Ausgangsmaterial zur Generierung von weiterem Wissen. Dies betrifft einerseits das Betreuungsteam als Anwender*innen der Software, andererseits auch beispielsweise das Controlling und die Pflegedirektion, wenn die Daten aus einem Quellsystem für weitere Informationen in Form von Auswertungen aufbereitet werden (Albrecht & Töpfer, 2017). Die Datenverarbeitung wird durch die Digitalisierung effizienter gestaltet. Für die Datenverarbeitung ist keine Organisation von zusätzlichen Arbeitsabläufen notwendig, da diese automatisiert aufbereitet und an anderen Stellen verwendet werden können (Kubek et al., 2020). Das Datenqualitätsmanagement kann als Funktion im Informationsmanagement eines Unternehmens eingeordnet werden. Die wesentliche Aufgabe besteht in der Gewährleistung einer hohen Datenqualität. Helfert definiert das Datenqualitätsmanagement in Anlehnung an die DIN ISO „als die Gesamtheit aller Tätigkeiten der Gesamtführungsaufgabe, welche die Datenqualitätspolitik, die Datenqualitätsziele und die Verantwortungen für die Datenqualität festlegt" (Helfert, 2002, S. 101). Das Deutsche Institut für Normung (DIN) definiert Qualität als „Grad, in dem ein Satz inhärenter Merkmale eines Objekts Anforderungen erfüllt". Je niedriger also eine Abweichung von der Spezifikation ist, umso höher ist die Qualität. Würthele greift die Datenqualität als „mehrdimensionales Maß für die Eignung von Daten, den an ihre Erfassung/Generierung gebundenen Zweck zu erfüllen" (Würthele, 2003, S. 21), auf. Folgende Kriterien tragen u.a. zur Datenqualität bei: Korrektheit, Konsistenz, Nachvollziehbarkeit, Vollständigkeit, Genauigkeit, Zeitbezug, Redundanzfreiheit, Relevanz, Einheitlichkeit, Eindeutigkeit, Verständlichkeit, Schlüsseleindeutigkeit und referenzielle Integrität. Ein ganzheitliches und umfassendes Konzept für das Datenqualitätsmanagement stellt beispielsweise der Ansatz des Total Information Quality Management (TIQM) nach English dar. Hier wird ein übergeordneter Verankerungsprozess des Datenqualitätsmanagements in einem Unternehmen vorausgesetzt. Der Verankerungsprozess wird als „information quality environment" bezeichnet und bezieht sich auf den 14-Punkte-Plan von Deming für das Change-Management. Dieser beinhaltet Themengebiete wie die Etablierung einer Datenqualitätsphilosophie, Weiterbildung der betroffenen Personen und Abbau von Akzeptanzproblemen (Apel et al., 2015).

Nur eine gute Dokumentationsqualität kann auch eine gute Datenqualität liefern. Die Software soll Ausschnitte aus der realen Welt innerhalb der Informationswelt abbilden. Je mehr Differenzen zwischen beiden Welten bestehen, umso mehr Mängel scheinen an den Daten auf. Unterschiede müssen erkannt werden, sodass die Abbildung der alltäglichen Prozesse in der Software verbessert werden kann. Unternehmen müssen sich des Datenproduktionsprozesses bewusst sein, um Qualitätsmängel zu erkennen. Prozessorientierte Techniken können zur Erkennung von Mängeln angewendet werden. Die Probleme liegen häufig bereits bei der Entstehung der Daten. Eine Untersuchung belegte, dass 76 % der Datenqualitätsprobleme von Mitarbeitern und Mitarbeiterinnen bei der Dateneingabe verursacht werden. Der Erfassungsprozess der Daten muss hier also genau geprüft werden. Dies ist durch die Betrachtung des Gesamtprozesses von der Datenentstehung bis zur Datenverwendung zu lösen, indem Datenqualitätsmängel identifiziert und Maßnahmen zur Behebung definiert werden (Cordts, 2012). Vor allem multiprofessionelle, aber auch bereichsübergreifende Prozesse und deren Schnittstellen sowie eine inadäquate Abbildung in der Software können die Problematik verstärken. Auch zusätzliche Dokumentationsbrüche aufgrund anderer verwendeter Medien führen zur Verstärkung des Problems. Eine uneinheitliche Terminologie und Fachsprache innerhalb einer Einrichtung führt ebenfalls zu inkonsistenten Datenerfassungen. Desgleichen führen unklare Definitionen der Feldformate und fehlende fachliche Beschreibungen von notwendigen Auswertungen zu Herausforderungen und liefern möglicherweise falsche Ergebnisse. Zugleich müssen Eingabemasken für Anwender*innen selbsterklärend und überschaubar gestaltet werden. Datensätze müssen inhaltlich korrekte Informationen in den jeweils dafür vorgesehenen Formaten beinhalten. Abgesicherte Muss-Felder orientieren sich meist an den Bedürfnissen des Unternehmens und die Kann-Felder werden außer Acht gelassen. Es ist wichtig, dass das Informationsangebot der Software mit dem Informationsbedarf der Anwender*innen übereinstimmt (Apel et al., 2015).

Die Sicherung der Datenqualität muss entlang der gesamten Informationslogistikkette gewährleistet werden. Das Blickfeld der Datenqualitätsbelange sollte daher auf alle Personengruppen erweitert werden, die an der Generierung, Verarbeitung und Nutzung von Daten beteiligt sind. Meist werden erst bei Analysen und Auswertungen fehlende, inkorrekte oder doppelte Daten erkannt. Die Datenqualität ist auf die gesamte Organisation zurückzuführen; hier müssen Beteiligte aller Ebenen und Bereiche eines Unternehmens zusammenarbeiten (Apel et al., 2015). Kennzahlen können fachbereichsbezogene Fragestellungen und Outcomes wie auch die Datenqualität messbar machen. Kennzahlen können für klar definierte Bereiche und abgrenzbare Problemstellungen bzw. Fragestellungen eingesetzt werden. Durch ihre Verwendung und regelmäßige Überwachung können Qualitätsverbesserungen erfolgen (z. B. in der Form von Mitarbeiterschulungen, Anpassungen der Prozesse oder Optimierungen in der Software). Eine Qualitätserhöhung kann durch klar definierte Messkriterien und vorgegebene Sollgrößen zur Durchführung von Ist-Soll-Vergleichen erreicht werden. Kennzahlen sind von inhaltlich verantwortlichen Personen der jeweiligen Fachbereiche zu definieren; sie müssen korrekt, aktuell und glaubwürdig sein. Ebenso sollte die Möglichkeit bestehen, diese untereinander in Beziehung zu bringen, um sinnvolle Vergleiche vornehmen zu können. Für Empfänger*innen der Ergebnisse muss die Information einen Mehrwert bieten und verständlich aufbereitet sein. Um die Daten bzw. die Auswertungen nicht immer korrigieren zu müssen, sollten die Ursachen schlechter Datenqualität eruiert und behoben werden. In wenigen Schritten können Prozesse in den Quellsystemen verbessert werden:

- Eindeutige Identifikation der Datenqualitätsprobleme und auf Grundlage einer Kosten-Nutzen-Betrachtung priorisieren;
  *Resultat:* Auflistung der zu behebenden Datenqualitätsprobleme, einschließlich aller vorliegenden Informationen.
- Definition von messbaren Zielwerten für die Datenqualität;
  *Resultat:* eine Liste mit Kennzahlen inklusive zugehöriger Messpunkte, der jeweiligen Kennzahlwerte vor und Zielwerte nach der Prozessoptimierung.
- Gründe für die Datenqualitätsprobleme analysieren und dahinterstehende Prozesse identifizieren;
  *Resultat:* ein Dokument, welches die erhobenen Datenqualitätsprobleme mit den verursachenden Prozessen in Verbindung setzt (hier ist jeder betroffene Prozessschritt und seine Auswirkungen zu dokumentieren).
- Prozessoptimierungen, um Datenqualitätsprobleme zu beheben;
  *Resultat:* ein Projektplan – dieser Schritt ist beendet, wenn alle organisatorischen Maßnahmen zur Prozessverbesserung abgeschlossen und ausgerollt sind.
- Bewertung der Prozessänderungen in einem Vergleich mit den Zielwerten;
  *Resultat:* Übersicht der Zielerreichung aller Kennzahlen und Beurteilung des Projekterfolges (Apel et al., 2015).

## 9.7 Zusammenfassung möglicher Problemfelder

Zahlreiche IT-Projekte kommen ins Stocken, wenn die Beteiligten feststellen, dass wesentliche Komponenten in der Spezifikation und vertraglichen Gestaltung nicht berücksichtigt worden sind (Johner & Haas, 2009; Tiemeyer, 2018). Fehlende oder zu ungenau formulierte Anforderungen führen zu Projektrisiken. Ebenso verursachen falsche Annahmen der Kunden bezüglich der Software wie auch fehlendes Einbinden aller betroffenen Berufsgruppen Probleme. Das Identifizieren aller Benutzer*innen bzw. aller beteiligten Berufsgruppen hat eine hohe Relevanz. Bleiben wichtige Bereiche unberücksichtigt, hat dies negative Auswirkungen auf die Funktionen des Systems wie auch auf die Akzeptanz der künftigen Anwender*innen (Pohl & Rupp, 2015). Aber auch im Rahmen des eigentlichen Projektmanagements verbergen sich zahlreiche Problemfelder. Diese Risiken können in folgende Gruppen eingeteilt werden:

- unzureichende Projektdefinition
- mangelhafte Projektplanung
- fehlender Einsatz passender Methoden und Arbeitstechniken (vor allem im Zusammenhang mit IT-Projektmanagement)
- personelle Risiken
- Mängel in der Projektdurchführung und -steuerung (Tiemeyer, 2018).

Die Standish Group evaluiert seit 1994 Erfolgs- und Misserfolgskriterien von IT-Projekten. Bisher wurden 40 000 Einzelprojekte wissenschaftlich untersucht. 2019 gab die Standish Group an, dass 83 % der IT-Projekte teilweise oder vollständig scheitern. Die Mehrheit der Projekte lag über den Kosten, überschritt den Zeitplan oder es fehlten Funktionen (Standish Group, 2021). Auch eine Studie von der Oxford-Universität und McKinsey aus dem Jahr 2011 wertete über zwei Jahre 1500 IT-Projekte aus. Danach sprengte jedes sechste Projekt das Budget um durchschnittlich 200 % und überschritt den Zeitrahmen um 70 % (Kurzlechner, 2011).

Laut Standish Group (2021) gibt es folgende Haupterfolgskriterien für IT-Projekte:

- Benutzerbeteiligung
- Unterstützung durch die Geschäftsführung
- eine klare Darlegung der Anforderungen
- eine ordnungsgemäße Planung
- realistische Erwartungen.

Die Projektleitung ist in diesem Zusammenhang gefordert, ein vorbeugendes Risikomanagement zu betreiben und rechtzeitig einzugreifen (Tiemeyer, 2018). Problemfelder in Bezug auf die Datenqualität können ebenfalls mehrere Bereiche betreffen. Dies beginnt bereits mit fehlenden Prozessschritten oder generell nicht abgebildeten Prozessen in einer Software. Die Datenerfassung selbst kann ebenfalls Ursache schlechter Datenqualität sein. Einfache Fehler der Anwender*innen bei der Dateneingabe bis hin zu fehlenden Ressourcen zur Optimierung der Software bzw. zur Dokumentation tragen zur schlechten Datenqualität bei. Bei Userfehlern lassen sich falsche Eingaben, fehlendes Know-how zur Bedienung der Software, falsche Interpretation der zu dokumentierenden Daten und eine unvollständige Eingabe der Daten unterscheiden. Auch ein Ressourcenmangel führt zu Problemen bei der Datenerfassung. Um Zeit zu sparen, werden Eingabefelder nicht korrekt genutzt oder es wird vielleicht auch auf die Dokumentation bestimmter Details verzichtet. Ein nicht zeitnahes Dokumentieren hat oftmals den Nachteil, dass nicht mehr alle notwendigen Details in Erinnerung sind. Auch externe Daten können Gründe für schlechte Datenqualität sein, wenn diese nicht im System eingebunden werden können oder für Anwender*innen schwer zu finden sind. Oftmals besteht auch ein fehlendes Problembewusstsein bei den Mitarbeitern und Mitarbeiterinnen über die Auswirkungen schlechter Datenqualität. Dies kann dazu führen, dass die Dokumentationsmöglichkeiten kaum hinterfragt oder Problemstellen nicht gemeldet werden (Apel et al., 2015).

Die Abschätzung der Kosten, die durch schlechte Datenqualität verursacht werden, ist in den meisten Fällen nur retrospektiv und indirekt möglich. So kann es vorkommen, dass Mitarbeiter*innen Auswertungsergebnisse manuell nacharbeiten müssen. Leider sind Datenpannen und eine als mangelhaft empfundene Datenqualität keine Ausnahme. Schlechte Datenqualität wird häufig als sehr schwerwiegend erachtet, und die dadurch verursachten Kosten sind leider selten transparent und lassen sich allenfalls in Form von Richtwerten verdeutlichen. So schreibt Redman, dass schlechte Datenqualität 15 bis 25 % des Unternehmensumsatzes kostet. Ebenso kann das Arbeiten mit qualitativ schlechten Daten bei Knowledge Workers bis zu 50 % an Arbeitszeit kosten; bei Data Scientists liegt die Rate bei bis zu 80 %. Nur 16 % der Manager*innen vertrauen der vorhandenen Datenbasis (Weber & Klingenberg, 2021). Eine andere Studie weist darauf hin, dass sich allein in den USA die Kosten schlechter Datenqualität auf ca. 600 Milliarden US-Dollar pro Jahr belaufen. Im Rahmen einer Gartner-Studie wurden 140 Unternehmen befragt. Auch hier lag der durchschnittliche durch Datenqualitätsprobleme geschätzte Verlust bei jährlich 8,2 Millionen US-Dollar (Apel et al., 2015).

**Tabelle 9-1** fasst noch einmal wesentliche Aspekte, die bei einem Umstellungs- bzw. Implementierungsprojekt zu berücksichtigen sind, zusammen.

Zur Bewältigung der alltäglichen Herausforderungen in der pflegerischen Praxis braucht es qualifizierte Mitarbeiter*innen, welche ihre Kompetenzen und Erfahrungen in die unmittelbare Betreuung und Pflege der Menschen einbringen. Es werden aber auch Technologien benötigt, die das Betreuungsteam bestmöglich unterstützen. Der sinnvolle Einsatz von modernen Technologien unterstützt eine qualitätsvolle Pflege. Davon profitieren die zu Pflegenden, das multiprofessionelle Betreuungsteam und die Einrichtung selbst. Eine professionell geführte digitale Pflegedokumentation soll eine wertvolle Prozessunterstützung in der Pflegepraxis sein. Die Prozesse können durch die Software in ihrer Effizienz und Effektivität optimiert werden. Die Digitalisierung der Pflegeleistungen leistet einen wichtigen Beitrag zur Patientensicherheit, Qualitätsverbesserung und Professionalisierung der Pflege (Pfannstiel et al., 2018).

**Tabelle 9-1:** Implementierungsphasen am Beispiel Pflegedokumentation (Quelle: Eigene Darstellung)

| Phase | Schwerpunkte |
|---|---|
| Konzeptphase | • Prozessanalyse<br>• Berufsgruppen und Schnittstellen<br>• Ist-Soll-Analyse<br>• Definition klarer Anforderungen<br>• Lastenheft<br>• Key-User*innen/Stabsstelle Pflegeinformatik |
| Beschaffungsphase | • Beschaffungsrichtlinien<br>• Zielsetzungen<br>• Marktanalysen<br>• Systemauswahl anhand definierter Anforderungen<br>• Bewertungsverfahren<br>• Folgekosten |
| Implementierungsphase | • Ordnungsgemäße Planung<br>• Einführungsstrategie<br>• Probebetrieb<br>• Schulungskonzept<br>• Konfiguration des Systems<br>• Pilotierung |
| Phase der Inbetriebnahme | • Ausreichend Personal<br>• Change-Management<br>• Abnahmeprotokoll<br>• Systemevaluierung<br>• Betriebs- und Betreuungskonzept<br>• Ausfallkonzept |
| Datenqualitätssicherung | • Datenqualitätsmanagement<br>• Prozesse anhand der Software abbilden<br>• Sensibilisierung der User*innen<br>• Zeitnahes Dokumentieren<br>• Datenerfassungsprozesse beachten<br>• Einheitliche Terminologien |

# 10 Genderaspekte und Digitalisierung

Carola Walter

In diesem Kapitel erfolgt eine nähere Auseinandersetzung mit Genderaspekten im Kontext der Digitalisierung.

## 10.1 Hintergrund

Dieses Buch beschreibt in der Einführung als Zielsetzung, aktuelle wissenschaftliche Erkenntnisse zur Digitalisierung international wie national zusammenzutragen. Dabei wurden bereits zielgruppenspezifische Bereiche wie z. B. „Menschen mit Demenz" oder „pflegende Angehörige" in Verbindung mit Aspekten der Digitalisierung betrachtet und es wurden unterschiedliche digitale Technologien im Bereich der Pflege diskutiert. In Bezug auf die Technologieakzeptanz von pflegerisch-medizinischem Fachpersonal konnte das Geschlecht als Einflussfaktor herausgearbeitet werden (Kap. 7.3.2). Weitere genderspezifische Analysen wurden in den unterschiedlichen thematischen Ausführungen der einzelnen Kapitel jedoch eher weniger vorgenommen. Daher wird sich dieser Beitrag spezifisch diesem Schwerpunkt widmen.

Betrachtet man allseits bekannte statistische Daten für das Pflege- und Gesundheitswesen, so ist festzustellen, dass im deutschsprachigen Raum ein Großteil der pflegebedürftigen Personen zu Hause versorgt wird (Matzk et al., 2022). Dabei sind diese in Deutschland ab einem Alter von über 75 Jahren mehrheitlich weiblich, während bei den unter 75-Jährigen mehr Männer als Frauen pflegebedürftig sind (Matzk et al., 2022). Die Betreuung pflegebedürftiger Personen wird überwiegend von Frauen übernommen, wobei Männer als pflegende Angehörige stark aufholen und ihr Anteil bei aktuell um 30 % liegt (Bundesministerium für Soziales, Gesundheit, Pflege und Konsumentenschutz, 2022b; Matzk et al., 2022). Auf der professionellen Seite sind in dem Bereich der Gesundheitsberufe die Frauen mit einem Anteil von bis zu 85 % deutlich in der Mehrheit. Allen genannten Gruppen ist gemeinsam, dass sie mit pflegebedürftigen Personen auf unterschiedliche Art und Weise in Interaktion treten, Gesundheitsinformationen suchen oder weitergeben und dafür in den unterschiedlichen Settings auch auf digitale Technologien zugreifen. Der weiblichen Überrepräsentation stehen spezifische Bedürfnisse von Männern oder Personen mit anderer Geschlechtsidentität gegenüber und so sollte aus einer gendersensiblen Perspektive die Frage gestellt werden: Gibt es genderspezifische Unterschiede, welche im Gesundheits- und Pflegewesen relevant sind und die mit Rückbezug auf die sich weiterentwickelnde Digitalisierung beachtet werden sollten?

Ziel dieses Kapitels ist es, einen Überblick über Genderaspekte im Kontext der wachsenden Digitalisierung in immer mehr Aufgabenbereichen professioneller Pflege zu geben. Ausgegangen wird von der WHO-Klassifikation von digitalen Interventionen im Pflege- und Gesundheitswesen, welche die unterschiedlichen Möglichkeiten kategorisiert, wie digitale und mobile Technologien zur Unterstützung der Gesundheit eingesetzt werden, und sie vier zentralen Interventionsgruppen zuordnet. Hierzu zählen Interventionen für Klienten/Klientinnen bzw. Patienten/Patientinnen („interventions for clients"), Interventionen für Gesundheitsdienstleister („interventions for healthcare providers"), Interventionen für Gesundheitssystem- oder Ressourcenmanager*innen („interventions for health system or resource managers") sowie Interventionen für Datendienste („interventions for data services") (WHO, 2018, S. 1). In diesem Kapitel wird der Fokus auf die Gruppe der Klienten als den Nutzern von Gesundheitsdienstleistungen in Verbindung mit den Gesundheitsdienstanbietern aus dem Bereich der Pflege gelegt.

## 10.2 Gender oder Sex

Die soziale Kategorie „Gender" und das dazugehörige Verständnis spielen im Alltag oftmals keine bewusste Rolle. Wahrgenommen werden Aspekte von Gender bei der Zuordnung von Farben für die Bekleidung von Kindern (rosa oder blau), in der Debatte um eine gendersensible Sprache oder bei der Diskussion über die Gleichstellung von Männern und Frauen (z. B. in der Berichterstattung zum Gender Pay Gap) (Zinke, 2020). Eine Betrachtung der Unterschiede von Männern und Frauen fand in den 1970er-Jahren in der gesundheitswissenschaftlichen Forschung kaum statt. Es fehlte eine Differenzierung der Bedeutung des Konzepts als sozialer Kategorie und der Abgrenzung zum Begriff des Geschlechts. In der gesundheits- und sozialwissenschaftlichen Forschung konnte die Zuordnung zum biologischen Geschlecht (engl. sex – männlich, weiblich, intersexuell) als unzureichend herausgearbeitet werden und es wurde deutlich, dass im Rahmen von gesundheits- und sozialwissenschaftlicher Forschung eine Erweiterung der Forschungsperspektive um die soziale Kategorie Gender stattfinden musste (Hurrelmann & Kolip, 2002; Kolip & Hurrelmann, 2016). Mit der Bezugnahme auf Gender werden soziale Gesichtspunkte und kulturell geprägte Konstruktionen einer Person in die Betrachtung miteinbezogen (Chrisler & Lamer, 2016; Krieger, 2003). Der Einbezug beider Verständnisse von Geschlecht im Bereich des Gesundheits- und Pflegewesens ist notwendig, da in allen Bereichen sowohl die biologisch relevanten Aspekte als auch die genderbezogenen Bereiche/Beziehungen einen Einfluss auf die gesundheitsbezogenen Ergebnisse/Outcomes haben können (Jahn et al., 2014; Krieger, 2003). Im deutschsprachigen Raum fassten vor über 20 Jahren Hurrelmann und Kolip (2002) zum ersten Mal einen Überblick zur geschlechtervergleichenden Forschung bei Gesundheit und Krankheit zusammen. Dies geschah mit einem Fokus auf der medizinischen Perspektive, auch wenn damals deutlich war, dass die sozialwissenschaftliche Betrachtung der Frauenbewegung hier den Beginn der Forschung innehatte (Kolip & Hurrelmann, 2016). Eine transparente Aufschlüsselung der unterschiedlichen Konzepte ist notwendig, um die Kategorie „Gender/Sex" umfassend betrachten zu können und um neben Frauen und Männern weitere Personen mit unterschiedlichen Geschlechtsidentitäten miteinbeziehen zu können. Zusätzlich zu dieser Differenzierung können gendersensible Unterschiede auf unterschiedlichen Ebenen beleuchtet werden. Auf der Ebene des Individuums kann die persönliche Geschlechtsidentität sowie Körperlichkeit als Analysepunkt dienen. Geschlechtsspezifische Rollen und Praktiken entstehen im Umgang mit und in sozialen Beziehungen. Dieser Analyseansatz, der das Geschlecht als ein Ergebnis sozialer Zuschreibungen auffasst, wird auch als „Doing Gender" bezeichnet (West & Zimmerman, 1987). Auf der strukturellen Ebene können institutionell verankerte Ungleichheitskategorien beleuchtet werden (Kolip & Hurrelmann, 2016; Reitinger & Heimerl, 2014; Reitinger et al., 2016). **Abbildung 10-1** verdeutlicht die Einflüsse von Gender und Sex auf Interaktionen/Expositionen und die sich daraus ergebenden Ergebnisse.

Die dichotome Betrachtung von Frau und Mann zeigt sich, obwohl in der heutigen Gesell-

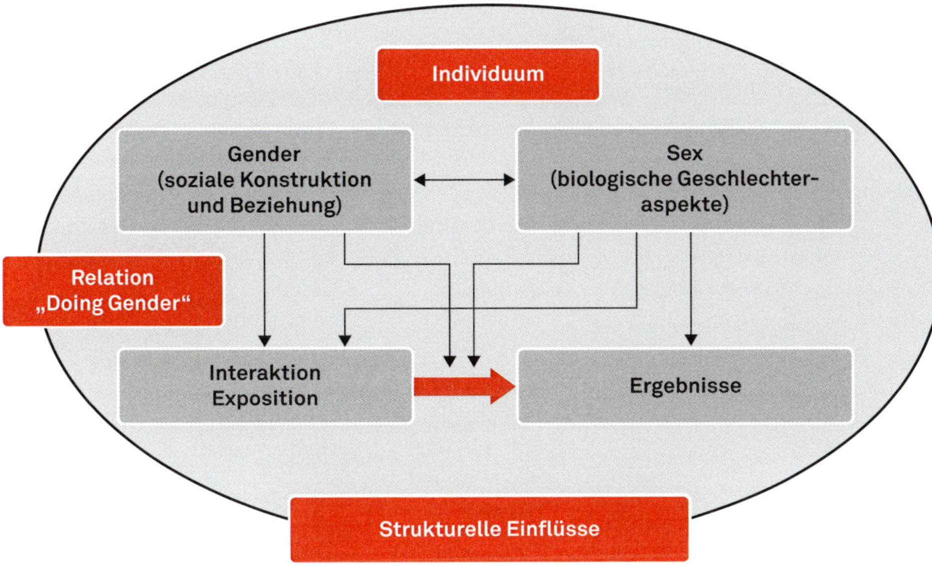


**Abbildung 10-1:** Beziehung von sozialen und biologischen Geschlechterfaktoren auf Interaktion/Exposition und sich daraus ergebende Ergebnisse (Quelle: Eigene Darstellung in Anlehnung an Jahn et al., 2014, S. 1039; Krieger, 2003, S. 654–656; West & Zimmerman, 1987, S. 127–130)

schaft noch vorherrschend, in steter Veränderung, da sich Gruppen von Personen diesem binären Verständnis nicht unbedingt zuordnen lassen (Motmans et al., 2019). Dazu gehören transgender oder genderdiverse Personen. Bei diesen unterscheidet sich ihre Geschlechtsidentität von der vorgenommenen Geschlechtszuschreibung bei Geburt (Chrisler & Lamer, 2016). Eine Zuordnung zur sexuellen Orientierung kann darüber hinaus in heterosexuell, homosexuell, lesbisch, schwul, bisexuell, queer oder asexuell erfolgen. Die aufgezeigte Vielfältigkeit der Kategorie Gender/Sex deutet darauf hin, dass diese Perspektive auch in der gesundheitswissenschaftlichen Forschung und Praxis berücksichtigt werden sollte, um den daraus entstehenden unterschiedlichen Bedarfen und Bedürfnissen im Rahmen der Versorgung adäquat begegnen zu können. Das gleichzeitige Voranschreiten der Digitalisierung im Gesundheitswesen fordert im Anschluss eine Auseinandersetzung mit der Kategorie Gender im Kontext digitaler Gesundheit.

## 10.3 Digitale Gesundheit, Ungleichheit und Gender

Eine kritische Reflexion von geschlechtsspezifischen Aspekten wurde in einigen Themenbereichen dieses Buches bereits angedeutet. Warum ist die Betrachtung der Kategorie Gender auch im Kontext der Digitalisierung wichtig? Nun, zum einen gibt es im Gesundheitsbereich wissenschaftlich belegte soziale Ungleichheiten bei verschiedenen Personengruppen, die Auswirkungen auf Gesundheit und Krankheit haben (Babitsch & Götz, 2016). Zum anderen ist auch innerhalb der Digitalisierung eine Kluft bei der Einführung und Nutzung digitaler Medien zwischen Frauen und Männern in allen Altersgruppen nachzuweisen (Tyers-Chowdhury & Binder, 2021). Ausgehend von diesen wissenschaftlichen Erkenntnissen bedeutet gesundheitliche Chancengleichheit in Digital Health somit, Maßnahmen zu setzen, die Frauen wie Männern, sexuellen wie Genderminoritäten gleiche Chancen ermöglichen. Dazu haben Ri-

**Tabelle 10-1:** Ausschnitt der digitalen Determinanten von Gesundheit aus dem Framework für Digital Health Equity (Quelle: Richardson et al., 2022, S. 119)

| | Individuum | Interpersonal | Community | Gesellschaftlich |
|---|---|---|---|---|
| **Einflussfaktor – Digitale Umgebung** | • Digital Literacy<br>• Digitale Selbstwirksamkeit<br>• Zugang zu Technologien<br>• Einstellung zur Nutzung der Technologien | • Implizite technologische Vorurteile<br>• Interdependenz (z. B. bei gemeinsam geteilten Geräten)<br>• Beziehung zwischen Patient*in – Technik – Gesundheitsberuf | • Kommunale Infrastruktur<br>• Infrastruktur des Gesundheitswesens<br>• Gemeinschaftliche Tech-Normen<br>• Partner im öffentlichen Gemeinwesen | • Tech Policy<br>• Daten-Standards<br>• Design-Standards<br>• Soziale Normen und Ideologien<br>• Algorithmische Verzerrung |
| **Health Outcome/ Ergebnis** | • Individuelle Gesundheit | • Familien-/ organisationale Gesundheit | • Gemeindegesundheit | • Bevölkerungsgesundheit |

chardson et al. (2022) ein Framework zur Digital Health Equity (digitale gesundheitliche Chancengerechtigkeit) entwickelt, in welchem digitale Schlüsseldeterminanten von Gesundheit dem Forschungsframework des National Institute on Minority Health and Health Disparities hinzugefügt wurden. In **Tabelle 10-1** sind die einzelnen digitalen Einflussfaktoren auf die unterschiedlichen Ebenen ersichtlich.

Ein von der WHO (2022c) durchgeführtes Scoping Review hat konkret die drei Bereiche „Zugang zu“, „Anwendung von“ und „sinnvolle Beschäftigung mit Digital Health Technologies (DHT)“ auf der individuellen Ebene von Personen untersucht. Die ausgewählte Literatur wurde auf folgende Kriterien hin analysiert: Wohnort, Ethnie, Kultur/Sprache, Arbeit, Gender/Sex, Religion, Bildung, sozioökonomischer Status und Sozialkapital. Im Folgenden wird auf die Ergebnisse in der Kategorie Gender/Sex eingegangen. Die eingeschlossenen Studien konnten für den Bereich des Zugangs zu DHT keine Evidenz nachweisen. Obwohl nicht alle Studien genderspezifische Daten aufschlüsselten, konnten für die Nutzung von DHT und für die Beschäftigung mit DHT Ergebnisse aus mehreren Studien eingeschlossen und analysiert werden. Geschlechtsspezifische Unterschiede im Zugang zeigten sich deutlicher im Alter und in marginalisierten Gemeinschaften wie ethnischen Minderheiten und bei Menschen mit Behinderungen (Alvarez-Icaza et al., 2022; UNECE, 2021). Länderspezifisch zeigten sich geschlechtsspezifische Unterschiede deutlicher in Ländern mit einem geringeren digitalen Ausbau, wie z. B. in Süd- und Osteuropa, dem westlichen Balkan und Zentralasien (UNECE, 2021). Nicht nur beim Zugang, sondern auch im Nutzungsverhalten war eine geschlechtsspezifische Diskrepanz nachweisbar. So nutzten Frauen beispielsweise nur ein begrenztes Angebot an digitalen Diensten. Des Weiteren nutzten sie digitale Dienste seltener und weniger intensiv als Männer (Tyers-Chowdhury & Binder, 2021). Studien aus Ländern mit hohem Einkommen zeigten demgegenüber, dass Frauen digitale Technologien tendenziell häufiger als Männer nutzen, um auf gesundheitsbezogene Informationen zuzugreifen und um ihre Gesundheit zu unterstützen (UNECE,

2021). Dazu zählten auch Aktivitäten im Zusammenhang mit dem psychischen Wohlbefinden und soziale Unterstützung (Ek, 2015; Hallyburton & Evarts, 2014). Die Analyse von Daten zu genderspezifischen und weiteren soziokulturellen Variablen ist wichtig, denn sie zeigt blinde Flecken auf und trägt dazu bei, eine Verstärkung gesundheitlicher Ungleichheiten im Bereich der Digitalisierung zu verringern (George et al., 2018). Neben diesen dargestellten Ergebnissen über Zugang und Nutzung digitaler Health Technologies und den darin erkannten Unterschieden fällt auf, dass gendersensible Analysen oder Kriterien in der Forschung nicht durchweg angewendet werden und es dadurch zu Verzerrungen kommen kann. Interessant für den Gesundheitsbereich ist z. B., dass in der Pflegeforschung weibliche Teilnehmer häufig überrepräsentiert sind und hier von einer Verzerrung in Richtung weiblicher Personen ausgegangen werden kann (Polit & Beck, 2012, 2013). Eine Möglichkeit, Unterschiede in Bezug auf Digitalisierung und Gender sichtbar zu machen, ist die Anwendung des vorgestellten Framework for Digital Health Equity in Verbindung mit einer gendersensiblen Perspektive (George et al., 2018; Richardson et al., 2022). Dies trifft nicht nur auf die Forschung im digitalen Gesundheitsbereich zu, sondern auch auf die Pflegepraxis.

## 10.4 Pflege und gendersensible digitale Technologien

Pflegefachpersonen haben in der unmittelbaren direkten Pflege intensiven Kontakt mit den ihnen anvertrauten Personengruppen. Sie nehmen daher eine wichtige Rolle in der Anwendung und Umsetzung digitaler Technologien in der Patientenversorgung ein (Troncoso & Breads, 2021). Gleichzeitig zeigt sich die Notwendigkeit einer gendersensiblen Betrachtung von Gesundheit und Krankheit aufgrund empirischer Befunde, welche Unterschiede bei Männern, Frauen und Personen mit anderen Geschlechtsidentitäten aufzeigen konnten. Abschließend werden exemplarisch Ergebnisse aus dem Pflegebereich vorgestellt, damit diese als Ideen in die Weiterentwicklung von Pflege, Gender und Digitalisierung einfließen können. Koivunen und Saranto (2018) legten in ihrer systematischen Übersichtsarbeit förderliche und hinderliche Faktoren bei telemedizinischen Anwendungen aus Sicht von Pflegefachpersonen dar. Dazu arbeiteten sie fünf Kategorien aus den benannten Erfahrungen der Pflegefachpersonen heraus, welche die Fähigkeiten und Einstellungen der Pflegefachpersonen, Pflegearbeit und Tätigkeiten, organisationale Faktoren, die Patienten und Patientinnen sowie die angewandte Technologie selbst umfassen. Ausgehend von den unterschiedlichen Erfahrungen der Pflegefachpersonen ist die professionelle Pflege wie auch die Digitalisierungsbranche aufgefordert, die digitalen Fähigkeiten von Pflegefachpersonen zu fördern und dazu u. a. die notwendigen digitalen Kompetenzen in den Curricula der Ausbildungen zu verorten, um eine positive Haltung gegenüber digitalen Technologien im beruflichen Bereich zu verstärken (Koivunen & Saranto, 2018; Müller & Peters, 2022). Gleichzeitig müssen dabei genderspezifische Analysen zum Zugang zu digitalen Technologien und zu ihrer Entwicklung betrachtet werden, um die erwarteten positiven Auswirkungen erreichen und dem „Gender Digital Divide“ entgegenwirken zu können (Troncoso & Breads, 2021).

Ein Scoping Review zu pflegenden Angehörigen und M-Health, welches genderspezifische Analysen anhand des PROGRESS-Frameworks durchführte, konnte aufzeigen, dass nur wenige Studien aktiv Personen mit unterschiedlichen Geschlechtsidentitäten einbezogen haben und in fast allen Studien weibliche Teilnehmer überwogen. Die sexuelle Orientierung wurde grundsätzlich in keiner der eingeschlossenen Studien betrachtet (Garnett et al., 2022). Eine Vernachlässigung der differenzierten Erfassung der Geschlechtsidentität ist allgemein im Forschungsbereich festzustellen (Radix et al., 2022). Eine

Möglichkeit der Differenzierung besteht in der Aufschlüsselung der einzelnen Frage nach dem Geschlecht in zwei Fragebereiche. Frage 1 wird dabei zur aktuellen Geschlechtsidentität gestellt: Wie würden Sie sich selbst beschreiben? Die Antwortmöglichkeiten würden dann männlich/Mann, weiblich/Frau, transgender/männlich, transgender/weiblich, genderqueer/gender non-binär oder anderes Geschlecht umfassen. Frage 2 lautet: Welchem Geschlecht wurden Sie bei der Geburt auf Ihrer Geburtsurkunde zugeordnet? Die Antwortmöglichkeiten würden hier umfassen: männlich, weiblich (Radix et al., 2022). Ausgehend von den gegebenen Antworten könnten in der Pflegepraxis Maßnahmen, die sich an den Bedarfen und Bedürfnissen der jeweiligen Zielgruppe orientieren, gesetzt und in der Forschung genderspezifische Analysen vorgenommen werden. Der fachlich korrekte Umgang mit dieser Thematik ist sensibel zu diskutieren, da das Wissen von Gesundheitsdienstanbietern in Bezug auf unterschiedliche geschlechtliche Identitäten weiterhin lückenhaft ist und dieses fehlende Wissen eine Barriere für transgender Personen z.B. im adäquaten Zugang, aber auch bei der weiteren Versorgung darstellt (Safer et al., 2016).

Die pflegerische Interaktion wird ebenfalls durch genderspezifische Einstellungen und Normen beeinflusst. In Bezug auf digitale Determinanten von Gesundheit kann festgestellt werden, dass die pflegerische Interaktion und ihr Einfluss auf die Nutzung und Akzeptanz von digitalen Technologien als pflegerische Maßnahme in bestehenden Modellen über Digitalisierung und gesundheitliche Ungleichheit nicht berücksichtigt wird und es aktuell keine Modelle gibt, in welchen dieser pflegerische Fokus einbezogen wird (Hochmuth et al., 2021). Eine weiterführende Diskussion über den Einbezug der pflegefachlichen Perspektive in die Weiterentwicklung digitaler Technologien sollte geführt werden, um die Gesundheitsversorgung mithilfe von pflegerischer Expertise und unter Einbezug der Nutzerperspektive sicherstellen und verbessern zu können (Hochmuth et al., 2021; Troncoso & Breads, 2021).

Die genannten Beispiele zeigen die Verwobenheit von Gender, Digitalisierung und Pflege deutlich auf. Für Pflegefachpersonen, die in der direkten Pflege arbeiten, ist es daher genauso wichtig, genderspezifische wie digitale Einflussfaktoren auf Gesundheit und Krankheit zu kennen, um eine personenzentrierte und gendersensible Pflege durchführen zu können. Dazu ist es notwendig, ein Bewusstsein für die Relevanz dieser Kategorien zu entwickeln und sich Wissen dazu anzueignen. Ein erster Schritt dabei ist, sich Gedanken über die zu versorgende Personengruppe zu machen und deren Besonderheiten zu reflektieren. George et al. (2018) haben dazu Fragen formuliert mit dem Ziel, genderspezifische Einflussfaktoren auf die Digitalisierung sichtbar zu machen. Die Fragen auf individueller und interpersoneller

**Reflexionsfragen**

- Verfügen die von mir versorgten Personen (im Speziellen Mädchen, Frauen und andere marginalisierte Geschlechtergruppen) über ausreichende Lese- und Schreibkenntnisse im Sinne der allgemeinen Gesundheitskompetenz?
- Haben diese Personen einen Zugang zu den erforderlichen digitalen Technologien, um digitale Gesundheitsdienste effektiv nutzen zu können?
- Verfügen die von mir versorgten Personen über genügend Autonomie, die erforderlichen Technologien selbstständig anzuwenden?
- Gibt es weitere soziale Determinanten (Alter, Wohnort, Ethnie, Kultur, Sprache, Bildung, sozioökonomischer Status, Sozialkapital), die einbezogen werden sollten? Wie wirken sich diese in Verbindung mit dem Geschlecht auf digitale Gesundheitsprogramme aus? (George et al., 2018; Richardson et al., 2022).

Ebene unterstützen die Reflexion über genderspezifische Unterschiede und können Pflegefachpersonen als Hilfestellung in der unmittelbaren Pflege sowie bei der Planung von Studien dienen mit dem Ziel, unbeabsichtigten negativen Folgen in der Versorgung entgegenwirken zu können.

# Literatur


ABDA (Arbeitsgemeinschaft der Berufsvertretungen Deutscher Apotheker). (2022). *Broschüre „Die Apotheke: Zahlen, Daten, Fakten 2022" (Stand: 3. Juni 2022).* Verfügbar unter https://www.abda.de/fileadmin/user_upload/assets/ZDF/ZDF22/ABDA_ZDF_2022_Broschuere.pdf

Acosta, A., Dewald, H. & Dewald, J. (2011). Pilot study to test effectiveness of video game on reaching performance in stroke. *Journal of Rehabilitation Research and Development, 48*(4), 431–444. https://doi.org/10.1682/JRRD.2010.04.0052

Afzal, T., Tseng, S. C., Lincoln, J., Kern, M., Francisco, G. & Chang, S. H. (2020). Exoskeleton-assisted gait training in persons with multiple sclerosis: A single-group pilot study. *Archives of Physical Medicine and Rehabilitation, 101*(4), 599–606. https://doi.org/10.1016/j.apmr.2019.10.192

AGDT (Arbeitsgemeinschaft Diabetes und Technologie). (2022). *Blutzuckermessung (SMBG): Die Voraussetzung der selbstständigen Diabetestherapie.* Verfügbar unter https://www.diabetes-technologie.de/technologien/glukosemessung/blutzuckermessung_smbg/

Ai.vatar. (2022). *Ein virtueller und intelligenter Assistent.* Verfügbar unter https://aivatar.de/

Al-Issa, Y., Ottom, M. A. & Tamrawi, A. (2019). eHealth cloud security challenges: A survey. *Journal of Healthcare Engineering, 2019*, 7516035. https://doi.org/10.1155/2019/7516035

Albrecht, M. & Töpfer, A. (Hrsg.). (2017). *Handbuch Changemanagement im Krankenhaus: 20-Punkte-Sofortprogramm für Kliniken* (2. Aufl.). Springer. https://doi.org/10.1007/978-3-642-20362-6

Alfonsi, J. E., Choi, E., Arshad, T., Sammott, S. S., Pais, V., Nguyen, C., Maguire, B. R., Stinson, J. N. & Palmert, M. R. (2020). Carbohydrate counting app using image recognition for youth with type 1 diabetes: Pilot randomized control trial. *JMIR mHealth and uHealth, 8*(10), e22074. https://doi.org/10.2196/preprints.22074

Ali, H. & Li, H. (2020). Use of notification and communication technology (call light systems) in nursing homes: Observational study. *Journal of Medical Internet Research, 22*(3), e16252. https://doi.org/10.2196/16252

Alvarez-Icaza, I., Bustamante-Bello, R., Ramírez-Montoya, M.-S. & Molina, A. (2022). Systematic mapping of digital gap and gender, age, ethnicity, or disability. *Sustainability, 14*(3), 1297. https://doi.org/10.3390/su14031297

Alzheimer Europe. (2011). *Alzheimer Europe report: The ethics of dementia research.* Available from https://www.alzheimer-europe.org/sites/default/files/alzheimer_europe_ethics_report_2011.pdf

Alzheimer's Disease International. (2017). *Numbers of people with dementia worldwide: An update to the estimates in the World Alzheimer Report 2015.* Available from https://www.alzint.org/resource/numbers-of-people-with-dementia-worldwide/

Ambinder, E. (2005). Cover story: Oncology enters the Information Age. *Journal of Oncology Practice, 1*(2), 57–63. https://doi.org/10.1200/jop.2005.1.2.57

Amelung, V. E., Chase, D. P., Urbanski, D., Bertram, N. & Binder, S. (2016). *Die elektronische Patientenakte: Fundament einer effektiven und effizienten Gesundheitsversorgung.* Medhochzwei.

Ammenwerth, E., Haux, R., Knaup-Gregori, P. & Winter, A. (2015). *IT-Projektmanagement im Gesundheitswesen.* Schattauer.

Amnesty International Österreich. (2022). *Was sind Menschenrechte? Definition und Praxisbeispiele.* Verfügbar unter https://www.amnesty.at/themen/menschenrechte/was-sind-menschenrechte-alles-was-du-wissen-musst/

ANA (American Nurses Association). (2009). *Electronic health record.* Available from https://www.nursingworld.org/practice-policy/nursing-excellence/official-position-statements/id/electronic-health-record/

ANA (American Nurses Association). (2015). *Nursing Informatics: Scope and Standards of Practice* (2nd ed.).

Andelfinger, V.P. & Hänisch, T. (Hrsg.). (2016). *E-Health: Wie Smartphones, Apps und Wearables die Gesundheitsversorgung verändern werden*. Springer. https://doi.org/10.1007/978-3-658-12239-3

AOK (Allgemeine Ortskrankenkasse). (2022). *AOK Mein Leben – die elektronische Patientenakte (ePA) Ihrer AOK*. Verfügbar unter https://www.aok.de/pk/versichertenservice/elektronische-patienten akte/

Apel, D., Behme, W., Eberlein, R. & Merighi, C. (2015). *Datenqualität erfolgreich steuern: Praxislösungen für Business-Intelligence-Projekte*. dpunkt. Verlag.

Apenio. (2022). *Apenio – die Software für interdisziplinäre Dokumentation in der Pflege*. Verfügbar unter https://www.apenio.de/

Apo Bank (Deutsche Apotheker- und Ärztebank). (2019). *Apotheke vor Ort: Digitalisierung steht in den Startlöchern*. Verfügbar unter https://newsroom.apobank.de/news/apotheke-vor-ort-digitalisie rung-steht-in-den-startloechern-370181

Apothekerkammer Nordrhein. (2023). *Die Apotheke vor Ort*. Verfügbar unter https://www.aknr.de/die-apotheke-vor-ort

Appelfeller, W. & Feldmann, C. (2018). *Die digitale Transformation des Unternehmens: Systematischer Leitfaden mit zehn Elementen zur Strukturierung und Reifegradmessung*. Springer. https://doi.org/10.1007/978-3-662-54061-9

Arbeitskreis Medizinischer Ethikkommissionen in der Bundesrepublik Deutschland. (2022). *Forschungsethische Prinzipien: Die besondere Situation der medizinischen Forschung*. Verfügbar unter https://www.akek.de/forschungsethische-prinzpien/

Arcury, T.A., Sandberg, J.C., Melius, K.P., Quandt, S.A., Leng, X., Latulipe, C., Miller, D.P., Smith, D.A. & Bertoni, A.G. (2020). Older adult internet use and eHealth literacy. *Journal of Applied Gerontology, 39*(2), 141–150. https://doi.org/10.1177/07 33464818807468

Arntz, R., Picht, H. & Mayer, F. (2004). *Einführung in die Terminologiearbeit*. Georg Olms Verl.

Aronson, J.K., Heneghan, C. & Ferner, R.E. (2020). Medical devices: Definition, classification, and regulatory implications. *Drug Safety, 43*(2), 83–93. https://doi.org/10.1007/s40264-019-00878-3

Asare, P., Ansah, E.W. & Sambah, F. (2022). Ethics in healthcare: Knowledge, attitude and practices of nurses in the Cape Coast Metropolis of Ghana. *PLOS ONE, 17*(2), e0263557. https://doi.org/10.1371/journal.pone.0263557

Aschauer, R. (2021). *Künstliche Intelligenz und Digitalisierung im Gesundheitsbereich: Datenschutz vor neuen Herausforderungen*. Verfügbar unter https://epub.jku.at/download/pdf/7301992

Babitsch, B. & Götz, N.-A. (2016). Soziale Ungleichheit und Gesundheit aus Geschlechterperspektive. In P. Kolip & K. Hurrelmann (Hrsg.), *Handbuch Geschlecht und Gesundheit: Männer und Frauen im Vergleich* (2., vollständig überarbeitete u. erweiterte Aufl., S. 88–100). Hogrefe.

Badura, B., Walter, U. & Hehlmann, T. (2010). Die Vision der gesunden Organisation. In B. Badura, U. Walter & T. Hehlmann (Hrsg.), *Betriebliche Gesundheitspolitik: Der Weg zur gesunden Organisation* (S. 31–40). Springer. https://doi.org/10.1007/978-3-642-04337-6_3

Bailey, C.E., Kohler, W.J., Makary, C., Davis, K., Sweet, N. & Carr, M. (2019). eHealth literacy in otolaryngology patients. *Annals of Otology, Rhinology and Laryngology, 128*(11), 1013–1018. https://doi.org/10.1177/0003489419856377

Balk-Møller, N.C., Poulsen, S.K. & Larsen T.M. (2017). Effect of a nine-month web- and app-based workplace intervention to promote healthy lifestyle and weight loss for employees in the social welfare and health care sector: A randomized controlled trial. *Journal of Medical Internet Research, 19*(4), e108. https://doi.org/10.2196/jmir.6196

Banbury, A., Nancarrow, S., Dart, J., Gray, L. & Parkinson, L. (2018). Telehealth interventions delivering home-based support group videoconferencing: Systematic review. *Journal of Medical Internet Research, 20*(2), e25. https://doi.org/10.2196/jm ir.8090

Bardach, N.S., Asteria-Peñaloza, R., Boscardin, W.J. & Dudley, R.A. (2013). The relationship between commercial website ratings and traditional hospital performance measures in the USA. *BMJ Quality & Safety, 22*(3), 194–202. https://doi.org/10.1136/bmjqs-2012-001360

Barkey, H. (2016). Wenn Arbeit krank macht. *Psychiatrische Pflege Heute, 22*(4), 196–201. https://doi.org/10.1055/s-0042-107390

Bartholomeyczik, S., Haasenritter, J. & Wieteck, P. (2009). Instrumente zur Abbildung des Pflegeaufwands in der DRG-Systematik: Literaturanalyse. *Pflegewissenschaft, 12*(9), 669–687.

Bartoon, T., Müller, C. & Seel, C. (Hrsg.). (2018). *Digitalisierung in Unternehmen: Von den theoretischen*

*Ansätzen zur praktischen Umsetzung*. Springer. https://doi.org/10.1007/978-3-658-22773-9

Barzekar, H., Ebrahimzadeh, F., Luo, J., Karami, M., Robati, Z. & Goodarzi, P. (2019). Adoption of hospital information system among nurses: A technology acceptance model approach. *Acta Informatica Medica, 27*(5), 305–310. https://doi.org/10.5455/aim.2019.27.305-310

Bauer, C. M. & Deinzer, L. (Hrsg.). (2020). *Bessere Menschen? Technische und ethische Fragen in der transhumanistischen Zukunft*. Springer.

Bauer, G. F. & Jenny, G. J. (2017). Anspruch und Wirklichkeit: Zum aktuellen Stand der Betrieblichen Gesundheitsförderung. In G. Faller (Hrsg.), *Lehrbuch Betriebliche Gesundheitsförderung* (3., vollständig überarbeitete u. erweiterte Aufl., S. 97–109). Hogrefe.

Baumstark, A. & Jendrike, N. (2020). Blutzuckerselbstmessung – wie kann ein korrekter Wert erzielt werden? *Diabetes Aktuell, 18*(08), 323–327. https://doi.org/10.1055/a-1296-1337

Baz, F. Ç. (2018). *New trends in e-learning*. https://doi.org/10.5772/intechopen.75623

BDO (BDO AG Wirtschaftsprüfungsgesellschaft). (2019). *Studie: Das Krankenhaus als attraktiver Arbeitgeber*. Zugriff am 25. März 2023 unter https://www.bdo.de/de-de/insights-de/weitere-veroffentlichungen/studien/das-krankenhaus-als-attraktiver-arbeitgeber

Beblavý, M., Baiocco, S., Kilhoffer, Z., Akgüç, M. & Jacquot, M. (2019). *Index of readiness for digital lifelong learning: Changing how Europeans upgrade their skills*. Available from https://www.ceps.eu/ceps-publications/index-of-readiness-for-digital-lifelong-learning/

Becker, P. (2019). *Patientenautonomie und informierte Einwilligung: Schlüssel und Barriere medizinischer Behandlungen*. J. B. Metzler. https://doi.org/10.1007/978-3-476-05022-9

Becker, K. & Götz, O. (2022). KI-unterstützte Anwendungen und Potenziale in der Medizin- und Gesundheitstechnologie. In M. A. Pfannstiel (Hrsg.), *Künstliche Intelligenz im Gesundheitswesen: Entwicklungen, Beispiele und Perspektiven* (S. 593–615). Springer. https://doi.org/10.1007/978-3-658-33597-7_28

Becker, A., Stausberg, J., Fischer, B., Carstanjen, D. & Weyermann, M. (2016). Risikoadjustierung von Qualitätsindikatoren: Eine Positionsbestimmung der DKG-Expertengruppe „Qualitätsmessung und Risikoadjustierung". *Krankenhaus, 11*, 954–963.

Becker, H., Scheermesser, M., Früh, M., Treusch, Y., Auerbach, H., Hüppi, R. & Meier, F. (2013). *Robotik in Betreuung und Gesundheitsversorgung*. Verfügbar unter https://www.research-collection.ethz.ch/bitstream/handle/20.500.11850/65166/eth-6329-01.pdf

Becker, K., Zimolong, A., Börger, S., Frankenberger, H., Lühmann, D., Norgall, T., Ohmann, C., Ranke, A., Vonthein, R. & Ziegler, A. (2017). Klassifikation von Medizinprodukten. In R. Mildner (Hrsg.), *Regulatorische Anforderungen an Medizinprodukte: Einführung und Handlungshilfen – von klinischer Bewertung bis HTA* (S. 17–22). Medizinisch Wissenschaftliche Verlagsgesellschaft.

Behörde für Arbeit, Soziales, Familie und Integration Hamburg. (2018). *Projekt: Telewunde – Telemedizin für schwer heilende Wunden*. Verfügbar unter https://www.hamburg.de/gesundheitswirtschaft/4430594/projekt-telewunde/

Beil, B. & Rauscher, A. (2018). Avatar. In B. Beil, T. Hensel & A. Rauscher (Hrsg.), *Game Studies: Film, Fernsehen, Neue Medien* (S. 201–218). Springer. https://doi.org/10.1007/978-3-658-13498-3_10

Beirat Junge Digitale Wirtschaft. (2017). *BJDW-Positionspapier zum Thema E-Health/Digital Health*. Verfügbar unter https://www.bmwk.de/Redaktion/DE/Downloads/B/bjdw-positionspapier-zum-thema-e-health-digital-health.pdf?__blob=publicationFile&v=4

Bekes, K. (2019). *Frühkindliche Karies – aktuelle Prävalenzdaten und neue Präventionsansätze. Plaque N Care*. Verfügbar unter https://www.pnc-aktuell.de/prophylaxe/story/fruehkindliche-karies--aktuelle-praevalenzdaten-und-neue-praeventionsansaetze__8068.html

Bellmann, L., Bourgeon, P., Gathmann, C., Kagerl, C., Marguerit, D., Martin, L., Pohlan, L. & Roth, D. (2021). Digitalisierungsschub in Firmen während der Corona-Pandemie. *Wirtschaftsdienst, 101*(9), 713–718. https://doi.org/10.1007/s10273-021-3005-3

Bendel, O. (2019). *400 Keywords Informationsethik: Grundwissen aus Computer-, Netz- und Neue-Medien-Ethik sowie Maschinenethik* (2. Aufl.). Springer Gabler. https://doi.org/10.1007/978-3-658-26664-6

Bensch, S. (2020). Evidence-basierte Pflegedigitalisierung. Über Möglichkeiten und Einsatzfelder. *CNE Pflegemanagement, 07*(03), 6–8. https://doi.org/10.1055/a-1157-6726

Bensch, S. & Wieteck, P. (2022). *Digitalisierung im Gesundheitswesen – Entwicklungen und Chancen*. Verfügbar unter https://cne.thieme.de/cne-webapp/r/pdf/learningunit/10.1055_a-1715-9447?fastReadModeOn=false

Bergauer, C. (2016). Personenbezogene Daten: Begriff und Kategorien. In R. Knyrim (Hrsg.), *Datenschutz-Grundverordnung DSGVO: Das neue Datenschutzrecht in Österreich und der EU* (S. 43–64). Manz.

Berger, E., Reichebner, C., Eriksen, A., Aurich, H., Kretzler, M. & Busse, R. (2020). Wie digitalisiert ist die Gesundheitsversorgung in Dänemark im Vergleich zu Deutschland? *Gesundheits- und Sozialpolitik, 74*(4–5), 39–48. https://doi.org/10.5771/1611-5821-2020-4-5-39

Berglund, M., Nilsson, C., Révay, P., Petersson, G. & Nilsson, G. (2007). Nurses and nurse students demands of functions and usability in a PDA. *International Journal of Medical Informatics, 76*(7), 530–537. https://doi.org/10.1016/j.ijmedinf.2006.02.003

Berndt, R.D., Takenga, C., Preik, P., Kuehn, S., Berndt, L., Mayer, H., Kaps, A. & Schiel, R. (2014). Impact of information technology on the therapy of type-1 diabetes: A case study of children and adolescents in Germany. *Journal of Personalized Medicine, 4*(2), 200–217. https://doi.org/10.3390/jpm4020200

Bernocchi, P., Bonometti, F., Serlini, M., Assoni, G., Zanardini, M., Pasotti, E., Guerrini, S. & Scalvini, S. (2022). Telehealth and telecare: A real-life integrated experience in the COVID-19 pandemic. *Telemedicine Journal and e-Health, 28*(5), 720–727. https://doi.org/10.1089/tmj.2021.0181

Bertram, N., Püschner, F., Gonçalves, A., Binder, S. & Amelung, V. (2019). Einführung einer elektronischen Patientenakte in Deutschland vor dem Hintergrund der internationalen Erfahrungen. In J. Klauber, M. Geraedts, J. Friedrich & J. Wasem (Hrsg.), *Krankenhausreport 2019: Das digitale Krankenhaus* (S. 3–14). Springer. https://doi.org/10.1007/978-3-662-58225-1_1

Bienko, N., Burhanullah, M. & Munro, C. (2019). Dementia. In D. Gu & M. Dupre (Eds.), *Encyclopedia of gerontology and population aging* (pp. 1–9). Springer. https://doi.org/10.1007/978-3-319-69892-2_961-1

Biester, T., Dovc, K., Chobot, A., Tauschmann, M. & Kapellen, T. (2021). AID („automated insulin delivery")-Systeme in der Diabetologie. *Diabetologe, 17*(6), 627–637. https://doi.org/10.1007/s11428-021-00777-1

Billis, A., Mantziari, D., Zilidou, V. & Bamidis, P. (2018). Co-Creation of an innovative vocational training platform to improve autonomy in the context of alzheimer's disease. *Studies in Health Technology and Informatics, 251,* 309–312.

Birkhead, G., Klompas, M. & Shah, N. (2015). Uses of electronic health records for public health surveillance to advance public health. *Annual Review of Public Health, 36,* 345–359. https://doi.org/10.1146/annurev-publhealth-031914-122747

Birks, M., Bodak, M., Barlas, J., Harwood, J. & Pether, M. (2016). Robotic seals as therapeutic tolls in an aged care facility: A qualitative study. *Journal of Aging Research,* ID 8569602. https://doi.org/10.1155/2016/8569602

Bittlingmayer, U.H., Dadaczynski, K., Sahrai, D., Van den Broucke, S. & Okan, O. (2020). Digitale Gesundheitskompetenz – konzeptionelle Verortung, Erfassung und Förderung mit Fokus auf Kinder und Jugendliche. *Bundesgesundheitsblatt, Gesundheitsforschung, Gesundheitsschutz, 63*(2), 176–184. https://doi.org/10.1007/s00103-019-03087-6

Blum, D., Richner, S., Arnold, S., Pavic, M., Seiler, A. & Peng-Keller, S. (2020). Digitalisierung und Palliative Care: Die Digitalisierung geht in der Coronakrise viral. *palliative ch, 2,* 22–26.

Bödecker, F. (2015). Wie forschen mit Menschen mit Demenz? Probleme, Lösungen und offene Fragen. In A. Schneider, M. Köttig & D. Molnar (Hrsg.), *Forschung in der sozialen Arbeit. Grundlagen – Konzepte – Perspektiven* (S. 151–164). Budrich. https://doi.org/10.2307/j.ctvdf04jt.16

Bohnet-Joschko, S. & Stahl, T. (2019). Telegeriatrische Modelle: Einblick in die Zukunft der Versorgung. *Pflegezeitschrift, 72*(1–2), 50–53. https://doi.org/10.1007/s41906-018-0013-z

Bohnet-Joschko, S., Valk-Draad, M.P., Schulte, T. & Groene, O. (2021). Nursing home-sensitive conditions: Analysis of routine health insurance data and modified Delphi analysis of potentially avoidable hospitalizations. *F1000Research, 10,* 1223. https://doi.org/10.12688/f1000research.73875.1

Bond, W.F. & Lemheney, A.J. (2021). Virtual environments for education in healthcare. In C. Strother, Y. Okuda, N. Wong & S. McLaughlin (Eds.), *Comprehensive healthcare simulation: Emergency medicine* (pp. 103–114). Springer. https://doi.org/10.1007/978-3-030-57367-6_10

Booth, R., Strudwick, G., McBride, S., O'Connor, S. & Solano-López, A.L. (2021). How the nursing profession should adapt for a digital future. *British*

*Medical Journal, 373*(n1190), 1–5. https://doi.org/10.1136/bmj.n1190

Born, J., Albert, J., Bohn, A., Butz, N., Fuchs, K., Loos, S., Schenkel, J. & Juhra, C. (2017). Der Notfalldatensatz für die elektronische Gesundheitskarte: Die Sicht von Notfallmedizinern und Rettungsdienstpersonal. *Notfall + Rettungsmedizin, 20,* 32–37. https://doi.org/10.1007/s10049-016-0197-y

Bortole, M., Venkatakrishnan, A., Zhu, F., Moreno, J., Francisco, G., Pons, J. & Contreras-Vidal, J. (2015). The H2 robotic exoskeleton for gait rehabilitation after stroke: Early findings from a clinical study. *Journal of NeuroEngineering and Rehabilitation, 12*(1), 1–14. https://doi.org/10.1186/s12984-015-0048-y

Boyd, M., Zimeta, M., Tennison, J. & Alassow, M. (2021). *Secondary use of health data in Europe*. Available from https://theodi.org/wp-content/uploads/2021/09/Secondary-use-of-Health-Data-In-Europe-ODI-Roche-Report-2021-5.pdf

Brachman, A., Marszałek, W., Kamieniarz, A., Michalska, J., Pawłowski, M., Akbaş, A. & Juras, G. (2021). The effects of exergaming training on balance in healthy elderly women: A pilot study. *International Journal of Environmental Research and Public Health, 18*(4), 1412. https://doi.org/10.3390/ijerph18041412

Braune, K., O'Donnell, S., Cleal, B., Lewis, D., Tappe, A., Willaing, I., Hauck, B. & Raile, K. (2019). Real-World use of Do-It-Yourself Artificial Pancreas Systems in children and adolescents with type 1 diabetes: Online survey and analysis of self-reported clinical outcomes. *JMIR mHealth and uHealth, 7*(7), e14087. https://doi.org/10.2196/preprints.14087

Bräutigam, C. (2017). Pflege im Krankenhaus: Mehr Technik, bessere Arbeit? *Die Schwester Der Pfleger, 56*(3), 60–62.

Breitlauch, L. (Hrsg.). (2013). *Computerspiele als Therapie: Zur Wirksamkeit von „Games for Health"*. Transcript. https://doi.org/10.14361/transcript.9783839421666.387

Brørs, G., Norman, C.D. & Norekvål, T.M. (2020). Accelerated importance of eHealth literacy in the COVID-19 outbreak and beyond. *European Journal of Cardiovascular Nursing, 19*(6), 458–461. https://doi.org/10.1177/1474515120941307

Brucker-Kley, E., Kleinberger, U., Keller, T., Christen, J., Keller-Senn, A. & Koppitz, A. (2021). Identifying research gaps: A review of virtual patient education and self-management. *Technology and Health Care, 29*(6), 1057–1069. https://doi.org/10.3233/THC-202665

Buckley, J., DeWille, T., Exton, C., Exton, G. & Murray, L. (2018). A gamification-motivation design framework for educational software developers. *Journal of Educational Technology Systems, 47*(1), 101–127. https://doi.org/10.1177/0047239518783153

Buetler, K.A., Penalver-Andres, J., Özen, Ö., Ferriroli, L., Müri, R.M., Cazzoli, D. & Marchal-Crespo, L. (2022). „Tricking the Brain" Using immersive virtual reality: Modifying the self-perception over embodied avatar influences motor cortical excitability and action initiation. *Frontiers in Human Neuroscience, 15,* 787487. https://doi.org/10.3389/fnhum.2021.787487

Bühler, P., Schlaich, P. & Sinner, D. (2019). *Internet: Technik – Nutzung – Social Media*. Springer. https://doi.org/10.1007/978-3-662-55393-0

Bundesamt für Gesundheit. (2022a). *Gesetzgebung Elektronisches Patientendossier (EPDG)*. Verfügbar unter https://www.bag.admin.ch/bag/de/home/gesetze-und-bewilligungen/gesetzgebung/gesetzgebung-mensch-gesundheit/gesetzgebung-elektronisches-patientendossier.html

Bundesamt für Gesundheit. (2022b). *Der Bundesrat will das elektronische Patientendossier weiterentwickeln*. Verfügbar unter https://www.bag.admin.ch/bag/de/home/das-bag/aktuell/medienmitteilungen.msg-id-88245.html

Bundesamt für Sicherheit in der Informationstechnik. (2022). *eCare – Digitalisierung in der Pflege: Eine Marktanalyse und IT-Sicherheitsbetrachtung*. Verfügbar unter https://www.bsi.bund.de/SharedDocs/Downloads/DE/BSI/DigitaleGesellschaft/eCare_Abschlussbericht.pdf?__blob=publicationFile&v=2

Bundesamt für Soziale Sicherung. (2021). *Richtlinie zur Förderung von Vorhaben zur Digitalisierung der Prozesse und Strukturen im Verlauf eines Krankenhausaufenthaltes von Patientinnen und Patienten nach § 21 Absatz 2 KHSFV (Version 03, Stand: 03.05.2021)*. Zugriff am 25. März 2023 unter https://www.bundesamtsozialesicherung.de/fileadmin/redaktion/Krankenhauszukunftsfonds/20210503Foerderrichtlinie_V03.pdf

Bundesamt für Statistik. (2020). *Szenarien zur Bevölkerungsentwicklung der Schweiz und der Kantone 2020–2050*. Verfügbar unter https://www.viz.bfs.admin.ch/assets/01/ga-01.03.01/de/index.html

Bundesanstalt für Arbeitsschutz und Arbeitsmedizin. (2014). *Factsheet 10. Arbeit in der Pflege – Arbeit am*

*Limit? Arbeitsbedingungen in der Pflegebranche.* BIBB/BAuA-2012.

Bundesanstalt für Arbeitsschutz und Arbeitsmedizin. (2015). *Intelligente Technik in der beruflichen Pflege: Von den Chancen und Risiken einer Pflege 4.0.* Verfügbar unter https://www.baua.de/DE/Angebote/Publikationen/Kooperation/INQA-Intelligente-Technik-in-der-Pflege.html

Bundesarbeitsgemeinschaft der Seniorenorganisationen. (2021). *Zukunft der Hilfe und Pflege zu Hause.* Verfügbar unter https://www.bagso.de/publikationen/positionspapier/zukunft-der-hilfe-und-pflege-zu-hause/

Bundesärztekammer, Kassenärztliche Bundesvereinigung & Arbeitsgemeinschaft der Wissenschaftlichen Medizinischen Fachgesellschaften. (2014). *Nationale-Versorgungs-Leitlinie Therapie des Typ-2-Diabetes – Langfassung.* Verfügbar unter http://www.dm-therapie.versorgungsleitlinien.de

Bundesinstitut für Arzneimittel und Medizinprodukte (BfArM). (2021). *Digitalisierung im Gesundheitswesen: BfArM stellt medizinische Terminologie SNOMED CT in Deutschland zur Verfügung.* Verfügbar unter https://www.bfarm.de/SharedDocs/Pressemitteilungen/DE/2021/pm1-2021.html

Bundesinstitut für Arzneimittel und Medizinprodukte (BfArM). (2022a). *ICF – Internationale Klassifikation der Funktionsfähigkeit, Behinderung und Gesundheit (Stand: Oktober 2005).* Verfügbar unter https://www.bfarm.de/DE/Kodiersysteme/Klassifikationen/ICF/_node.html

Bundesinstitut für Arzneimittel und Medizinprodukte (BfArM). (2022b). *SNOMED CT.* Verfügbar unter https://www.bfarm.de/DE/Kodiersysteme/Terminologien/SNOMED-CT/_node.html

Bundesministerium der Justiz. (2018). *Verordnung (EU) 2016/679 des Europäischen Parlaments und des Rates vom 27. April 2016 zum Schutz natürlicher Personen bei der Verarbeitung personenbezogener Daten, zum freien Datenverkehr und zur Aufhebung der Richtlinie 95/46/EG (Datenschutz-Grundverordnung).* Verfügbar unter https://www.bmj.de/DE/Themen/FokusThemen/DSGVO/_documents/Amtsblatt_EU_DSGVO.pdf;jsessionid=31A9A4CF0663BC5C7FC5D4BDDE9B94F1.1_cid334?__blob=publicationFile&v=1

Bundesministerium für Digitalisierung und Wirtschaftsstandort. (2021). *Datenschutz.* Verfügbar unter https://www.oesterreich.gv.at/themen/dokumente_und_recht/datenschutz.html

Bundesministerium für Ernährung und Landwirtschaft. (2022). *Apotheke 2.0: Digitale Angebote und Beratung verbinden.* Verfügbar unter https://www.bmel.de/DE/themen/laendliche-regionen/digitales/land-digital/land-digital-apotheke-2-0.html

Bundesministerium für europäische und internationale Angelegenheiten. (2022). *Bedeutung der Menschenrechte.* Verfügbar unter https://www.bmeia.gv.at/themen/menschenrechte/bedeutung-der-menschenrechte/

Bundesministerium für Familie, Senioren, Frauen und Jugend & Bundesministerium für Gesundheit. (2020). *Nationale Demenzstrategie.* Verfügbar unter https://www.nationale-demenzstrategie.de/fileadmin/nds/pdf/2020-07-01_Nationale_Demenzsstrategie.pdf

Bundesministerium für Gesundheit. (2020). *Fragen und Antworten zum Krankenhauszukunftsgesetz.* Verfügbar unter https://www.bundesgesundheitsministerium.de/krankenhauszukunftsgesetz/faq-khzg.html

Bundesministerium für Gesundheit. (2022a). *Bekanntmachung der Geschäftsstelle Qualitätsausschuss Pflege – Maßstäbe und Grundsätze für die Qualität, die Qualitätssicherung und -darstellung sowie für die Entwicklung eines einrichtungsinternen Qualitätsmanagements nach § 113 des Elften Buches Sozialgesetzbuch in der vollstationären Pflege vom 23. November 2018* vom: 17.06.2022.

Bundesministerium für Gesundheit. (2022b). *Krankenhauszukunftsgesetz für die Digitalisierung von Krankenhäusern.* Verfügbar unter https://www.bundesgesundheitsministerium.de/krankenhauszukunftsgesetz.html

Bundesministerium für Gesundheit. (2022c). *Was sind Medizinprodukte?* Verfügbar unter https://www.bundesgesundheitsministerium.de/themen/gesundheitswesen/medizinprodukte/definition-und-wirtschaftliche-bedeutung.html

Bundesministerium für Gesundheit. (2022d). *Die elektronische Patientenakte (ePA): Welche weiteren Funktionen der elektronischen Patientenakte sind geplant?* Verfügbar unter https://gesund.bund.de/die-elektronische-patientenakte

Bundesministerium für Gesundheit. (2022e). *Telematikinfrastruktur: Das digitale Netz des Gesundheitswesens.* Verfügbar unter https://gesund.bund.de/telematikinfrastruktur

Bundesministerium für Gesundheit. (2023a). *Digitalisierung im Gesundheitswesen.* Zugriff am 25. März 2023 unter https://www.bundesgesundheitsministerium.de/themen/digitalisierung/digitalisierung-im-gesundheitswesen.html

Bundesministerium für Gesundheit. (2023b). *Die elektronische Patientenakte (ePA)*. Zugriff am 25. März 2023 unter https://www.bundesgesundheitsministerium.de/elektronische-patientenakte.html

Bundesministerium für Soziales, Gesundheit, Pflege und Konsumentenschutz. (2019). *Demenzstrategie: Gut leben mit Demenz*. Verfügbar unter https://www.demenzstrategie.at/fxdata/demenzstrategie/prod/media/Demenzstrategie_Neu.pdf

Bundesministerium für Soziales, Gesundheit, Pflege und Konsumentenschutz. (2020). *Elektronischer Impfpass*. Verfügbar unter https://www.sozialministerium.at/Themen/Gesundheit/eHealth/Elektronischer-Impfpass.html

Bundesministerium für Soziales, Gesundheit, Pflege und Konsumentenschutz . (2021). *Hospiz und Palliative Care in der Grundversorgung*. Verfügbar unter https://www.sozialministerium.at/Themen/Gesundheit/Gesundheitssystem/Gesundheitssystem-und-Qualitaetssicherung/Planung-und-spezielle-Versorgungsbereiche/Hospiz--und-Palliativversorgung-in-Oesterreich.html

Bundesministerium für Soziales, Gesundheit, Pflege und Konsumentenschutz. (2022a). *Demenz: Die verschiedenen Stadien*. Verfügbar unter https://www.sozialministerium.at/Themen/Gesundheit/eHealth/Elektronischer-Impfpass.html

Bundesministerium für Soziales, Gesundheit, Pflege und Konsumentenschutz. (2022b). *Österreichischer Pflegevorsorgebericht*.

Bundesministerium für Soziales, Gesundheit, Pflege und Konsumentenschutz. (2022c). *Gesundheit. GV.AT: Öffentliches Gesundheitsportal Österreichs*. Verfügbar unter https://www.gesundheit.gv.at/index.html

Bundesministerium für Soziales, Gesundheit, Pflege und Konsumentenschutz. (2023). *ELGA. Die Elektronische Gesundheitsakte*. Zugriff am 25. März 2023 unter https://www.sozialministerium.at/Themen/Gesundheit/eHealth/ELGA.html

Bundesministerium für Wirtschaft und Energie. (2018). *Monitoring-Report Wirtschaft DIGITAL 2018*. Verfügbar unter https://www.bmwk.de/Redaktion/DE/Publikationen/Digitale-Welt/monitoring-report-wirtschaft-digital-2018-langfassung.pdf?_blob=publicationFile&v=14

Bundesverband Digitale Wirtschaft. (2019). *Mensch, Moral, Maschine: Digitale Ethik, Algorithmen und künstliche Intelligenz*. Verfügbar unter https://www.bvdw.org/fileadmin/bvdw/upload/dokumente/BVDW_Digitale_Ethik.pdf

Bundesverband Gesundheits-IT (bvitg). (2022). *Initiative GoITG*. Verfügbar unter https://www.bvitg.de/projekte-des-bundesverband-gesundheits-it/initiative-goitg/

Bundeszentrale für politische Bildung. (2022). *Menschenwürde*. Verfügbar unter https://www.bpb.de/kurz-knapp/lexika/lexikon-in-einfacher-sprache/249974/menschenwuerde/

Bünte, C. (2022). Künstliche Intelligenz: Ein Überblick über die aktuelle und zukünftige Bedeutung von KI in der Wirtschaft und im Gesundheitswesen in Europa. In M.A. Pfannstiel (Hrsg.), *Künstliche Intelligenz im Gesundheitswesen: Entwicklungen, Beispiele und Perspektiven* (S. 82–100). Springer. https://doi.org/10.1007/978-3-658-33597-7_3

Butcher, H.K., Bulechek, G.M., Dochterman, J.M. & Wagner, C.M. (2018). *Nursing Intervention Classification (NIC)*. Elsevier.

Byrne, R.A. (2019). Medical device regulation in Europe – what is changing and how can I become more involved? *EuroIntervention, 15*(8), 647–649. https://doi.org/10.4244/EIJV15I8A118

Cahn, A., Akirov, A. & Raz, I. (2018). Digital health technology and diabetes management. *Journal of Diabetes, 10*(1), 10–17. https://doi.org/10.1111/1753-0407.12606

Caine, K. & Tierney, W.M. (2015). Point and counterpoint: Patient control of access to data in their electronic health records. *Journal of General Internal Medicine, 30*(1), 38–41. https://doi.org/10.1007/s11606-014-3061-0

Calmer, B., Diekmann, D., Deitmers, J., Güttler, K., Hoffmann, S., Isele, C., Isele, C., Kassner, A., Müller, A., Müller-Mielitz, S., Neumann, M., Oemig, F., Pettinger, T., Geibel, P., Sander, A., Tokar, R. & Weiser, O. (2017). *Terminologie-Systeme in Medizin und Pflege: Status Quo und Perspektiven für Deutschland*. Verfügbar unter https://www.bvitg.de/wp-content/uploads/bvitg_whitepaper_terminologien_2017.pdf

Calton, B.A., Rabow, M.W., Branagan, L., Dionne-Odom, J.N., Parker Oliver, D., Bakitas, M.A., Fratkin, M.D., Lustbader, D., Jones, C.A. & Ritchie, C.S. (2019). Top ten tips palliative care clinicians should know about telepalliative care. *Journal of Palliative Medicine, 22*(8), 981–985. https://doi.org/10.1089/jpm.2019.0278

Campbell, A.A., Harlan, T., Campbell, M., Mulekar, M.S. & Wang, B. (2021). Nurse's achilles heel: Using big data to determine workload factors that impact near misses. *Journal of Nursing Scholarship, 53*(3), 333–342. https://doi.org/10.1111/jnu.12652

Carayon, P., Cartmill, R., Blosky, M.A., Brown, R., Hackenberg, M., Hoonakker, P., Hundt, A.S., Norfolk, E., Wetterneck, T. & Walker, J. (2011). ICU nurses' acceptance of electronic health records. *Journal of the American Medical Informatics Association, 18*(6), 812–819. https://doi.org/10.1136/amiajnl-2010-000018

Carmont, H. & McIlfatrick, S. (2022). Using virtual reality in palliative care: A systematic integrative review. *International Journal of Palliative Nursing, 28*(3), 132–144. https://doi.org/10.12968/ijpn.2022.28.3.132

Carpenito, L.J. (2009). *Nursing care plans & documentation: Nursing diagnoses and collaborative problems.* Wolters Kluwer Health, Lippincott Williams & Wilkins.

Chaet, D., Clearfield, R., Sabin, J.E., Skimming, K. & Council on Ethical and Judicial Affairs American Medical Association. (2017). Ethical practice in telehealth and telemedicine. *Journal of General Internal Medicine, 32*(10), 1136–1140. https://doi.org/10.1007/s11606-017-4082-2

Chang, C.Y., Lange, B., Zhang, M., Koenig, S., Requejo, P., Somboon, N., Sawchuk, A. & Rizzo, A. (2012). *Towards pervasive physical rehabilitation using Microsoft Kinect.* https://doi.org/10.4108/icst.pervasivehealth.2012.248714

Charpentier, G., Benhamou, P.Y., Dardari, D., Clergeot, A., Franc, S., Schaepelynck-Belicar, P., Catargi, B., Melki, V., Chaillous, L., Farret, A., Bosson, J.L., Penfornis, A. & TeleDiab Study Group. (2011). The Diabeo software enabling individualized insulin dose adjustments combined with telemedicine support improves HbA1c in poorly controlled type 1 diabetic patients: A 6-month, randomized, open-label, parallel-group, multicenter trial (TeleDiab 1 Study). *Diabetes Care, 34*(3), 533–539.

Chávarri-Guerra, Y., Ramos-López, W.A., Covarrubias-Gómez, A., Sánchez-Román, S., Quiroz-Friedman, P., Alcocer-Castillejos, N., Del Pilar Milke-García, M., Carrillo-Soto, M., Morales-Alfaro, A., Medina-Palma, M., Aguilar-Velazco, J.C., Morales-Barba, K., Razcon-Echegaray, A., Maldonado, J. & Soto-Perez-de-Celis, E. (2021). Providing supportive and palliative care using telemedicine for patients with advanced cancer during the COVID-19 pandemic in Mexico. *Oncologist, 26*(3), e512–e515.

Chen, L., Cheng, L., Gao, W., Chen, D., Wang, C. & Ran, X. (2020). Telemedicine in chronic wound management: Systematic review and meta-analysis. *JMIR mHealth and uHealth, 8*(6), e15574. https://doi.org/10.2196/15574

Chi, N.C. & Demiris, G. (2015). A systematic review of telehealth tools and interventions to support family caregivers. *Journal of Telemedicine and Telecare, 21*(1), 37–44. https://doi.org/10.1177/1357633X14562734

Cho, H., Han, K. & Park, B.K. (2018). Associations of eHealth literacy with health-promoting behaviours among hospital nurses: A descriptive cross-sectional study. *Journal of Advanced Nursing, 74*(7), 1618–1627. https://doi.org/10.1111/jan.13575

Chrisler, J.C. & Lamer, S.A. (2016). *The Wiley Blackwell Encyclopedia of gender and sexuality studies* (5 Volume Set). Available from https://www.wiley.com/en-us/The+Wiley+Blackwell+Encyclopedia+of+Gender+and+Sexuality+Studies%2C+5+Volume+Set-p-9781405196949

Cikajlo, I. & Potisk, K.P. (2019). Advantages of using 3D virtual reality based training in persons with Parkinson's disease: A parallel study. *Journal of NeuroEngineering and Rehabilitation, 16*(1), 119. https://doi.org/10.1186/s12984-019-0601-1

Cikajlo, I., Hukić, A., Dolinšek, I., Zajc, D., Vesel, M., Krizmanič, T., Blažica, B., Biasizzo, A., Novak, F. & Peterlin Potisk, K. (2018). Can telerehabilitation games lead to functional improvement of upper extremities in individuals with Parkinson's disease? *International Journal of Rehabilitation Research, 41*(3), 230–238. https://doi.org/10.1097/MRR.0000000000000291

Coelhoso, C.C., Tobo, P.R. & Lacerda, S.S. (2019). A new mental health mobile app for well-being and stress reduction in working women: Randomized controlled trial. *Journal of Medical Internet Research, 21*(11), e14269. https://doi.org/10.2196/14269

Cook, D., Augusto, J. & Jakkula, V. (2009). Ambient intelligence: Technologies, applications, and opportunities. *Pervasive and Mobile Computing, 5*(4), 277–298. https://doi.org/10.1016/j.pmcj.2009.04.001

Cordts, S. (2012). *Datenqualität in Datenbanken.* Mana-Buch.

Correia, J.C., Meraj, H., Teoh, S.H., Waqas, A., Ahmad, M., Lapão, L.V., Pataky, Z. & Golay, A. (2021). Telemedicine to deliver diabetes care in low- and middle-income countries: A systematic review and meta-analysis. *Bulletin of the World Health Organization, 99*(3), 209–219. https://doi.org/10.1210/jendso/bvaa046.1700

Cotterell, P. (2008). Exploring the value of service user involvement in data analysis: ‚Our interpretation is about what lies below the surface‘. *Educational Action Research, 16*(1), 5–17. https://doi.org/10.1080/09650790701833063

Coutinho, M.B., Damasceno, J.X., Cals de Oliveira, P.C.M., Marinho, I.M.A., De Barros Filho Marçal, E. & Pimentel Gomes Fernandes Vieira-Meyer, A. (2021). A novel mobile app intervention to reduce dental anxiety in infant patients. *Telemedicine and e-Health, 27*(6), 694–700. https://doi.org/10.1089/tmj.2020.0138

Curtis, C., Liu, C., Bollerman, T.J. & Pianykh, O.S. (2018). Machine learning for predicting patient wait times and appointment delays. *Journal of the American College of Radiology, 15*(9), 1310–1316. https://doi.org/10.1016/j.jacr.2017.08.021

DAA-Stiftung Bildung und Beruf. (2017). *Digitalisierung und Technisierung der Pflege in Deutschland: Aktuelle Trends und ihre Folgewirkungen auf Arbeitsorganisation, Beschäftigung und Qualifizierung.* Verfügbar unter https://www.daa-stiftung.de/fileadmin/user_upload/digitalisierung_und_technisierung_der_pflege_2.pdf

Dachverband der österreichischen Sozialversicherungsträger. (2021). *Health Data Space in Österreich: Report.* Verfügbar unter https://www.sozialversicherung.at/cdscontent/load?contentid=10008.748742&version=1623841403

Danielsen, B.V., Sand, A.M., Rosland, J.H. & Førland, O. (2018). Experiences and challenges of home care nurses and general practitioners in home-based palliative care: A qualitative study. *BMC Palliative Care, 17*(1), 95. https://doi.org/10.1186/s12904-018-0350-0

Darms, M., Haßfeld, S. & Fedtke, S. (2019). *IT-Sicherheit und Datenschutz im Gesundheitswesen: Leitfaden für Ärzte, Apotheker, Informatiker und Geschäftsführer in Klinik und Praxis.* Springer. https://doi.org/10.1007/978-3-658-21589-7

Data Saves Life. (2021). *What do we mean by data altruism? Exploring how patients can ‚donate‘ their data for societal benefit.* Available from https://datasaveslives.eu/blog/what-do-we-mean-by-data-altruism32021

Davis, F.D. (1989). Perceived usefulness, perceived ease of use, and user acceptance of information technology. *Management Information Systems Quarterly, 13*(3), 319–340. https://doi.org/10.2307/249008

De Groot, K., De Veer, A., Munster, A., Francke, A. & Paans, W. (2022). Nursing documentation and its relationship with perceived nursing workload: A mixed methods study among community nurses. *BMC Nursing, 21*(34), 1–12. https://doi.org/10.1186/s12912-022-00811-7

De Looze, M., Bosch, T., Krause, F., Stadler, K. & O'Sullivan, L. (2016). Exoskeletons for industrial application and their potential effects on physical work load. *Ergonomics, 59*(5), 671–681. https://doi.org/10.1080/00140139.2015.1081988

De Witt, C. & Gloerfeld, C. (Hrsg.). (2018). *Handbuch Mobile Learning.* Springer VS. https://doi.org/10.1007/978-3-658-19123-8

Deckert, R., Rascher, I. & Recken, H. (2022). *Digitalisierung in der Altenpflege: Analyse und Handlungsempfehlungen.* Springer Gabler. https://doi.org/10.1007/978-3-658-38973-4

Deiss, D., Waldenmaier, D., Carstensen, S., Von Sengbusch, S., Freckmann, G. & Schlüter, S. (2022). *Steckbriefe für Systeme zur Automatisierten Insulin-Dosierung.* Verfügbar unter https://www.diabetes-technologie.de/steckbriefe-fuer-aid-systeme/

Deloitte. (2021). *Digitale Gesundheitsanwendungen (DiGA): Studie zum Status quo und zu den Chancen für gesetzliche Krankenkassen.* Verfügbar unter https://www2.deloitte.com/de/de/pages/life-sciences-and-healthcare/articles/digitale-gesundheitsanwendungen-diga-studie.html

Der Spiegel. (2019, 10. Juli). *Datenschutzverstoß: Hotelkette Marriott drohen mehr als 100 Millionen Euro Bußgeld.* Verfügbar unter https://www.spiegel.de/netzwelt/netzpolitik/dsgvo-hotelkette-marriott-drohen-110-millionen-euro-bussgeld-a-1276615.html

Der Standard. (2020, 20. Juni). *DSGVO: Gericht bestätigt 50 Millionen Euro Strafe gegen Google.* Verfügbar unter https://www.derstandard.at/story/2000118206052/dsgvo-franzoesisches-gericht-bestaetigt-datenschutzstrafe-gegen-google

Deterding, S., Khaled, R., Nacke, L. & Dixon, D. (2011). *Gamification: Toward a definition.* Available from http://gamification-research.org/wp-content/uploads/2011/04/02-Deterding-Khaled-Nacke-Dixon.pdf

Deutsche Diabetes Gesellschaft (DDG) & Deutsche Diabetes-Hilfe (Hrsg.). (2020). *Deutscher Gesundheitsbericht Diabetes 2020: Die Bestandsaufnahme.* Verlag Kirchheim + Co GmbH.

Deutsche Diabetes-Hilfe. (2022). *Was ist Diabetes?* Verfügbar unter https://www.diabetesde.org/ueber_diabetes/was_ist_diabetes_

Deutsche Forschungsgemeinschaft. (2021). *Leitlinien zur Sicherung guter wissenschaftlicher Praxis: Kodex.*

Verfügbar unter https://www.dfg.de/download/pdf/foerderung/rechtliche_rahmenbedingungen/gute_wissenschaftliche_praxis/kodex_gwp.pdf

Deutsche Gesellschaft für Palliativmedizin. (2022). *Digitalisierung in der Palliativversorgung*. Verfügbar unter https://www.dgpalliativmedizin.de/images/221121_Arbeitspapier_Digitalisierung.pdf

Deutsche Gesetzliche Unfallversicherung. (2017). *Fragen und Antworten zum Thema Exoskelette. Möglicher Einsatz von Exoskeletten in der Industrie*. Verfügbar unter https://www.dguv.de/fbhl/sachgebiete/physische-belastungen/faq_exo/index.jsp

Deutsche Krankenhausgesellschaft. (2021). *Werbung durch das Krankenhaus. Gesetzliche Grundlagen, Rechtsprechung und Hinweise zur Durchführung*. Kohlhammer.

Deutsche Rentenversicherung. (2021). *Reha-Bericht 2021: Die medizinische und berufliche Rehabilitation der Rentenversicherung im Licht der Statistik*. Verfügbar unter https://www.deutsche-rentenversicherung.de/SharedDocs/Downloads/DE/Statistiken-und-Berichte/Berichte/rehabericht_2021.html

Deutscher Ethikrat. (2017). *Big Data und Gesundheit: Datensouveränität als informationelle Freiheitsgestaltung: Stellungnahme*. Verfügbar unter https://www.ethikrat.org/fileadmin/Publikationen/Stellungnahmen/deutsch/stellungnahme-big-data-und-gesundheit.pdf

Deutscher Ethikrat. (2020). *Robotik für gute Pflege: Stellungnahme*. Verfügbar unter https://www.ethikrat.org/fileadmin/Publikationen/Stellungnahmen/deutsch/stellungnahme-robotik-fuer-gute-pflege.pdf

Deutsches Ärzteblatt. (2019, 6. November). *Augmented-Reality-Brille hilft bei der Pflege chronisch Kranker*. Verfügbar unter https://www.aerzteblatt.de/nachrichten/107177/Augmented-Reality-Brille-hilft-bei-der-Pflege-chronisch-Kranker

Deutsches Netzwerk Gesundheitskompetenz (DNGK). (2021). *Qualitätskriterien des DNGK für verlässliche Gesundheitsportale*. Verfügbar unter https://dngk.de/verlaessliches-gesundheitswissen/

Deutsches Netzwerk Gesundheitskompetenz (DNGK). (2022). *Kurzportraits*. Verfügbar unter https://dngk.de/kurzportraits/#leitlinienprogramm

Di Bartolo, P., Nicolucci, A., Cherubini, V., Iafusco, D., Scardapane, M. & Rossi, M.C. (2017). Young patients with type 1 diabetes poorly controlled and poorly compliant with self-monitoring of blood glucose: Can technology help? Results of the i-NewTrend randomized clinical trial. *Acta Diabetologica, 54*(4), 393–402. https://doi.org/10.1007/s00592-017-0963-4

Diabetes Schweiz. (2022). *Über Diabetes*. Verfügbar unter https://www.diabetesschweiz.ch/ueber-diabetes.html

Die Träger der Nationalen Präventionskonferenz. (2019). *Erster Präventionsbericht nach § 20d Abs. 4 SGB V*. Verfügbar unter https://www.npk-info.de/fileadmin/user_upload/ueber_die_npk/downloads/2_praeventionsbericht/NPK-Praeventionsbericht_Barrierefrei.pdf

Dijkers, M., Akers, K., Dieffenbach, S. & Galen, S. (2021). Systematic reviews of clinical benefits of exoskeleton use for gait and mobility in neurologic disorders: A tertiary Study. *Archives of Physical Medicine and Rehabilitation, 102*(2), 300–313. https://doi.org/10.1016/j.apmr.2019.01.025

Dionisi, S., Di Simone, E., Alicastro, G., Angelini, S., Giannetta, N., Iacorossi, L. & Di Muzio, M. (2019). Nursing summary: Designing a nursing section in the electronic health record. *Acta Biomedica, 90*(3), 293–299.

Dipaola, F., Shiffer, D., Gatti, M., Menè, R., Solbiati, M. & Furlan, R. (2021). Machine learning and syncope management in the ED: The future is coming. *Medicina, 57*(4), 351. https://doi.org/10.3390/medicina57040351

Dittrich, T. (2021). Die neue elektronische „Notfallpatientenakte". *Notfall + Rettungsmedizin, 24*, 239–241. https://doi.org/10.1007/s10049-020-00802-8

Doenges, M.E., Moorhouse, M.F. & Murr, A.C. (2013). *Nursing Diagnosis Manual*. F.A. Davis Company.

Dölger, C. (2022). *Pandemie treibt Nutzung von Videosprechstunde voran*. Verfügbar unter https://www.pharmazeutische-zeitung.de/pandemie-treibt-nutzung-von-videosprechstunden-voran-133350/

Doody, O. & Noonan, M. (2016). Nursing research ethics, guidance and application in practice. *British Journal of Nursing, 25*(14), 803–807. https://doi.org/10.12968/bjon.2016.25.14.803

Dowding, D., Randell, R., Gardner, P., Fitzpatrick, G., Dykes, P., Favela, J., Hamer, S., Whitewood-Moores, Z., Hardiker, N., Borycki, E. & Currie, L. (2015). Dashboards for improving patient care: Review of the literature. *International Journal of Medical Informatics, 84*(2), 87–100. https://doi.org/10.1016/j.ijmedinf.2014.10.001

Dramburg, S., Braune, K., Schröder, L., Schneider, W., Schunck, K. & Stephan, V. (2021). Mobile Applikationen (Apps) zu Diagnosefindung und Therapiesteuerung in der Kinder- und Jugendmedizin. *Kinderheilkunde, 169*(8), 726–737. https://doi.org/10.1007/s00112-021-01233-6

Drongelen, A., De Bruijn, A., Pennings, J. & Van der Maaden, T. (2018). *The impact of the new European IVD-classification rules on the notified body involvement*. Available from https://www.rivm.nl/bibliotheek/rapporten/2018-0082.pdf

Druml, C. (2010). *Ethikkommissionen und medizinische Forschung: Ein Leitfaden für alle an medizinischer Forschung Interessierte*. Facultas.

Duhr, C., Hauser, B. & Siegmund, G. (2021). *Informationstechnik, Kommunikation, Neue Netze*. Europa-Lehrmittel.

Dunger, C. (2021). *Ethik in der Pflegeforschung – nice to have?* Verfügbar unter https://weltjahr-der-pflege.pmu.ac.at/blog/beitrag/ethik-in-der-pflegeforschung

Dunn, P. & Hazzard, E. (2019). Technology approaches to digital health literacy. *International Journal of Cardiology, 293*, 294–296. https://doi.org/10.1016/j.ijcard.2019.06.039

Dürrschmidt, J. & Kupferschmidt, F. (2020). *Die Digitalisierung von Gesellschaft, Wirtschaft und Verwaltung* (Ludwigsburger Schriften Öffentliche Verwaltung und Finanzen, Bd. 2). Richard Boorberg Verl.

E-Health Network. (2023). *Elektronische Gesundheitsdienste (eHealth): Digitale Gesundheitsversorgung und Pflege – Überblick*. Zugriff am 25. März 2023 unter https://health.ec.europa.eu/ehealth-digital-health-and-care/overview_de

E-Health Suisse. (2012). *Bericht öffentliches Gesundheitsportal*. Verfügbar unter https://www.e-health-suisse.ch/fileadmin/user_upload/Footer/Archiv_Teilprojekte/Online-Dienste_und_Befaehigung/120126_Bericht-oeffentliches-Gesundheitsportal_eHealth-Suisse_d.pdf

E-Health Suisse. (2021a). *E-Health Suisse, die Kompetenz- und Koordinationsstelle von Bund und Kantonen*. Verfügbar unter https://www.e-health-suisse.ch/ueber-uns/organisation.html

E-Health Suisse. (2021b). *EPD-Zertifizierung*. Verfügbar unter https://www.e-health-suisse.ch/gemeinschaften-umsetzung/epd-gemeinschaften/epd-zertifizierung.html

E-Health Suisse. (2021c). *Strategie eHealth Schweiz*. Verfügbar unter https://www.e-health-suisse.ch/politik-recht/strategische-grundlagen/strategie-ehealth-schweiz.html

E-Health Suisse. (2022a). *eHealth Suisse: Kompetenz- und Koordinationsstelle von Bund und Kantonen*. Verfügbar unter https://www.e-health-suisse.ch/startseite.html

E-Health Suisse. (2022b). *Factsheet. Elektronisches Patientendossier: Die Einführungsphase läuft*. Verfügbar unter https://www.e-health-suisse.ch/fileadmin/user_upload/Dokumente/D/factsheet-epd-einfuehrung.pdf

E-Health Suisse. (2022c). *Factsheet. Wer muss ein EPD anbieten?* Verfügbar unter https://www.e-health-suisse.ch/fileadmin/user_upload/Dokumente/D/factsheet-wer-muss-epd-anbieten.pdf

E-Health Suisse. (n.d.). *Meine Gesundheitsinfos*. Verfügbar unter https://www.patientendossier.ch/

Ebner-Priemer, U. & Bohus, M. (2008). Elektronische Tagebücher in der Medizin: Echtzeiterfassung von Symptomen. *Deutsches Ärzteblatt, 105*(28–29), 1550–1552.

Ebneter, A.S., Fliedner, M., Trapp, D., Ramseier, F., Sauter, T.C. & Eychmüller, S. (2021). Telemedizin in der Palliative Care: Digitale Kommunikation in einem beziehungsbasierten Fachgebiet – ist das sinnvoll? *Praxis, 110*(15), 845–850. https://doi.org/10.1024/1661-8157/a003781

Edirippulige, S., Smith, A., Young, J. & Wootoon, R. (2006). Knowledge, perceptions and expectations of nurses in e-health: Results of a survey in a children's hospital. *Journal of Telemedicine and Telecare, 12*(3), 35–38. https://doi.org/10.1258/135763306779380255

Ehegartner, V., Kirschneck, M. & Frisch, D. (2020). Arbeitsfähigkeit von Pflegekräften in Deutschland – welchen Präventionsbedarf hat das Pflegepersonal: Ergebnisse einer Expertenbefragung. *Gesundheitswesen, 82*(5), 422–430. https://doi.org/10.1055/a-0905-3007

Ek, S. (2015). Gender differences in health information behaviour: A Finnish population-based survey. *Health Promotion International, 30*(3), 736–745. https://doi.org/10.1093/heapro/dat063

El-Gayar, O., Ofori, M. & Nawar, N. (2021). On the efficacy of behavior change techniques in mHealth for self-management of diabetes: A meta-analysis. *Journal of Biomedical Informatics, 119,* 103839. https://doi.org/10.1016/j.jbi.2021.103839

ELGA. (2022a). *ELGA im Überblick*. Zugriff am 25. März 2023 unter https://www.elga.gv.at/elga/elga-im-ueberblick/

ELGA. (2022b). *Technischer Aufbau im Überblick*. Zugriff am 25. März 2023 unter https://www.elga.gv.at/technischer-hintergrund/technischer-aufbau-im-ueberblick/

ELGA. (2022c). *Elektronischer Impfpass*. Zugriff am 25. März 2023 unter https://www.elga.gv.at/e-impfpass/e-impfpass/

Elsbernd, A., Lehmeyer, S., Schilling, U., Warendorf, K. & Wu, J. (2014). *Bedarfsgerechte technikgestützte Pflege in Baden-Württemberg: Technologien und Dienstleistungen für ein selbstbestimmtes Leben im Alter (Abschlussbericht)*. Verfügbar unter https://sozialministerium.baden-wuerttemberg.de/fileadmin/redaktion/m-sm/intern/downloads/Downloads_Pflege/Inno-programm-Pflege-2011_Abschlussbericht_Esslingen_2014.pdf

Escobar-Rodríguez, T. & Romero-Alonso, M. (2013). Modeling nurses attitude toward using automated unit-based medication storage and distribution systems: An extension of the technology acceptance model. *Computers, Informatics, Nursing, 31*(5), 235–243. https://doi.org/10.1097/NXN.0b013e31828a0d81

Europäische Kommission. (2018). *Mitteilung der Kommission an das Europäische Parlament, den Europäischen Rat, den Rat, den Europäischen Wirtschafts- und Sozialausschuss und den Ausschuss der Regionen: Künstliche Intelligenz für Europa (COM[2018] 237 final)*. Verfügbar unter https://eur-lex.europa.eu/legal-content/DE/TXT/PDF/?uri=CELEX:52018DC0237&from=EN

Europäische Kommission. (2021). *Vorschlag für eine Verordnung des Europäischen Parlaments und des Rates zur Festlegung harmonisierter Vorschriften für Künstliche Intelligenz (Gesetz über Künstliche Intelligenz) und zur Änderung bestimmter Rechtsakte der Union (COM[2021] 206 final)*. Verfügbar unter https://eur-lex.europa.eu/legal-content/DE/ALL/?uri=CELEX:52021PC0206

Europe IT Consulting. (2021). *Qualifizierung von Software für medizinische Geräte*. Verfügbar unter https://www.europe-it-consulting.ch/index.php/2021/04/01/qualifizierung-von-software-fuer-medizinische-geraete/

Europe IT Consulting. (2022). *EUDAMED Aufbau*. Verfügbar unter https://www.europe-it-consulting.ch/index.php/eudamed-database/

European Commission. (2010). *Commission Decision of 19 April 2010 on the European Databank on Medical Devices (Eudamed) (notified under document C[2010] 2363)*. Available from https://eur-lex.europa.eu/LexUriServ/LexUriServ.do?uri=OJ:L:2010:102:0045:0048:en:PDF

Eze, N.D., Mateus, C. & Cravo Oliveira Hashiguchi, T. (2020). Telemedicine in the OECD: An umbrella review of clinical and cost-effectiveness, patient experience and implementation. *PLOS ONE, 15*(8), e0237585. https://doi.org/10.1371/journal.pone.0237585

Faber, O. (2018). Digitalisierung – ein Megatrend: Treiber & Technologische Grundlagen. In M. Erner (Hrsg.), *Management 4.0 – Unternehmensführung im digitalen Zeitalter* (S. 3–43). Springer Gabler. https://doi.org/10.1007/978-3-662-57963-3_1

Fadahunsi, K.P., Akinlua, J.T., O'Connor, S., Wark, P.A., Gallagher, J., Carroll, C., Majeed, A. & O'Donoghue, J. (2019). Protocol for a systematic review and qualitative synthesis of information quality frameworks in eHealth. *BMJ Open, 9*(3), e024722. https://doi.org/10.1136/bmjopen-2018-024722

Falcó-Pegueroles, A., Rodríguez-Martín, D., Ramos-Pozón, S. & Zuriguel-Pérez, E. (2021). Critical thinking in nursing clinical practice, education and research: From attitudes to virtue. *Nursing Philosophy, 22*(1), e12332. https://doi.org/10.1111/nup.12332

Falk, O. (2017). Werbung im Krankenhaus: Was erlaubt ist. *Deutsches Ärzteblatt, 114*(9), 431.

Fankhauser, B. (2018). *Diabetes mellitus im digitalen Zeitalter*. Verfügbar unter https://www.d-journal.ch/uebriges-keine/diabetes-mellitus-im-digitalen-zeitalter/

Fanzola, V., Riboni, S., Cannalire, G., Metti, M., Bensi, G., Granata, C. & Giacomo, B. (2022). The impact of new continuous glucose monitoring (CGM) devices versus self-management of blood glucose (SMBG) on the daily life of parents and children affected by type 1 diabetes mellitus. *Journal of Pediatric and Neonatal Individualized Medicine, 11*(1), e110111.

Farokhzadian, J., Khajouei, R., Hasman, A. & Ahmadian, L. (2020). Nurses experiences and viewpoints about the benefits of adopting information technology in health care: A qualitative study in Iran. *British Medical Journal Medical Informatics and Decision Making, 20*(1), 1–12. https://doi.org/10.21203/rs.2.22945/v1

Feichtner, A. (2022). *Palliativpflege: Für Pflege- und andere Gesundheitsberufe* (6., überarbeitete und erweiterte Aufl.). Facultas.

Ferraz, D.D., Trippo, K.V., Duarte, G.P., Neto, M.G., Bernardes Santos, K.O. & Filho, J.O. (2018). The effects of functional training, bicycle exercise, and exergaming on walking capacity of elderly patients with parkinson disease: A pilot randomized controlled single-blinded trial. *Archives of Physical Medicine and Rehabilitation, 99*(5), 826–833. https://doi.org/10.1016/j.apmr.2017.12.014

Finucane, A.M., O'Donnell, H., Lugton, J., Gibson-Watt, T., Swenson, C. & Pagliari, C. (2021). Digital health interventions in palliative care: A systematic meta-review. *NPJ Digital Medicine, 4*(1), 64. https://doi.org/10.1038/s41746-021-00430-7

Fiorini, L., De Mul, M., Fabbricotti, I., Limosani, R., Vitanza, A., D'Onofrio, G., Tsui, M., Sancarlo, D., Giuliani, F., Greco, A., Guiot, D., Senges, E. & Cavallo, F. (2021). Assistive robots to improve the independent living of older persons: Results from a needs study. *Disability and Rehabilitation: Assistive Technology, 16*(1), 92–102.

Fischer, F. & Krämer, A. (2016). *E-Health in Deutschland: Anforderungen und Potenziale innovativer Versorgungsstrukturen*. Springer.

Fischer, F., Aust, V. & Krämer, A. (2016). E-Health: Hintergrund und Begriffsbestimmung. In F. Fischer & A. Krämer (Hrsg.), *E-Health in Deutschland: Anforderungen und Potenziale innovativer Versorgungsstrukturen* (S. 3–24). Springer. https://doi.org/10.1007/978-3-662-49504-9_1

Fowler, M.D. (2017). Why the history of nursing ethics matters. *Nursing Ethics, 24*(3), 292–304. https://doi.org/10.1177/0969733016684581

Fox, J. & Bailenson, J.N. (2009). Virtual self-modeling: The effects of vicarious reinforcement and identification on exercise behaviors. *Journal of Media Psychology, 12*(1), 1–25. https://doi.org/10.1080/15213260802669474

Franc, S., Hanaire, H., Benhamou, P.Y., Schaepelynck, P., Catargi, B., Farret, A., Fontaine, P., Guerci, B., Reznik, Y., Jeandidier, N., Penfornis, A., Borot, S., Chaillous, L., Serusclat, P., Kherbachi, Y., D'Orsay, G., Detournay, B., Simon, P. & Charpentier, G. (2020). DIABEO system combining a mobile app software with and without telemonitoring versus standard care: A randomized controlled trial in diabetes patients poorly controlled with a basal-bolus insulin regimen. *Diabetes Technology & Therapeutics, 22*(12), 904–911.

Frankfurter Allgemeine. (2019, 8. Juli). *Datenleck: Hackerangriff könnte British Airways 205 Millionen Euro kosten*. Verfügbar unter https://www.faz.net/aktuell/wirtschaft/hacker-angriff-koennte-british-airways-205-millionen-euro-kosten-16274110.html

Franz, J. & Unterkofler, U. (Hrsg.). (2021). *Forschungsethik in der Sozialen Arbeit: Prinzipien und Erfahrungen* (Theorie, Forschung und Praxis der Sozialen Arbeit, Bd. 23). Budrich. https://doi.org/10.2307/j.ctv1kr4n3n

Freckmann, G. & Schlüter, S. (2021). Diabetes-Technologie: Ein Update. In Deutsche Diabetes Gesellschaft & Deutsche Diabetes-Hilfe (Hrsg.), *Deutscher Gesundheitsbericht Diabetes 2020: Die Bestandsaufnahme* (S. 171–176). Verlag Kirchheim + Co GmbH.

Freyermuth, G.S., Gotto, L. & Wallenfels, F. (2013). Serious Games, Exergames, Exerlearning: Zur Transmedialisierung und Gamification des Wissenstransfers. In L. Breitlauch (Hrsg.), *Computerspiele als Therapie: Zur Wirksamkeit von „Games for Health"* (S. 387–389). Transcript. https://doi.org/10.14361/transcript.9783839421666

Friedewald, M., Roßnagel, A., Heesen, J., Krämer, N. & Lamla, J. (Hrsg.). (2022). *Künstliche Intelligenz, Demokratie und Privatheit*. Nomos. https://doi.org/10.5771/9783748913344

Fröbel, T. (2021). *E-Learning – welche Zukunft des Unterrichts?* (Seminararbeit im Interdisziplinären Lehrangebot des Instituts für Informatik Leipzig). Verfügbar unter https://www.informatik.uni-leipzig.de/~graebe/Texte/Froebel-21.pdf

Fu, H.N.C., Jin, D. & Adam, T.J. (2021). Content analysis: First-Time patient user challenges with top-rated commercial diabetes apps. *Telemedicine Journal and e-Health, 27*(6), 663–669. https://doi.org/10.1089/tmj.2020.0128

Fuchs, M. & Weyh, A. (2013). Auswirkungen des demografischen Wandels auf die Fachkräftesituation im Pflegebereich in Mitteldeutschland: Eine Analyse für Sachsen, Sachsen-Anhalt und Thüringen. *Bundesgesundheitsblatt, Gesundheitsforschung, Gesundheitsschutz, 56*(8), 1048–1055. https://doi.org/10.1007/s00103-013-1743-0

Fuchs-Frohnhofen, P., Bogert, B., Palm, G. & Kerger, K. (2017). *Anwendungschancen moderner IT- und AAL-Technik für stationäre Pflegeeinrichtungen* (Forschungsbericht des ArWiso e.V., Würselen, und der St.Gereon Seniorendienste, Hückelhoven). MA & T Sell & Partner.

Fürst, T. & Probst-Hensch, N. (2020). *Diabetes mellitus: Krankheitslast und Versorgung in der Schweiz* (Obsan-Bericht 10/2020). Schweizerisches Gesundheitsobservatorium.

Gaefke, C., Baumgartner, H., Brell, M., Simon, S. & Hein, A. (2011). System architecture for palliative care in the home environment. *Ambient Assis-*

*ted Living, n.b.*(4), 103–115. https://doi.org/10.1007/978-3-642-18167-2_8

Gagnon, M.P., Ngangue, P., Payne-Gagnon, J. & Desmartis, M. (2016). M-Health adoption by healthcare professionals: A systematic review. *Journal of the American Medical Informatics Association, 23*(1), 212–220. https://doi.org/10.1093/jamia/ocv052

Gagnon, M.P., Orruño, E., Asua, J., Abdeljelil, A.B. & Emparanza, J. (2012). Using a modified technology acceptance model to evaluate healthcare professionals adoption of a new telemonitoring system. *Telemedicine Journal and e-Health, 18*(1), 54–59. https://doi.org/10.1089/tmj.2011.0066

Galinato, J., Montie, M., Patak, L. & Titler, M. (2015). Perspectives of nurses and patients on call light technology. *Computers, Informatics, Nursing, 33*(8), 359–367. https://doi.org/10.1097/CIN.0000000000000177

Galinato, J., Montie, M., Shuman, C., Patak, L. & Titler, M. (2016). Perspectives of nurses on patients with limited english proficiency and their call light use. *Global Qualitative Nursing Research, 3*, n.p. https://doi.org/10.1177/2333393616637764

Gamache, R., Kharrazi, H. & Weiner, J.P. (2018). Public and population health informatics: The bridging of big data to benefit communities. *Yearbook of Medical Informatics, 27*(1), 199–206. https://doi.org/10.1055/s-0038-1667081

Gardner, R., Cooper, E., Haskell, J., Harris, D., Poplau, S., Kroth, P. & Linzer, M. (2019). Physician stress and burnout: The impact of health information technology. *Journal of the American Medical Informatics Association, 26*(2), 106–114. https://doi.org/10.1093/jamia/ocy145

Garnett, A., Northwood, M., Ting, J. & Sangrar, R. (2022). M-health interventions to support caregivers of older adults: Equity-focused systematic review. *JMIR Aging, 5*(3), e33085. https://doi.org/10.2196/33085

Garstka, H. (2019). Datenschutz bei Telemedizin. *Die Dermatologie, 70*(5), 343–345. https://doi.org/10.1007/s00105-019-4380-1

Gartrell, K., Han, K., Trinkoff, A. & Cho, H. (2020). Three-factor structure of the eHealth literacy scale and its relationship with nurses' health-promoting behaviours and performance quality. *Journal of Advanced Nursing, 76*(10), 2522–2530. https://doi.org/10.1111/jan.14490

Gartz, J. & O'Rourke, J. (2020). Telehealth educational interventions in nurse practitioner education: An integrative literature review. *Journal of the American Association of Nurse Practitioners, 33*(11), 872–878. https://doi.org/10.1097/JXX.0000000000000488

Gaus, W. (Hrsg.). (1995). *Hierarchische Begriffsstrukturen: Dokumentations- und Ordnungslehre: Theorie und Praxis des Information Retrieval*. Springer. https://doi.org/10.1007/978-3-662-06761-1_9

Gehr, B. (2020). Diabetes-Technologie: Was gibt es Neues? *MMW Fortschritte der Medizin, 162*(21–22), 69–75. https://doi.org/10.1007/s15006-020-4514-5

Geis, T. & Polkehn, K. (2018). *Praxiswissen User Requirements: Nutzungsqualität systematisch, nachhaltig und agil in die Produktentwicklung integrieren*. dpunkt.Verlag.

Gematik. (2020). *Die Telematikinfrastruktur – auf dem Weg nach vorn*. Verfügbar unter https://www.gematik.de/telematikinfrastruktur

Gematik. (2022). *Elektronische Gesundheitskarte und Telematikinfrastruktur*. Verfügbar unter https://fachportal.gematik.de/fachportal-import/files/gemSpec_eRp_FdV_V1.2.0_Aend.pdf

George, A.S., Morgan, R., Larson, E. & LeFevre, A. (2018). Gender dynamics in digital health: Overcoming blind spots and biases to seize opportunities and responsibilities for transformative health systems. *Journal of Public Health, 40*(2, Suppl.), ii6–ii11. https://doi.org/10.1093/pubmed/fdy180

Geraedts, M., Drösler, S.E., Döbler, K., Eberlein-Gonska, M., Heller, G., Kuske, S., Manser, T., Sens, B., Stausberg, J. & Schrappe, M. (2017). DNVF-Memorandum III „Methoden für die Versorgungsforschung". Teil 3: Methoden der Qualitäts- und Patientensicherheitsforschung [Memorandum III, Part 3: Quality of Care and Patient Safety Research Methods]. *Gesundheitswesen, 79*(10), e95–e124. https://doi.org/10.1055/s-0043-112431

Gerling, K., Hebesberger, D., Dondrup, C., Körtner, T. & Hanheide, M. (2016). Robot deployment in long-term care: Case study on using a mobile robot to support physiotherapy. *Zeitschrift für Gerontologie und Geriatrie, 49*(4), 288–297. https://doi.org/10.1007/s00391-016-1065-6

Gersch, C. & Ebel, M. (2014). Hausärzte und Patienten profitieren von internetbasierter Kommunikation (APIKAP-Studie). *MMW-Fortschritte der Medizin, 156*(13), 31–38. https://doi.org/10.1007/s15006-014-3224-2

Gesundheit Österreich. (2016). *Health literacy survey*. Verfügbar unter https://goeg.at/Health_Literacy

Gesundheit Österreich. (2018). *Hospizkultur und Palliative Care für Erwachsene in der Grundversorgung*. Verfügbar unter https://jasmin.goeg.at/389/1/

Hospizkultur%20und%20Palliative%20Care%20f%C3%BCr%20Erwachsene%20in%20der%20Grundversorgung_Leitfaden.pdf

Geukes, C., Stark, A.L. & Dockweiler, C. (2022). E-Health Literacy als Grundlage zur Entwicklung digitaler Technologien in der Gesundheitsförderung und Prävention? Eine systematische Übersicht der Literatur. *Prävention und Gesundheitsförderung, 17,* 163–169. https://doi.org/10.1007/s11553-021-00858-5

Gillum, R.F. (2013). From papyrus to the electronic tablet: A brief history of the clinical medical record with lessons for the Digital Age. *American Journal of Medicine, 126*(10), 853–857. https://doi.org/10.1016/j.amjmed.2013.03.024

GKV-Spitzenverband. (2020). *Leitfaden Prävention: Handlungsfelder und Kriterien nach § 20 Abs. 2 SGB V zur Umsetzung der §§ 20, 20a und 20b SGB V vom 21. Juni 2000 in der Fassung vom 27. März 2023.* Verfügbar unter https://www.gkv-spitzenverband.de/media/dokumente/krankenversicherung_1/praevention__selbsthilfe__beratung/praevention/praevention_leitfaden/Leitfaden_Pravention_Akt_03-2023_barrierefrei.pdf

Gniffke, D. (2020). *Pseudonymisierung in der DSGVO: Grundlagen und Folgen für Überlieferungsbildung und digitale Langzeitarchivierung.* Verfügbar unter https://www.landesarchiv-bw.de/media/full/71518

Gong, E., Baptista, S., Russell, A., Scuffham, P., Riddell, M., Speight, J., Bird, D., Williams, E., Lotfaliany, M. & Oldenburg, B. (2020). My Diabetes Coach, a mobile app-based interactive conversational agent to support type 2 diabetes self-management: Randomized effectiveness-implementation trial. *Journal of Medical Internet Research, 22*(11), e20322. https://doi.org/10.2196/20322

Gordon, M. (1998). *Nursing nomenclature and classification system development.* Available from https://ojin.nursingworld.org/table-of-contents/volume-3-1998/number-2-september-1998/nomenclature-and-classification-/

Gothe, H., Ihle, P. & Swart, E. (2021). Was verstehen wir unter Sekundärdaten? Ein Grundsatzbeitrag zur terminologischen Einordnung und Definition. *Gesundheitswesen, 83*(2), 64–68. https://doi.org/10.1055/a-1686-8936

Gove, D., Diaz-Ponce, A., Georges, J., Moniz-Cook, E., Mountain, G., Chattat, R., Øksnebjerg, L. & The European Working Group of People with Dementia. (2017). Alzheimer Europe's position on involving people with dementia in research through PPI (patient and public involvement). *Aging & Mental Health, 22*(6), 723–729. https://doi.org/10.1080/13607863.2017.1317334

Granja, C., Janssen, W. & Johansen, M.A. (2018). Factors determining the success and failure of eHealth interventions: Systematic review of the literature. *Journal of Medical Internet Research, 20*(5), e10235. https://doi.org/10.2196/10235

Green, J.I. (2020). The impact of medical device regulation on hospital doctors who prescribe and manufacture custom-made devices. *British Journal of Hospital Medicine, 81*(12), 1–6. https://doi.org/10.12968/hmed.2020.0596

Gromnica-Ihle, E. & Faubel, U. (2015). Partizipation der Patienten an der Gesundheitsversorgung. *Arthritis und Rheuma, 35*(3), 139–144. https://doi.org/10.1055/s-0037-1618363

Gschaider, B. (2022). Aktuelle Herausforderungen in der Diabetesberatung: Neue Technologien verändern den Alltag von Patientinnen und Patienten. *ProCare, 27*(8), 10. https://doi.org/10.1007/s00735-022-1600-1

Gualandi, R., Masella, C., Viglione, D. & Tartaglini, D. (2019). Exploring the hospital patient journey: What does the patient experience? *PLOS ONE, 14*(12), e0224899. https://doi.org/10.1371/journal.pone.0224899

Gunawardena, K.C., Jackson, R., Robinett, I., Dhaniska, L., Jayamanne, S., Kalpani, S. & Muthukuda, D. (2019). The influence of the smart glucose manager mobile application on diabetes management. *Journal of Diabetes Science and Technology, 13*(1), 75–81. https://doi.org/10.1177/1932296818804522

Gunter, T. & Terry, N. (2005). The emergence of national electronic health record architectures in the United States and Australia: Models, costs, and questions. *Journal of Medical Internet Research, 7*(1), e3. https://doi.org/10.2196/jmir.7.1.e3

Güttner, T. (2014). Klassifikationssysteme – Fluch oder Segen für die Pflege. *QM-Praxis in der Pflege, November/Dezember,* 26–29.

Haak, T. & Palitzsch, D. (2012). *Diabetologie für die Praxis: Fallorientierte Darstellung – Diagnostik und Therapie.* Thieme.

Haas, C. (2021). Die Zukunft der hochqualifizierten Pflegepersonen in Österreich. *ProCare, 26,* 26–29. https://doi.org/10.1007/s00735-021-1372-z

Haas, P. (2017). *Elektronische Patientenakten: Einrichtungsübergreifende Elektronische Patientenakten als Basis für integrierte patientenzentrierte Behandlungsmanagement-Plattformen.* Bertelsmann Stiftung. https://doi.org/10.1007/978-3-662-49504-9_9

Haase, K. R., Drury, A. & Puts, M. (2020). Supportive care and eHealth: A narrative review of technologies, interventions, and opportunities for optimizing care in patients with cancer. *Clinical Journal of Oncology Nursing, 24*(3), 32–41. https://doi.org/10.1188/20.CJON.S1.32-41

Halbmayr-Kubicsek, U. (2019). Kompetenzentwicklung in der pflegerischen Ausbildung. *Österreichische Pflegezeitschrift, 3,* 19–22.

Hallyburton, A. & Evarts, L. A. (2014). Gender and online health information seeking: A five survey meta-analysis. *Journal of Consumer Health on the Internet, 18*(2), 128–142. https://doi.org/10.1080/15398285.2014.902268

Halmdienst, N., Pruckner, G. & Winter-Ebmer, R. (2022). Complexities of health and acceptance of electronic health records for the Austrian elderly population. *European Journal of Health Economics, 24*(1), 53–66. https://doi.org/10.1007/s10198-022-01451-z

Hancock, S., Preston, N., Jones, H. & Gadoud, A. (2019). Telehealth in palliative care is being described but not evaluated: A systematic review. *BMC Palliative Care, 18*(1), 114. https://doi.org/10.1186/s12904-019-0495-5

Handke, J. & Schäfer, A. M. (2012). *E-Learning, E-Teaching und E-Assessment in der Hochschullehre: Eine Anleitung.* Oldenbourg Verl. https://doi.org/10.1524/9783486716849

Handorn, B. (2021). *Die Medizinprodukte-Verordnung (EU) 2017/745: Ein Leitfaden für Wirtschaftsakteure zur MDR.* Beuth.

Haroon, M. & Husnain, S. M. (2021). *Diabetes and endocrinology: Essentials of clinical practice.* Momentum Press.

Harrison, J. D., Sudore, R. L., Auerbach, A. D., Shah, S., Oreper, S., Wheeler, M. M. & Fang, M. C. (2022). Automated telephone follow-up programs after hospital discharge: Do older adults engage with these programs? *Journal of the American Geriatrics Society, 70*(10), 2980–2987. https://doi.org/10.1111/jgs.17939

Hassani, W., Mohammed, S., Rifaï, H. & Amirat, Y. (2014). Powered orthosis for lower limb movements assistance and rehabilitation. *Control Engineering Practice, 26*(1), 245–253. https://doi.org/10.1016/j.conengprac.2014.02.002

Hastenteufel, M. & Renaud, S. (2019). *Software als Medizinprodukt: Entwicklung und Zulassung von Software in der Medizintechnik.* Springer. https://doi.org/10.1007/978-3-658-26488-8

He, Q., Zhao, X., Wang, Y., Xie, Q. & Cheng, L. (2022). Effectiveness of smartphone application-based self-management interventions in patients with type 2 diabetes: A systematic review and meta-analysis of randomized controlled trials. *Journal of Advanced Nursing, 78*(2), 348–362. https://doi.org/10.1111/jan.14993

Heesen, J. (2016). *Handbuch Medien- und Informationsethik.* J. B. Metzler. https://doi.org/10.1007/978-3-476-05394-7

Heffner, J. L., Watson, N. L., Serfozo, E., Kelly, M. M., Reilly, E. D., Kim, D., Baker, K., Scout, N. F. N. & Karekla, M. (2021). An avatar-led digital smoking cessation program for sexual and gender minority young adults: Intervention development and results of a single-arm pilot trial. *JMIR Formative Research, 5*(7), e30241. https://doi.org/10.2196/preprints.30241

Heimer, T., Pschorn, L. & Waiblinger, F. (2022). *SmartLiving2Market 2022: Eine Studie im Auftrag des Bundesministeriums für Wirtschaft und Klimaschutz (BMWK)* (2., aktualisierte Aufl.). Verfügbar unter https://www.smartliving-germany.de/wp-content/uploads/2022/07/SmartLiving2Market2022.pdf

Heinemann, L., Deiss, D., Siegmund, T., Schlüter, S., Naudorf, M., Von Sengbusch, S., Lange, K., Freckmann, G. (2020). Glukosemessung und -kontrolle bei Patienten mit Typ-1- oder Typ-2-Diabetes. *Diabetologie, 15*(1), 18–39. https://doi.org/10.1055/a-1179-2865

Heinze, N. R. (2021). Ernährungsbezogener Lebensstil bei Diabetes. *Public Health Forum, 29*(4), 324–326. https://doi.org/10.1515/pubhef-2021-0090

Helfert, M. (2002). *Planung und Messung der Datenqualität in Data-Warehouse-Systemen.* Verfügbar unter http://web.mit.edu/smadnick/www/IQ%20Dissertations/(German).Markus.Helfert.thesis.2002.pdf

Helminger, J. (2022). Datenschutzrechtliche Herausforderungen bei der Verwendung von Trainingsdaten. *ELSA Austria Law Review, VII,* 46–54. https://doi.org/10.33196/ealr202201004601

Hempen, A., Beckmann, H. J. & Fiedler, G. (2021). *Digitale Wundversorgung SoMa-WL: Das Telemedizin-Projekt für Patient:innen mit chronischen Wunden.* Verfügbar unter https://msd-gesundheitspreis.de/wp-content/uploads/sites/12/2021/07/MSD_Gesundheitspreis_2021_SoMa-WL.pdf

Hengstschläger, M. (2020). *Digitaler Wandel und Ethik*. Ecowin.

Hengstschläger, J. & Leeb, D. (2019). *Grundrechte*. Manz.

Henke, V., Hülsken, G., Meier, P. M. & Beß, A. (Hrsg.). (2022). *Digitalstrategie im Krankenhaus: Einführung und Umsetzung von Datenkompetenz und Compliance*. Springer. https://doi.org/10.1007/978-3-658-36226-3

Hennemann, S., Beutel, M. & Zwerenz, R. (2017). Ready for eHealth? Health professionals acceptance and adoption of eHealth interventions in inpatient routine care. *Journal of Health Communication, 22*(3), 274–284. https://doi.org/10.1080/10810730.2017.1284286

Henry, S. B., Warren, J. J., Lange, L. & Button, P. (1998). A review of major nursing vocabularies and the extent to which they have the characteristics required for implementation in computer-based systems. *Journal of the American Medical Informatics Association, 5*(4), 321–328. https://doi.org/10.1136/jamia.1998.0050321

Herbek, S., Eisl, H., Hurch, M., Schator, A., Sabutsch, S., Rauchegger, G., Kollmann, A., Philippi, T., Dragon, P., Seitz, E. & Repas, S. (2012). The electronic health record in Austria: A strong network between health care and patients. *European Surgery, 44*(3), 155–163. https://doi.org/10.1007/s10353-012-0092-9

Herdman, T. H., Kamitsuru, S. & Lopes, C. T. (Hrsg.). (2022). *NANDA-I-Pflegediagnosen: Definitionen und Klassifikationen 2021–2023*. Recom.

Hergesell, J. (2017). Assistive Sicherheitstechniken in der Pflege von an Demenz erkrankten Menschen. In P. Biniok & E. Lettkemann (Hrsg.), *Assistive Gesellschaft: Multidisziplinäre Erkundungen zur Sozialform „Assistenz"* (S. 203–223). Springer. https://doi.org/10.1007/978-3-658-13720-5_10

Herrmann, M., Boehme, P., Mondritzki, T., Ehlers, J. P., Kavadias, S. & Truebel, H. (2018). Digital transformation and disruption of the health care sector: Internet-based observational study. *Journal of Medical Internet Research, 20*(3), 101–112. https://doi.org/10.2196/jmir.9498

Hersch, R. K., Cook, R. F., Deitz, D. K., Kaplan, S., Hughes, D., Friesen, M. A. & Vezina, M. (2017). Reducing nurses' stress: A randomized controlled trial of a web-based stress management program for nurses. *Applied Nursing Research, 32*, 18–25. https://doi.org/10.1016/j.apnr.2016.04.003

Hessel, P. (2019). Demographic causes of conflict and their implications for public health. *International Journal of Health Services, 49*(4), 692–696. https://doi.org/10.1177/0020731419843812

Heuer, S. (2015). Digitalisierung als Fluch oder Segen? Oder beides? *Change, 1*, 42–45. Verfügbar unter https://www.bertelsmann-stiftung.de/fileadmin/files/BSt/Publikationen/Infomaterialien/IN_changeMagazin_01_2015_RB.pdf

Hidler, J. & Lum, P. (2011). The road ahead for rehabilitation robotics. *The Journal of Rehabilitation Research and Development, 48*(4), vii–x. https://doi.org/10.1682/JRRD.2011.02.0014

Hielscher, V., Kirchen-Peters, S. & Sowinski, C. (2015). Technologisierung der Pflegearbeit? Wissenschaftlicher Diskurs und Praxisentwicklungen in der stationären und ambulanten Langzeitpflege. *Pflege & Gesellschaft, 20*(1), 5–19.

Hien, N. M. (2005). Telematik: Der gläserne Patient beim gläsernen Arzt. *Deutsches Ärzteblatt, 102*(37), 2462–2463.

Hill, R. (2022). *Using augmented reality to improve patient outcomes with negative pressure wound therapy*. https://doi.org/10.25270/wnds/2022.4750

HIMSS Analytics. (2017). *Electronic Medical Record Adoption Model*. Available from https://www.himssanalytics.org/europe/electronic-medical-record-adoption-model

Hincapié, M. A., Gallego, J. C., Gempeler, A., Piñeros, J. A., Nasner, D. & Escobar, M. F. (2020). Implementation and usefulness of telemedicine during the COVID-19 pandemic: A scoping review. *Journal of Primary Care & Community Health, 11*, n. p. https://doi.org/10.1177/2150132720980612

Hinchliffe, N., Capehorn, M. S., Bewick, M. & Feenie, J. (2022). The potential role of digital health in obesity care. *Advances in Therapy, 39*(10), 4397–4412. https://doi.org/10.1007/s12325-022-02265-4

Hjelm, N. M. (2005). Benefits and drawbacks of telemedicine. *Journal of Telemedicine and Telecare, 11*(2), 60–70. https://doi.org/10.1258/1357633053499886

Hochmuth, A., Exner, A. K. & Dockweiler, C. (2020). Implementierung und partizipative Gestaltung digitaler Gesundheitsinterventionen. *Bundesgesundheitsblatt, Gesundheitsforschung, Gesundheitsschutz, 63*(2), 145–152. https://doi.org/10.1007/s00103-019-03079-6

Hochmuth, A., Wrona, K. J., Exner, A. K. & Dockweiler, C. (2021). Digitization and health inequality and equity in nursing. *Pflege, 34*(3), 151–158. https://doi.org/10.1024/1012-5302/a000803

Hödl, E. (2022). *Art 15 DSGVO: Auskunftsrecht der betroffenen Person*. Verfügbar unter https://rdb.manz.at/document/1223_7_datkomm_dsgvo_a0015?execution=e5s1

Hoek, P.D., Schers, H.J., Bronkhorst, E.M., Vissers, K.C. P. & Hasselaar, J.G. J. (2017). The effect of weekly specialist palliative care teleconsultations in patients with advanced cancer: A randomized clinical trial. *BMC Medicine, 15*(1), 119–129. https://doi.org/10.1186/s12916-017-0866-9

Hoeren, T. & Niehoff, M. (2018). KI und Datenschutz – Begründungserfordernisse automatisierter Entscheidungen. *RW Rechtswissenschaft, 1*, 48–65. https://doi.org/10.5771/1868-8098-2018-1-47

Hohl, K., Gifhorn, M., Jackson, S. & Jayaraman, A. (2022). A framework for clinical utilization of robotic exoskeletons in rehabilitation. *Journal of NeuroEngineering and Rehabilitation, 19*(1), 1–8. https://doi.org/10.1186/s12984-022-01083-7

Holden, R., Asan, O., Wozniak, E., Flynn, K. & Scanlon, M. (2016). Nurses perceptions, acceptance, and use of a novel in-room pediatric ICU technology: Testing an expanded technology acceptance model. *British Medical Journal Medical Informatics and Decision Making, 16*(1), 1–10. https://doi.org/10.1186/s12911-016-0388-y

Holst, S., Schütze, B. & Spyra, G. (2018). *Arbeitshilfe zur Pseudonymisierung/Anonymisierung* (Deutsche Gesellschaft für Medizinische Informatik, Biometrie und Epidemiologie [GMDS], Arbeitsgruppe Datenschutz und IT-Sicherheit im Gesundheitswesen). Verfügbar unter https://gesundheitsdatenschutz.org/download/Pseudonymisierung-Anonymisierung.pdf

Holt, K.A., Overgaard, D., Engel, L.V. & Kayser, L. (2020). Health literacy, digital literacy and eHealth literacy in Danish nursing students at entry and graduate level: A cross sectional study. *BMC Nursing, 19*(1), 22. https://doi.org/10.1186/s12912-020-00418-w

Horne, M., Hill, A., Murells, T., Ugail, H., Irving, Chinnadorai, R. & Hardy, M. (2020). Using avatars in weight management settings: A systematic review. *Internet Interventions, 19*, 100295. https://doi.org/10.1016/j.invent.2019.100295

Hossain, M.E., Khan, A., Moni, M.A. & Uddin, S. (2021). Use of electronic health data for disease prediction: A comprehensive literature review. *IEEE/ACM Transactions on Computational Biology and Bioinformatics, 18*(2), 745–758. https://doi.org/10.1109/TCBB.2019.2937862

Househ, M., Grainger, R., Petersen, C., Bamidis, P. & Merolli, M. (2018). Balancing between privacy and patient needs for health information in the age of participatory health and social media: A scoping review. *Yearbook of Medical Informatics, 27*(1), 29–36. https://doi.org/10.1055/s-0038-1641197

Hruschka, P. (2019). *Business Analysis und Requirements Engineering: Produkte und Prozesse nachhaltig verbessern*. Hanser. https://doi.org/10.3139/9783446457348

Huang, Z., Tan, E., Lum, E., Sloot, P., Boehm, B.O. & Car, J. (2019). A smartphone app to improve medication adherence in patients with type 2 diabetes in Asia: Feasibility randomized controlled trial. *JMIR mHealth and uHealth, 7*(9), e14914. https://doi.org/10.2196/14914

Hübner, U., Esdar, M., Hüsers, J., Liebe, J.D., Neumann, L., Thye, J. & Weiß, J.P. (2020). *IT-Report Gesundheitswesen: Wie reif ist die Gesundheits-IT aus Anwenderperspektive?* Verfügbar unter https://www.hs-osnabrueck.de/fileadmin/HSOS/Homepages/IT-Report_Gesundheitswesen/IT-Report_Gesundheitswesen_2020_final.pdf

Hübner, U., Esdar, M., Hüsers, J., Liebe, J.D., Rauch, J., Thye, J. & Weiß, J.P. (2018). *IT-Report Gesundheitswesen. Schwerpunkt: Wie reif ist die IT in deutschen Krankenhäusern?* Verfügbar unter https://www.hs-osnabrueck.de/it-report-gesundheitswesen/publikationen/

Hübner, U., Liebe, J.D., Hüsers, J., Thye, J., Egbert, N., Hackl, W. & Ammenwerth, E. (2015). *IT-Report Gesundheitswesen. Schwerpunkt: Pflege im Informationszeitalter* (Schriftenreihe der Hochschule Osnabrück). Verfügbar unter https://www.hs-osnabrueck.de/fileadmin/HSOS/Homepages/Forschungsgruppe_Informatik_im_Gesundheitswesen/Pflege_im_Informationszeitalter_2015.pdf

humanrights.ch. (2022). *Allgemeine Erklärung der Menschenrechte*. Verfügbar unter https://www.humanrights.ch/de/ipf/grundlagen/rechtsquellen-instrumente/aemr/

Hummel, P., Braun, M., Augsberg, S., Ulmenstein, U. & Dabrock, P. (2021). *Datensouveränität: Governance-Ansätze für den Gesundheitsbereich*. Springer. https://doi.org/10.1007/978-3-658-33755-1

Hurrelmann, K. & Kolip, P. (Hrsg.). (2002). *Geschlecht, Gesundheit und Krankheit: Männer und Frauen im Vergleich*. Huber.

Huryk, L.A. (2010). Factors influencing nurses' attitudes towards healthcare information technology. *Journal of Nursing Management, 18*(5), 606–612. https://doi.org/10.1111/j.1365-2834.2010.01084.x

Huter, K., Krick, T., Domhoff, D., Seibert, K., Wolf-Ostermann, K. & Rothgang, H. (2020). Effectiveness of digital technologies to support nursing care: Results of a scoping review. *Journal of Multidisciplinary Healthcare, 13,* 1905–1926. https://doi.org/10.2147/JMDH.S286193

I care – Pflege. (2015). *I care – Wissen to go App*. Thieme.

IBM. (n. d.). *Was ist ein Chatbot?* Verfügbar unter https://www.ibm.com/de-de/campaign/was-ist-ein-chatbot

Ifinedo, P. (2017). Empirical study of nova scotia nurses' adoption of healthcare information systems: Implications for management and policy-making. *International Journal of Health Policy and Management, 7*(4), 317–327. https://doi.org/10.15171/ijhpm.2017.96

Iio, M., Miyaji, Y., Yamamoto-Hanada, K., Narita, M., Nagata, M. & Ohya, Y. (2020). Beneficial features of a mHealth asthma app for children and caregivers: Qualitative study. *JMIR mHealth and uHealth, 8*(8), e18506. https://doi.org/10.2196/18506

Inglis, S.C., Clark, R.A., Dierckx, R., Prieto-Merino, D. & Cleland, J.G. (2015). Structured telephone support or non-invasive telemonitoring for patients with heart failure. *The Cochrane Database of Systematic Reviews, 2015*(10), CD007228. https://doi.org/10.1002/14651858.CD007228.pub3

Innovationsplattform für intelligente Assistenz im Alltag. (2015). *AAL Vision Österreich (Positionspapier)*. Verfügbar unter https://www.aal.at/wp-content/uploads/2016/02/AAL_Vision_%C3%96_Positionspapier_final_online_27042015.pdf

Institut für Betriebliche Gesundheitsförderung. (2011). *Pflege deine Gesundheit: Betriebliche Gesundheitsförderung im Alten- und Pflegeheim und der ambulanten Pflege*. Verfügbar unter https://www.bgf-institut.de/fileadmin/redaktion/downloads/Broschueren/Broschu%CC%88re_BGF_Pflege-deine-gesundheit_screen.pdf

Institut für Digitale Ethik (IDE) & Hochschule der Medien (HdM). (2021). *Ethik macht klick: Meinungsbildung in der digitalen Welt: Desinformation – Fake News – Verschwörungserzählungen* (Arbeitsmaterialien für Schule und Jugendarbeit). Verfügbar unter https://www.hdm-stuttgart.de/digitale-ethik/lehre/ethik_macht_klick/bilder/klicksafe_handbuch

Institut für Gesundheits- und Sozialforschung. (2006). *DAK-BGW-Gesundheitsreport: Ambulante Pflege: Arbeitsbedingungen und Gesundheit in ambulanten Pflegediensten*. Verfügbar unter https://epub.sub.uni-hamburg.de//epub/volltexte/2013/24497/pdf/Gesundheitsreport_Ambulante_Pflege_2006.pdf

Institut für Qualität und Wirtschaftlichkeit im Gesundheitswesen (IQWiG). (2018). *Wie finde ich gute Gesundheitsinformationen im Internet?* Verfügbar unter https://www.gesundheitsinformation.de/pdf/informationsmaterialien/flyer-gute-gi.pdf

International Council of Nurses (Hrsg.). (2002). *ICNP: Internationale Klassifikationen für die Pflegepraxis*. Huber.

International Council of Nurses (Hrsg.). (2019). *ICNP Browser*. Verfügbar unter https://www.icn.ch/what-we-do/projects/ehealth-icnptm/icnp-browser

International Council of Nurses. (2021). *Der ICN-Ethikkodex für Pflegefachpersonen*. Verfügbar unter https://www.dbfk.de/media/docs/download/Allgemein/ICN_Code-of-Ethics_DE_WEB.pdf

International Diabetes Federation. (2021). *IDF Diabetes Atlas* (10. Aufl.). Verfügbar unter https://diabetesatlas.org/

International Federation of Robotics. (2022). *WR 2022 service robots: Sources and methods*. Available from https://ifr.org/img/worldrobotics/WR_Service_Robots_2022_Chapter_1.pdf

Jahn, P. (2021). Untergrenzen oder Personalbemessung in der Pflege. *Der Urologe, 60*(6), 796–802. https://doi.org/10.1007/s00120-021-01566-w

Jahn, I., Gansefort, D., Kindler-Röhrborn, A. & Pfleiderer, B. (2014). Geschlechtersensible Forschung in Epidemiologie und Medizin: Wie kann das erreicht werden? *Bundesgesundheitsblatt, Gesundheitsforschung, Gesundheitsschutz, 57*(9), 1038–1046. https://doi.org/10.1007/s00103-014-2010-8

Jahnel, D. (2021). *Kommentar zur Datenschutz-Grundverordnung (DSGVO)*. Jan Sramek Verlag.

Janer, G., Sala, M. & Kogevinas, M. (2002). Health promotion trials at worksites and risk factors for cancer. *Scandinavian Journal of Work, Environment & Health, 28*(3), 141–157. https://doi.org/10.5271/sjweh.658

Janssen, A. (2020). *Der Staat als Garant der Menschenwürde: Zur verfassungsrechtlichen Bedeutung des Artikels 79 Abs. 3 GG für die Identität des Grundgesetzes*. Morawa. https://doi.org/10.14220/9783737012201

Jarvis, T., Scott, F., El-Jardali, F. & Alvarez, E. (2020). Defining and classifying public health systems: A critical interpretive synthesis. *Health Research Po-*

*licy and Systems, 18*(1), 68. https://doi.org/10.1186/s12961-020-00583-z

Jessen, F. (Hrsg.). (2018). *Handbuch Alzheimer-Krankheit. Grundlagen – Diagnostik – Therapie – Versorgung – Prävention.* De Gruyter. https://doi.org/10.1515/9783110411003

Johansen, M., Kummervold, P., Sørensen, T. & Zanaboni, P. (2019). Health professionals' experience with patients accessing their electronic health records: Results from an online survey. *Studies in Health Technology and Informatics, 264,* 504–508.

Johner, C. & Haas, P. (2009). *Praxishandbuch IT im Gesundheitswesen. Erfolgreich einführen, entwickeln, anwenden und betreiben.* Hanser. https://doi.org/10.3139/9783446419490

Johner, C., Hölzer-Klüpfel, M. & Wittorf, S. (2021). *Basiswissen Medizinische Software: Aus- und Weiterbildung zum Certified Professional für Medical Software* (3., überarbeitete und aktualisierte Aufl.). dpunkt.Verlag.

Johner Institut. (2021). *Zweckbestimmung und bestimmungsgemäßer Gebrauch: Folgenreicher als Sie denken!* Verfügbar unter https://www.johner-institut.de/blog/regulatory-affairs/zweckbestimmung/

Johner Institut. (2022a). *Software als Medizinprodukt – Software as Medical Device.* Verfügbar unter https://www.johner-institut.de/blog/regulatory-affairs/software-als-medizinprodukt-definition/

Johner Institut. (2022b). *Klassifizierung von In-vitro-Diagnostika: Wie Sie eine zu hohe Einstufung vermeiden.* Verfügbar unter https://www.johner-institut.de/blog/regulatory-affairs/klassifizierung-von-ivds-nach-ivdr/#section_scroll1

Käfer, A.K. & Niederberger, M. (2020). Die Zukunft des digitalen Betrieblichen Gesundheitsmanagements: Ergebnisse einer Delphi-Befragung. *Prävention und Gesundheitsförderung, 15,* 151–158. https://doi.org/10.1007/s11553-019-00741-4

Kalisch, B.J., McLaughlin, M. & Dabney, B.W. (2012). Patient perceptions of missed nursing care. *Joint Commission Journal on Quality and Patient Safety, 38*(4), 161–167. https://doi.org/10.1016/S1553-7250(12)38021-5

Kardinal, M. (2019). *Chronischer Schlaganfall: Digitale Therapie mit „Suchtfaktor".* Verfügbar unter https://www.medizin.uni-tuebingen.de/de/das-klinikum/pressemeldungen/meldung/165

Karger, A. (2022). Digitale Unterstützung in der Wundversorgung. *Kompass Dermatologie, 10,* 135–145. https://doi.org/10.1159/000525778

Karl, A. (2022). *Potenziale und Anwendungsszenarien künstlicher Intelligenz in häuslichen Pflegearrangements im Kontext einer alternden Gesellschaft (Bayerisches Forschungszentrum Pflege Digital [BZPD] Working Paper, 02/2022).* Verfügbar unter https://www.hs-kempten.de/bzpd-bayerisches-zentrum-pflege-digital/publikationen/working-paper-2022

Kaspar, R., Wenner, J. & Tesch-Römer, C. (2022). *Einsamkeit in der Hochaltrigkeit.* Verfügbar unter https://ceres.uni-koeln.de/fileadmin/user_upload/Bilder/Dokumente/NRW80plus_D80plus/20220126_D80__Kurzbericht-Nummer-4_Jan2022.pdf

Kataria, S. & Ravindran, V. (2020). Electronic health records: A critical appraisal of strengths and limitations. *Journal of the Royal College of Physicians of Edinburgh, 50*(3), 262–268. https://doi.org/10.4997/jrcpe.2020.309

KBV (Kassenärztliche Bundesvereinigung). (2021a). *Faktenblatt: Medizinische Informationsobjekte (MIOs).* Verfügbar unter https://www.kbv.de/media/sp/Faktenblatt_Medizinische_Informationsobjekte.pdf

KBV (Kassenärztliche Bundesvereinigung). (2021b). *MIO-Festlegung Impfpass: Festlegung gemäß § 355 Absatz 1 SGB V (Version 1.1.0).* Verfügbar unter https://mio.kbv.de/pages/viewpage.action?pageId=74556694&preview=/74556694/76513878/MIO-Festlegung-Impfpass Prozent20v Prozent201.1.0.pdf

KBV (Kassenärztliche Bundesvereinigung). (2023). *Das eRezept per eGK soll Mitte 2023 kommen – Verordnungen auf Papier weiterhin möglich.* Verfügbar unter https://www.kbv.de/html/1150_61859.php

Keller, C. (2021). *Pflegen: Grundlagen und Interventionen.* Urban & Fischer.

Kerres, M. (2013). *Mediendidaktik: Konzeption und Entwicklung mediengestützter Lernangebote.* Oldenbourg Verlag. https://doi.org/10.1524/9783486736038

Ketelsen, L., Cook, K. & Kennedy, B. (2014). *The HCAHPS handbook 2: Tactics to improve quality and the patient experience.* Fire Starter Publishing.

Kettle, L. & Lee, Y.C. (2021). „Welcome to your Daily Wellness Check": The proposed evaluation of a SMS-based conversational agent for managing health and wellbeing. *Proceedings of the Human Factors and Ergonomics Society Annual Meeting, 65*(1), 791–795. https://doi.org/10.1177/1071181321651297

Khanbhai, M., Flott, K., Darzi, A. & Mayer, E. (2019). Evaluating digital maturity and patient acceptability of real-time patient experience feedback system: Systematic Review. *Journal of Medical Inter-*

*net Research, 21*(1), e9076. https://doi.org/10.2196/jmir.9076

Kieft, R., Vreeke, E.M., De Groot, E.M., De Graaf Waar, H.I., Van Gool, C.H., Koster, N., Napel, H.T., Francke, A.L. &. Delnoij, D.M.J. (2018). Mapping the Dutch SNOMED CT subset to Omaha System, NANDA International and International Classification of Functioning, Disability and Health. *International Journal of Medical Informatics, 111,* 77–82. https://doi.org/10.1016/j.ijmedinf.2017.12.025

Kim, H. & Xie, B. (2017). Health literacy in the eHealth era: A systematic review of the literature. *Patient Education Counseling, 100*(6), 1073–1082. https://doi.org/10.1016/j.pec.2017.01.015

Kim, J., Macieira, T.G.R., Meyer, S.L., Ansell, M., Bjarnadottir, R.I., Smith, M.B., Citty, S., Schentrup, D.M., Nealis, R.M. & Keenan, G.M. (2020). Towards implementing SNOMED CT in nursing practice: A scoping review. *International Journal of Medical Informatics, 134*(8), 104035. https://doi.org/10.1016/j.ijmedinf.2019.104035

Klauber, J., Geraedts, M., Friedrich, J. & Wasem, J. (Hrsg.). (2019). *Krankenhaus-Report 2019: Das digitale Krankenhaus.* Springer. https://doi.org/10.1007/978-3-662-58225-1

Klee, P., Bussien, C., Castellsague, M., Combescure, C., Dirlewanger, M., Girardin, C., Mando, J.L., Perrenoud, L., Salomon, C., Schneider, F. & Schwitzgebel, V.M. (2018). An intervention by a patient-designed do-it-yourself mobile device app reduces HbA1c in children and adolescents with type 1 diabetes: A randomized double-crossover study. *Diabetes Technology & Therapeutics, 20*(12), 797–805.

Klösch, M. & Von Reibnitz, C. (2020). #chronischkrank: Instagram® als Informationsplattform bei Diabetes mellitus Typ 2. *Pflegezeitschrift, 73*(7), 52–55. https://doi.org/10.1007/s41906-020-0700-4

Klösch, M., Deix, G. & Von Reibnitz, C. (2020). Nähe vermitteln in Zeiten der Distanz: Digitale Angebote für Trauerfeiern und Bestattungen unter COVID-19-Bedingungen. *ProCare, 25*(4), 14–16. https://doi.org/10.1007/s00735-020-1189-1

Klösch, M., Sari-Kundt, F., Reibnitz, C. & Osterbrink, J. (2021). Patients' attitudes and perceptions toward their own health literacy and the use of digital apps in health and disease management. *British Journal of Nursing, 30*(21), 1242–1249. https://doi.org/10.12968/bjon.2021.30.21.1242

Koch, L.F., Faßhauer, U. & Reiber, K. (2019). E-Learning in der hochschulischen Pflegeausbildung in Deutschland und die Rolle von Hochschullehrenden – eine Delphi-Erhebung. *Pflege, 32*(1), 31–46. https://doi.org/10.1024/1012-5302/a000653

Koerich, M., Vieira, R., Silva, D., Erdmann, A. & Meirelles, B. (2011). Brazilian technological output in the area of nursing: Advances and challenges. *Revista Gaúcha de Enfermagem, 32*(4), 736–743. https://doi.org/10.1590/S1983-14472011000400014

Kohl, F. (2017). *Medizintechnik: Überarbeitete Norm für Rufanlagen DIN VDE 0834 hält teils gravierende Änderungen für Betreiber bereit.* Verfügbar unter https://www.bsm-mp.de/images/Betreiber_aufgepasst.pdf

Koivunen, M. & Saranto, K. (2018). Nursing professionals' experiences of the facilitators and barriers to the use of telehealth applications: A systematic review of qualitative studies. *Scandinavian Journal of Caring Sciences, 32*(1), 24–44. https://doi.org/10.1111/scs.12445

Kolb, G.F. & Weißbach, L. (2015). Demografischer Wandel: Veränderungen in Gesellschaft und Medizin und Entwicklungstendenzen in der Geriatrie. *Der Urologe, 54*(12), 1701–1709. https://doi.org/10.1007/s00120-015-4004-z

Kolip, P. & Hurrelmann, K. (Hrsg.). (2016). *Handbuch Geschlecht und Gesundheit: Männer und Frauen im Vergleich* (2., vollständig überarbeitete u. erweiterte Aufl.). Hogrefe.

Kolpatzik, K., Mohrmann, M. & Zeeb, H. (Hrsg.). (2020). *Digitale Gesundheitskompetenz in Deutschland.* Kompart.

Kolpatzik, K., Schaeffer, D. & Vogt, D. (2018). Förderung der Gesundheitskompetenz – eine Aufgabe der Pflege. *G + G Wissenschaft, 18*(2), 7–14.

Köngeter, A., Jungkunz, M., Winkler, E., Schickhardt, C. & Mehlis, K. (2022). Sekundärnutzung klinischer Daten aus der Patientenversorgung für Forschungszwecke – eine qualitative Interviewstudie zu Nutzen- und Risikopotenzialen aus Sicht von Expertinnen und Experten für den deutschen Forschungskontext. In G. Richter, W. Loh, A. Buyx & S. Graf von Kielmansegg (Hrsg.), *Datenreiche Medizin und das Problem der Einwilligung: Ethische, rechtliche und sozialwissenschaftliche Perspektive* (S. 185–210). Springer. https://doi.org/10.1007/978-3-662-62987-1_10

Konrad, E. (1998). Zur Geschichte der Künstlichen Intelligenz in der Bundesrepublik Deutschland. In D. Siefkes, P. Eulenhöfer, H. Stach & K. Städtler (Hrsg.), *Sozialgeschichte der Informatik: Studien zur Wissenschafts- und Technikforschung* (S. 287–296).

Deutscher Universitätsverlag. https://doi.org/10.1007/978-3-663-08954-4_17

Konsortium Sprint-Doku. (2022). *Im Dialog mit dem Projekt Sprint-Doku: Ergebnisse, Erfahrungen und Ausblick.* Verfügbar unter https://www.sprint-doku.de/wp-content/uploads/2022/08/Im-Dialog-mit-dem-Projekt-Sprint-Doku.-Ergebnisse-Erfahrungen-und-Ausblick_final.pdf

Koopman, R.J., Petroski, G.F., Canfield, S.M., Stuppy, J.A. & Mehr, D.R. (2014). Development of the PRE-HIT instrument: Patient readiness to engage in health information technology. *BMC Family Practice, 15,* 18. https://doi.org/10.1186/1471-2296-15-18

Kordonouri, O. & Kerner, W. (2021). Diabetes mellitus Typ 1: Update. *Internist, 62,* 627–637. https://doi.org/10.1007/s00108-021-01009-w

Korff, W. & Vogt, M. (2016). *Gliederungssysteme angewandter Ethik.* Herder.

Korhonen, E.S., Nordman, T. & Eriksson, K. (2015). Technology and its ethics in nursing and caring journals: An integrative literature review. *Nursing Ethics, 22*(5), 561–576. https://doi.org/10.1177/0969733014549881

Kortekamp, S., Ickerott, I. & Teuteberg, F. (2020). *Gestaltungsempfehlungen für Augmented-Reality-Applikationen: Ein Anwendungsbeispiel im Gesundheitswesen.*

Körtner, U. (2022). *Grundkurs Pflegeethik.* Facultas.

Koumakis, L., Schera, F., Parker, H., Bonotis, P., Chatzimina, M., Argyropaidas, P., Zacharioudakis, G., Schäfer, M., Kakalou, C., Karamanidou, C., Didi, J., Kazantzaki, E., Scarfo, L., Marias, K. & Natsiavas, P. (2021). Fostering palliative care through digital intervention: A platform for adult patients with hematologic malignancies. *Frontiers in Digital Health, 3,* 730722.

Krankenkassen.Deutschland. (2022). *Checkliste: Gesundheitsinformationen aus dem Internet.* Verfügbar unter https://www.krankenkassen.de/ref/TODO-102/

Kreidenweis, H. (2020). *Sozialinformatik: Digitaler Wandel und IT-Einsatz in sozialen Organisationen.* Nomos. https://doi.org/10.5771/9783845298108

Kreis, J. & Bödeker, W. (2003). *Gesundheitlicher und ökonomischer Nutzen betrieblicher Gesundheitsförderung und Prävention.* Verfügbar unter https://www.dguv.de/medien/inhalt/praevention/praev_lohnt_sich/wirtschaftlichkeit/wirtschaftlichkeit_volkswirtschaft/iga-rep-03.pdf

Kreutzer, R.T. & Sirrenberg, M. (Hrsg.). (2019). *Künstliche Intelligenz verstehen: Grundlagen – Use-Cases – unternehmenseigene KI-Journey.* Springer Gabler. https://doi.org/10.1007/978-3-658-25561-9

Krieger, N. (2003). Genders, sexes, and health: What are the connections – and why does it matter? *International Journal of Epidemiology, 32*(4), 652–657. https://doi.org/10.1093/ije/dyg156

Kristiansen, E., Johansen, M. & Zanaboni, P. (2019). Healthcare personnels' experience with patients' online access to electronic health records: Differences between professions, regions, and somatic and psychiatric healthcare. *Linköping Electronic Conference Proceedings, 161*(16), 93–98.

Kritsotakis, G., Andreadaki, E., Linardakis, M., Manomenidis, G., Bellali, T. & Kostagiolas, P. (2021). Nurses' ehealth literacy and associations with the nursing practice environment. *International Nursing Review, 68*(3), 365–371. https://doi.org/10.1111/inr.12650

Krönke, C. & Tschachler, E. (2022). Ein Opt-out für die elektronische Patientenakte (ePA): Entfaltung und Bewertung von Gestaltungsoptionen eines Opt-out-Systems für die Nutzung der ePA zu Versorgungszwecken aus datenschutzrechtlicher Perspektive. *Datenschutz und Datensicherheit, 46,* 419–426. https://doi.org/10.1007/s11623-022-1632-5

Krüger-Brand, H.E. (2010). E-Health in Österreich: Pragmatischer Ansatz trägt Früchte. *Deutsches Ärzteblatt, 107*(28–29), 1395–1397.

Krüger-Brand, H.E. (2019). Digitale-Versorgung-Gesetz: Schub für die digitale Versorgung. *Deutsches Ärzteblatt, 116*(46), 2111.

Krüger-Brand, H.E. (2020). SNOMED CT. Meilenstein für die Standardisierung. *Deutsches Ärzteblatt, 117*(15), 766–767.

Kruse, C.S., Mileski, M., Alaytsev, V., Carol, E. & Williams, A. (2015). Adoption factors associated with electronic health record among longterm care facilities: A systematic review. *BMJ Open, 5*(1), e006615. https://doi.org/10.1136/bmjopen-2014-006615

Kubek, V., Blaudszun, A., Eierdanz, F. & Velten, S. (Hrsg.). (2020). *Digitalisierung in der Pflege: Zur Unterstützung einer besseren Arbeitsorganisation.* Springer. https://doi.org/10.1007/978-3-662-61372-6

Kudina, O. (2021). Regulating AI in health care: The challenges of informed user engagement. *Hastings Center Report, 51*(5), 6–7. https://doi.org/10.1002/hast.1263

Kuhlen, R. (2004). *Informationsethik: Umgang mit Wissen und Informationen in elektrischen Räumen*. UTB.

Kuhlmey, A., Blüher, S., Nordheim, J. & Zöllick, J. (2019). *Technik in der Pflege – Einstellungen von professionell Pflegenden zu Chancen und Risiken neuer Technologien und technischer Assistenzsysteme. Projektbericht für das ZQP*. Verfügbar unter https://www.zqp.de/wp-content/uploads/ZQP-Bericht-Technik-profPflege.pdf

Kühnast, C. (2022). *Wie zukünftig im Gesundheitswesen digital kommuniziert wird*. Verfügbar unter https://www.deutsche-apotheker-zeitung.de/news/artikel/2022/10/18/wie-zukuenftig-im-gesundheitswesen-digital-kommuniziert-wird

Kurzlechner, W. (2011). *Studie von Uni Oxford und McKinsey: Fatales Projekt-Versagen*. Verfügbar unter https://www.cio.de/a/fatales-projekt-versagen,2287797

Kusenbach, M. (2013). *Personendetektion unter Verwendung von Tiefendaten* (Masterarbeit). Universität Koblenz-Landau. Verfügbar unter https://kola.opus.hbz-nrw.de/frontdoor/deliver/index/docId/753/file/Kusenbach2013.pdf

Lackes, R. & Siepermann, M. (2018). *Neuronale Netze*. Verfügbar unter https://wirtschaftslexikon.gabler.de/definition/neuronale-netze-41065/version-264437

Landau, R. & Werner, S. (2012). Ethical aspects of using GPS for tracking people with dementia: Recommendations for practice. *International Psychogeriatrics, 24*(3), 358–366. https://doi.org/10.1017/S1041610211001888

Landesregierung Nordrhein-Westfalen. (2022). *Land fördert ersten Schritt zum Aufbau eines Leistungszentrums für Automation der Universität Bielefeld und des Fraunhofer-Instituts in Lemgo*. Verfügbar unter https://www.land.nrw/pressemitteilung/land-foerdert-ersten-schritt-zum-aufbau-eines-leistungszentrums-fuer-automation

Langabeer, J. R., Champagne-Langabeer, T., Alqusairi, D., Kim, J., Jackson, A., Persse, D. & Gonzalez, M. (2017). Cost-benefit analysis of telehealth in pre-hospital care. *Journal of Telemedicine and Telecare, 23*(8), 747–751. https://doi.org/10.1177/1357633X16680541

Langarizadeh, M., Moghbeli, F. & Aliabadi, A. (2017). Application of ethics for providing telemedicine services and information technology. *Medical Archives, 71*(5), 351–355. https://doi.org/10.5455/medarh.2017.71.351-355

Laramee, A., Bosek, M., Shaner-McRae, H. & Powers-Phaneuf, T. (2012). A comparison of nurse attitudes before implementation and 6 and 18 Months after implementation of an electronic health record. *Computers, Informatics, Nursing, 30*(10), 521–530. https://doi.org/10.1097/NXN.0b013e3182573b04

Lasiter, S. (2014). „The button“: Initiating the patient-nurse interaction. *Clinical Nursing Research, 23*(2), 188–200. https://doi.org/10.1177/1054773813479794

Le, S., Ebner, M. & Schön, S. (2013). *Lehrbuch für Lernen und Lehren mit Technologien*. Verfügbar unter https://l3t.tugraz.at/index.php/LehrbuchEbner10/issue/view/9/showToc

Lee, J., Lee, E.-H. & Chae, D. (2021). eHealth literacy instruments: Systematic review of measurement properties. *Journal of Medical Internet Research, 23*(11), e30644. https://doi.org/10.2196/30644

Lee, E. Y., Cha, S. A., Yun, J. S., Lim, S. Y., Lee, J. H., Ahn, Y. B., Yoon, K. H., Hyun, M. K. & Ko, S. H. (2022). Efficacy of personalized diabetes self-care using an electronic medical record-integrated mobile app in patients with type 2 diabetes: 6-month randomized controlled trial. *Journal of Medical Internet Research, 24*(7), e37430. https://doi.org/10.2196/preprints.37430

Lehner, F. (2021). *Wissensmanagement: Grundlagen, Methoden und technische Unterstützung*. Hanser. https://doi.org/10.3139/9783446468115.fm

Lender, P. (2019). *Digitalisierung klargemacht: Basiswissen für Arbeitnehmer und Unternehmen*. Haufe.

Lenhard, T. (2017). *Datensicherheit: Technische und organisatorische Schutzmaßnahmen gegen Datenverlust und Computerkriminalität*. Springer.

Lenk, C., Duttge, G. & Fangerau, H. (2014). *Handbuch Ethik und Recht der Forschung am Menschen*. Springer. https://doi.org/10.1007/978-3-642-35099-3

Leorin, C., Stella, E., Nugent, C., Cleland, I. & Paggetti, C. (2019). The value of including people with dementia in the co-design of personalized eHealth technologies. *Dementia and Geriatric Cognitive Disorders, 47*(3), 164–175. https://doi.org/10.1159/000497804

LEP. (2022). *Leistungserfassung in der Pflege*. Verfügbar unter https://www.lep.ch/de/

Lerner, D. & Mohr, S. (2021). Lehren und lernen mit virtuellen Patienten? *Pflegezeitschrift, 74*(3), 46–48. https://doi.org/10.1007/s41906-020-0981-7

Levin-Zamir, D. & Bertschi, I. (2018). Media health literacy, eHealth literacy, and the role of the social environment in context. *International Journal of*

*Environmental Research and Public Health, 15*(8), 1643. https://doi.org/10.3390/ijerph15081643

Li, K.Y., Zhu, Z., Ng, S. & Ellimoottil, C. (2021). Direct-to-consumer telemedicine visits for acute respiratory infections linked to more downstream visits: Study examines the association between telemedicine and downstream health care utilization. *Health Affairs, 40*(4), 596–602. https://doi.org/10.1377/hlthaff.2020.01741

Lim, S.L., Ong, K.W., Johal, J., Han, C.Y., Yap, Q.V., Chan, Y.H., Chooi, Y.C., Zhang, Z.P., Chandra, C.C., Thiagarajah, A.G. & Khoo, C.M. (2021). Effect of a smartphone app on weight change and metabolic outcomes in asian adults with type 2 diabetes: A randomized clinical trial. *JAMA Network Open, 4*(6), e2112417. https://doi.org/10.1001/jamanetworkopen.2021.12417

Lima, S., Newall, F., Kinney, S., Jordan, H.L. & Hamilton, B. (2014). How competent are they? Graduate nurses self-assessment of competence at the start of their careers. *Collegian, 21*(4), 353–358. https://doi.org/10.1016/j.colegn.2013.09.001

Lin, J.-H.T., Wu, D.-Y. & Yang, J.-W. (2021). Exercising with a six pack in virtual reality: Examining the proteus effect of avatar body shape and sex on self-efficacy for core-muscle exercise, self-concept of body shape, and actual physical activity. *Frontiers in Psychology, 12,* 693543. https://doi.org/10.3389/fpsyg.2021.693543

Link, E. & Baumann, E. (2020). Nutzung von Gesundheitsinformationen im Internet: Personenbezogene und motivationale Einflussfaktoren. *Bundesgesundheitsblatt, Gesundheitsforschung, Gesundheitsschutz, 63*(7), 681–689. https://doi.org/10.1007/s00103-020-03144-5

Lipp, B. & Maasen, S. (2019). Roboter in der Pflege als sozio-technisches Verschaltungsproblem: Theoretische Angebote der Technikforschung an die Pflege(wissenschaft). *Pflege & Gesellschaft, 24*(3), 206–218.

Livingston, G., Huntley, J., Sommerlad, A., Ames, D., Ballard, C., Banerjee, S., Brayne, C., Burns, A., Cohen-Mansfield, J., Cooper, C., Costafreda, S., Dias, A., Fox, N., Gitlin, L., Howard, R., Kales, H., Kivimäki, M., Larson, E., Ogunniyi, A., … Mukadam, N. (2020). Dementia prevention, intervention, and care: 2020 report of the Lancet Commission. *Lancet, 396*(10248), 413–446.

Liyanage, H., Liaw, S.T., Jonnagaddala, J., Schreiber, R., Kuziemsky, C., Terry, A.L. & De Lusignan, S. (2019). Artificial intelligence in primary health care: Perceptions, issues, and challenges. *Yearbook of Medical Informatics, 28*(1), 41–46. https://doi.org/10.1055/s-0039-1677901

Lochmahr, A., Müller, P., Planing, P. & Popović, T. (2019). *Digitalen Wandel gestalten: Transdisziplinäre Ansätze aus Wissenschaft und Wirtschaft*. Springer. https://doi.org/10.1007/978-3-658-24651-8

Lopes, P., Pino, M., Carletti, G., Hamidi, S., Legué, S., Kerhervé, H., Benveniste, S., Andéol, G., Bonsom, P., Reingewirtz, S. & Rigaud, A.-S. (2016). Co-Conception process of an innovative assistive device to track and find misplaced everyday objects for older adults with cognitive impairment: The TROUVE Project. *IRBM, 37*(2), 52–57.

Lopp, V. (2018). *IT-Einkauf kompakt. Wie man Informationstechnik effizient und kostenoptimiert beschafft*. Springer. https://doi.org/10.1007/978-3-662-55952-9

Lorsbach, M., Gillessen, A., Revering, K. & Juhra, C. (2021). Informationen zur medizinischen Vorgeschichte in der Notaufnahme: Einfluss auf Therapie- und Diagnostikentscheidungen. *Medizinische Klinik – Intensivmedizin und Notfallmedizin, 116*(4), 345–352. https://doi.org/10.1007/s00063-020-00661-8

Lotto, M., Strieder, A.P., Ayala Aguirre, P.E., Oliveira, T.M., Andrade Moreira Machado, M.A., Rios, D. & Cruvinel, T. (2020). Parental-oriented educational mobile messages to aid in the control of early childhood caries in low socioeconomic children: A randomized controlled trial. *Journal of Dentistry, 101,* 103456. https://doi.org/10.1016/j.jdent.2020.103456

Louch, G., Albutt, A. & O'Hara, J. (2022). What do primary care staff think about patients accessing electronic health records? A focus group study. *BMC Health Services Research, 22*(1), 581. https://doi.org/10.1186/s12913-022-07954-y

Ludwig, S., Starker, A., Hermann, S. & Jordan, S. (2020). Inanspruchnahme von Maßnahmen der betrieblichen Gesundheitsförderung in Deutschland: Ergebnisse der Studie „Gesundheit in Deutschland aktuell“ (GEDA 2014/2015-EHIS). *Bundesgesundheitsblatt, Gesundheitsforschung, Gesundheitsschutz, 63*(12), 1491–1501. https://doi.org/10.1007/s00103-020-03239-z

Lussier, M., Aboujaoudé, A., Couture, M., Moreau, M., Laliberté, C., Giroux, S., Pigot, H., Gaboury, S., Bouchard, K., Belchior, P., Bottari, C., Paré, G., Consel, C. & Bier, N. (2020). Using ambient assisted living to monitor older adults with Alzheimer disease: Single-Case study to validate the monitoring report. *JMIR Medical Informatics, 8*(11), e20215.

Mackavey, C. & Cron, S. (2019). Innovative strategies: Increased engagement and synthesis in online advanced practice nursing education. *Nurse Education Today, 76*(3), 85–88. https://doi.org/10.1016/j.nedt.2019.01.010

Mackert, M., Mabry Flynn, A., Champlin, S., Donovan, E.E. & Pounders, K. (2016). Health literacy and health information technology adoption: The potential for a new digital divide. *Journal of Medical Internet Research, 18*(10), e264. https://doi.org/10.2196/jmir.6349

Maiorino, M.I., Signoriello, S., Maio, A., Chiodini, P., Bellastella, G., Scappaticcio, L., Longo, M., Giugliano, D. & Esposito, K. (2020). Effects of continuous glucose monitoring on metrics of glycemic control in diabetes: A systematic review with meta-analysis of randomized controlled trials. *Diabetes Care, 43*(5), 1146–1156. https://doi.org/10.2337/dc19-1459

Mann, N.K., Schmiedl, S., Mortsiefer, A., Bencheva, V., Löscher, S., Ritzke, M., Drewelow, E., Feldmeier, G., Santos, S., Wilm, S., Thürmann, P.A. & COFRAIL study group. (2022). Development of a deprescribing manual for frail older people for use in the COFRAIL study and in primary care. *Therapeutic Advances in Drug Safety, 13,* 20420986221122684.

Manzeschke, A. (2019). Roboter in der Pflege: Von Menschen, Maschinen und anderen hilfreichen Wesen. *Ethik Journal, 5*(1), 1–11.

Martel, M., Imdieke, B., Holm, K., Poplau, S., Heegaard, W., Pryor, J. & Linzer, M. (2018). Developing a medical scribe program at an academic hospital: The Hennepin County Medical Center experience. *The Joint Commission Journal on Quality and Patient Safety, 44*(5), 238–249. https://doi.org/10.1016/j.jcjq.2018.01.001

Martin, J.L., Saredakis, D., Hutchinson, A.D., Crawford, G.B. & Loetscher, T. (2022). Virtual reality in palliative care: A systematic review. *Healthcare, 10*(7), 1222. https://doi.org/10.3390/healthcare10071222

Martini, M. (Hrsg.). (2019). *Blackbox Algorithmus – Grundfragen einer Regulierung Künstlicher Intelligenz.* Springer. https://doi.org/10.1007/978-3-662-59010-2

Marx, G., Greiner, W., Juhra, C., Elkenkamp, S., Gensorowsky, D., Lemmen, S., Englbrecht, J., Dohmen, S., Gottschalk, A., Haverkamp, M., Hempen, A., Flügel-Bleienheuft, C., Bause, D., Schulze-Steinen, H., Rademacher, S., Kistermann, J., Hoch, S., Beckmann, H.J., Lanckohr, C., … Deisz, R. (2022). An innovative telemedical network to improve infectious disease management in critically ill patients and outpatients (TELnet@NRW): Stepped-Wedge cluster randomized controlled trial. *Journal of Medical Internet Research, 24*(3), e34098.

Matthias, M.S., Evans, E., Porter, B., McCalley, S. & Kroenke, K. (2020). Patients' experiences with telecare for chronic pain and mood symptoms: A qualitative study. *Pain Medicine, 21*(10), 2137–2145. https://doi.org/10.1093/pm/pnz345

Matusiewicz, D., Puhalac, V. & Werner, J.A. (2020). *Avatare im Gesundheitswesen: Wie Virtual Reality Medizin und Gesundheit revolutionieren wird.* Springer. https://doi.org/10.1007/978-3-658-31801-7

Matzk, S., Tsiasioti, C., Behrendt, S., Jürchott, K. & Schwinger, A. (2022). Pflegebedürftigkeit in Deutschland. In K. Jacobs, A. Kuhlmey, S. Greß, J. Klauber & A. Schwinger (Hrsg.), *Pflege-Report 2022: Spezielle Versorgungslagen in der Langzeitpflege* (S. 251–286). Springer. https://doi.org/10.1007/978-3-662-65204-6_17

Mavrogiorgou, P., Böhme, P., Hooge, V., Pfeiffer, T. & Juckel, G. (2022). Virtuelle Realität in der Lehre im Fach Psychiatrie und Psychotherapie. *Der Nervenarzt, 93,* 728–734. https://doi.org/10.1007/s00115-021-01227-5

McElhinney, E., Kidd, L. & Cheater, F.M. (2018). Health literacy practices in social virtual worlds and the influence on health behaviour. *Global Health Promotion, 25*(4), 34–47. https://doi.org/10.1177/1757975918793334

Meade, C.M., Bursell, A.L. & Ketelsen, L. (2006). Effects of nursing rounds: On patients' call light use, satisfaction, and safety. *American Journal of Nursing, 106*(9), 58–71. https://doi.org/10.1097/00000446-200609000-00029

Medical Device Coordination Group. (2019). *Guidance on qualification and classification of software in regulation (EU) 2017/745 – MDR and Regulation (EU) 2017/746 – IVDR.* Available from https://ec.europa.eu/docsroom/documents/37581?locale=nl

Mehrholz, J., Pollock, A., Pohl, M., Kugler, J. & Elsner, B. (2020). Systematic review with network meta-analysis of randomized controlled trials of robotic-assisted arm training for improving activities of daily living and upper limb function after stroke. *Journal of NeuroEngineering and Rehabilitation, 17*(1), 1–14. https://doi.org/10.1186/s12984-020-00715-0

Meiland, F., Hattink, B., Overmars-Marx, T., De Boer, M., Jedlitschka, A., Ebben, P., Stalpers-Croeze, I., Flick, S., Van der Leeuw, J., Karkowski, I. & Dröes, R. (2014). Participation of end users in the design of assistive technology for people with mild to severe cognitive problems: The European Rosetta project. *International Psychogeriatrics, 26*(5), 769–779.

Meißner, F. (2013). Betriebliches Gesundheitsmanagement im Gesundheitswesen. *Bewegungstherapie und Gesundheitssport, 29*(2), 62–66. https://doi.org/10.1055/s-0032-1331094

Meissner, T. (2019). Diabetologie. In E. Mayatepek (Hrsg.), *Pädiatrie: Grundlagen, Klinik und Praxis* (S. 219–230). Elsevier.

Merda, M., Schmidt, K. & Kähler, B. (2017). *Pflege 4.0 – Einsatz moderner Technologien aus der Sicht professionell Pflegender*. Verfügbar unter https://www.bgw-online.de/resource/blob/20346/e735030f6178101cf2ea9fa14e1bc063/bgw09-14-002-pflege-4-0-einsatz-moderner-technologien-data.pdf

Merians, A., Fluet, G., Qiu, Q., Saleh, S., Lafond, I., Davidow, A. & Adamovich, S. (2011). Robotically facilitated virtual rehabilitation of arm transport integrated with finger movement in persons with hemiparesis. *Journal of NeuroEngineering and Rehabilitation, 8*(27), 1–10. https://doi.org/10.1186/1743-0003-8-27

Mesquita, A., Zamarioli, C. & Carvalho, E. (2016). The use of robots in nursing care practices: An exploratory-descriptive study. *Online Brazilian Journal of Nursing, 15*(3), 404–413. https://doi.org/10.17665/1676-4285.20165395

Meyer, H. (2020). *Unterrichts-Methoden I: Theorieband*. Cornelsen Scriptor.

Meyer, T., Gutenbrunner, C., Bickenbach, J., Cieza, A., Melvin, J. & Stucki, G. (2011). Towards a conceptual description of rehabilitation as a health strategy. *Journal of Rehabilitation Medicine, 43*(9), 765–769. https://doi.org/10.2340/16501977-0865

Middleton, A., Harte, R. & Ward, T. (2014). Rehabilitation systems in ambient assisted living environments. In K. Curran (Ed.), *Recent advances in ambient intelligence and context-aware computing* (pp. 60–78). IGI Global. https://doi.org/10.4018/978-1-4666-7284-0.ch004

Miller, E., Murray, L. Richards, L., Zorowitz, R., Bakas, T., Clark, P. & Billinger, S. (2010). Comprehensive overview of nursing and interdisciplinary rehabilitation care of the stroke patient: A scientific statement from the American Heart Association. *Stroke, 41*(10), 2402–2448. https://doi.org/10.1161/STR.0b013e3181e7512b

Mills, J., Fox, J., Damarell, R., Tieman, J. & Yates, P. (2021). Palliative care providers' use of digital health and perspectives on technological innovation: A national study. *BMC Palliative Care, 20*(1), 124. https://doi.org/10.1186/s12904-021-00822-2

Milne-Ives, M., De Cock, C., Lim, E., Shehadeh, M.H., De Pennington, N., Mole, G., Normando, E. & Meinert, E. (2020). The effectiveness of artificial intelligence conversational agents in health care: Systematic review. *Journal of Medical Internet Research, 22*(10), e20346. https://doi.org/10.2196/preprints.20346

Mils, J. (2019). Digital health technology in palliative care: Friend or foe? *Progress in Palliative Care, 27*(4), 145–146. https://doi.org/10.1080/09699260.2019.1650420

Mitchell, V., Ross, T., May, A., Sims, R. & Parker, C. (2015). Empirical investigation of the impact of using co-design methods when generating proposals for sustainable travel solutions. *CoDesign, 12*(4), 205–220. https://doi.org/10.1080/15710882.2015.1091894

Mitsutake, S., Shibata, A., Ishii, K. & Oka, K. (2016). Associations of eHealth literacy with health behavior among adult internet users. *Journal of Medical Internet Research, 18*(7), e192. https://doi.org/10.2196/jmir.5413

Mohammed, S., Amirat, Y. & Rifai, H. (2012). Lower-limb movement assistance through wearable robots: State of the art and challenges. *Advanced Robotics, 26*(1–2), 1–22. https://doi.org/10.1163/016918611X607356

Mold, F., De Lusignan, S., Sheikh, A., Majeed, A., Wyatt, J.C., Quinn, T., Cavill, M., Franco, C., Chauhan, U., Blakey, H., Kataria, N., Arvanitis, T.N. & Ellis, B. (2015). Patients' online access to their electronic health records and linked online services: A systematic review in primary care. *British Journal of General Practice, 65*(632), e141–e151.

Monkman, H., Kushniruk, A.W., Barnett, J., Borycki, E.M., Greiner, L.E. & Sheets, D. (2017). Are health literacy and eHealth literacy the same or different? *Studies in Health Technology and Informatics, 245,* 178–182.

Monteverde, S. (Hrsg.). (2020). *Handbuch Pflegeethik: Ethisch denken und handeln in den Praxisfeldern der Pflege*. Kohlhammer.

Montie, M., Shuman, C., Galinato, J., Patak, L., Anderson, C.A. & Titler, M.G. (2017). Conduits to care:

Call lights and patients' perceptions of communication. *Journal of Multidisciplinary Healthcare, 10,* 359–366. https://doi.org/10.2147/JMDH.S144152

Moore, Z., Angel, D., Bjerregaard, J., O'Connor, T., McGuiness, W., Kröger, K., Brandt-Rasmussen, B.S. & Yderstrœde, K.B. (2015). eHealth in wound care: From conception to implementation. *Journal of Wound Care, 24*(Suppl. 5), 1–44. https://doi.org/10.12968/jowc.2015.24.Sup5.S1

Moorhead, S., Johnson, M., Maas, M.L. & Swanson, E. (Hrsg.). (2013). *Pflegeergebnisklassifikation (NOC).* Hogrefe.

Morawietz, C. & Moffat, F. (2013). Effects of locomotor training after incomplete spinal cord injury: A systematic review. *Archives of Physical Medicine and Rehabilitation, 94*(11), 2297–2308. https://doi.org/10.1016/j.apmr.2013.06.023

Morgan, D.D., Swetenham, K., To, T.H. M., Currow, D.C. & Tieman, J.J. (2017). Telemonitoring via self-report and video review in community palliative care: A case report. *Healthcare, 5*(3), 51. https://doi.org/10.3390/healthcare5030051

Morley, J., Machado, C.C. V., Burr, C., Cowls, J., Joshi, I., Taddeo, M. & Floridi, L. (2020). The ethics of AI in health care: A mapping review. *Social Science and Medicine, 260,* 113172. https://doi.org/10.1016/j.socscimed.2020.113172

Moss, J.A., Damrongsak, M. & Gallichio, K. (2005). Representing critical care data using the clinical care classification. *AMIA Annual Symposium Proceedings, 2005,* 545–549.

Motmans, J., Nieder, T.O. & Bouman, W.P. (2019). Transforming the paradigm of nonbinary transgender health: A field in transition. *International Journal of Transgenderism, 20*(2–3), 119–125. https://doi.org/10.1080/15532739.2019.1640514

Moucheboeuf, G., Griffier, R., Gasq, D., Glize, B., Bouyer, L., Dehail, P. & Cassoudesalle, H. (2020). Effects of robotic gait training after stroke: A meta-analysis. *Annals of Physical and Rehabilitation Medicine, 63*(6), 518–534. https://doi.org/10.1016/j.rehab.2020.02.008

Mühlbauer, H. (Hrsg.). (2018). *EU-Datenschutz-Grundverordnung (DSGVO): Praxiswissen für die Umsetzung im Unternehmen – Schnellübersichten.* Beuth.

Müller, K. & Peters, M. (2022). *Technikkompetenzen von Pflegenden im Zeitalter der Digitalisierung (BIBB Discussion Paper).* Verfügbar unter https://datapool-bibb.bibb.de/pdfs/Mueller_Peters_Technikkompetenzen_von_Pflegenden.pdf

Müller, A. & Sander, A. (2022). Semantische Analyse: Möglichkeiten, Auswertungsbeispiele und Perspektiven. In V. Henke, G. Hülsken, P.M. Meier & A. Beß (Hrsg.), *Digitalstrategie im Krankenhaus. Einführung und Umsetzung von Datenkompetenz und Compliance* (S. 491–503). Springer Gabler. https://doi.org/10.1007/978-3-658-36226-3_35

Müller Staub, M. & Rappold, E. (2017). Klassifikationen/Systeme – Beurteilung anhand von Studien. In M. Müller Staub, K. Schalek & P. König (Hrsg.), *Pflegeklassifikationen: Anwendung in Praxis, Bildung und elektronischer Pflegedokumentation* (S. 261–305). Hogrefe.

Müller Staub, M., Schalek, K. & König, P. (Hrsg.). (2017). *Pflegeklassifikationen: Anwendung in Praxis, Bildung und elektronischer Pflegedokumentation.* Hogrefe.

Müller-Staub, M., Lavin, M.A., Needham, I. & Van Achterberg, T. (2007). Pflegediagnosen, -interventionen und -ergebnisse: Anwendung und Auswirkungen auf die Pflegepraxis: Eine systematische Literaturübersicht. *Pflege, 20*(6), 352–371. https://doi.org/10.1024/1012-5302.20.6.352

Multidos Rhein-Main. (2023). *Der Multidos-Standard: Herausragendes für Apotheken, Patienten und Heime.* Verfügbar unter https://www.multidos.de/multidos-standard.html

Naeem, S.B., Bhatti, R. & Khan, A. (2021). An exploration of how fake news is taking over social media and putting public health at risk. *Health Information and Libraries Journal, 38*(2), 143–149. https://doi.org/10.1111/hir.12320

Nam, Y.-G., Lee, J., Park, J., Lee, H., Nam, K., Park, J., Yu, C., Choi, M. & Kwon, B. (2019). Effects of electromechanical exoskeleton-assisted gait training on walking ability of stroke patients: A randomized controlled trial. *Archives of Physical Medicine and Rehabilitation, 100*(1), 26–31. https://doi.org/10.1016/j.apmr.2018.06.020

Nantschev, R. & Ammenwerth, E. (2020). Availability of standardized electronic patient data in nursing: A nationwide survey in Austrian acute care hospitals. *Studies in Health Technology and Informatics, 272,* 233–236.

National Telecommunications and Information Administration. (2016). *Lack of trust in internet privacy and security may deter economic and other online activities.* Available from https://www.ntia.doc.gov/blog/2016/lack-trust-internet-privacy-and-security-may-deter-economic-and-other-online-activities

Navarro, J., Peña, J., Cebolla, A. & Baños, R. (2022). Can avatar appearance influence physical activity? User-avatar similarity and proteus effects on cardiac frequency and step counts. *Health Communication, 37*(2), 222–229. https://doi.org/10.1080/10410236.2020.1834194

Neergaard, A.M., Warfvinge, J.E., Jespersen, T.W., Olesen, F., Ejskjaer, N. & Jensen, A.B. (2014). The impact of „modern telecommunication" in palliative care: The views of the professionals. *Telemedicine Journal and e-Health, 20*(1), 24–31. https://doi.org/10.1089/tmj.2013.0047

Nelson, J.J. & Staffileno, B.A. (2017). Improving the patient experience: Call light intervention bundle. *Journal of Pediatric Nursing, 36,* 37–43. https://doi.org/10.1016/j.pedn.2017.04.015

Nemat, A.T. & Becker, S.J. (2022). *Digitale Ethik in Healthcare: Leitfaden zur Transformation von Gesundheitsunternehmen.* MWV Medizinisch Wissenschaftliche Verlagsgesellschaft.

Neubauer, T. & Heurix, J. (2011). A methodology for the pseudonymization of medical data. *International Journal of Medical Informatics, 80*(3), 190–204. https://doi.org/10.1016/j.ijmedinf.2010.10.016

Neubauer, J. & Mutzbauer, J. (2021). *Software für die ambulante Pflege: Wundversorgung digital managen.* Verfügbar unter https://www.healthcare-digital.de/wundversorgung-digital-managen-a-1016625/

Neubauer, T. & Riedl, B. (2008). Improving patients privacy with pseudonymization. *Studies in Health Technology and Informatics, 136,* 691–696.

Neumann, V., Gutenbrunner, C., Fialka-Moser, V., Christodoulou, N., Varela, E., Giustini, A. & Delarque, A. (2010). Interdisciplinary team working in physical and rehabilitation medicine. *Journal of Rehabilitation Medicine, 42*(1), 4–8. https://doi.org/10.2340/16501977-0483

Neves, A.L., Poovendran, D., Freise, L., Ghafur, S., Flott, K., Darzi, A. & Mayer, E.K. (2019). Health care professionals' perspectives on the secondary use of health records to improve quality and safety of care in England: Qualitative study. *Journal of Medical Internet Research, 21*(9), e14135. https://doi.org/10.2196/preprints.14135

NICE (National Institute for Health and Care Excellence). (2019a). *Evidence standards framework for digital health technologies.* Available from https://www.nice.org.uk/Media/Default/About/what-we-do/our-programmes/evidence-standards-framework/digital-evidence-standards-framework.pdf

NICE (National Institute for Health and Care Excellence). (2019b). *NICE evidence standards framework for digital health technologies – version 2 launched.* Available from https://digitalhealth.london/nice-esf-v2/

Nida-Rümelin, J., Spiegel, I. & Tiedemann, T. (Hrsg.). (2017). *Handbuch Philosophie und Ethik. Band 1: Didaktik und Methodik* (2., durchgesehene Aufl.). Ferdinand Schöningh. https://doi.org/10.36198/9783838586915

Nielsen, S., Langensiepen, S., Madi, M., Elissen, M., Stephan, A. & Meyer, G. (2022). Implementing ethical aspects in the development of a robotic system for nursing care: A qualitative approach. *BMC Nursing, 21*(1), 1–10. https://doi.org/10.1186/s12912-022-00959-2

Niemeijer, A., Frederiks, B., Riphagen, I., Legemaate, J., Eefsting, J. & Hertogh, C. (2010). Ethical and practical concerns of surveillance technologies in residential care for people with dementia or intellectual disabilities: An overview of the literature. *International Psychogeriatrics, 22*(7), 1129–1142. https://doi.org/10.1017/S1041610210000037

Nitschke, M., Quast, S., Krückeberg, J., Behrends, M. & Goll, S. (2012). *Ermittlung von Nutzerbedürfnissen zur Erhöhung der Beratungskompetenz von Pflegekräften und Technikern.* Verfügbar unter https://subs.emis.de/LNI/Proceedings/Proceedings208/1352.pdf

Nittari, G., Khuman, R., Baldoni, S., Pallotta, G., Battineni, G., Sirignano, A., Amenta, F. & Ricci, G. (2020). Telemedicine practice: Review of the current ethical and legal challenges. *Telemedicine Journal and e-Health, 26*(12), 1427–1437. https://doi.org/10.1089/tmj.2019.0158

Norgaard, O., Furstrand, D., Klokker, L., Karnoe Knudsen, A., Batterham Roy, W., Kayser, L. & Osborne, R. (2015). The e-health literacy framework: A conceptual framework for characterizing e-health users and their interaction with e-health systems. *Knowledge Management and E-Learning, 7*(4), 522–540.

Norman, C.D. & Skinner, H.A. (2006). eHEALS: The eHealth Literacy Scale. *Journal of Medical Internet Research, 8*(4), e27. https://doi.org/10.2196/jmir.8.4.e27

NOVENTI Care. (2023). *Pflegeprozesse neu & digital gedacht.* Verfügbar unter https://www.noventicare.de/landing/intelligente-pflegesoftware.html?gclid=Cj0KCQiAiJSeBhCCARIsAHnAzT-cMLlDgzHoWPvvk7CSDKtX8EIGpEz3n5axsS92upMlagvjuEo6s-0aAiNwEALw_wcB#einfach

Nuic, D., Vinti, M., Karachi, C., Foulon, P., Van Hamme, A. & Welter, M. L. (2018). The feasibility and positive effects of a customised videogame rehabilitation programme for freezing of gait and falls in Parkinson's disease patients: A pilot study. *Journal of NeuroEngineering and Rehabilitation, 15*(1), 31. https://doi.org/10.1186/s12984-018-0375-x

Nunkesser, R. (2022). *App Engineering: SwiftUI, Jetpack Compose,.NET MAUI und Flutter* (2. Aufl.). BoD – Books on Demand.

Nwosu, A. C., Monnery, D., Reid, V. L. & Chapman, L. (2017). Use of podcast technology to facilitate education, communication and dissemination in palliative care: The development of the AmiPal podcast. *BMJ Supportive & Palliative Care, 7*(2), 212–217. https://doi.org/10.1136/bmjspcare-2016-001140

Nwosu, A. C., Sturgeon, B., McGlinchey, T., Goodwin, C. D. G., Behera, A., Mason, S., Stanley, S. & Payne, T. R. (2019). Rotobotic technology for palliative and supportive care: Strenghs, weaknesses, opportunities and threats. *Palliative Medicine, 33*(8), 1106–1113. https://doi.org/10.1177/0269216319857628

O'Connor, S. (2021). Exoskeletons in nursing and healthcare: A bionic future. *Clinical Nursing Research, 30*(8), 1123–1126. https://doi.org/10.1177/10547738211038365

O'Connor, M., Asdornwised, U., Dempsey, M. L., Huffenberger, A., Jost, S., Flynn, D. & Norris, A. (2016). Using telehealth to reduce all-cause 30-day hospital readmissions among heart failure patients receiving skilled home health services. *Applied Clinical Informatics, 7*(2), 238–247. https://doi.org/10.4338/ACI-2015-11-SOA-0157

O'Neill, S., Nugent, C., Donnelly, M., McCullagh, P. & McLaughlin, J. (2012). Evaluation of connected health technology. *Technology and Health Care, 20*(3), 151–167. https://doi.org/10.3233/THC-2012-0662

Odenbreit, M. (2017). Pflegedaten sinnvoll nutzen: Elektronische Pflegedokumentation und DRG. In M. Müller Staub, K. Schalek & P. König (Hrsg.), *Pflegeklassifikationen: Anwendung in Praxis, Bildung und elektronischer Pflegedokumentation* (S. 365–380). Hogrefe.

Oesterhoff, E., Gocke, P., Scheinder, H. & Debatin, J. F. (2021). *Digitalisierung im Krankenhaus: Gestalten statt gestaltet werden.* MWV Medizinisch Wissenschaftliche Verlagsgesellschaft. https://doi.org/10.32745/9783954666355

Oh, Y. & Yang, S. (2010). *Defining exergames & exergaming.* Available from https://www.researchgate.net/publication/230794344_Defining_exergames_exergaming

Øksnebjerg, L., Woods, B. & Waldemar, G. (2018). Designing the ReACT app to support self-management of people with dementia: An iterative user-involving process. *Gerontology, 65*(6), 673–685. https://doi.org/10.1159/000500445

Øksnebjerg, L., Janbek, J., Woods, B. & Waldemar, G. (2020). Assistive technology designed to support self-management of people with dementia – user involvement, dissemination, and adoption: A scoping review. *International Psychogeriatrics, 32*(8), 937–953. https://doi.org/10.1017/S1041610219001704

Olbrich, C. (2010). *Pflegekompetenz* (2., vollst. überarb. und erw. Aufl.). Huber.

Oliveira Gonçalves, A., Bertram, N. & Amelung, V. (2018). *European Scorecard zum Stand der Implementierung der elektronischen Patientenakte auf nationaler Ebene – erstes Update 2018* (Studie im Auftrag der Stiftung Münch). Verfügbar unter https://www.stiftung-muench.org/wp-content/uploads/2018/09/Scorecard-final.pdf

Oña, E. D., Cano de la Cuerda, R., Sánchez-Herrera Baeza, P., Balaguer, C. & Jardón Huete, A. (2018). A review of robotics in neurorehabilitation: Towards an automated process for upper limb. *Journal of Healthcare Engineering, 2018*(111), 1–19. https://doi.org/10.1155/2018/9758939

ORF (Österreichischer Rundfunk). (2019). *DOKeins: „Digital Detox" – Mariella Gittler geht offline* [Internet]. ORF-Landesstudio Wien.

Orion Health. (2019). *A look at Canadian EHR implementations* (Orion Health White Paper). Available from https://orionhealth.com/global/white-papers/a-look-at-canadian-ehr-implementations

Ortmann-Welp, E. (2020). DigitalPakt Schule: Lehren und Lernen in der Pflegeausbildung. *Pflegezeitschrift, 73*(3), 44–47. https://doi.org/10.1007/s41906-020-0659-1

Osterloh, F. (2018). Krankenhäuser: Die schlechten Jahre sind vorbei. *Deutsches Ärzteblatt International, 115*(24), 1152.

Österreichische Alzheimer Gesellschaft. (2022). *Zahlen und Statistik.* Verfügbar unter http://www.alzheimer-gesellschaft.at/informationen/zahlen-statistik/

Österreichische Diabetes Gesellschaft. (2019). Diabetes mellitus – Anleitungen für die Praxis. *Wiener Klinische Wochenschrift, 131,* 1–246.

Österreichische Gesellschaft für Datenschutz. (2023). *Scoring - Wege aus der Scoringfalle*. Verfügbar unter http://www.argedaten.at/php/cms_monitor.php?q=PUB-TEXT-ARGEDATEN&s=28032ink

Österreichische Plattform Gesundheitskompetenz. (2020). *Gute Gesundheitsinformation Österreich. Die 15 Qualitätskriterien*. Verfügbar unter https://oepgk.at/wp-content/uploads/2020/12/2020_11_18_die-gute-gesundheitsinformation.pdf

Paans, W., Sermeus, W., Nieweg, R.M. & Van der Schans, C.P. (2010). Prevalence of accurate nursing documentation in patient records. *Journal of Advanced Nursing, 66*(11), 2481–2489. https://doi.org/10.1111/j.1365-2648.2010.05433.x

Paez, D. (2020). *How gaming turned a hindu concept into the internet's most common feature. Inverse.* Available from https://www.inverse.com/gaming/avatar-meaning-origins-video-games

Paige, S.R., Krieger, J.L. & Stellefson, M.L. (2017). The influence of eHealth literacy on perceived trust in online health communication channels and sources. *Journal of Health Communication, 22*(1), 53–65. https://doi.org/10.1080/10810730.2016.1250846

Palacios-Navarro, G., García-Magariño, I. & Ramos-Lorente, P. (2015). A kinect-based system for lower limb rehabilitation in parkinson's disease patients: A pilot study. *Journal of Medical System, 39*(9), 103. https://doi.org/10.1007/s10916-015-0289-0

Pamungkas, R.A., Usman, A.M., Chamroonsawasdi, K. & Abdurrasyid, A. (2022). A smartphone application of diabetes coaching intervention to prevent the onset of complications and to improve diabetes self-management: A randomized control trial. *Diabetes & Metabolic Syndrome, 16*(7), 102537. https://doi.org/10.1016/j.dsx.2022.102537

Papoutsi, C., Reed, J., Marston, C., Lewis, R., Majeed, A. & Bell, D. (2015). Patient and public views about the security and privacy of electronic health records (EHRs) in the UK: Results from a mixed methods study. *BMC Medical Informatics and Decision Making, 15*(1), 86. https://doi.org/10.1186/s12911-015-0202-2

Parandeh Afshar, P., Keshavarz, F., Salehi, M., Fakhri Moghadam, R., Elahe, K., Fateme, N. & Dehghan, M. (2022). Health literacy and media literacy: Is there any relation? *Community Health Equity Research & Policy, 42*(2), 195–201. https://doi.org/10.1177/0272684X20972642

Park, H. & Lee, E. (2014). Self-reported eHealth literacy among undergraduate nursing students in South Korea: A pilot study. *Nurse Education Today, 35*(2), 408–413. https://doi.org/10.1016/j.nedt.2014.10.022

Parker, S., Prince, A., Thomas, L., Song, H., Milosevic, D., Harris, M.F. & IMPACT Study Group. (2018). Electronic, mobile and telehealth tools for vulnerable patients with chronic disease: A systematic review and realist synthesis. *BMJ Open, 8*(8), e019192. https://doi.org/10.1136/bmjopen-2017-019192

Pashkov, V., Gutorova, N. & Harkusha, A. (2016). Medical device software: Defining key terms. *Wiadomości Lekarskie Medical Advances, 69*(6), 813–817.

Pastorino, R., De Vito, C., Migliara, G., Glocker, K., Binenbaum, I., Ricciardi, W. & Boccia, S. (2019). Benefits and challenges of big data in healthcare: An overview of the European initiatives. *European Journal of Public Health, 29*(3), 23–27. https://doi.org/10.1093/eurpub/ckz168

Patel, T., Ivo, J., Pitre, T., Faisal, S., Antunes, K. & Oda, K. (2022). An in-home medication dispensing system to support medication adherence for patients with chronic conditions in the community setting: Prospective observational pilot study. *JMIR Formative Research, 6*(5), e34906. https://doi.org/10.2196/preprints.34906

Paulus, C. (2012). *Virtuelle Lehre im Lehramtsstudium und ihre Nutzung*. Verfügbar unter http://scidok.sulb.uni-saarland.de/volltexte/2012/4934/

Payne, S., Tanner, M. & Hughes, S. (2020). Digitisation and the patient-professional relationship in palliative care. *Palliative Medicine, 34*(4), 441–443. https://doi.org/10.1177/0269216320911501

Peek, S., Wouters, E., Van Hoof, J., Luijkx, K., Boeije, H. & Vrijhoef, H. (2014). Factors influencing acceptance of technology for aging in place: A systematic review. *International Journal of Medical Informatics, 83*(4), 235–248. https://doi.org/10.1016/j.ijmedinf.2014.01.004

Pelikan, J., Röthlin, F. & Ganahl, K. (2012). *European Health Literacy Survey Project – erste Ergebnisse für Österreich* (Vortrag im Workshop zur Entwicklung von Gesundheitszielen in Österreich, Wien). Verfügbar unter https://gesundheitsziele-oesterreich.at/website2017/wp-content/uploads/2017/05/praesentation-european-health-literacy-survey-erste-ergebnisse-oesterreich.pdf

Peña, J., Li, B.J. & Ratan, R. (2020). Digital embodiment and improving health outcomes. *Technology and Health, 2,* 27–47. https://doi.org/10.1016/B978-0-12-816958-2.00002-2

Perrigino, M., Dunford, B., Vermace, B., Tucker, S. & Rempher, K. (2017). Age differences and the acceptance of infusion pump technology. *Art and Science of Infusion Nursing, 40*(4), 238–244. https://doi.org/10.1097/NAN.0000000000000226

Perry, L., Nicholls, R., Duffield, C. & Gallagher, R. (2017). Building expert agreement on the importance and feasibility of workplace health promotion interventions for nurses and midwives: A modified Delphi consultation. *Journal of Advanced Nursing, 73*(11), 2587–2599. https://doi.org/10.1111/jan.13345

Petrlic, R. & Sorge, C. (2017). *Datenschutz: Einführung in technischen Datenschutz, Datenschutzrecht und angewandte Kryptographie*. Springer Vieweg.

Petzi, M. & Kattwinkel, S. (2016). *Das Gesunde Unternehmen zwischen Utopie und Dystopie: Betriebliches Gesundheitsmanagement auf dem Prüfstand*. Springer Gabler. https://doi.org/10.1007/978-3-658-15146-1

Pfannstiel, M. A. (2022). Einleitung „Künstliche Intelligenz im Gesundheitswesen". In M. A. Pfannstiel (Hrsg.), *Künstliche Intelligenz im Gesundheitswesen: Entwicklungen, Beispiele und Perspektiven* (S. 1–47). Springer. https://doi.org/10.1007/978-3-658-33597-7_1

Pfannstiel, M. A., Da-Cruz, P. & Mehlich, H. (Hrsg.). (2016). *Digitale Transformation von Dienstleistungen im Gesundheitswesen I: Impulse für die Versorgung*. Springer Gabler. https://doi.org/10.1007/978-3-658-12258-4

Pfannstiel, M. A., Krammer, S. & Swoboda, W. (2018). *Digitale Transformation von Dienstleistungen im Gesundheitswesen IV: Impulse für die Pflegeorganisation*. Springer. https://doi.org/10.1007/978-3-658-13644-4

Pfeifer, A. C., Uddin, R., Schröder-Pfeifer, P., Holl, F., Swoboda, W. & Schiltenwolf, M. (2020). Mobile application-based interventions for chronic pain patients: A systematic review and meta-analysis of effectiveness. *Journal of Clinical Medicine, 9*(11), 3557. https://doi.org/10.3390/jcm9113557

Pfeiffer, K. (2011). Ist-Zustand und Perspektive von E-Health in Österreich und International – ein Überblick. *Wiener Medizinische Wochenschrift, 161*(13–14), 334–340. https://doi.org/10.1007/s10354-011-0008-5

Pfeiffer, K. & Auer, C. (2009). Herausforderungen bei der Umsetzung der elektronischen Patientenakte und Gesundheitskarte in Österreich. *Bundesgesundheitsblatt, Gesundheitsforschung, Gesundheitsschutz, 52*(3), 324–329. https://doi.org/10.1007/s00103-009-0791-y

Phelan, A. & Kirwan, M. (2020). Contextualising missed care in two healthcare inquiries using a socio-ecological systems approach. *Journal of Clinical Nursing, 29*(17–18), 3527–3540. https://doi.org/10.1111/jocn.15391

Pieper, A. (2017). *Einführung in die Ethik* (7., aktualisierte Auf.). A. Francke Verl. https://doi.org/10.36198/9783838546964

Pilotto, L. M. (2020). *Distance Learning: Top oder Flop?* Verfügbar unter https://eplus.uni-salzburg.at/miu/content/titleinfo/5963537/full.pdf

Pino, O., Palestra, G., Trevino, R. & De Carolis, B. (2020). The humanoid robot NAO as trainer in a memory program for elderly people with mild cognitive impairment. *International Journal of Social Robotics, 12,* 21–33. https://doi.org/10.1007/s12369-019-00533-y

Pleus, S., Freckmann, G., Schauer, S., Heinemann, L., Ziegler, R., Linong, J., Viswanathan, M., Eduardo, C., Hinzmann, R. (2022). Self-Monitoring of blood glucose as an integral part in the management of people with type 2 diabetes mellitus. *Diabetes Therapy, 13*(5), 829–846. https://doi.org/10.1007/s13300-022-01254-8

Pohl, K. & Rupp, C. (2015). *Basiswissen Requirements Engineering: Aus- und Weiterbildung nach IREB-Standard zum Certified Professional for Requirements Engineering Foundation Level*. dpunkt.Verlag.

Poli, P., Morone, G., Rosati, G. & Masiero, S. (2013). Robotic technologies and rehabilitation: New tools for stroke patients' therapy. *BioMed Research International, 2013*(2), 1–8. https://doi.org/10.1155/2013/153872

Polit, D. F. & Beck, C. T. (2012). Gender bias undermines evidence on gender and health. *Qualitative Health Research, 22*(9), 1298. https://doi.org/10.1177/1049732312453772

Polit, D. F. & Beck, C. T. (2013). Is there still gender bias in nursing research? An update. *Research in Nursing & Health, 36*(1), 75–83. https://doi.org/10.1002/nur.21514

Prince, M., Guerchet, M., Prina, M. & Alzheimer's Disease International. (2013a). *Policy briefing for heads of government: The global impact of dementia* 2013–2050. Available from https://www.alzint.org/u/2020/08/GlobalImpactDementia2013.pdf

Prince, M., Prina, M., Guerchet, M. & Alzheimer's Disease International. (2013b). *World Alzheimer Report: Journey of caring: An analysis of long-term care for dementia*. Available from https://www.alzint.org/u/WorldAlzheimerReport2013.pdf

PTA. (2018). *Chronische Wunden. Wenn Wunden nicht heilen*. Verfügbar unter https://www.diepta.de/news/wenn-wunden-nicht-heilen

Querido, A.I. F., Laranjeira, C.A. & Dos Anjos Coelho Rodrigues Dixe, M. (2020). Help2care: eHealth strategies for self care of users and caregivers based on Nightingale's work. *Revista Brasileira de Enfermagem, 73*(5), e20200358. https://doi.org/10.1590/0034-7167-2020-0358

Radix, A.E., Bond, K., Carneiro, P.B. & Restar, A. (2022). Transgender individuals and digital health. *Current HIV/AIDS Reports, 19*(6), 592–599. https://doi.org/10.1007/s11904-022-00629-7

Rami-Merhar, B., Fröhlich-Reiterer, E. & Hofer, S.E. (2019). Diabetes mellitus im Kindes- und Jugendalter. *Wiener Klinische Wochenschrift, 131*(1), 85–90. https://doi.org/10.1007/s00508-018-1420-2

Rat für Forschung und Technologieentwicklung. (2021). *Ratsempfehlung zur Implementierung des Austrian Micro-Data Centers sowie zur Weiterentwicklung einer nationalen Forschungsdatenstrategie*. Verfügbar unter https://www.rat-fte.at/archive/einzelempfehlungen-258.html

Rat für Sozial- und Wirtschaftsdaten. (2017). *Forschungsethische Grundsätze und Prüfverfahren in den Sozial- und Wirtschaftswissenschaften*. Verfügbar unter https://www.konsortswd.de/wp-content/uploads/RatSWD_Output9_Forschungsethik.pdf

Ratan, R., Beyea, D., Li, B.J. & Graciano, L. (2020). Avatar characteristics induce users' behavioral conformity with small-to-medium effect sizes: A meta-analysis of the proteus effect. *Media Psychology, 23*(5), 651–675. https://doi.org/10.1080/15213269.2019.1623698

Rathert, C., Porter, T., Mittler, J. & Fleig-Palmer, M. (2017). Seven years after meaningful use: Physicians' and nurses' experiences with electronic health records. *Health Care Management Review, 44*(1), 1–11. https://doi.org/10.1097/HMR.0000000000000168

Rauch, J. (2011). *The origin of slow media: Early diffusion of a cultural innovation through popular and press discourse, 2002–2010. Transformations, 20*, 1–15.

Rebitschek, F.G. & Wagner, G.G. (2020). Akzeptanz von assistiven Robotern im Pflege- und Gesundheitsbereich: Repräsentative Daten zeichnen ein klares Bild für Deutschland. *Zeitschrift für Gerontologie und Geriatrie, 53*(7), 637–643. https://doi.org/10.1007/s00391-020-01780-9

Reindl, R. (2009). Onlineberatung – Zur digitalen Ausdifferenzierung von Beratung. *Journal of Psychology, 17*(1), 1–15.

Reinhardt, D. (2016). *Inverkehrbringen von Arzneimitteln und Medizinprodukten: Vergleichende Evaluation der Verfahren und Schwachstellenanalyse in Deutschland*. Springer. https://doi.org/10.1007/978-3-658-16367-9

Reinke, M., Fischer, T. & Lengler, S. (2020). *Digitale Veränderungen meistern. Vorsprung durch Changekompetenz*. Haufe Group. https://doi.org/10.34157/9783648137628

Reiter, D., Fülöp, G., Pochobradsky, E., Röthlin, F. & Stoppacher, A. (2020). *Rehabilitationsplan 2020*. Verfügbar unter https://www.sozialversicherung.at/cdscontent/load?contentid=10008.742311&version=1611835415

Reitinger, E. & Heimerl, K. (2014). Ethics and gender issues in palliative care in nursing homes: An Austrian participatory research project. *International Journal of Older People Nursing, 9*(2), 131–139. https://doi.org/10.1111/opn.12049

Reitinger, E., Lehner, E., Pichler, B. & Heimerl, K. (2016). „Doing gender" in a nursing home for the elderly: Perspectives of staff and management. *Zeitschrift für Gerontologie und Geriatrie, 49*(8), 700–705. https://doi.org/10.1007/s00391-016-1147-5

Rexhepi, H., Åhlfeldt, R.-M., Cajander, A. & Huvila, I. (2018). Cancer patients' attitudes and experiences of online access to their electronic medical records: A qualitative study. *Health Informatics Journal, 24*(2), 115–124. https://doi.org/10.1177/1460458216658778

Rheu, M., Jang, Y. & Peng, W. (2020). Enhancing healthy behaviors through virtual self: A systematic review of health interventions using avatars. *Games for Health Journal, 9*(2), 85–94. https://doi.org/10.1089/g4h.2018.0134

Richardson, S., Lawrence, K., Schoenthaler, A.M. & Mann, D. (2022). A framework for digital health equity. *NPJ Digital Medicine, 5*(1), 119. https://doi.org/10.1038/s41746-022-00663-0

Riedel, A. & Linde, A.C. (2018). *Ethische Reflexion in der Pflege: Konzepte – Werte – Phänomene*. Springer. https://doi.org/10.1007/978-3-662-55403-6

Riedel, A., Lehmeyer, S., Elsbernd, A. & Mäule, T. (2016). *Einführung von ethischen Fallbesprechungen: Ein Konzept für die Pflegepraxis: Ethisch begründetes*

*Handeln praktizieren, stärken und absichern* (4., aktualisierte und ergänzte Aufl.). Jacobs Verl.

Riedel, A., Behrens, J., Gies, C., Geiselhart, M., Fuchs, G., Kohlen, H., Pasch, W., Rabe, M. & Schütze, L. (2017). Zentrale Aspekte der Ethikkompetenz in der Pflege (Empfehlungen der Sektion Lehrende im Bereich der Pflegeausbildung und der Pflegestudiengänge in der Akademie für Ethik in der Medizin). *Ethik in der Medizin, 29*(2), 161–165. https://doi.org/10.1007/s00481-016-0415-7

Rimser, M. (Hrsg.). (2014). *Generation Resource Management: Nachhaltige HR-Konzepte im demografischen Wandel*. Springer Gabler. https://doi.org/10.1007/978-3-658-07828-7

Rizza, K. & Mathis, G. (2019). Ambulante Palliativversorgung aus Sicht der Pflege in Vorarlberg, Österreich. *Zeitschrift für Gerontologie und Geriatrie, 52*(7), 667–672. https://doi.org/10.1007/s00391-018-01468-1

Rodgers, P. (2018). Co-Designing with people living with dementia. *CoDesign, 14*(3), 188–202. https://doi.org/10.1080/15710882.2017.1282527

Rojatz, D., Merchant, A. & Nitsch, M. (2015). Zentrale Einflussfaktoren der betrieblichen Gesundheitsförderung. *Prävention und Gesundheitsförderung, 10*(2), 134–146. https://doi.org/10.1007/s11553-015-0488-z

Rosenbach, M., Schmergal, C. & Schmundt, H. (2015). *Der gläserne Patient*. Verfügbar unter http://magazin.spiegel.de/EpubDelivery/spiegel/pdf/140273569

Roser, T., DeFillippi, R. & Samson, A. (2013). Managing your co-creation mix: Co-Creation ventures in distinctive contexts. *European Business Review, 25*(1), 20–41. https://doi.org/10.1108/09555341311287727

Rösler, U., Schmidt, K., Merda, M. & Melzer, M. (2018). *Digitalisierung in der Pflege: Wie intelligente Technologien die Arbeit professionell Pflegender verändern*. Initiative Neue Qualität der Arbeit. Verfügbar unter https://www.inqa.de/SharedDocs/downloads/digitalisierung-in-der-pflege.pdf?__blob=publicationFile

Rossi, M.C., Nicolucci, A., Di Bartolo, P., Bruttomesso, D., Girelli, A., Ampudia, F.J., Kerr, D., Ceriello, A., Mayor, C., Pellegrini, F., Horwitz, D. & Vespasiani, G. (2010). Diabetes Interactive Diary: A new telemedicine system enabling flexible diet and insulin therapy while improving quality of life: An open-label, international, multicenter, randomized study. *Diabetes Care, 33*(1), 109–115.

Rouleau, G., Gagnon, M.P., Côté, J., Payne-Gagnon, J., Hudson, E. & Dubois, C.A. (2017). Impact of information and communication technologies on nursing care: Results of an overview of systematic reviews. *Journal of Medical Internet Research, 19*(4), e122. https://doi.org/10.2196/jmir.6686

Rövekamp-Wattendorf, J., Heckes, K.T. & Technau, J. (2018). Betriebliches Gesundheitsmanagement in der Pflege – eine Regionalanalyse. *ASU Arbeitsmedizin, Sozialmedizin, Umweltmedizin, 11*, 735–741.

Ruiz de Adana, M.S., Alhambra Expósito, M.R., Muñoz Garach, A., Gonzalez Molero, I., Colomo, N., Torres Barea, I., Aguilar Diosdado, M., Carral, F., Serrano, M., Martínez Brocca, M.A., Duran, A., Palomares, R. & Diabetes Group of SAEDYN (Andalusian Society of Endocrinology, Diabetes, and Nutrition). (2020). Randomized study to evaluate the impact of telemedicine care in patients with type 1 diabetes with multiple doses of insulin and suboptimal HbA1c in Andalusia (Spain): PLATEDIAN Study. *Diabetes Care, 43*(2), 337–342.

Rupp, C. & die SOPHISTen. (2021). *Requirements-Engineering und -Management: Das Handbuch für Anforderungen in jeder Situation* (7., aktualisierte und erweiterte Aufl.). Hanser. https://doi.org/10.3139/9783446464308.002

Rutledge, C.M., Kott, K., Schweickert, P.A., Poston, R., Fowler, C. & Haney, T.S. (2017). Telehealth and eHealth in nurse practitioner training: Current perspectives. *Advances in Medical Education and Practice, 26*(8), 399–409. https://doi.org/10.2147/AMEP.S116071

Rutledge, C.M., O'Rourke, J., Mason, A.M., Chike-Harris, K., Behnke, L., Melhado, L., Downes, L. & Gustin, T. (2021). Telehealth competencies for nursing education and practice: The four p's of telehealth. *Nurse Educator, 46*(5), 300–305. https://doi.org/10.1097/NNE.0000000000000988

Safer, J.D., Coleman, E., Feldman, J., Garofalo, R., Hembree, W., Radix, A. & Sevelius, J. (2016). Barriers to healthcare for transgender individuals. *Current Opinion Endocrinology, Diabetes and Obesity, 23*(2), 168–171. https://doi.org/10.1097/MED.0000000000000227

Safi, S., Thiessen, T. & Schmailzl, K. (2018). Acceptance and resistance of new digital technologies in medicine: Qualitative study. *Journal of Medical Internet Research, 7*(12), e11072. https://doi.org/10.2196/11072

Sanders, E. & Stappers, P. (2008). Co-Creation and the new landscapes of design. *CoDesign, 4*(1), 5–18. https://doi.org/10.1080/15710880701875068

Santos, P., Machado, T., Santos, L., Ribeiro, N. & Melo, A. (2019). Efficacy of the Nintendo Wii combination with conventional exercises in the rehabilitation of individuals with parkinson's disease: A randomized clinical trial. *NeuroRehabilitation, 45*(2), 255–263. https://doi.org/10.3233/NRE-192771

Saposnik, G., Levin, M. & Outcome Research Canada (SORCan) Working Group. (2011). Virtual reality in stroke rehabilitation: A meta-analysis and implications for clinicians. *Stroke, 42*(5), 1380–1386. https://doi.org/10.1161/STROKEAHA.110.605451

Saranto, K. & Kinnunen, U.M. (2009). Evaluating nursing documentation – research designs and methods: Systematic review. *Journal of Advanced Nursing, 65*(3), 464–476. https://doi.org/10.1111/j.1365-2648.2008.04914.x

Sassenrath, M. (2018). *Orientierung im Dschungel der Digitalisierung: Definition und Ebenen*. Verfügbar unter https://www.haufe.de/personal/hr-management/digitale-transformation/digitalisierung-definition-und-ebenen_80_415484.html

Scaratti, M., Argenta, C., De Almeida, W.X., Elisangela & Zanatta, A. (2021). Mobile application resources to selfcare and selfmanagement of type I diabetes mellitus: Integrative review. *Revista de Pesquisa Cuidado é Fundamental Online, 13,* 1374–1380. https://doi.org/10.9789/2175-5361.rpcfo.v13.10020

Schalek, K. & Stefan, H. (2016). *Position des POP-AutorInnenteams zum Papier „Wissenschaftliche Stellungnahme: NANDA-I – POP" von Matthias Odenbreit, Claudia Leoni-Scheiber und Esther Bättig*. Verfügbar unter https://web.root.ch/Portals/0/Content/News/Position%20zum%20Papier%20NANDA-I%20vs%20POP_2016-06.pdf

Schallbruch, M., Helbig, U., Clausmanns, J., Harasic, M., Paschke, A., Todor, A. & Waldeck, N. (2018). *Daten für eine bessere Versorgung nutzen: Machbarkeitsstudie Virtuelles Netzwerk Gesundheitsdaten (Stand: August 2018)*. Verfügbar unter https://www.bundesgesundheitsministerium.de/fileadmin/Dateien/5_Publikationen/Gesundheit/Berichte/Machbarkeitsstudie_Netzwerk_Gesundheitsdaten.pdf

Scheidler, A., Mülleder, P. & Dieplinger, A.M. (2019). Stress im Akutpflegebereich. *ProCare, 24*(1–2), 46–49. https://doi.org/10.1007/s00735-019-1018-6

Schewior-Popp, S., Sitzmann, F. & Ullrich, L. (2017). *Thiemes Pflege: Das Lehrbuch für Pflegende in der Ausbildung (große Ausgabe)* (14. Aufl.). Thieme. https://doi.org/10.1055/b-004-140670

Schiemann, D., Moers, M. & Büscher, A. (2017). *Qualitätsentwicklung in der Pflege: Konzepte, Methoden und Instrumente*. Kohlhammer.

Schmidhuber, M. & Stöger, K. (2020). *Elektronische Patientenakten in der Pandemie – medizinethische und rechtliche Aspekte*. https://doi.org/10.1007/s10354-020-00785-8

Schmidhuber, M., Schweda, M. & Spindler, M. (2016). Zwischen Überwachung und Fürsorge: Perspektiven der ethischen Debatte um Monitoringtechniken im häuslichen Umfeld älterer Menschen. *Zeitschrift für Medizinische Ethik, 62*(1), 43–57.

Schmidt, B. (2021). *Athletischer Avatar fördert reale Leistung*. Verfügbar unter https://idw-online.de/de/news783949

Schnell, M. (2020). Palliative Care im Licht der Digitalisierung. *palliative ch, 2,* 16–19.

Schnell, M. & Dunger, C. (2018). *Forschungsethik: Informieren – reflektieren – anwenden* (2., vollständig überarbeitete und erweitere Aufl.). Hogrefe. https://doi.org/10.1024/85850-000

Schöning, D. (2021). Innovative Technologie für Menschen mit Diabetes. *Die Heilberufe, 73*(11), 27–29. https://doi.org/10.1007/s00058-021-2147-4

Schrittesser, I., Köhler, J. & Holzmayr, M. (2019). *Lernen verstehen – Unterricht gestalten: Lernen und Unterrichten aus pädagogischer Perspektive*. Universität Wien.

Schug, S.H. & Prümel-Philippsen, U. (Hrsg.). (2010). *Grundlagen der Qualitätssicherung für Gesundheitsportale: Berichte und Expertisen aus dem Aktionsforum Gesundheitsinformationssystem*. Akademische Verlagsgesellschaft.

Schürmann, K. (2021). Anonymisierung und Pseudonymisierung in der Praxis. *DSB, 2,* 49–52.

Schwarz, P. (2021). Digitale Gesundheitsanwendungen in der Diabetologie – was gibt's, wie geht's? *Info Diabetologie, 15,* 35–45. https://doi.org/10.1007/s15034-021-3780-3

Scott Kruse, C., Karem, P., Shifflett, K., Vegi, L., Ravi, K. & Brooks, M. (2018). Evaluating barriers to adopting telemedicine worldwide: A systematic review. *Journal of Telemedicine and Telecare, 24*(1), 4–12. https://doi.org/10.1177/1357633X16674087

Seibert, K., Domhoff, D., Huter, K., Kricka, T., Rothgang, H. & Wolf-Ostermann, K. (2020). Application of digital technologies in nursing practice: Results of a mixed methods study on nurses' experiences, needs and perspectives. *Zeitschrift für Evidenz, Fortbildung und Qualität im Gesundheits-*

*wesen, 158–159*, 94–106. https://doi.org/10.1016/j.zefq.2020.10.010

Shaw, T., McGregor, D., Brunner, M., Keep, M., Janssen, A. & Barnet, S. (2017). What is eHealth (6)? Development of a conceptual model for eHealth: Qualitative study with key informants. *Journal of Medical Internet Research, 19*(10), e324. https://doi.org/10.2196/jmir.8106

Siebert, J. (2020). Digitalisierung an Pflegeschulen: Der Einfluss des medialen Habitus von Lehrpersonen auf die Nutzung digitaler Medien. *Padua, 15*(3), 157–159. https://doi.org/10.1024/1861-6186/a000556

Sieck, C., Pearl, N., Bright, T. & Yen, P.-Y. (2020). A qualitative study of physician perspectives on adaptation to electronic health records. *BMC Medical Informatics and Decision Making, 20*(1), 25. https://doi.org/10.1186/s12911-020-1030-6

Simmel, M. & Graßl, W. (2020). *Betriebliches Gesundheitsmanagement mit System: Ein Praxisleitfaden für mittelständische Unternehmen*. Springer. https://doi.org/10.1007/978-3-658-26956-2

SNOMED International. (2019). *SNOMED CT Starter Guide*. Available from https://confluence.ihtsdotools.org/display/DOCSTARTDE?preview=/61153991/87039892/doc_StarterGuide_de_INT_20190611.pdf

Son, D., Lee, J., Qiao, S., Ghaffari, R., Kim, J., Lee, J.E., Song, C., Kim, S.J., Lee, D.J., Jun, S.W., Yang, S., Park, M., Shin, J., Do, K., Lee, M., Kang, K., Hwang, C.S., Lu, N., Hyeon, T. & Kim, D.H. (2014). Multifunctional wearable devices for diagnosis and therapy of movement disorders. *Nature Nanotechnology, 9*(5), 397–404.

Soni, A., Wright, N., Agwu, J.C., Timmis, A., Drew, J., Kershaw, M., Moudiotis, C., Regan, F., Williams, E.C., Wan, J., Ng, S.M. & ACDC Guideline Development Group. (2022). A practical approach to continuous glucose monitoring (rtCGM) and freestyle libre systems (isCGM) in children and young people with type 1 diabetes. *Diabetes Research and Clinical Practice, 184,* 109196.

Sørensen, K., Van den Broucke, S., Fullam, J., Doyle, G., Pelikan, J., Slonska, Z., Brand, H. & (HLS-EU) Consortium Health Literacy Project European. (2012). Health literacy and public health: A systematic review and integration of definitions and models. *BMC Public Health, 12,* 80. https://doi.org/10.1186/1471-2458-12-80

Sørensen, K., Pelikan, J.M., Röthlin, F., Ganahl, K., Slonska, Z., Doyle, G., Fullam, J., Kondilis, B., Agrafiotis, D., Uiters, E., Falcon, M., Mensing, M., Tchamov, K., Van den Broucke, S., Brand, H. & HLS-EU Consortium. (2015). Health literacy in Europe: Comparative results of the European health literacy survey (HLS-EU). *European Journal of Public Health, 25*(6), 1053–1058.

Souza, C., De Oliveira, D.G., Da Silva Santana, A.D., Mulatinho, L.M., Cardoso, M., Pereira, E. & De Aquino, J.M. (2019). Evaluation of nurse's performance in telemedicine. *Revista Brasileira de Enfermagem, 72*(4), 933–939. https://doi.org/10.1590/0034-7167-2018-0313

Sowinski, C., Kirchen-Peters, S. & Hielscher, V. (2013). *Praxiserfahrungen zum Technikeinsatz in der Pflege*. Verfügbar unter https://www.boeckler.de/pdf_fof/91394.pdf

Span, M., Hettinga, M., Vernooij-Dassenc, M., Eefstinge, J. & Smits, C. (2013). Involving people with dementia in the development of supportive IT applications: A systematic review. *Ageing Research Reviews, 12*(2), 535–551. https://doi.org/10.1016/j.arr.2013.01.002

Spicker, I. & Schopf, A. (2007). *Betriebliche Gesundheitsförderung erfolgreich umsetzen: Praxishandbuch für Pflege- und Sozialdienste*. Springer.

Spiekermann, S. (2019). *Digitale Ethik: Ein Wertesystem für das 21. Jahrhundert*. Droemer.

Spillner, A. & Linz, T. (2019). *Basiswissen Softwaretest: Aus- und Weiterbildung zum Certified Tester: Foundation Level nach ISTQB-Standard*. dpunkt.Verlag.

Spindler, G. (2021). Vorschlag der EU-Kommission für eine Verordnung zur Regulierung der Künstlichen Intelligenz (KI-VO-E) – Ansatz, Instrumente, Qualität und Kontext. *Computer und Recht, 37*(6), 361–374. https://doi.org/10.9785/cr-2021-370607

Standish Group. (2021). *The Standish Group Reports 83.9 % of IT Projects Fail – How to Save Yours*. Available from https://www.opendoorerp.com/the-standish-group-report-83-9-of-it-projects-partially-or-completely-fail

Stanfill, M.H. & Marc, D.T. (2019). Health information management: Implications of artificial intelligence on healthcare data and information management. *Yearbook of Medical Informatics, 28*(1), 56–64. https://doi.org/10.1055/s-0039-1677913

Staszak, W., Chromik, J., Braune, K. & Arnrich, B. (2021). Impact of custom features of Do-it-yourself Artificial Pancreas Systems (DIYAPS) on glycemic outcomes of people with type 1 diabetes. *Annual International Conference of the IEEE Engineering in Medicine and Biology Society, 2021,* 1472–1475. https://doi.org/10.1109/EMBC46164.2021.9629487

Statista. (2022). *Marktentwicklung von Apps und Geräten für Herzfehler und Diabetes in Deutschland in den Jahren 2017 bis 2022*. Verfügbar unter https://de.statista.com/statistik/daten/studie/1047045/umfrage/marktentwicklung-von-apps-und-geraeten-fuer-herzfehler-und-diabetes/

Statistik Austria. (2022a). *Bevölkerungsprognosen für Österreich und die Bundesländer*. Verfügbar unter https://www.statistik.at/statistiken/bevoelkerung-und-soziales/bevoelkerung/demographische-prognosen/bevoelkerungsprognosen-fuer-oesterreich-und-die-bundeslaender

Statistik Austria. (2022b). *Zahl der stationären Spitalsaufenthalte 2021 leicht gestiegen: Erneut weniger stationäre Aufenthalte als vor der Pandemie* (Pressemitteilung: 12 937-236/22). Verfügbar unter https://www.statistik.at/fileadmin/announcement/2022/11/20221115Spitalsentlassungen2021.pdf

Statistisches Bundesamt. (2021). *Demografischer Wandel*. Verfügbar unter https://www.destatis.de/DE/Themen/Querschnitt/Demografischer-Wandel/_inhalt.html

Statistisches Bundesamt. (2023a). *Pflegebedürftige nach Versorgungsart 2021*. Verfügbar unter https://www.destatis.de/DE/Themen/Gesellschaft-Umwelt/Gesundheit/Pflege/_inhalt.html#_uez2l6r1k

Statistisches Bundesamt. (2023b). *Statistischer Bericht. Pflegevorausberechnung – Deutschland und Bundesländer, Berichtszeitraum 2022–2070*. Verfügbar unter https://www.destatis.de/DE/Themen/Gesellschaft-Umwelt/Bevoelkerung/Bevoelkerungsvorausberechnung/Publikationen/Downloads-Vorausberechnung/statistischer-bericht-pflegevorausberechnung-5124209229005.xlsx?__blob=publicationFile

Staub-Bernasconi, S. (2019). *Menschenwürde – Menschenrechte – Soziale Arbeit: Die Menschenrechte vom Kopf auf die Füße stellen*. Budrich. https://doi.org/10.2307/j.ctvh1dv99

Stefan, H., Allmer, F., Schalek, K., Eberl, J., Hansmann, R., Jedelsky, E., Ruza, P. & Vencour, M.C. (2013). *POP: PraxisOrientierte Pflegediagnostik: Pflegediagnosen – Ziele – Maßnahmen*. Springer. https://doi.org/10.1007/978-3-7091-1284-7

Steinbach, H. (2018). *Gesundheitsförderung und Prävention für Pflege- und andere Gesundheitsberufe*. Facultas.

Steindal, S.A., Nes, A., Godskesen, T.E., Dihle, A., Lind, S., Winger, A. & Klarare, A. (2020). Patients' experiences of telehealth in palliative home care: Scoping review. *Journal of Medical Internet Research, 22*(5), e16218. https://doi.org/10.2196/16218

Steinhäuser, J. (Hrsg.). (2021). *Telemedizin und eHealth: Das Wichtigste für Ärztinnen und Ärzte aller Fachrichtungen*. Elsevier.

Stephani, V., Busse, R. & Geissler, A. (2019). Benchmarking der Krankenhaus-IT: Deutschland im internationalen Vergleich. In J. Klauber, M. Geraedts, J. Friedrich & J. Wasem (Hrsg.), *Krankenhaus-Report 2019: Das digitale Krankenhaus* (S. 17–32). Springer. https://doi.org/10.1007/978-3-662-58225-1_2

Stiefelhagen, P. (2022). CGM und Smartpens optimieren das Diabetesmanagement. *MMW Fortschritte der Medizin, 164*(5), 66. https://doi.org/10.1007/s15006-022-0905-0

Strotbaum, V. & Beckers, M. (2020). Qualitätsbewertung von gesundheitsbezogenen Apps. In M.A. Pfannstiel, F. Holl & W.J. Swoboda (Hrsg.), *M-Health-Anwendungen für chronisch Kranke: Trends, Entwicklungen, Technologien* (S. 289–310). Springer Gabler. https://doi.org/10.1007/978-3-658-29133-4_16

Strudwick, G. (2015). Predicting nurses' use of healthcare technology using the technology acceptance model: An integrative review. *Computers, Informatics, Nursing, 33*(5), 189–198. https://doi.org/10.1097/CIN.0000000000000142

Strutz, N., Kuntz, S., Lahmann, N. & Steinert, A. (2020). Analyse der Technikbereitschaft und -nutzung von Pflegeinnovationstechnologien von Mitarbeiter*innen im Pflegeprozess. *HeilberufeScience, 11*, 27–34. https://doi.org/10.1007/s16024-020-00339-3

Suchanek, A. & Lin-Hi, N. (2022). *Ethik*. Verfügbar unter https://wirtschaftslexikon.gabler.de/definition/ethik-34332

Suijkerbuijk, S., Nap, H.H., Cornelisse, L., IJsselsteijn, W.A., De Kort, Y.A. W. & Minkman, M.M. N. (2019). Active involvement of people with dementia: A systematic review of studies developing supportive technologies. *Journal of Alzheimer's Disease, 69*(4), 1041–1065. https://doi.org/10.3233/JAD-190050

Sulmasy, L.S., López, A.M., Horwitch, C.A. & American College of Physicians Ethics, Professionalism and Human Rights Committee. (2017). Ethical implications of the electronic health record: In the service of the patient. *Journal of General Internal Medicine, 32*(8), 935–939. https://doi.org/10.1007/s11606-017-4030-1

Sun, S.L., Hwang, H.G., Dutta, B. & Peng, M.H. (2019). Exploring critical factors influencing nurses intention to use tablet PC in patients care using an integrated theoretical model. *Libyan Journal of Medicine, 14*(1), 1–12. https://doi.org/10.1080/19932820.2019.1648963

Sunil Kumar, D., Prakash, B., Subhash Chandra, B.J., Kadkol, P.S., Arun, V. & Thomas, J.J. (2020). An android smartphone-based randomized intervention improves the quality of life in patients with type 2 diabetes in Mysore, Karnataka, India. *Diabetes & Metabolic Syndrome, 14*(5), 1327–1332. https://doi.org/10.1016/j.dsx.2020.07.025

Sury, U. (2021). *Digital in Law: Informatikrecht* (2. Aufl.). Stämpfli Verl.

Tajirian, T., Stergiopoulos, V., Strudwick, G., Sequeira, L., Sanches, M., Kemp, J., Ramamoorthi, K., Zhang, T. & Jankowicz, D. (2020). The influence of electronic health record use on physician burnout: Cross-Sectional survey. *Journal of Medical Internet Research, 22*(7), e19274. https://doi.org/10.2196/preprints.19274

Tanioka, T. (2019). Nursing and rehabilitative care of the elderly using humanoid robots. *Journal of Medical Investigation, 66*(1.2), 19–23. https://doi.org/10.2152/jmi.66.19

Techniker Krankenkasse. (2016). *Entspann dich, Deutschland – TK-Stressstudie 2016*. Verfügbar unter https://www.tk.de/resource/blob/2026630/9154e4c71766c410dc859916aa798217/tk-stressstudie-2016-data.pdf

Tempelmann, A., Kolpatzik, K., Ehrenreich, H., Ströing, M. & Hans, C. (2019). Qualitätsorientierte Prävention und Gesundheitsförderung in Einrichtungen der Pflege: Das Projekt QualiPEP. *Bundesgesundheitsblatt, Gesundheitsforschung, Gesundheitsschutz, 62*(3), 296–303. https://doi.org/10.1007/s00103-019-02910-4

Tengler, K., Schrammel, N. & Brandhofer, G. (2020). Lernen trotz Corona. Chancen und Herausforderungen des distance learning an österreichischen Schulen. *Medienimpulse, 58*(2), 1–37.

Tennant, B., Stellefson, M., Dodd, V., Chaney, B., Chaney, D., Paige, S. & Alber, J. (2015). eHealth literacy and Web 2.0 health information seeking behaviors among baby boomers and older adults. *Journal of Medical Internet Research, 17*(3), e70. https://doi.org/10.2196/jmir.3992

Ternès, A., Klenke, B., Jerusel, M. & Schmidtbleicher, B. (2017). *Integriertes Betriebliches Gesundheitsmanagement: Sensibilisierungs-, Kommunikations- und Motivationsstrategien*. Springer Gabler. https://doi.org/10.1007/978-3-658-14640-5

The Ministry of Health. (2017). *Healthcare in Denmark: An overview*. Available from https://healthcaredenmark.dk/news-publications/publications/healthcare-in-denmark-an-overview/

Thiel, R., Stroetmann, K. & Deimel, L. (2020). *Sekundärnutzung von Daten in elektronischen Patientenakten*. Bertelsmann Stiftung.

Thiel, R., Deimel, L., Schmidtmann, D., Piesche, K., Hüsing, T., Rennoch, J., Stroetmann, V. & Stroetmann, K. (2018). *SmartHealthSystems: Digitalisierung im internationalen Vergleich*. Verfügbar unter https://www.bertelsmann-stiftung.de/fileadmin/files/Projekte/Der_digitale_Patient/VV_SHS-Gesamtstudie_dt.pdf

Thielsch, M.T., Meeßen, S.M. & Hertel, G. (2018). Trust and distrust in information systems at the workplace. *PeerJ, 6*, e5483. https://doi.org/10.7717/peerj.5483

Thilo, F., Sommerhalder, K. & Hahn, S. (2012). Gesundheitskompetenz – ein Konzept für die professionelle Pflege? *Pflege, 25*(6), 427–438. https://doi.org/10.1024/1012-5302/a000245

Thomas, A., Shenoy, M.T., Shenoy, K.T. & George, N. (2021). Glucometers for patients with type 2 diabetes mellitus: Are they helpful? *International Journal of Medical Students, 9*(2), 140–144. https://doi.org/10.5195/ijms.2021.786

Thompson, D.I., Cantu, D., Callender, C., Liu, Y., Rajendran, M., Rajendran, M. & Deng, Z. (2018). Photorealistic avatar and teen physical activity: Feasibility and preliminary efficacy. *Games for Health Journal, 7*(2), 143–150. https://doi.org/10.1089/g4h.2017.0103

Thun, S. & Dewenter, H. (2017). Syntaktische und semantische Interoperabilität. In S. Müller-Mielitz & T. Lux (Hrsg.), *E-Health-Ökonomie* (S. 669–682). Springer Gabler.

Tiemeyer, E. (2018). *Handbuch IT-Projektmanagement: Vorgehensmodelle, Managementinstrumente, Good Practices* (3., überarbeitete Aufl.). Hanser. https://doi.org/10.3139/9783446453852.fm

Ting, J., Garnett, A. & Donelle, L. (2021). Nursing education and training on electronic health record systems: An integrative review. *Nurse Education in Practice, 55*, 103168. https://doi.org/10.1016/j.nepr.2021.103168

Ting, D., Lin, H., Ruamviboonsuk, P., Wong, T.Y. & Sim, D.A. (2020). Artificial intelligence, the internet of things and virtual clinics: Ophthalmology at the digital translation forefront. *Lancet Digi-*

*tal Health, 2*(1), e8–e9. https://doi.org/10.1016/S2589-7500(19)30217-1

Tolks, D., Lampert, C., Dadaczynski, K., Maslon, E., Paulus, P. & Sailer, M. (2020). Spielerische Ansätze in Prävention und Gesundheitsförderung: Serious Games und Gamification. *Bundesgesundheitsblatt, Gesundheitsforschung, Gesundheitsschutz, 63*(6), 698–707. https://doi.org/10.1007/s00103-020-03156-1

Topaz, M. & Pruinelli, L. (2017). Big data and nursing: Implications for the future. *Studies in Health Technology and Informatics, 232*, 165–171.

Torbjørnsen, A., Ribu, L., Rønnevig, M., Grøttland, A. & Helseth, S. (2019). Users' acceptability of a mobile application for persons with type 2 diabetes: A qualitative study. *BMC Health Services Research, 19*(1), 641. https://doi.org/10.1186/s12913-019-4486-2

Toxiri, S., Näf, M., Lazzaroni, M., Fernández, J., Sposito, M., Poliero, T., Monica, L., Anastasi, S., Caldwell, D. & Ortiz, J. (2019). Back-support exoskeletons for occupational use: An overview of technological advances and trends. *IISE Transactions on Occupational Ergonomics and Human Factors, 7*(3–4), 237–249. https://doi.org/10.1080/24725838.2019.1626303

Treloar, A., Crugel, M. & Adamis, D. (2009). Palliative and end of life care of dementia at home is feasible and rewarding: Results from the ‚Hope for Home' study. *Dementia, 8*(3), 335–347. https://doi.org/10.1177/1471301209104975

Troncoso, E.L. & Breads, J. (2021). Best of both worlds: Digital health and nursing together for healthier communities. *International Nursing Review, 68*(4), 504–511. https://doi.org/10.1111/inr.12685

Tsertsidis, A., Kolkowska, E. & Hedström, K. (2019). Factors influencing seniors' acceptance of technology for ageing in place in the post-implementation stage: A literature review. *International Journal of Medical Informatics, 129*, 324–333. https://doi.org/10.1016/j.ijmedinf.2019.06.027

Tsertsidis, A., Kolkowska, E. & Rapado, I. (2021). Consumer direction in the field of digital technologies and people with dementia: A literature review. *Disability and Rehabilitation: Assistive Technology, 20*, 1–13. https://doi.org/10.1080/17483107.2021.2008529

Tsirintani, M. (2021). Fake news and disinformation in health care: Challenges and technology tools. *Studies in Health Technology and Informatics, 281*, 318–321. https://doi.org/10.3233/SHTI210172

Tuah, N.M., Ahmedy, F., Gani, A. & Yong, L.N. (2021). A survey on gamification for health rehabilitation care: Applications, opportunities, and open challenges. *Information, 12*(2), 91. https://doi.org/10.3390/info12020091

Tubaishat, A. (2017). Perceived usefulness and perceived ease of use of electronic health records among nurses: Application of Technology Acceptance Model. *Informatics for Health and Social Care, 43*(4), 379–389. https://doi.org/10.1080/17538157.2017.1363761

Turner, K.J. (2015). *The ecology of home sensor networks for telecare*. Woodhead Publishing. https://doi.org/10.1016/B978-1-78242-119-1.00004-7

Tyers-Chowdhury, A. & Binder, G. (2021). *What we know about the gender digital divide for girls: A literature review*. Available from https://www.unicef.org/eap/media/8311/file/What%20we%20know%20about%20the%20gender%20digital%20divide%20for%20girls:%20A%20literature%20review.pdf

Tzeng, H.M. (2010). Perspectives of staff nurses of the reasons for and the nature of patient-initiated call lights: An exploratory survey study in four USA hospitals. *BMC Health Services Research, 10*(1), 52. https://doi.org/10.1186/1472-6963-10-52

Tzeng, H.M. (2011). Perspectives of staff nurses toward patient- and family-initiated call light usage and response time to call lights. *Applied Nursing Research, 24*(1), 59–63. https://doi.org/10.1016/j.apnr.2009.03.003

Tzeng, H.M. & Larson, J.L. (2011). Exploring the relationship between patient call-light use rate and nurse call-light response time in acute care settings. *Computers, Informatics, Nursing, 29*(3), 138–143. https://doi.org/10.1097/NCN.0b013e3181fc41d9

Tzeng, H.M., Ronis, D.L. & Yin, C.Y. (2012). Relationship of actual response time to call lights and patient satisfaction at 4 US hospitals. *Journal of Nursing Care Quality, 27*(2), 1–8. https://doi.org/10.1097/NCQ.0b013e31823e827a

UNECE. (2021). *Ageing in the Digital Era (UNECE Policy Brief on Ageing No. 26)*. Available from https://unece.org/sites/default/files/2021-07/PB26-ECE-WG.1-38_0.pdf

Unterhaltungssoftware Selbstkontrolle. (n. d.). *Non-Player Character*. Verfügbar unter https://usk.de/alle-lexikonbegriffe/non-player-character/

US Food and Drug Administration. (2018a). *Digital Health Criteria*. Available from https://www.fda.

gov/medical-devices/digital-health-center-excellence/digital-health-criteria

US Food and Drug Administration. (2018b). *What is Digital Health?* Available from https://www.fda.gov/medical-devices/digital-health-center-excellence/what-digital-health

Uslar, E. & Schlegl, Y. (2018). Pflege von Menschen mit degenerativen Erkrankungen des Nervensystems. In K. Gold, Y. Schlegel, K.-P. Stein & M. Asmussen-Clausen (Hrsg.), *Pflege konkret: Neurologie, Psychiatrie* (6. Aufl., S. 137–150). Elsevier.

Valeur, H.S., Lie, A.K. & Moen, K. (2021). Patient rationales against the use of patient-accessible electronic health records: Qualitative study. *Journal of Medical Internet Research, 23*(5), e24090. https://doi.org/10.2196/24090

Van der Kolk, N.M., De Vries, N.M., Kessels, R.P.C., Joosten, H., Zwinderman, A.H., Post, B. & Bloem, B.R. (2019). Effectiveness of home-based and remotely supervised aerobic exercise in Parkinson's disease: A double-blind, randomised controlled trial. *Lancet Neurology, 18,* 998–1008. https://doi.org/10.1016/S1474-4422(19)30285-6

Van der Vaart, R. & Drossaert, C. (2017). Development of the digital health literacy instrument: Measuring a broad spectrum of health 1.0 and health 2.0 skills. *Journal of Medical Internet Research, 19*(1), e27. https://doi.org/10.2196/jmir.6709

Van Houwelingen, C.T., Moerman, A.H., Ettema, R.G., Kort, H.S. & Ten Cate, O. (2016). Competencies required for nursing telehealth activities: A Delphi-study. *Nurse Educuation Today, 39,* 50–62. https://doi.org/10.1016/j.nedt.2015.12.025

Van Maanen, H. (2002). Die Entwicklung einer Pflegefachsprache aus einer pflegewissenschaftlichen Perspektive: Das Warum und Wozu. *Pflege, 15*(4), 198–207.

Venkatesh, V. & Davis, F. (2000). A theoretical extension of the Technology Acceptance Model: Four longitudinal field studies. *Management Science, 46*(2), 186–204. https://doi.org/10.1287/mnsc.46.2.186.11926

Venkatesh, V., Morris, M., Davis, G. & Davis, F. (2003). User acceptance of information technology: Toward a unified view. *Management Information Systems Quarterly, 27*(3), 425–478. https://doi.org/10.2307/30036540

Vereinte Nationen. (2022). *Menschenrechte schützen.* Verfügbar unter https://unric.org/de/un-aufgaben-ziele/menschenrechte/

Villegas, N., Cianelli, R., Cerisier, K., Fernandez-Pineda, M., Jacobson, F., Lin, H.H., Sanchez, H., Davenport, E. & Zavislak, K. (2021). Development and evaluation of a telehealth-based simulation to improve breastfeeding education and skills among nursing students. *Nurse Education in Practice, 57,* 103226. https://doi.org/10.1016/j.nepr.2021.103226

Visser, M.M., Charleer, S., Fieuws, S., De Block, C., Hilbrands, R., Van Huffel, L., Maes, T., Vanhaverbeke, G., Dirinck, E., Myngheer, N., Vercammen, C., Nobels, F., Keymeulen, B., Mathieu, C. & Gillard, P. (2021). Comparing real-time and intermittently scanned continuous glucose monitoring in adults with type 1 diabetes (ALERTT1): A 6-month, prospective, multicentre, randomised controlled trial. *Lancet, 397*(10291), 2275–2283.

Vogt, P.M. (2012). Der PIP-Implantatskandal – Hintergründe und Konsequenzen. *Chirurgische Allgemeine, 13*(1), 37–41.

Von dem Berge, T., Reschke, F. & Biester, T. (2022). Aktueller Stand der Insulinpumpentherapie in der Kinderdiabetologie. *Diabetologie und Stoffwechsel, 17,* 365–376. https://doi.org/10.1055/a-1780-3779

Von Krogh, G., Nåden, D. & Aasland, O.G. (2012). Testing a nursing-specific model of electronic patient record documentation with regard to information completeness, comprehensiveness and consistency. *Journal of Clinical Nursing, 21*(19–20), 2930–2939. https://doi.org/10.1111/j.1365-2702.2012.04185.x

Von Kutzleben, M., Köhler, K., Dreyer, J., Holle, B. & Roes, M. (2017). Stabilität von häuslichen Versorgungsarrangements für Menschen mit Demenz: Entwicklung und Konsentierung einer Definition von Stabilität durch Expertenfokusgruppen. *Zeitschrift für Gerontologie und Geriatrie, 50*(3), 210–218.

Von Reibnitz, C. & Skowronsky, A. (Hrsg.). (2018). *Wundversorgung von A–Z.* Springer. https://doi.org/10.1007/978-3-662-55620-7

Von Reibnitz, C. & Sonntag, K. (2019). Best Practice: Betriebliches Gesundheitsmanagement. *Pflegezeitschrift, 72*(10), 32–35. https://doi.org/10.1007/s41906-019-0160-x

Von Sengbusch, S., Frielitz, F.S., Braune, K., Boss, K. & Raile, K. (2021). Telemedizin in der Kinderdiabetologie. *Diabetologe, 17*(6), 638–646. https://doi.org/10.1007/s11428-021-00758-4

Waibel, A.-K., Holl, F., Swoboda, W. & Fotteler, M. (2022). Chances and risks of using robotic assistance systems in early neurological rehabilitation:

A qualitative analysis. *Studies in Health Technology and Informatics, 295,* 434–437. https://doi.org/10.3233/SHTI220758

Waite, M., Martin, C., Franklin, R., Duce, D. & Harrison, R. (2018). Human factors and data logging processes with the use of advanced technology for adults with type 1 diabetes: Systematic integrative review. *JMIR Human Factors, 5*(1), e11. https://doi.org/10.2196/humanfactors.9049

Walter, U. & Badura, B. (2018). Betriebliches Gesundheitsmanagement mit Kennzahlen. *Public Health Forum, 26*(2), 141–143. https://doi.org/10.1515/pubhef-2018-0017

Wang, G., Marradia, C., Albayraka, A. & Van der Cammena, T. (2019). Co-Designing with people with dementia: A scoping review of involving people with dementia in design research. *Maturitas, 127,* 55–63. https://doi.org/10.1016/j.maturitas.2019.06.003

Wang, X., Butt, A.H., Zhang, Q., Shafique, M.N., Ahmad, H. & Nawaz, Z. (2020). Gaming avatar can influence sustainable healthy lifestyle: Be like an avatar. *Sustainability, 12*(5), 1998. https://doi.org/10.3390/su12051998

Wang, X., Shu, W., Du, J., Du, M., Wang, P., Xue, M., Zheng, H., Jiang, Y., Yin, S., Liang, D., Wang, R. & Hou, L. (2019). Mobile health in the management of type 1 diabetes: A systematic review and meta-analysis. *BMC Endocrine Disorders, 19*(1), 21. https://doi.org/10.1186/s12902-019-0347-6

Wangler, J. & Jansky, M. (2021). Das Nationale Gesundheitsportal: Entwicklungs- und Nutzungspotenziale unter besonderer Berücksichtigung der hausärztlichen Perspektive. *Bundesgesundheitsblatt, Gesundheitsforschung, Gesundheitsschutz, 64*(3), 360–367. https://doi.org/10.1007/s00103-021-03288-y

Warda, F. (2006). Patienten-Empowerment durch den Einsatz elektronischer Gesundheitsakten. *Telemedizinführer Deutschland*, 2006, 374–378.

Warren, L., Harrison, M., Arora, S. & Darzi, A. (2019). Working with patients and the public to design an electronic health record interface: A qualitative mixed-methods study. *BMC Medical Informatics and Decision Making, 19*(1), 250. https://doi.org/10.1186/s12911-019-0993-7

Warrick, D.D. (2009). Developing organizational change champions. *Organizational Development Practitioner, 41*(1), 14–19.

Weber, K. & Klingenberg, C. (2021). *Data Governance: Der Leitfaden für die Praxis*. Hanser. https://doi.org/10.3139/9783446466746.fm

Weber-Fina, U. (2022). *Zahl der Menschen mit Asthma nimmt weltweit zu*. Verfügbar unter https://www.deutsche-apotheker-zeitung.de/news/artikel/2022/05/03/asthma-nimmt-weltweit-zu

Weidekamp-Maicher, M. (2021). *Menschen mit Demenz in der partizipativen Entwicklung von Technik: Möglichkeiten und Grenzen einer besonderen Kooperation*. Springer VS. https://doi.org/10.1007/978-3-658-33381-2

Weinhardt, M., Lärm, A., Boos, B. & Tesch-Römer, C. (2022). *Einstellung zu Menschen mit Demenz in Deutschland*. Verfügbar unter https://www.bmfsfj.de/resource/blob/200178/af68b01ed3ac759493740f80b1620926/20220808-einstellungen-zu-menschen-mit-demenz-in-deutschland-data.pdf

Weiß, C. (2015). Technikentwicklung in der professionellen und informellen Pflege. In INQA (Hrsg.), *Intelligente Technik in der beruflichen Pflege: Von den Chancen und Risiken einer Pflege 4.0* (S. 6–9). Bundesanstalt für Arbeitsschutz und Arbeitsmedizin.

Werner, M. (2020). *Einführung in die Ethik*. J.B. Metzler. https://doi.org/10.1007/978-3-476-05293-3

West, C. & Zimmerman, D.H. (1987). Doing gender. *Gender & Society, 1*(2), 125–151. https://doi.org/10.1177/0891243287001002002

Whiting, P., Savovic, J., Higgins, J., Caldwell, D., Reeves, B., Shea, B., Davies, P., Kleijnen, J., Churchill, R. & ROBIS group. (2016). ROBIS: A new tool to assess risk of bias in systematic reviews was developed. *Journal of Clinical Epidemiology, 69,* 225–234. https://doi.org/10.1016/j.jclinepi.2015.06.005

WHO (World Health Organization). (2002). *WHO Definition of Palliative Care 2002: Deutsche Übersetzung*. Verfügbar unter https://www.dgpalliativmedizin.de/images/stories/WHO_Definition_2002_Palliative_Care_englisch-deutsch.pdf

WHO (World Health Organization). (2011). *World report on disability 2011*. Verfügbar unter https://apps.who.int/iris/handle/10665/44575

WHO (World Health Organization). (2012). *National eHealth Strategy Toolkit*. Available from https://www.who.int/publications/i/item/national-ehealth-strategy-toolkit

WHO (World Health Organization). (2018). *Classification of digital health interventions v1.0: A shared language to describe the uses of digital technology for health*. Available from https://apps.who.int/iris/bitstream/handle/10665/260480/WHO-RHR-18.06-eng.pdf?sequence=1&isAllowed=y

WHO (World Health Organization). (2019a). *Risk reduction of cognitive decline and dementia: WHO gui-*

*delines*. Available from https://www.who.int/publications/i/item/9789241550543

WHO (World Health Organization). (2019b). *Was Sie über digitale Gesundheitssysteme wissen sollten*. Zugriff am 29. Juli 2022 unter https://www.euro.who.int/de/health-topics/Health-systems/digital-health/news/news/2019/2/what-you-need-to-know-about-digital-health-systems

WHO (World Health Organization). (2019c). *WHO guideline: Recommendations on digital interventions for health system strengthening*. Available from https://apps.who.int/iris/bitstream/handle/10665/311941/9789241550505-eng.pdf

WHO (World Health Organization). (2020). *Managing the COVID-19 infodemic: Promoting healthy behaviours and mitigating the harm from misinformation and disinformation*. Available from https://www.who.int/news/item/23-09-2020-managing-the-covid-19-infodemic-promoting-healthy-behaviours-and-mitigating-the-harm-from-misinformation-and-disinformation

WHO (World Health Organization). (2022a). *WHO-ITU global standard for accessibility of telehealth services*. World Health Organization and International Telecommunication Union.

WHO (World Health Organization). (2022b). *Country has national electronic health record (EHR)*. Available from https://www.who.int/data/gho/indicator-metadata-registry/imr-details/4791

WHO (World Health Organization). (2022c). *Equity within digital health technology within the WHO European Region: A scoping review*. Available from https://www.who.int/europe/publications/i/item/WHO-EURO-2022-6810-46576-67595

Wiesche, M., Welpe, I. M., Remmers, H. & Krcmar, H. (Hrsg.). (2021). *Systematische Entwicklung von Dienstleistungsinnovationen: Augmented Reality für Pflege und industrielle Wartung*. Springer Gabler. https://doi.org/10.1007/978-3-658-31768-3

Wieteck, P. (2008). Kontrolliertes Vokabular zur Abbildung des Behandlungs- und Versorgungspfades in der Pflege. *Pflegewissenschaft, 6*, 401–408.

Wieteck, P. (Hrsg.). (2018). *Praxisleitlinien Altenpflege: Planen, Formulieren, Dokumentieren mit ENP-Pflegediagnosen*. Recom.

Wieteck, P. (Hrsg.). (2020). *ENP-Praxisleitlinien: Pflegediagnosen, Pflegeziele und Pflegemaßnahmen*. Recom.

Wieteck, P. (2021a). Krankenhauszukunftsgesetz und Pflege: Prozesse miteinander verknüpfen. *CNE Pflegemanagement, 3*, 8–13. https://doi.org/10.1055/a-1475-0557

Wieteck, P. (2021b). *Schluss mit dem Blindflug*. Verfügbar unter https://cne.thieme.de/cne-webapp/r/faculties/details/pdf/-/10.1055-a-1475-0557

Wieteck, P. & Kraus, S. (2016). *Personalbedarf Pflege: Sektorenübergreifende Analyse der Pflegesituation und ihre Bemessungsgrundlagen mit Handlungsempfehlungen*. Recom.

Wieteck, P., Kraus, S. & Hausherr, S. (2020). European Nursing care Pathways. In P. Wieteck (Hrsg.), *ENP-Praxisleitlinien: Pflegediagnosen, Pflegeziele und Pflegemaßnahmen* (S. 35–57). Recom.

Wieteck, P., Kraus, S., Berner, R., Kopp, S., Hausherr, S. & Mosebach, H. (2021). *Wissenschaftliche Hintergründe: European Nursing care Pathways – Version 3.2*. Verfügbar unter https://www.recom.eu/files/recom/40-wissen/enp-entwicklung/einleitung/ENP_Wissenschaftliche%20Hintergruende_2021_DE.pdf

Wilen-Daugenti, T. (2018). *Digital disruption: The future of work, skills, leadership, education and careers in a digital world*. Peter Lang. https://doi.org/10.3726/b11759

Wilson, S., Roper, A., Marshall, J., Galliers, J., Devane, N., Booth, T. & Woolf, C. (2015). Codesign for people with aphasia through tangible design languages. *CoDesign, 11*(1), 21–34. https://doi.org/10.1080/15710882.2014.997744

Wingenfeld, K., Büscher, A. & Gansweid, B. (2008). *Das neue Begutachtungsassessment zur Feststellung von Pflegebedürftigkeit: Abschlussbericht zur Hauptphase 1: Entwicklung eines neuen Begutachtungsinstruments* (Überarbeitete und korrigierte Fassung vom 25. März 2008). Verfügbar unter http://uni-bielefeld.de/fakultaeten/gesundheitswissenschaften/ag/ipw/downloads/ipw-abschlussbericht-20080325.pdf

Winter, R. & Riedl, R. (2022). Chancen und Herausforderungen eines digitalen betrieblichen Gesundheitsmanagements: Literaturreview und Experteninterviews. *Prävention und Gesundheitsförderung, 17*, 7–12. https://doi.org/10.1007/s11553-021-00830-3

Wintner, L. M., Giesinger, J. M., Zabernigg, A., Rumpold, G., Sztankay, M., Oberguggenberger, A. S., Gamper, E. M. & Holzner, B. (2015). Evaluation of electronic patient-reported outcome assessment with cancer patients in the hospital and at home. *BMC Medical Informatics and Decision Making, 15*(1), 110. https://doi.org/10.1186/s12911-015-0230-y

Wirtschaftskammer Österreich. (2020). *Praxisleitfaden für Hersteller von Medizinproduktesoftware:*

*Grundfragen zum Geltungsbereich und -beginn der Medizinprodukte-Verordnungen und ihre Bedeutung für betroffene Softwareunternehmen*. Verfügbar unter https://www.wko.at/branchen/information-consulting/unternehmensberatung-buchhaltung-informationstechnologie/it-dienstleistung/praxisleitfaden-eu-medizinprodukte-vo.pdf

Witt, B. (2010). *Datenschutz kompakt und verständlich: Eine praxisorientierte Einführung* (2., aktualisierte und erg. Aufl.). Vieweg + Teubner. https://doi.org/10.1007/978-3-8348-9653-7

Wittenberg, E., Ferrell, B., Kanter, E. & Buller, H. (2018). Health literacy: Exploring nursing challenges to providing support and understanding. *Clinical Journal of Oncology Nursing, 22*(1), 53–61. https://doi.org/10.1188/18.CJON.53-61

Wu, X., Guo, X. & Zhang, Z. (2019). The efficacy of mobile phone apps for lifestyle modification in diabetes: Systematic review and meta-analysis. *JMIR mHealth and uHealth, 7*(1), e12297. https://doi.org/10.2196/12297

Würthele, V. (2003). *Datenqualitätsmetrik für Informationsprozesse. Datenqualitätsmanagement mittels ganzheitlicher Messung der Datenqualität* (Doktorarbeit). BoD – Books on Demand.

Yang, Y., Lee, E.Y., Kim, H.S., Lee, S.H., Yoon, K.H. & Cho, J.H. (2020). Effect of a mobile phone-based glucose-monitoring and feedback system for type 2 diabetes management in multiple primary care clinic settings: Cluster randomized controlled trial. *JMIR mHealth and uHealth, 8*(2), e16266. https://doi.org/10.2196/preprints.16266

Yee, N. & Bailenson, J. (2007). The Proteus Effect: The effect of transformed self-representation on behavior. *Human Communication Research, 33*(3), 271–290. https://doi.org/10.1111/j.1468-2958.2007.00299.x

Yu, Y., Yan, Q., Li, H., Li, H., Wang, L., Wang, H., Zhang, Y., Xu, L., Tang, Z., Yan, X., Chen, Y., He, H., Chen, J. & Feng, B. (2019). Effects of mobile phone application combined with or without self-monitoring of blood glucose on glycemic control in patients with diabetes: A randomized controlled trial. *Journal of Diabetes Investigation, 10*(5), 1365–1371. https://doi.org/10.1111/jdi.13031

Yuan, F., Klavon, E., Liu, Z., Lopez, R. & Zhao, X. (2021). A systematic review of robotic rehabilitation for cognitive training. *Frontiers in Robotics and AI, 8*, 1–24. https://doi.org/10.3389/frobt.2021.605715

Zaharia, O.P., Kupriyanova, Y., Karusheva, Y., Markgraf, D.F., Kantartzis, K., Birkenfeld, A.L., Trenell, M., Sahasranaman, A., Cheyette, C., Kössler, T., Bódis, K., Burkart, V., Hwang, J.H., Roden, M., Szendroedi, J. & Pesta, D.H. (2021). Improving insulin sensitivity, liver steatosis and fibrosis in type 2 diabetes by a food-based digital education-assisted lifestyle intervention program: A feasibility study. *European Journal of Nutrition, 60*(7), 3811–3818.

Zanaboni, P., Kummervold, P., Sørensen, T. & Johansen, M. (2020). Patient use and experience with online access to electronic health records in Norway: Results from an online survey. *Journal of Medical Internet Research, 22*(2), e16144. https://doi.org/10.2196/16144

Zanaboni, P., Kristiansen, E., Lintvedt, O., Wynn, R., Johansen, M., Sørensen, T. & Fagerlund, A. (2022). Impact on patient-provider relationship and documentation practices when mental health patients access their electronic health records online: A qualitative study among health professionals in an outpatient setting. *BMC Psychiatry, 22*(1), 508. https://doi.org/10.1186/s12888-022-04123-7

Zapp, W. & Ahrens, J. (2017). *Von der Prozess-Analyse zum Prozess-Controlling. Analyse – Verfahren – Praxisbeispiele*. Springer Gabler. https://doi.org/10.1007/978-3-658-13171-5

Zentralverband Elektrotechnik- und Elektronikindustrie. (2015). *Rufanlagen: Das intelligente Rufsystem: Handbuch ELSO MEDIOPT care®*. Verfügbar unter https://image.schrackcdn.com/montageanleitungen/b_el735000--.pdf

Zentralverband Elektrotechnik- und Elektronikindustrie. (2017). *Rufanlagen nach DIN VDE 0834*. Verfügbar unter https://www.zvei.org/fileadmin/user_upload/Presse_und_Medien/Publikationen/2017/Juli/Rufanlagen_nach_DIN_VDE_0834/Rufanlagen_nach_DIN_VDE_0834_Online.pdf

Zhai, Y. & Yu, W. (2020). A mobile app for diabetes management: Impact on self-efficacy among patients with type 2 diabetes at a community hospital. *Medical Science Monitor, 26*, e926719. https://doi.org/10.12659/MSM.926719

Zhang, H., Cocosila, M. & Archer, N. (2010). Factors of adoption of mobile information technology by homecare nurses: A technology acceptance model 2 approach. *Computers, Informatics, Nursing, 28*(1), 49–56. https://doi.org/10.1097/NCN.0b013e3181c0474a

Ziegelasch, H.J., Schiel, R., Ebert, T. & Ziegelasch, M. (2022). Betreuung von Menschen mit Diabetes in Deutschland – was läuft schief? *Diabetologie und*

*Stoffwechsel, 17*(12), 377–381. https://doi.org/10.1055/a-1859-6080

Zielstorff, R. D. (1998). Characteristics of a good nursing nomenclature from an informatics perspective. *Online Journal of Issues in Nursing, 3*(2), Manuscript 4.

Zinke, G. (2020). *Geschlechterungleichheiten: Gender Pay Gap*. Verfügbar unter https://www.bpb.de/themen/arbeit/arbeitsmarktpolitik/318555/geschlechterungleichheiten-gender-pay-gap/

Zolfaghari, M., Shirmohammadi, M., Shahhosseini, H., Mokhtaran, M. & Mohebbi, S. Z. (2021). Development and evaluation of a gamified smart phone mobile health application for oral health promotion in early childhood: A randomized controlled trial. *BMC Oral Health, 21*(1), 18. https://doi.org/10.1186/s12903-020-01374-2

ZQP (Zentrum für Qualität in der Pflege). (2019). *ZQP-Report: Pflege und digitale Technik*. Verfügbar unter https://www.zqp.de/wp-content/uploads/ZQP-Report-Technik-Pflege.pdf

Zutter, D. (2019). *Infoblatt Roboter-gestützte Neurorehabilitation*. Verfügbar unter https://gesundheitheute.ch/wp-content/uploads/2019/03/Infoblatt-Roboter-gest%C3%BCtzte-Neurorehabilitation_RZS_2019.pdf

Zweig, K. A, Krafft, T. D., Klingel, A. & Park, E. (2021). *Sozioinformatik: Ein neuer Blick auf Informatik und Gesellschaft*. Hanser. https://doi.org/10.3139/9783446468030.fm

# Herausgeber- und Autorenverzeichnis

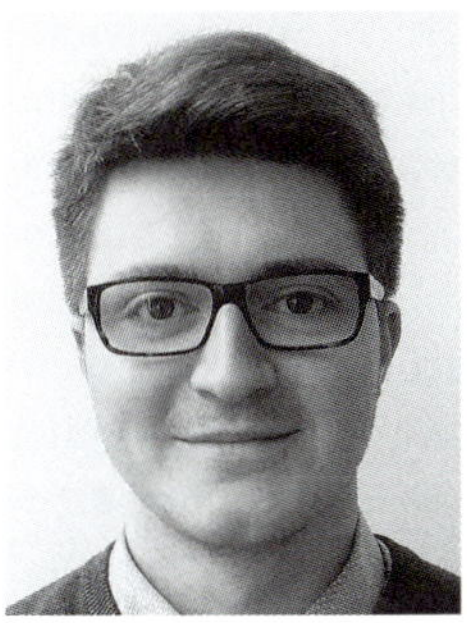

Herr **Michael Klösch**, B.Sc., MScN, M.A., absolvierte das Bachelorstudium der Allgemeinen Gesundheits- und Krankenpflege sowie zwei Masterstudiengänge in den Bereichen Pflegewissenschaft und Management von Gesundheits- und Sozialeinrichtungen. Während der Arbeit an diesem Buch arbeitete er als wissenschaftlicher Mitarbeiter am Institut für Pflegewissenschaft und -praxis der Paracelsus Medizinischen Privatuniversität in Salzburg. Zudem fungierte er als Autor in wissenschaftlichen Publikationen sowie externer Lehrbeauftragter an Fachhochschulen und arbeitete freiberuflich u.a. an E-Learning-Plattformen, elektronisch gestützten Lichtrufanlagen oder der Erstellung von Edukationsvideos im intramuralen Setting. Zurzeit ist er als Produktmanager im Pflege-KIS-Segment einer internationalen Firma tätig.
E-Mail-Adresse: buch_digitalisierung@gmx.at

Herr Mag. **Michael Aiglesberger**, BScN, MBA, ist Direktor der Schule für Gesundheits- und Krankenpflege am Ordensklinikum Linz, Barmherzige Schwestern – Vinzentinum. Neben den beruflichen Stationen als wissenschaftlicher Mitarbeiter, Standortstudiengangsleiter und Regionalleiter im Setting der Fachhochschule kann er auf eine jahrelange Erfahrung als Hochschullehrender zurückblicken. Im Rahmen seiner Ausbildungen beschäftigte er sich mit pädagogischen, wirtschaftlichen und berufspolitischen Inhalten im Gesundheitswesen. Die Tätigkeit als Autor von wissenschaftlichen Publikationen, Fachartikeln sowie Fachbüchern unterstreicht sein Interesse an Forschung und Wissenschaft.
E-Mail-Adresse: Michael.Aiglesberger@ordensklinikum.at

Herr **Jannis Augustin**, M.Sc., Ing., Rettungssanitäter, absolvierte das Ingenieursstudium der Mikro- und Medizintechnik sowie das Masterstudium Human Engineering. Nach dem Studium arbeitete er im Produkt- und Projektmanagement in einem Unternehmen für Soft- und Hardwarelösungen für die Bereiche Leitstelle, Rettungsdienst und Klinik. Zurzeit ist er als Leiter Digital Marketing in einem zukunftsorientierten Familienunternehmen in der MedTech-Branche tätig und verantwortet als Design Thinking Coach und Scrum Product Owner die digitalen Geschäftsfelder und digitalen Kanäle im Bereich Wundversorgung.
E-Mail-Adresse: jannisaugustin@gmx.de

Herr **Georg Deix**, B.Sc., M.A., absolvierte das Bachelorstudium der Allgemeinen Gesundheits- und Krankenpflege sowie den Masterstudiengang Management von Gesundheitsunternehmen. Während der Arbeit an diesem Buch arbeitete er als diplomierter Gesundheits- und Krankenpfleger in einem privaten Pflege- und Sozialzentrum. Zurzeit ist er Mitarbeiter für

Akutpflege in der Abteilung „Strategie und Qualität Pflege" der Landesgesundheitsorganisation Niederösterreich.
E-Mail-Adresse: georg.deix@noe-lga.at

Herr Mag. **Moritz Eder** absolvierte das Diplomstudium der Rechtswissenschaften an der Johannes Kepler Universität Linz. Dort ist er als Jurist für die Medizinische Fakultät mit den Schwerpunkten klinische Forschungsverträge und Datenschutz tätig.
E-Mail-Adresse: eder.m.moritz@gmail.com

Frau **Stephanie Hausherr**, B.Sc., MScN, ist examinierte Gesundheits- und Krankenpflegerin. Sie absolvierte sowohl das Bachelor- als auch Masterstudium im Bereich der Pflegewissenschaften. Sie arbeitet zurzeit in einer deutschen Firma, die digitale Produkte und Dienstleistungen im Gesundheitswesen anbietet, wobei ihr Hauptfokus auf der digitalen Umsetzung der klinischen Dokumentation sowie auf der Kommunikation zwischen allen am klinischen Prozess beteiligten Berufsgruppen liegt.
E-Mail-Adresse: steffihausherr@gmx.de

Herr Prof. Dr. **Alexander Hodeck** absolvierte ein Diplomstudium Sportwissenschaft mit dem Schwerpunkt Sportmanagement an der Universität Leipzig. Dort promovierte er im Anschluss am Lehrstuhl für Sportökonomie und Sportmanagement. Aktuell arbeitet er als Professor für International Sports Management an der International School of Management (ISM) in Berlin.
E-Mail-Adresse: alexander.hodeck@ism.de

Frau **Tabea Klausner**, BScN, MScPH, absolvierte das Bachelorstudium der Pflegewissenschaft sowie den Masterstudiengang Public Health. Derzeit arbeitet sie als wissenschaftliche Mitarbeiterin am Institut für Pflegewissenschaft und -praxis der Paracelsus Medizinischen Privatuniversität in Salzburg.
E-Mail-Adresse: tabea.klausner@pmu.ac.at

Frau **Sabine Kopp**, RN, B.Sc., absolvierte das Bachelorstudium der Angewandten Pflegewissenschaften nach mehrjähriger Tätigkeit als Gesundheits- und Krankenpflegerin. Derzeit arbeitet sie bei der Firma RECOM, wo ihr Arbeitsschwerpunkt im Bereich Klassifikationssysteme und datenbankbasierte Anamnesestruktur liegt.
E-Mail-Adresse: sabinekopp@gmx.de

Herr **Sebastian Kraus**, B.A., M.Sc., absolvierte nach der Ausbildung zum Gesundheits- und Krankenpfleger sowie mehrjähriger Berufstätigkeit als Fachpflegeperson auf einer Stroke-Unit ein Bachelorstudium Pflegemanagement sowie ein Masterstudium der Pflegewissenschaft. Tätig ist er als stellvertretender Leiter der Abteilung Forschung & Entwicklung einer international im Bereich digitaler Akten und standardisierter Pflegefachsprachen tätigen Firma. Darüber hinaus nimmt er verschiedene Dozententätigkeiten und Lehraufträge wahr.
E-Mail-Adresse: sebastian.kraus@web.de

Frau **Michelle Merkinger**, BScN, absolvierte das Bachelorstudium der Allgemeinen Gesundheits- und Krankenpflege an der Gesundheits- und Krankenpflegeschule Steyr in Kooperation mit der Paracelsus Medizinischen Privatuniversität in Salzburg. Sie arbeitet zurzeit als diplomierte Gesundheits- und Krankenpflegerin im Pyhrn-Eisenwurzen-Klinikum Steyr in der Abteilung für Orthopädie und orthopädische Chirurgie.
E-Mail-Adresse: michelle.merkinger@gmx.at

Frau **Lisa Pichler**, B.Sc., M.Sc. ANP, absolvierte das Bachelorstudium Gesundheits- und Krankenpflege am FH-Campus Wien (Außenstandort Vinzentinum Linz) sowie den berufsbegleitenden Masterstudiengang Advanced Nursing Practice an der Paracelsus Medizinischen Privatuniversität in Salzburg. Zurzeit ist sie als diplomierte Gesundheits- und Krankenpflegerin in der Orthopädie- und Trauma-

ambulanz eines niederösterreichischen Klinikums tätig.
E-Mail-Adresse: lisa.baumann@almuni.pmu.ac.at

Frau **Viktoria Redl**, M.Sc., M.A., absolvierte die Ausbildung zur Allgemeinen Gesundheits- und Krankenpflege sowie Masterstudiengänge in den Bereichen Pflegemanagement und Health Information Management. Während der Ausübung des Pflegeberufs war sie zusätzlich in der Stabsstelle Pflegeinformatik und Pflegeentwicklung tätig. Sie ist als Product Owner und Consultant einer digitalen Pflege- und Wunddokumentation der Firma Care Solutions GmbH tätig. Zusätzlich betreut sie den Blog pflegeinformatik.at.
E-Mail-Adresse: viktoria.redl@gmx.net

Frau **Anette Skowronsky** (Apothekerin) absolvierte das Pharmaziestudium mit dem Abschluss als approbierte Apothekerin 1989. Während der Arbeit an diesem Buch arbeitete sie als Referentin im Gesundheitswesen und vertretungsweise in einer öffentlichen Apotheke. Hauptberuflich ist sie Geschäftsführerin eines Dienstleistungsunternehmens für die Medizinprodukteindustrie. Zum Thema Wundversorgung veröffentlicht Frau Skowronsky regelmäßig Beiträge für das Fachpublikum.
E-Mail-Adresse: info@wundteam.de

Frau **Vanessa Skowronsky**, B.A., B.Sc., absolvierte ein Bachelorstudium in Modernes Japan und Politikwissenschaft an der Heinrich-Heine-Universität Düsseldorf sowie ein Bachelorstudium in Informatik an der Hochschule Bremen. Während der Arbeit an diesem Buch arbeitete sie als technische Mitarbeiterin bei einer deutschen Behörde im Fachbereich Digitalisierung in der Gesundheitsversorgung. Neben dieser Tätigkeit absolviert sie ein Master-Studium in Visual Computing and Games Technology mit dem Fokus auf Serious Games, den Einsatz von Avataren in verschiedenen Szenarien und der medizinischen Informationsverarbeitung.
E-Mail-Adresse: vanessa@skowronsky.de

Frau **Nele Stock**, B.Sc., absolvierte das Bachelorstudium der Allgemeinen Gesundheits- und Krankenpflege und befindet sich derzeit im Masterstudium Public Health (MSc). Während der Arbeit an diesem Buch arbeitete sie als Gesundheits- und Krankenpflegerin in einem Akutkrankenhaus. Zurzeit ist sie als Anwendungsberaterin für Dialyse-Informationssysteme einer internationalen Firma tätig.
E-Mail-Adresse: nele.stock@gmx.com

Frau Mag. **Annemarie Strobl** absolvierte das Diplomstudium der Pädagogik an der Paris Lodron Universität Salzburg. Sie arbeitet als wissenschaftliche Mitarbeiterin am Institut für Pflegewissenschaft und -praxis der Paracelsus Medizinischen Privatuniversität in Salzburg in den Bereichen Lehre, digitale Contententwicklung und Erwachsenenbildung.
E-Mail-Adresse: annemarie.strobl@pmu.ac.at

Frau **Tina-Carola Trotzke** absolvierte das Studium der Zahnmedizin an der Rheinischen Friedrich-Wilhelms-Universität Bonn, das Curriculum Parodontologie sowie die Prüfung zur Heilpraktikerin im Gesundheitsamt der Stadt Köln. Während der Arbeit an diesem Buch arbeitete sie als Projektleiterin bei einer deutschen Behörde im Fachbereich Digitalisierung in der Gesundheitsversorgung. Zuvor war sie als kurativ arbeitende Zahnärztin im In- und Ausland tätig.
E-Mail-Adresse: tina.trotzke@gmx.de

Frau Prof. Dr. **Christine von Reibnitz**, MPH, hat an der Universität Bielefeld Gesundheitswissenschaften studiert und an der Christian-Albrechts-Universität zu Kiel promoviert. Neben ihrer langjährigen Tätigkeit in der Arbeitsgruppe „Management im Gesundheitswesen" an der Fakultät für Gesundheitswissenschaften der Universität Bielefeld mit dem Arbeits- und For-

schungsschwerpunkt Entscheidungsorganisation in Gesundheitseinrichtungen ist sie seit vielen Jahren in verschiedenen Bachelor- und Masterstudiengängen im Gesundheits- und Pflegemanagement tätig. Sie ist Professorin für Gesundheitsmanagement an der ISM (International School of Management) in Berlin. Daneben arbeitet sie als Senior Managerin für den Bereich Krankenkassenmanagement und Gesundheitspolitik in Medizinproduktunternehmen sowie als Consultant im Bereich Regulatory Affairs und Market Access Management.
E-Mail-Adresse: cvonreibnitz@t-online.de

Frau **Carola Walter**, MScN, Diplom-Pflegepädagogin (FH), ist examinierte Pflegefachperson mit einem Studienabschluss in Pflegepädagogik und Pflegewissenschaft. Aktuell arbeitet sie am Institut für Pflegewissenschaft und -praxis der Paracelsus Medizinischen Privatuniversität in Salzburg und befindet sich im Doktoratsstudium Nursing and Allied Health Sciences.
E-Mail-Adresse: waltercarola@web.de

Dr. rer. medic. **Pia Wieteck** arbeitete nach der Ausbildung zur Gesundheits- und Krankenpflegerin in den verschiedenen Fachbereichen der Pflege. Sie absolvierte eine zweijährige Weiterbildung zur Lehrperson für Pflegeberufe und leitete zuletzt auch eine Krankenpflegeschule. Danach studierte sie Pflegewissenschaft an der FH Darmstadt und promovierte im Themenbereich Validierung von Pflegeklassifikationssystemen an der Universität Witten/Herdecke. Aktuell arbeitet Fr. Dr. Wieteck als Leitung der Abteilung Forschung und Entwicklung bei der Firma RECOM GmbH. Darüber hinaus ist sie zweiter Vorstand der Fachgesellschaft Profession Pflege e. V. (www.pro-pflege.eu) und im wissenschaftlichen Beirat der DCGP im Ehrenamt für die Pflege unterwegs.
E-Mail-Adresse: Pia.Wieteck@t-online.de

# Sachwortverzeichnis